Hämatologie und Bluttransfusion Band 21

Herausgegeben von

H. Heimpel, G. Ruhenstroth-Bauer und W. Stich

Jahreskongreß der Deutschen Gesellschaft für Hämatologie,
10. 10.–13. 10. 1976 in Freiburg
Eisenstoffwechsel, Arzneimittelinduzierte Anämien, Malignes Melanom
Herausgegeben von
G. W. Löhr, H. Arnold, R. Engelhardt, W. Möbius

Tagung der Österreichischen Gesellschaft für Hämatologie,
30. 9. — 2. 10. 1976 in Feldkirch/Österreich
Funktionsstörungen nicht-leukämischer Leukozyten und Immuntherapie maligner Erkrankungen der Hämopoese
Herausgegeben von
G. Mähr, F. Schmalzl, Ch. Sauter

Probleme der Erythrozytopoese, Granulozytopoese und des Malignen Melanoms

Herausgegeben von G. W. Löhr, H. Arnold,
R. Engelhardt, W. Möbius
und
G. Mähr, F. Schmalzl, Ch. Sauter

Mit 217 Abbildungen, davon 12 farbig

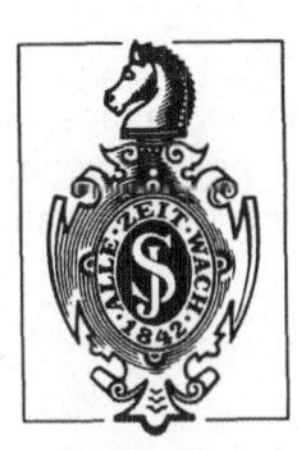

Springer-Verlag
Berlin Heidelberg New York 1978

Sonderbände zu
BLUT · Zeitschrift für die gesamte Blutforschung
Organ der Deutschen Gesellschaft für Hämatologie und Onkologie, der
Deutschen Gesellschaft für Bluttransfusion und Immunhämatologie und der
Österreichischen Gesellschaft für Hämatologie und Onkologie

Prof. Dr. Georg-Wilhelm Löhr, Direktor der Medizinischen Universitäts-Klinik,
Hugstetter Str. 55, D-7800 Freiburg

Prof. Dr. Heidwolf Arnold, Medizinische Universitäts-Klinik, Freiburg

Priv.-Doz. Dr. Rupert Engelhardt, Medizinische Universitäts-Klinik, Freiburg

Priv.-Doz. Dr. Walter Möbius, Medizinische Universitäts-Klinik, Freiburg

Prim. Doz. Dr. Gert Mähr, Medizinische Abteilung des Städt. Krankenhauses,
Carinagasse 9, A-6807 Feldkirch

Doz. Dr. Franz Schmalzl, Medizinische Universitäts-Klinik, A-6020 Innsbruck

Dr. Christian Sauter, Onkologische Abteilung der Medizinischen
Universitäts-Klinik, Rämistr. 100, Zürich

ISBN-13:978-3-540-08744-1   e-ISBN-13:978-3-642-66945-3
DOI: 10.1007/978-3-642-66945-3

CIP-Kurztitelaufnahme der Deutschen Bibliothek. Probleme der Erythrozytopoese, Granulozytopoese und des malignen Melanoms. – Berlin, Heidelberg, New York: Springer, 1978. (Hämatologie
und Bluttransfusion; Bd. 21). Enth.: Eisenstoffwechsel, arzneimittelinduzierte Anämien, malignes
Melanom. – Funktionsstörungen nicht-leukämischer Leukozyten und Immuntherapie maligner
Erkrankungen der Hämopoese.

2329/3321 543210

Inhaltsverzeichnis

Eisenstoffwechsel, Arzneimittelinduzierte Anämien, Malignes Melanom

Funktionsstörungen nicht-leukämischer Leukozyten und Immuntherapie maligner Erkrankungen der Hämopoese

Vorwort

Die Jahrestagung der *Deutschen Gesellschaft für Hämatologie* fand im Oktober
1976 nach 21 Jahren zum erstenmal wieder in Freiburg statt. 1955 war der
Kongreßpräsident unser unvergessener *Ludwig Heilmeyer,* der besonders auf
dem Gebiete des Eisenstoffwechsels maßgebliche methodische und klinische
Pionierarbeit geleistet hat. Die 3 Hauptthemen dieser Tagung sind daher
teilweise durch den „genius loci" mitbestimmt (Abb. 1).

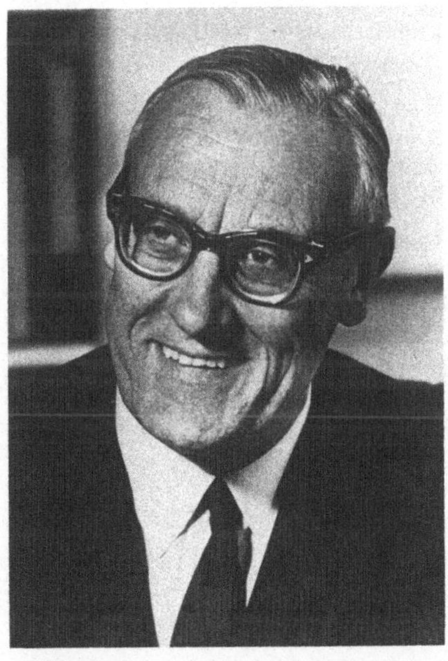

Abb. 1. Ludwig Heilmeyer, 1899–1969

Der *Eisenstoffwechsel* ist schon seit der Frühgeschichte ein Problem der
Menschheit, dessen Störungen die häufigste Ursache für Bluterkrankungen
darstellt. Die Phylogenese vom Avertebraten über die Vertebraten zum Menschen wäre ohne das Auftreten des eisenhaltigen Hämoglobinmoleküls gar nicht
möglich gewesen, schaffte es doch die Voraussetzung der reversiblen Oxygena-
tion und damit der zahlreichen Redox-Reaktionen aller einfachen und kompli-
zierten Gewebe und Körperorgane. Das so einfach erscheinende Eisenatom
kommt in zwei- und dreiwertiger Form vor. Das zweiwertige Eisen hat an seiner
Außenschale nur 6 d-Elektronen, das dreiwertige Eisen-Ion 5 d-Elektronen.
Beide Eisenformen haben gewöhnlich eine oktahedrale Koordination, wie aus
der Abb. 2 hervorgeht.

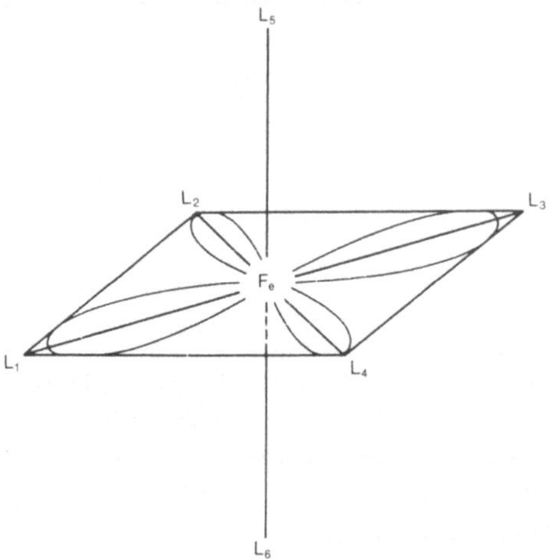

Abb. 2. Modell des Eisenatoms

In dieser Form ist das zentrale Metall-Ion umgeben durch vier Liganden-Atome L1–L4 an den Ecken des Vierecks und hat außerdem zwei zusätzliche Liganden-Atome L5 und L6.

Die Elektronendichte ist konzentriert entlang den Valenzbindungen, die senkrecht zu der Ligandenebene stehen. Wenn die Liganden-Atome negativ geladen werden oder negative Enden von Di-Polen bilden, werden die Außenschalen-Elektronen auf eine der Innenschalen zurückgezogen und destabilisiert. Diese Eigenart des Wechsels dieses sog. transitorischen Elementes Eisen ermöglicht erst seine Funktion für die Sauerstoffbindung und -freisetzung.

Eisen kommt als dritthäufigstes Metall in der Erdkruste mit etwa 5 % vor; es wird nur vom Silizium und Aluminium weit übertroffen (Abb. 3).

Anteil einiger unedler Metalle an der Erdkruste
(in Prozenten ausgedrückt)

Silizium	27,72	Kupfer	0,004 5
Aluminium	8,13	Kobalt	0,002 3
Eisen	5,0	Blei	0,001 5
Kalzium	3,63	Arsen	0,000 5
Natrium	2,83	Zinn	0,000 3
Kalium	2,59	Molybdän	0,000 1
Magnesium	2,09	Wolfram	0,000 1
Titan	0,44	Quecksilber	0,000 05
Mangan	0,10	Antimon	0,000 02
Chrom	0,020	Silber	0,000 01
Zirkonium	0,016	Platin	0,000 000 5
Nickel	0,008 0	Gold	0,000 000 5
Zink	0,006 5		

Abb. 3. Anteil unedler Metalle an der Erdkruste

Das als unedles Metall bezeichnete Eisen ist jedoch gar nicht so wertlos, wie es die Chemiker klassifiziert haben. Es kann wunderbare Kristalle in den schillerndsten Farben bilden, je nach seiner chemischen Verbindung und den geologischen Verhältnissen.

Ein schönes Beispiel für die wunderbar angeordneten Eisenoxyd-Kristalle in einem sog. Goethit sei Ihnen in der Abb. 4 demonstriert.

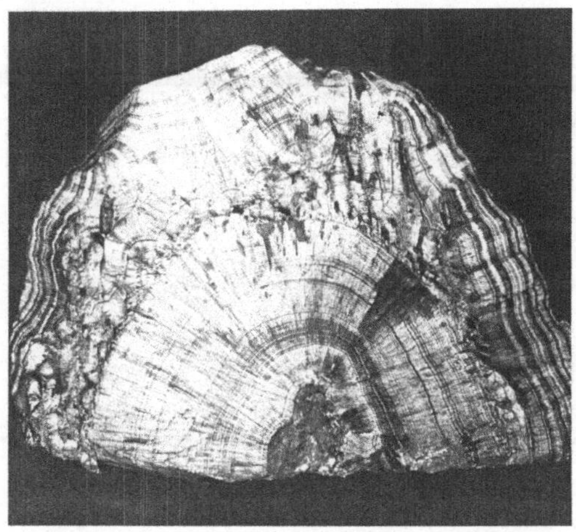

Abb. 4. Eisenoxyd als Goethit-Kristalle

Die technologische und geschichtliche Neuzeit wäre ohne das Auftreten des Eisens nicht möglich gewesen.

Im alten Testament heißt es im II. Buch Moses, im sog. Exodus: „Der HERR zog vor ihnen her, des Tags in einer Wolkensäule, daß er sie den rechten Weg führte und des Nachts in einer Feuersäule, daß er ihnen leuchtete".

In unseren Tagen leuchten indessen andere Feuer. Hochöfen färben die Nachthimmel rot und weisen mit ihrem glühenden Atem den Weg, den die Zivilisation zuerst zögernd vor zweieinhalbtausend Jahren, verstärkt seit 300 Jahren, eingeschlagen hat. Wir befinden uns seit zweitausend Jahren im sog. „Eisenzeitalter". Trotz Auftreten und Verwendung von Leichtmetall-Legierungen, synthetischen Kunststoffen bildet z. Z. immer noch geschmolzenes Eisen und Stahl eine der Hauptgrundlagen der Weltindustrie. Sicherlich werden in der ganzen Welt etwa 500 Millionen Tonnen Eisen pro Jahr geschmolzen, d. h. ca. 70 kg pro Kopf der Weltbevölkerung. Man kann behaupten, daß der Besitz, die Zugängigkeit und die Verarbeitung von Eisenerzen die industrielle Stärke und Lebensfähigkeit eines Staates bestimmen.

Das zweite Hauptthema unseres Kongresses handelt von den *„Arzneimittel-induzierten Anämien"*. Wir wollten uns bewußt auf die roten Blutzellen beschränken und die Granulopoese und Thrombozytopoese nur streifen, um dieses aktuelle Problem nicht überborden zu lassen. Die Entwicklung der pharmazeutischen Industrie und der modernen naturwissenschaftlichen Medizin hat uns sehr potente, aber zum Teil auch gefährliche Waffen in die Hand gegeben, deren Nebenwirkungen auf das menschliche Knochenmark gefährlich sein können. Indes ist die Gefahr nur halb so groß, wenn sie rechtzeitig erkannt und in der Dosis berücksichtigt wird.

Die dritte Hauptthematik der Jahrestagung war das *„maligne Melanom"*, weil wir Hämatologen uns meistens gleichzeitig auch als Onkologen verstehen. Das maligne Melanom scheint bisher der einzige menschliche Tumor zu sein, bei welchem eine Immuntherapie zumindest vorübergehend zu einem gesicherten Erfolg führen kann, natürlich nur in Kooperation mit der operativen-, der Strahlen- und Chemotherapie. Deshalb erzielt man die besten Erfolge im

Zusammenwirken von Pathologen, Dermatologen, Internisten, Radiologen, Chirurgen, Ophthalmologen und Immunologen.

Wir hoffen, daß die hier aufgeführten Kongreßreferate den modernen Stand unseres Wissens und neue wissenschaftliche Perspektiven zeigen.

Freiburg, im Juni 1978   Die Herausgeber

Der epitheliale Transport von Eisen[1]

W. Forth

Institut für Pharmakologie und Toxikologie der Ruhr-Universität, Bochum

Unsere heutige Vorstellung über den Mechanismus der Eisenresorption geht auf P. F. Hahn zurück, der, am Department of Pathology and Radiology in Rochester/New York, Ende der dreißiger Jahre mit zu den ersten Forschern gehörte, denen radioaktiv markiertes Eisen zur Verfügung stand [20]. Er bestätigte mit Hilfe von Radioeisen, daß bei Mensch und Tier im Eisenmangel die Resorption von Eisen gesteigert ist. Zu Beginn der vierziger Jahre führte Hahn [21] an einigen Hunden den Nachweis, daß die Resorption von Radioeisen durch eine vorausgehende orale Eisendosis verringert wird. Diesen Befund beschrieb er anschaulich mit dem Begriff des „mucosa block", um anzudeuten, daß in der Mukosa offensichtlich ein Akzeptor für Eisen existiert, dessen Aufnahmekapazität limitiert ist: „The gastrointestinal mucosa accepts iron readily when the iron reserve stores are depleted by chronic anemia but in a plethoric state there is very little absorption of iron. ... The body protects itself normally against a large accumulation of iron. ..."

Retrospektiv kann man bedauern, daß der Frage nach einem möglichen Schutz des Organismus vor einer Überladung mit Eisen das größere Interesse der anschließenden Diskussion der Hahnschen Befunde in der Fachwelt galt, als der biologisch wichtigen Frage, welche Bedeutung ein Akzeptor-System in der Mukosa für die Regulation der Eisenresorption haben kann. Denn dieser Frage widmete sich Hahn bereits in seiner Arbeit von 1943 [21]: „...This acceptor would be capable of taking the limited amounts of iron from the intenstinal lumen and in turn passing it on to the plasma when the iron level there was lowered. Such a mechanism would explain in part the limited ability of the body to accept iron and the relatively greater efficiency of absorption of small doses of iron. In the normal animal with a normal plasma iron, the acceptor mechanism would be physiologically saturated with iron and incapable of taking up more from the gastrointestinal tract." Hahn [21] betrachtete als möglichen Kandidaten für die Aufgabe, Eisen in die Mukosa aufzunehmen, Apoferritin: „Such an acceptor in the mucosal cells might be a protein or more specifically a material such as ferritin or apoferritin which latter is capable of stoichometrically taking up iron." Der Beitrag von Granick [16, 17] zu dieser Frage, der sich in dieser Zeit gerade der Gewinnung und Reinigung von Ferritin widmete, war nur noch eine Unterstreichung dieser Arbeitshypothese von Hahn.

So reizvoll es ist, müssen wir uns dennoch hier versagen, dem Schicksal der

[1] Die Untersuchungen aus den Laboratorien des Autors wurden mit Unterstützung des Wissenschaftsministeriums des Landes Nordrhein-Westfalen durchgeführt.

Hahnschen Hypothese bis zur heutigen Fassung im Auf und Ab der Meinungen zu folgen, zumal Crosby [6] anderenorts einen Beitrag darüber niedergelegt hat.

Im folgenden sollen die Argumente vorgestellt werden, die für die Annahme eines Transfersystems für Eisen in der Mukosa sprechen. Danach wird das gegenwärtige Wissen über die Natur des Transfersystems diskutiert und abschließend die Auswirkungen eines derartigen Systems für die praktische Therapie mit Eisen erläutert.

1. Argumente, die für die Existenz eines Transfersystems für Eisen in der Mukosa sprechen

Die Argumente, die zu der Annahme eines Transfersystems für Eisen in der Mukosa der proximalen Dünndarmabschnitte führten, sind in Tabelle 1 verzeichnet; ihr können auch die wichtigsten Literatur-Zitate entnommen werden. Eine zusammenfassende Übersicht der Literatur zu diesem Themenkreis kann den Reviews von Forth und Rummel [13, 14] entnommen werden.

Tabelle 1. Argumente, die für die Existenz eines Transfersystems sprechen, das Eisen durch das Mukosaepithel des Darmes schleust

Argument	Literatur
1. Die Kapazität der intestinalen Resorption ist limitiert	[11, 39]
2. Der Transfer von Eisen ist gerichtet	[9, 12]
3. Das Transportsystem reagiert zwar mit Metallen, die dem Eisen chemisch nahe stehen, es hat jedoch einen hohen Grad an Spezifität für Eisen	[15, 36]
4. a) Inhibitoren der Proteinsynthese hemmen die Resorption von Eisen	[18, 19, 40]
b) Die Resorption von Eisen ist mit Phenobarbital induzierbar	[37]
c) Die Fähigkeit des Organismus, die Resorption von Eisen an den Bedarf zu adaptieren, ist genetisch bestimmt	[1, 2, 7, 8, 25, 30—35]

2. Gegenwärtige Kenntnisse über die Natur des Transportsystems

Es gibt eine Reihe von Hinweisen darauf, daß der Entzug von Sauerstoff oder Substraten des Stoffwechsels von einem verringerten Transfer von Eisen durch die Mukosazelle bzw. einer verringerten Aufnahme des Eisens in die Zelle hinein gefolgt ist (Lit. s. bei [12]). Von besonderer Bedeutung für die nähere Untersuchung des Transportsystems für Eisen erwiesen sich die 3 folgenden Beobachtungen:

1. Hemmstoffe der Proteinsynthese, z. B. Cycloheximid und Tetracycline hemmen die Eisenresorption (vgl. Tabelle 1; 4 a).

2. Die Vorbehandlung von Ratten mit Phenobarbital, einem bekannten Induktor der arzneistoffabbauenden Enzyme der Leber, ist von einer gesteigerten intestinalen Resorption von Eisen gefolgt. Der Effekt ist spezifisch für Eisen,

die Resorption von Glukose, Aminosäuren und Palmitinsäure bleibt unverändert (vgl. Tabelle 1; 4b).

3. Die Fähigkeit des Organismus, Eisen zu resorbieren, ist, wenigstens z. T., genetisch determiniert (vgl. Tabelle 1; 4c).

Aus den 3 erwähnten Beobachtungen konnte geschlossen werden, daß Proteine für den Transport von Eisen durch die Mukosa von Bedeutung sein müssen. Das hat, wie eingangs bereits erwähnt, schon Hahn [21] vermutet. Indes galt das Interesse der nun folgenden Untersuchungen weniger dem Ferritin in den Mukosazellen als anderen eisenbindenden Proteinen. Dafür sind 2 Gründe maßgeblich gewesen:

1. Brittin and Raval [4] zeigten durch direkte Messung des Ferritin-Proteins in der Mukosa, daß die Synthese des mukosalen Ferritins langsamer ist als die Eisenresorption. Überdies zeichnet sich die Mukosa eisenverarmter Tiere gegenüber den normalen Kontrollen nicht durch eine gesteigerte Apoferritin-Synthese aus.

2. Die Abgabe von Eisen aus Ferritin ist sicherlich kein schneller Vorgang. Die Halbwertszeit des Austausches Ferritingebundenen Eisens unter experimentellen Bedingungen beträgt ca. 96 Std.

3. Ferritin erscheint eher als Depotform des Eisens geeignet, denn als ein Protein, das die schnelle Aufnahme und Wiederabgabe von Eisen während des Resorptionsvorganges gewährleistet [5, 22, 29]. Erwähnenswert ist, daß Kobalt, das im Eisenmangel vom Transfersystem für Eisen transportiert wird, in Ferritin nicht nachzuweisen ist.

Mit den Methoden der Zellfraktionierung ließen sich die Mukosazellen von Ratten in verschiedene subzelluläre Fraktionen und einen partikelfreien Überstand zerlegen [28]. Nach Gabe radioaktiv markierten Eisens fand man in allen Fraktionen des Mukosahomogenats normaler und eisenarmer Ratten Radioaktivität; der höchste Gehalt an ^{59}Eisen entfiel jedoch auf die Fraktion der „brush-borders" und besonders die des partikelfreien Überstandes (Cytosol) [28]. Diese Fraktion war im Eisenmangel dadurch gekennzeichnet, daß sie radioaktives ^{59}Eisen rasch aufgenommen und zur Blutseite wieder abgegeben hat [24].

Über 95% des in der partikelfreien Fraktion vorhandenen radioaktiven Eisens war an Proteine gebunden [24]. Aus der partikelfreien Fraktion ließen sich 2 eisenbindende Proteine isolieren, die zunächst entsprechend ihrer Wanderungsgeschwindigkeit bezeichnet wurden. In der Zwischenzeit sind beide Proteine hinreichend chemisch charakterisiert und identifiziert worden: es handelt sich um mukosales Ferritin (Tabelle 2a) und mukosales Transferrin (Tabelle 2b).

Beiläufig sei erwähnt, daß die Beteiligung der eisenbindenden Proteine am Transport durch die Mukosazellen auch für den bereits erwähnten Stamm von Mäusen belegt ist, der sich durch einen heriditären Defekt der Eisenresorption auszeichnet (sla-Mäuse) [26].

Die Entwicklung der Vorstellung über den Mechanismus der Eisenresorption von der Hahnschen Hypothese bis heute läßt sich am besten in einem Vergleich darstellen. In der Granickschen Formulierung, die auf Hahnschen Arbeiten fußte, nimmt Apoferritin als Akzeptor-Protein eine Schlüsselstellung ein (Abb.

Tabelle 2a. Physikochemische Charakterisierung von Ratten-Ferritinen nach H. Hübers [27, 28]

	Herkunft des Ferritins:		
	Milz	Leber	Mukosa
Reaktion mit Antiferritin	+	+	+
Reaktion mit Antitransferrin	−	−	−
Hitzestabilität	stabil	stabil	stabil
Isoelektrischer Punkt	5,2	5,2	5,1
Sedimentations-Koeffizient S	17,6	17,3	17,5
Molekulargewicht der Untereinheiten . .	19300	19900	19200
Eisengehalt, Atome/Molekül	3300	3000	550

Tabelle 2b. Physikochemische Charakterisierung von Ratten-Transferrinen nach H. Hübers [27, 28]

	Herkunft des Transferrins:	
	Plasma	Mukosa
Reaktion mit Antitransferrin	+	+
Reaktion mit Antiferritin	−	−
Hitzestabilität	labil	labil
Isoelektrischer Punkt[a]	5,7; 5,6	5,5; 5,3
Molekulargewicht	7700	76000
Eisengehalt, Atome/Molekül	2	2

[a] 2 Banden

1a). Dieser Vorstellung kann heute nicht mehr gefolgt werden; Apoferritin mag als Überlauf bei Überladung der Mukosazelle mit Eisen fungieren. Es ist sicherlich auch hier als Depot-Protein für Eisen zu betrachten. In einem neueren Schema (Abb. 1b) ist Apoferritin Bestandteil eines langsam austauschenden Pools der Mukosazellen. Das mukosale Transferrin könnte Bestandteil eines schnell austauschenden Eisenpools sein. Ihm käme damit die Rolle eines transzellulären Trägers für Eisen zu, der vornehmlich für die rasche Phase der Eisenresorption im Eisenmangel von Bedeutung ist.

Die Homburger Gruppe hat kürzlich Versuche publiziert, wonach die Resorptions-Fähigkeit der Darmsegmente eisenarmer Ratten auswaschbar ist [25]. Wenn sich dieser Befund bestätigt, dann muß man davon ausgehen, daß das mukosale Transferrin schon außen an der Zelle, möglicherweise als Überzug auf den „brush-border"-Membranen als Akzeptor für das in der Nahrung angebotene Eisen wirkt. Auch an diese Möglichkeit hat Hahn [21] schon gedacht: „The rather remote possibility also exists that excretions poured into the gastrointestinal lumen influenced by anemia may modify the absorption of iron". Über den Weg, auf dem das mukosale Transferrin an die Außenseite der Zellen kommt, kann man gegenwärtig bestenfalls spekulieren. Spekulation ist vorläufig auch jedes weitere Wort über den transzellulären Weg des Eisens durch die Mukosazellen zum Blut hin.

Prinzipiell hat sich an der ursprünglichen Vorstellung von Hahn bis heute nichts geändert. Die Tatsache, daß in der Mukosa ein System mit limitierter Aufnahmefähigkeit existiert, das für den Transfer von Eisen aus dem Lumen ins

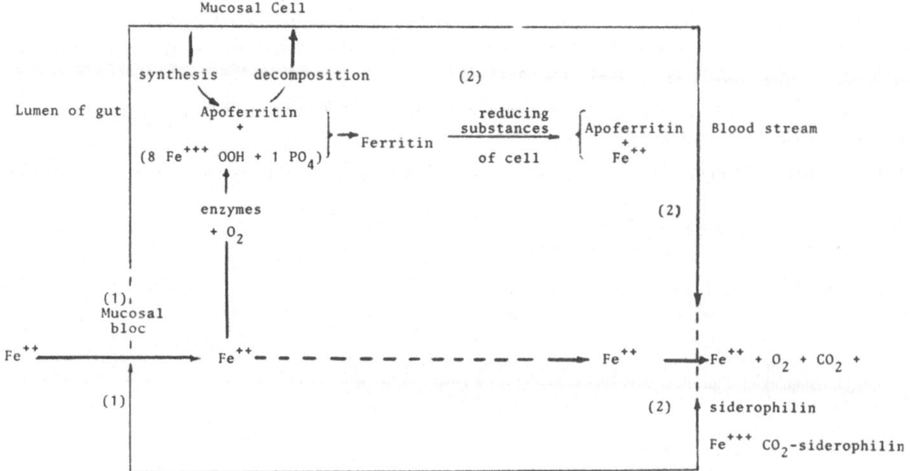

Abb. 1a. Hypothese für die Regulation der Eisenresorption durch die Mukosazelle (Granick-Schema [16, 17])
(1) Die in die Zelle aufgenommene Eisenmenge wird durch den „Mukosablock" reguliert, der vom Gehalt der Zelle an Ferroeisen und der Ferritinkonzentration abhängt (2). Die Menge an Ferroeisen, die in den Blutstrom abgegeben wird, wird vom Redoxpotential der Zelle bestimmt, das wiederum eine Funktion der O_2-Spannung im Blut ist.

Blut verantwortlich ist, hat Hahn mit dem anschaulichen Begriff des „mucosa block" zu beschreiben versucht. Er ist gründlich mißverstanden worden. Die Aufgabe des Systems ist es sicherlich nicht, den Organismus vor einer — manchmal iatrogen verursachten — Überladung mit Eisen zu bewahren. Seine Aufgabe ist sicherlich darin zu sehen, das Eisen-Angebot in der Nahrung auch in Situationen des erhöhten Bedarfs — z. B. Wachstum oder Schwangerschaft — optimal zu nutzen. Möglicherweise kommt dabei dem Grad der Sättigung des Transfersystems mit Eisen auch eine regulatorische Funktion bei der Eisenaufnahme zu (zusf. Lit. s. bei [13, 14]).

3. Folgerungen für die praktische Therapie mit Eisen

Die Existenz eines in seiner Kapazität limitierten Transfersystems für Eisen wirft zunächst die Frage auf, in welchem Dosen-Bereich eine Sättigung mit Eisen erzielt werden kann.

Wheby et al. [39] haben die Sättigungsgrenze an abgebundenen Duodenalschlingen in situ von normalen Ratten schon bei Dosen oberhalb von 1 µg Atom Fe/kg erreicht. Bei abgebundenen Duodenalschlingen eisenarmer Ratten war das System erst oberhalb von 5—10 µg Atom Fe/kg gesättigt. Verabreicht man Eisen mit der Schlundsonde an normale und eisenarme Ratten, dann verändert sich das Bild etwas (Abb. 2). Das ist darauf zurückzuführen, daß bei diesem Vorgehen nicht nur ein Duodenalsegment für die Resorption zur Verfügung steht, sondern der gesamte Darmtrakt. Hier sei daran erinnert, daß nicht nur im

Duodenum, sondern auch im Jejunum Eisen resorbiert wird. Im Eisenmangel steigt die Fähigkeit der Darmmukosa, Eisen zu resorbieren sogar im Ileum und im Kolon an (zusf. Lit. s. bei [13, 14]).

Aus Abb. 2 geht hervor, daß die Sättigung der Eisenaufnahme, gemessen an der Retention von Eisen 5 Tage nach der oralen Verabfolgung bei normalen Tieren oberhalb von Fe-Dosen von 150 µg Atom/kg, bei eisenarmen Tieren erst

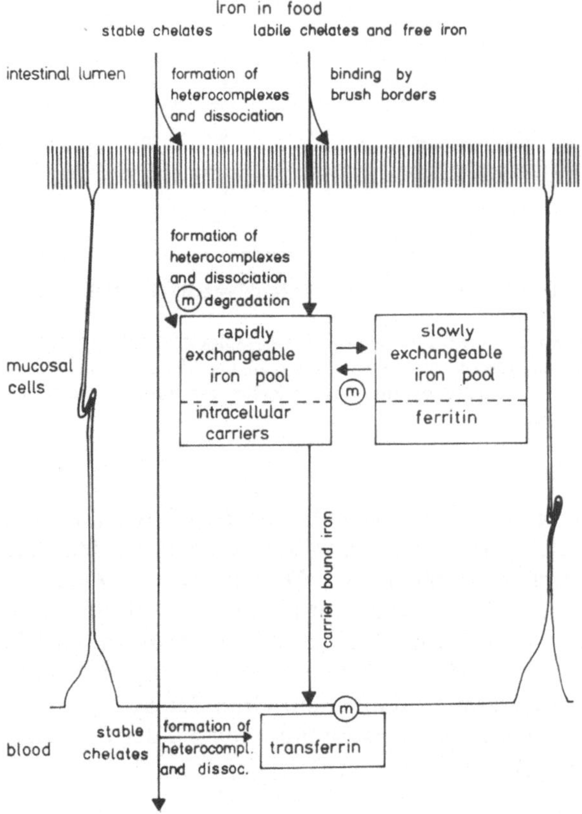

Abb. 1 b: Schematische Darstellung der Transfer-Vorgänge von Eisen durch die Mukosazellen des Duodenums und des oberen Ileums. (Schema von Forth und Rummel, 13). (m) bezeichnet die Schritte, die möglicherweise stoffwechselabhängig sind.

Das Eisen in der Nahrung ist zum geringsten Teil ionisiert, zum größten Teil ist es komplexgebunden. Die Eisen-Komplexe treten entweder in Kontakt mit den Bestandteilen der luminalen Membranen der Mukosazellen oder die dort lokalisierten Bindungsstellen nehmen das aus den Komplexen dissoziierte Eisen auf. Stabile Eisenkomplexe penetrieren die Zellen mehr oder weniger unangetastet, sofern sie hinreichend lipophil sind. Hydrophile Komplexe können nach Maßgabe ihres Molekülvolumens durch wassergefüllte Poren der Membransysteme des Epithels penetrieren (parazelluläre Shunts?). Im Zellinneren existieren wenigstens 2 Eisen-Pools, ein rasch und ein langsam austauschbarer. Mukosales Ferritin ist das bindende Protein des langsam austauschbaren Pools, mukosales Transferrin könnte Bestandteil des rasch austauschbaren sein. Es ist nicht ausgeschlossen, daß mukosales Transferrin außen auf den Membranen der „brush-border"-Region aufgezogen ist und Eisen aus der Nahrung schon dort an sich bindet. Die Mechanismen der Inkorporation derartig gebundenen Eisens in die Zelle hinein, des Transfers durch die Zelle hindurch und der Abgabe des Eisens aus der Zelle an das Blut (Eisen-Transferase?) sind unbekannt oberhalb von 350 μg Atom/kg erreicht ist. Im Vergleich dazu liegen die gebräuchlichen therapeutischen Einzel-Dosen mit 50—150 mg für einen Erwachsenen, das entspricht 15—45 μg Atom Fe/kg, weit unterhalb der Sättigung der Aufnahmefähigkeit der Tiere.

Interessant war die Feststellung, daß im Bereich therapeutischer Fe-Dosen die Verteilung der verabreichten Dosis auf 3 Portionen weder bei normalen noch bei eisenarmen Ratten einen statistisch signifikanten Unterschied gegenüber der Verabreichung der Dosis auf einmal ergeben hat. Erst in höheren Dosen liegen die Werte für die Rentention nach Verabreichung der Dosis in 3 Portionen bei normalen und eisenarmen Tieren regelmäßig etwas höher als in der jeweiligen Gruppe, der die Dosis auf einmal verabreicht wurde. Da nur wenige Tiere pro Dosis eingesetzt werden konnten, ist es nicht verwunderlich, daß die geringen Unterschiede in der Regel statistisch nicht zu sichern waren (vgl. Abb. 2).
Auf den Menschen übertragen, würde das Resultat dieser Versuche besagen, daß mit den gegenwärtig üblichen therapeutischen Dosierungen von Eisen die Transportkapazität der Darmmukosa nicht erschöpft wird, schon gar nicht im Eisenmangel. Limitierend für die Dosiergewohnheiten ist nach wie vor die Verträglichkeit der Form, in der Eisen angeboten wird.

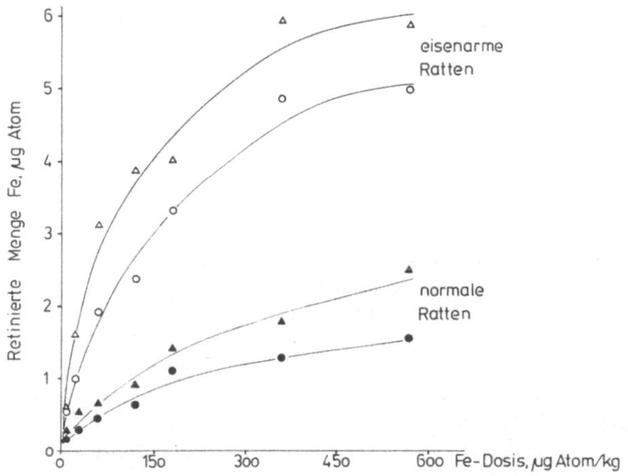

Abb. 2. Retention von Eisen nach oraler Gabe steigender Dosen von ^{59}Fe-(FeSO$_4$) bei normalen und anämischen Ratten.
Ordinate: retinierte Menge, μg Atom; Abszisse: Dosis, μg Atom/kg. Den Ratten wurde 16 Std. vor dem Versuch das Futter entzogen. Die ^{59}Fe-(FeSO$_4$)-Dosis wurde in 1 ml/100 g Körpergewicht verabreicht. Die Flüssigkeit bestand aus 0.98% NaCl-Lösung und 0,01 n HCl 4:1 gemischt. Die ^{59}Fe-(FeSO$_4$)-Dosis wurde teils auf einmal (●○) und teils auf 3 Portionen aufgeteilt in Abständen von 4 Std. verabreicht (▲△). Jeweils 3 Std. nach Beendigung der oralen Applikation erhielten die Tiere wieder Futter; bei den Gruppen, die die Fe-Dosis in 3 Portionen erhielten, war dem Trinkwasser Glukose (1%) zugesetzt. Die Ratten wurden durch eisenarme Diät und Aderlässe (6—8) aus der Zungenvene innerhalb von 3—4 Wochen an Eisen verarmt. Der Hämoglobingehalt des Blutes sank dabei von 15,3 g/100 ml Blut ($s_{\bar{x}}$—±0,1) auf 7,4 g/100 ml Blut ($\bar{x}$ = ±0,1); diese Messung wurde bei einem Kollektiv von 70 Tieren durchgeführt. Pro Dosis wurden 4—8 Tiere eingesetzt. Am 6. Tag nach der Gabe von ^{59}Fe-(FeSO$_4$) wurde die Radioaktivität der Tiere in einem Ganzkörperzähler (Packard, Typ Armac) bestimmt und die retinierte Fe-Menge berechnet. (unveröffentlichte Resultate, S. Korpilla-Schäfer; Diplomarbeit, Abt. XVI-Biologie; Bochum, 1976)

Das leitet über zu der wichtigen Frage nach der für die Resorption geeigneten Form des Eisens. Die Existenz eines Transportsystems macht erforderlich, daß Eisen mit den möglicherweise an den luminalen Membranen der Mukosazellen lokalisierten Akzeptorstellen in Konkurrenz treten kann. Das setzt voraus, daß Eisen z. B. nicht an zu stabile Komplexbildner gebunden sein darf. Es muß gewährleistet sein, daß ein Austausch des Eisens zwischen den intraluminal angebotenen Komplexen und den zellständigen Akzeptorstellen vor sich geht. Aufgrund tierexperimenteller Erfahrung ist das möglich, wenn die thermodynamische Stabilitätskonstante K der Komplexe nicht größer als 10^{12}—10^{13} ist [10, 13, 14]. Das trifft für alle die Komplexbildner zu, die Bestandteile der gegenwärtig im Handel befindlichen Eisenpräparate sind.

Allerdings ist anzumerken, daß der therapeutische Fortschritt auf diesem Gebiet nicht groß ist. In Preußen und im westlichen Rußland hat man noch bis vor 50 Jahren chlorotische Mädchen mit der Molke behandelt, die von saurer Milch gewonnen wurde, in die rostige Hufnägel eingelegt worden waren [38]. Als Komplexbildner diente dabei die Milchsäure. Weniger abhorrierend ist die „Wetfälische offizinelle Zubereitung einer Stahltinktur mit Borsdorffer Äpfelsaffte" von 1744 [38]. Ihr Vorläufer dürfte ein Borsdorfer Apfel gewesen sein, der mit rostigen Hufnägeln gespickt worden war. Er enthält alle gegenwärtig therapeutisch genutzten Komplexbildner für Eisen: Fructose, Vitamin C und Polyoxycarbonsäuren von der Fumarsäure, der Bernsteinsäure bis zur Zitronensäure.

Literatur

1. Bannerman, R. M.: Genetic Defects of Iron Absorption. Fed. Proc. **35**, 2281—2285 (1976)
2. Bannerman, R. M., Pinkerton, P. H., Edwards, J. A.: Hereditary Iron-Deficiency Anemia Due to a Specific Defect of Intestinal Absorption. J. Clin. Invest. **47**, 5 a (1968)
3. Bielig, H.-J., Bayer, E.: Eisenaustausch zwischen Proteinen; Modellversuche zur Eisenresorption. Naturwissenschaften **42**, 466 (1955)
4. Brittin, G. M., Raval, D.: Duodenal Ferritin Synthesis During Iron Absorption in the Iron-Deficient Rat. J. Lab. Clin. Med. **75**, 811—817 (1970)
5. Crichton, R. R.: Ferritin. In: Structure and Bonding, Vol. 17, p. 67—134. Berlin—Heidelberg—New York: Springer 1973
6. Crosby, W. H.: Mucosal Block: An Evaluation of Concepts Relating to Control of Iron Absorption. Sem. Hematol. **3**, 299—313 (1966)
7. Edwards, J. A., Bannerman, R. M.: Hereditary Defect in Intestinal Iron Transfer in x-linked Anemia. Fed. Proc. **29**, 300 (1970)
8. Edward, J. A., Bannerman, R. M.: Hereditary Defect of Intestinal Iron Transport in Mice With Sex-Linked Anemia. J. Clin. Invest. **49**, 1869—1871 (1970)
9. Forth, W., Leopold, G., Rummel, W.: Eisendurchtritt von der Mukosa- zur Serosaseite und umgekehrt an isolierten eisenarmen und normalen Segmenten von Jejunum und Ileum. Naunyn-Schmiedeberg's Arch. Pharmak. exp. Path. **261**, 434—440 (1968)
10. Forth, W., Nell, G., Rummel, W.: Chelating Agents and the Transfer of Heavy Metals Across the Mucosal Epithelium. In: Trace Substances in Environmental Health (D. D. Hemphill, ed.), Vol. 7, p. 281—282. Univ. Missouri, Columbia-Mo. (1974) --
11. Forth, W., Rummel, W.: Beziehungen zwischen Eisen-Konzentrationen und Resorption am isolierten Dünndarm normaler und anämischer Ratten. Med. Pharmacol. Exp. **14**, 384—390 (1966)

12. Forth, W., Rummel, W.: Beziehungen zwischen dem Durchschnitt des Eisens durch die Darmwand und seiner Bindung im Gewebe. Naunyn-Schmiedeberg's Arch. Pharmak. exp. Path. **264,** 230—231 (1969)

13. Forth, W., Rummel, W.: Iron Absorption. Physiol. Rev. **53,** 724—792 (1973)

14. Forth, W., Rummel, W.: Gastrointestinal Absorption of Heavy Metals. In: Pharmacology of Intestinal Absorption: Gastrointestinal Absorption of Drugs (W. Forth, W. Rummel, eds.), p. 599—746, Oxford: Pergamon Press (1975)

15. Forth, W., Rummel, W., Becker, P. J.: Die vergleichende Prüfung von Bindung und Durchtritt von Eisen, Kobalt und Kupfer durch isolierte Jejunumsegmente normaler und anämischer Ratten. Med. Pharmacol. Exp. **15,** 179—186 (1966)

16. Granick, S.: Iron Metabolism and Hemochromatosis. Bull. N. Y. Acad. Med. **25,** 403—428 (1949)

17. Granick, S.: Structure and Physiological Functions of Ferritin. Physiol. Rev. **31,** 489—511 (1951)

18. Greenberger, N. J., Ruppert, R. D.: Inhibition of Protein Synthesis: a Mechanism for the Production of Impaired Iron Absorption. Clin. Res. **14,** 432 (1966)

19. Greenberger, N. J., Ruppert, R. D., Cuppage, F. E.: Inhibition of Intestinal Iron Transport Induced by Tetracycline. Gastroenterology **53,** 590—599 (1966)

20. Hahn, P. F., Bale, W. F., Lawrence, E. O., Whipple, G. H.: Radioactive Iron and its Metabolism in Anemia. J. Exp. Med. **69,** 739—753 (1939)

21. Hahn, P. F., Bale, W. F., Ross, J. F., Balfour, W. M., Whipple, G. H.: Radioactive Iron Absorption by Gastrointestinal Tract. J. Exp. Med. **78,** 169—188 (1943)

22. Harrison, P. M. Hoare, R. J., Hoy, T. G., Macara, I. G.: Ferritin and Haemosiderin. Structure and Function. In: Iron in Biochemistry and Medicine (A. Jacobs, M. Worwood, eds.), p. 73—114. London—New York: Academic Press 1974

23. Hübers, H.: Indentification of Iron Binding Intermediates in Intestinal Mucosal Tissue of Rats During Absorption. In: Proteins of Iron Storage and Transport in Biochemistry and Medicine (R. R. Chrighton, ed.), p. 381–388. Amsterdam: North Holland 1975

24. Hübers, H., Hübers, E. Forth, W., Rummel, W.: Binding of Iron to a Non-Ferritin Protein in the Mucosal Cells of Normal and Iron-deficient Rats During Absorption. Life Sci. **10,** 1141—1148 (1971)

25. Hübers, H., Hübers, E., Forth, W., Rummel, W.: Iron Absorption and Iron Binding Proteins in Intestinal Mucosa of Mice with Sex Linked Anemia. Hoppe Seyler's Z. Physiol. Chem. **354,** 1156—1158 (1973)

26. Hübers, H., Hübers, E., Rummel, W.: Dependence of Increased Iron Absorption by Iron-Deficient Rats on an Elutable Component of Jejunal Mucosa. Hoppe-Seyler's Z. Physiol. Chem. **355,** 1159—1161 (1974)

27. Hübers, H., Hübers, E., Rummel, W., Chrichton, R. R.: Isolation and Characterization of Iron Binding Proteins from Rat Intestinal Mucosa. Europ. J. Biochem. **66,** 447—455 (1976)

28. Hübers, H., Hübers, E., Simon, J., Forth, W.: A Method for Preparing Stable Density Gradients and Their Application for Fractionation of Intestinal Mucosal Cells. Life Sci. **10,** 377—384 (1971)

29. Jacobs, A., Worwood, M.: The Biochemistry of Ferritin and its Clinical Implications. In: Progress in Hematology (E. B. Brown, ed.), Vol. 9 p. 1—24. New York—London: Grune & Stratton 1975

30. Manis, J.: Intestinal Iron-Transport Defect in the Mouse with Sex-Linked Anemia. Amer. J. Physiol. **220,** 135—139 (1970)

31. Manis, J.: Active Transport of Iron by Intestine: Selective Genetic Defect in Mouse. Nature (London) **227,** 385—386 (1970)

32. Pinkerton, P. H.: Histological Evidence of Disordered Iron Transport in the x-Linked Hypochromic Anemia of Mice. J. Path. Bacteriol. **95,** 155—165 (1968)

33. Pinkerton, P. H.: Control of Iron Absorption by the Intestinal Epithelial Cell Review and Hypothesis. Amer. Int. Med. **70,** 401—408 (1969)

34. Pinkerton, P. H., Bannerman, R. M.: Hereditary Defect in Iron Absorption in Mice. Nature (London) **216,** 482—483 (1967)

35. Pinkerton, P. H., Bannerman, R. M., Doeblin, T. D., Benisch, E. M., Edwards, J. A.: Iron Metabolism and Absorption — Studies in x--inked Anemia of Mice. Brit. J. Haemat. **18,** 211—228 (1970)

36. Pollack, S., George, J. N., Reba, R. C., Kaufman, R., Crosby, H. W.: The Absorption of Nonferrous Metals in Iron Deficiency. J. Clin. Invest. **44,** 1470—1473 (1965)
37. Thomas, F. B., Baba, N., Greenberger, N. J.: Effect of Phenobarbital on Small Intestinal Structure and Function in the Rat. J. Lab. Clin. Med. **80,** 548—558 (1972)
38. Turk, H.: Ein Beitrag zur Geschichte der Eisentherapie bei Anämien. Dissertation, Marburg/Lahn 1940
39. Wheby, M. S., Jones, L. G., Crosby, W. A.: Studies on Iron Absorption. Intestinal Regulatory Mechanisms. J. Clin. Invest. **43,** 1433—1442 (1964)
40. Yeh, S. D. J., Shils, M. E.: Effect of Tetracycline on Intestinal Absorption of Various Nutriants by the Rat. Proc. Soc. Exp. Biol. Med. **123,** 367—370 (1966)

Transferrin
The Actual Status

M. Boulard

Maitre de Recherche INSERM, Centre de Recherche sur les Maladies du Sang.
Laboratoire de Physiopathologie des Cellules du Sang, La Miletrie, Poitiers

Transferrin, the unique plasma iron carrier, was discovered thirty years ago [1]. Human transferrin belongs to a class of proteins which assume the same physiological function. Though identical as to this function, human transferrin consists of at least twenty variants as shown off by electrophoretic studies. One of these, transferrin „C", accounts for 98% of human plasma transferrin, and has an intermediate Electrophoretic mobility. [2]. The recognition of transferrin as the plasma iron carrier answered through a tremendous amount of further experiments one of the most puzzling questions of iron metabolism: how can the complex chemical features of iron agree with the iron fluxs required by the various tissues needing this essential metal? It is indeed well known that iron (Fe^{3+}) is highly insoluble at both physiological pH and oxygen pressure. Since 30 mg of iron are recycled per day, through the metabolism of hemoglobin, in the normal man, there is a clear-cut evidence for a mandatory iron carrier.

Transferrin therefore has been the aim of numerous studies, which are grossly devoted to the chemical features and to the structure of the protein on the one hand, and to its physiological properties on the other hand [3, 4]. These studies have pointed out many facts, some of which rise more questions to be further investigated; among them, and probably of great significance, lays the evidence that transferrin could be more than a simple carrier, acting just as a „collect and deliver" service in iron metabolism. Transferrin was shown to be a double-sited protein, and to have an extremely high affinity for ferric iron. This last feature does not agree with a spontaneous release of the metal to the utilizing site. Later on Fletcher and Huehns postulated that iron, which is bound at random on one or both sites of trasferrin, is specifically released to either storage or active synthesis sites [5]. Due to some conflicting data this brilliant hypothesis may require some further experimental confirmation [6]. However there were enough facts leading to the concept of transferrin as a kind of „regulatory" protein. The complex situation which is that of iron should also be kept in mind: despite an exceptional interest and therefore amount of work, the whole physiology of iron is still far beyond a clear understanding. If some iron binding proteins such as Hemoglobin are well known, others like ferritin or hemosiderin are not, though their metabolic significance was made evident from chemical or kinetics studies using ^{59}Fe [7]. There is actually no satisfactory general approach to the regulation of the metabolism of iron, and though iron absorption and excretion are extensively studied, they remain poorly understood. This is probably why transferrin which has some features of a plausible control carrier has been the aim of such actual advanced work, dealing with the relation beetween its structure and function.

In the present paper we shall try to point out the most striking facts which were obtained during the past decade, in this rapidly changing field of research.

Transferrin is a single chain polypeptide, bearing 2 sites showing affinity for iron (Fe^{3+}) and for many other metals such as Mn^{3+}, Co^{3+}, Cr^{3+}, Sn^{2+}, Al^{3+}. It has a molecular weight of approximately 77,000. This is a mean value, some authors having given molecular weights ranging beetween 68 and 97,000. Both extremities of the chain are terminated by an heterosidic residue containing 2 sialic acid. These carbohydrate residues may have some significance in how the complex Transferrin-Iron is recognized and bound on the membrane site of the erythroblast and of the reticulocyte. Another anion is required for the binding of iron,- and is admitted to be CO_3^{2-}, though HCO_3^- would also be active [8]. The protein, however, has more affinity for iron than any other metals, which are eventually washed out of the protein binding site by iron itself. This should be kept in mind by people attempting to label transferrin with metals other than iron itself. The shape of transferrin is that of an ellipsoid, the dimension of which varies according to the presence or absence of iron. When binding the metal, transferrin undergoes conformational modifications.

The presence of 2 sites physiologically specific for iron leads to the following question: are both sites identical? Have they the same affinity for iron, wether they are chemically identical or not?

Many studies were devoted to such questions and the major answers are probably close to the situation below; despite the fact that they sometime remain unclear due to the very particular chemical status of iron. Iron as Fe^{3+} possensses 2 noticable inconveniences:

1) it precipitates easily, leaving very little iron in a plausible physiological state.

2) Iron is an excellent labelling agent which will tag many more molecules it should normaly do, thus resulting in exchange labelling which has nothing to do with the actual intermediate metabolism of iron.

However, using equilibrium dialysis techniques, many authors such as Asa [9] and Aisen [10] demonstrated that both sites of transferrin are equivalent and independent for the binding of iron, wether they are or not chemically indentical. Iron therefore is bound at random on transferrin, and this point prevents specific study of any of the 2 sites. Aisen et al. provided clear evidence of this „at random" binding process, when they isolated by electrophoresis 3 different species of transferrin using a 50% iron saturation: these authors obtained free transferrin, and transferrin molecules bearing one or two atoms of iron. Such a situation is compatible only with an at random process [10].

This type of experiments has allowed the calculation of the stability constant of the transferrin-iron complex, which was found to be $10^{24}\ M^{-1}$. This value is highly significant: such a tight bond beetween transferrin and iron will not be readily broken, thus leaving very little chance for iron to enter its metabolism without an energy dependant releasing system. Cells which needs iron for storage or synthesis purposes should hence be equipped with such an active releasing pathway, whatever its chemical nature.

The equivalence of both sites with respect to their affinity for iron does not imply at first that they are chemically identical. The actual experimental data available are not sufficient to provide a relevant conception of the chemical structure of the sites. However there is some agreement on the following data: it seems that an hydroxyl group of Thyrosin if implicated in the binding of iron at each site. Reagents which alter the phenolic group of Thyrosin will also prevent to some extent the binding of iron on the altered molecule. Histidyl residues, no longer measurable in the iron binding transferrin would therefore also participate in the binding of iron. However the qualitative and quantitative measurement of the exact number of residues actively binding iron is not actually feasible.

Difficulties also arise from the fact that the binding of CO_3^{2-} or CO_3H^- occurs quite closely from that of iron. This has lead to the conception of a direct interaction beetween iron and the anion, though it has been shown in some dialysis experiments that the anion bound to transferrin is exchangeable with that of the medium. The summary of the data on the structure the metal binding sites of transferrin is therefore far from being unequivocal, and permits no serious representation of the plausible conformation of both sites.

These basic data are however of great significance in understanding the physiology of transferrin.

How transferrin supplies iron to the heme synthesizing cell is a question which is at the origin of one of the most interesting — and significant — aspect of iron metabolism. Experiments trying to answer such question were carried out on reticulocytes. These cells are easily obtained from animal or from patients recovering after bleeding, meanwhile erythroblasts which would be of considerable value in such experiments are not yet quantitatively accessible (red blood cells do no longer fix transferrin). Reticulocytes will however synthesize hemoglobin, and therefore are iron reguiring cells, thus providing both an iron membrane transfer stage and an anabolic one. Many authors have devoted their work to the pathway of iron from its binding of the membrane of the cell as an iron-transferrin complex, to its incorporation in the site of heme synthesis. As noted by Morgan, such route obviously implies the plausible following sequence, which starts with the binding of the transferrin-iron complex on the membrane of the reticulocyte, continues with the intracellular transfer of iron, to the heme synthesis site, and is achieved by the release of the iron-free carrier. This conception came after other studies of this phenomenon by Jandl and many others who pioneered the field [11].

There is some evidence for a specific receptor of transferrin on the reticulocyte membrane. When the cell surface is treated with a specific proteolytic agent such as trypsin, it looses its possibility of binding the transferrin iron complex [12]. Other less specific reagents were used in the literature and were shown to impair the binding process: neuraminidase, and periodic acid for instance are active but to a lesser degree. The exact nature of the receptor is unknown. Studies using ^{131}I labelled transferrin confirmed that the receptor is on the membrane, and easily binds iron loaded transferrin, while iron-free transferrin is much more weakly trapped. There have been some attempts to estimate the molecular size of the transferrin receptor after splitting the cell membrane with various reagents. The main data to deal with after such experiments are those of Fielding et al. who demonstrated 3 membranes fractions involved in this phenomenon [13]. Their work leads to the conception that there could be two dinstinct [13] sites in the iron binding membrane component, one being active for transferrin, the other for iron. In some experiments using red blood cells, which do not bind transferrin, Bouvet and Boulard demonstrated that iron can penetrate this cell through a mediated transport, provided iron is given with some carbohydrates that are known to enhance in vivo iron absorption in the animal [14]. Such facts which still need further confirmation are however in favour of a receptor subunit acting as a specific iron binding site. The transferrin-iron complex could be distinguished and bound on the specific membrane protein through the carbohydrate residues of the transferrin chain. Transferrin is released a few minutes after its binding. Wether the iron-transferrin complex penetrates the cell is still a matter of controversy. Experimental data which are in favour of a membrane location and dissociation of the complex are not consistant with an intracellular distribution of this complex. However Shulman and coworkers [15, 16] postulated on the basis of sound data that the complex reached an intracellular stage, and was further dissociated. This discrepancy may be due to the technical difficulties which renders cautious any work in this field. In this hypothesis, transferrin should therefore undergo itself a special membrane transfer. A clear cut experimental evidence is hence still needed to build the definite model by which the transferrin iron complex is bound and the iron atom freed to its further incorporation in the heme moiety. How iron is removed from the aniontransferrin complex remains in fact a speculative situation. First a reduction of the Fe^{3+} atom to a Fe^{2+} status is made necessary since the active iron of hemoglobin is in the reduced state. It could therefore be postulated, as pointed out by Aisen and Moore that a ,,protonic attack on the ligands of the iron binding sites of transferrin" might be responsible for the release of iron [17]. There is actually no experimental support to this view, which certainly is an extremely important starting point for further investigation of the iron absorption process by the active cell. It should be reminded that there is very little chance, if any at all, that iron could spontaneously leave the transferrin-anion complex to which it is bound, due to the extreme tightness of such bond. The active process by which iron is released remains actually unknown.

The various data in the literature dealing with the biochemical features of transferrin allows a better understanding of the function of the melocule. Its essential role is to collect, bind and deliver iron, with the exclusion of any other metal, to where iron is needed. How is this function achieved?

According to the hypothesis postulated by Fletcher and Huehns in 1967 [5], iron bound at random on the sites of transferrin has a distinctive fate depending wether it is bound on one or the other site of the carrier. Both sites were arbitrarily named ,,A" and ,,B" by the authors. The ,,A" site iron would follow the heme synthesis route, when the ,,B" site iron would preferably be removed by the iron storing tissues. From this experimentally supported view it was easy to propose transferrin as a regulating molecule in iron transfers, since it is obvious that the protein controls the entry of iron in its metabolism, through its previous binding: though at random, the binding of iron depends on the avail ability of the binding site. The authors futher postulated that iron absorption could undergo some regulation through this Availability of the binding sites. If both sites are empty, nutritional or storage iron will therefore be bound and absorbed. If one or other site only is desaturated, iron will be bound only on this site. The absorption and the metabolic route of iron would therefore be correlated under the control of transferrin.

It will be readily understood that such an hypothesis has lead to a considerable amount of work, since it constitutes the only sound model for part of the iron reulation system, a long time ago after Granick postulated his mucosal block theory [18]. Though some results conflict with the Fletcher Huehns hypothesis [5], there is actually no other available — and experimentally supported — general view of this particular field of iron metabolism.

Though it seems clear that the fate of iron depends on the site it is bound to, kinetic studies in man and animal using various iron isotopes have brought evidence for an homogenous plasma iron pool. It has been recently suggested that technical difficulties, particularly concerning the labelling of transferrin, could be responsible for this disagreement [19]. Authors use labelling techniques which vary quantitatively and qualitatively. Furthermore, the herein quoted biochemical studies have shown good correlation beetween the physiology of transferrin and the absorption and release of iron. Transferrin should hence no longer be considered as a constant pool, but as a much more variable compartment depending on the status of iron metabolism, at any chosen moment. The matematical assumption that the iron plasma pool is strictly homogenous from a kinetic point of view should therefore be reconsidered.

Transferrin now appears a much more important and complex protein than which was previously expected. When reviewing the considerable amount of data accumulated on this specific plasma iron carrier, a comparison arises beetween transferrin and hemoglobin and some other regulatory proteins. Though transferrin does not fit the features which are required by the model proposed by Monod et Changeux [20], it has some characteristic of a plausible regulatory carrier: it undergoes confirmational changes when binding its ligand, and has a stucture which departs from the usual spherical status of tertiary proteins. Transferrin binds iron so tightly that the metal release cannot occur without an energy de pendent process, and finally through the vacancy of one or the other site, transferrin „chooses" the route for iron absorption and utilisation.

It is evident that, when each site will be accessible to a specific study, a great progress will be achieved in the understanding of the fine iron metabolism.

References

1. Laurell, C. B.: Studies on the transportation and metabolism of iron in the body. Acta Phys. Scand. **14,** Suppl. 46 (1947)
2. Turnbull, A., Giblett, E. R.: The binding and transport of iron by transferrin variants. J. Lab. Clin. Med. **57,** 450—459 (1961)
3. Morgan, E. H.: Transferrin and transferrin iron. In: Iron in Biochemistry and Medicine (A. Jacobs, M. Worwood, eds.), p. 29. New York—London: Academic Press 1974
4. Giblett, E. R.: Transferrin in genetic markers in human blood, p. 126. Oxford: Blackwell 1969
5. Fletcher, J., Huehns, E. R.: Significance of the binding of iron by transferrin. Nature **215,** 584 (1967) and Nature **218,** 1211 (1968)

6. Zapolski, E. J., Ganz, R., Princiotto, J. V.: Biological specificity of the iron binding sites of transferrin. Amer. J. Phys. **226,** 334 (1974)
7. Gabuzda, T. G., Pearson, J.: Metabolic and molecular heterogeneity of bone marrow ferritin. Biochim. Biophys. Acta **194,** 50 (1969)
8. Bates, G. W., Schlabach, M. R.: A study of the anion binding site of transferrin. Febs Letters **33,** 89 (1973)
9. Aasa, R., Malmstrom, B. G., Saltmann, P., Vanngard, T.: The specific binding of iron (III) and copper (II) to transferrin and conalbumin. Biochim. Biophys. Acta **75,** (1963) 303
10. Aisen, P., Leibman, A., Pinkowitz, R. A., Pollack, S.: Exchangeability of bicarbonate specifically bound to transferrin. Biochemistry **12,** 3679 (1973)
11. Morgan, E. H.: The interaction beetween rabbit, human and rat transferrin and reticulocytes. Brit. J. Haemat. **10,** 442 (1964)
12. Jandl, J. H., Inman, J. K., Simmons, R. L., Allen, D. W.: Transfer of iron from serum iron binding protein to human reticulocytes. J. Clin Invest. **38,** 161 (1959)
13. Fielding, J., Speyer, B. E.: Iron transport intermediates in human reticulocytes and the membrane binding site of iron-transferrin. Biochim. Biophys. Acta **363,** 387 (1974)
14. Bouvet, D., Boulard, M., Najean, Y.: Etude de la fixation du fer sur la membrane de l'hématie normale et de sa pénétration intracellulaire en fonction de différents glucides. C. R. Acad. ScI. Paris **280,** 1701 (1975)
15. Martinez-Medellin, J., Shulman, H. M.: The kinetics of iron and transferrin incorporation into rabbit erythroid cells and the nature of stromal bound iron. Biochim. Biophys. Acta **264,** 272 (197)2
16. Shulman, H. M.: Personnal communication. „Journees Hematologiques, Hôpital Notre-Dame" Montreal (1973)
17. Aisen, P., Brown, E. B.: In: Progress in Hematology (B. Brown ed.), vol. 9, p. 43. New York: Grune & Stratton (1976)
18. Granik, S.: Increase of the protein apoferritin in the gastro-intestinal mucosa as a direct response to iron feed. J. Biol. Chem. **164,** 737 (1946)
19. Cavill, I.: The preparation of 59 Fe labelled transferrin for ferrokinetics studies. **24,** 472 (1971)
20. Monod, J., Wyman, J., Changeux, J. P.: On the nature of allosteric transitions. J. Mol. Biol. **12,** 88 (1965)

Morphologische Aspekte des Eisenstoffwechsels[1]

R. Burkhardt

Abteilung für Knochenmarksdiagnostik an der II. Medizinischen Klinik der Universität München und Abt. Hämatomorphologie am Inst. für Hämatologie der Ges. f. Strahlen- und Umweltforschung mbH, Assoziation mit EURATOM, München[1]

Seit grauer Vorzeit kennt der Mensch das Eisen. Unseren aus dieser Sicht jungen Nachweismethoden bietet der menschliche Körper ein ebenso stattliches wie lohnendes Ziel in Form der individuellen eisernen Ration von einigen Gramm, die maßgeblich in normale wie krankhafte Lebensvorgänge eingreifen. So ist der Eisenstoffwechsel ein Paradebeispiel dafür, wie biochemische und morphologische Erkenntnisse sich zur Erforschung von biologischen Vorgängen ergänzen. Die Skizze (Abb. 1) soll Ihnen einige grundlegende Aspekte des Eisenstoffwechsels ins Gedächtnis rufen:

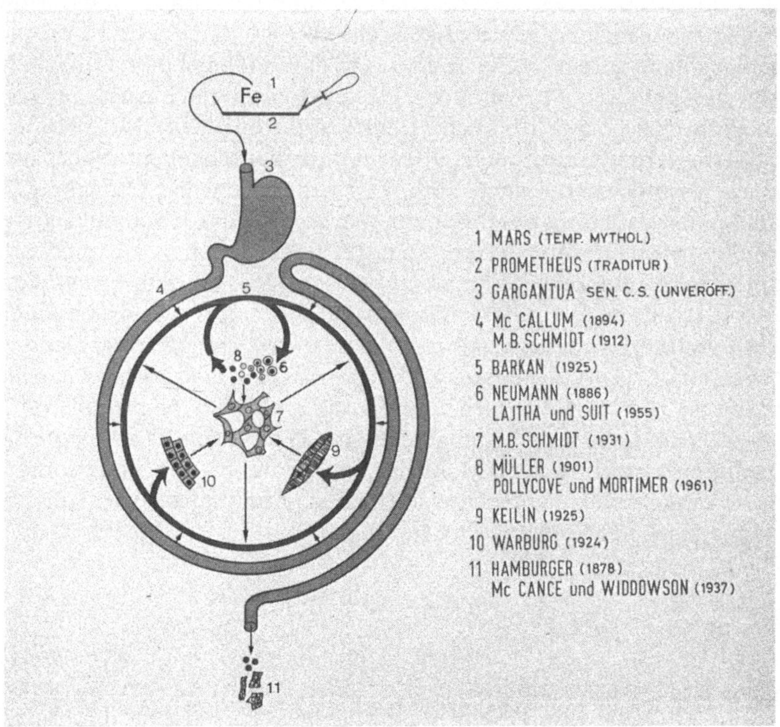

Abb. 1. Grundlegende Aspekte des Eisenstoffwechsels

[1] Studie im Rahmen des Assoziationsvertrages Strahlenhämatologie GSF/EURATOM Nr. 089-72-1 BIA D

Die Alten wollten das Eisen dem kriegerischen Mars verdanken, so wie Prometheus das Feuer unter der Pfanne, auf der unsere gargantuesken Vor-Vorfahren zum ersten Mal die notwendige orale Eisenaufnahme zum Genuß erhoben haben mögen. Die Liste schließt mit der naturgemäß unvollständigen Aufzählung historischer Namen und Daten, deren Träger uns grundlegendes Wissen über das morphologisch-biochemische Mosaik des Eisenstoffwechsels vermittelt haben: Die Nahrung bietet das Eisen in meßbaren Mengen, Teile davon werden von der Darmschleimhaut aufgenommen [26, 37] und mit dem Blutplasma [1] dorthin geführt, wo man sie braucht: zu den Blutkörperchen, die damit Hämoglobin herstellen [30, 29, 24], zu den Muskelzellen, die ihr Kraftwerk damit versorgen [23] und zu allen Geweben, die Enzymsteme mit Hilfe von Eisenverbindungen betreiben [44, 38]. Ort und Bedingungen der Aufnahme, sowie die mögliche Ausnutzung des Nahrungseisens sind bekannt, ebenso der Eisengehalt der Körperzellen und -flüssigkeiten. Da die Eisenausscheidung normalerweise nicht ins Gewicht fällt [15, 27], müssen schädliche Eisenansammlungen durch eine dem Bedarf angepaßte Aufnahme vermieden werden. Sie kann zum Ausgleich abnormer Verluste bis auf ein Mehrfaches gesteigert werden. Der größte Teil davon besetzt sofort die leeren Plätze in der Plasmaeisen-Bahn, die zwischen den Endstationen des Verbrauches verkehrt und dabei ständig die vielfache Menge der normalen Zufuhr austauscht [32].

Wir brauchen solche vereinfachten Bilder, um den Faden in dem Labyrinth, in das die Natur uns stellt, nicht zu verlieren. Hinter der schönen Fassade unserer Vorstellungen verbirgt sich noch manche Lücke, die freilich die Morphologie nicht immer füllen, deren Konturen sie aber vielfach deutlicher machen kann. Gelbe Körnchen als mikroskopisches Bild des Körpereisens hat Quincke [33] beim übertransfundierten Hund beschrieben. Wir können das Eisen auf seinem Weg durch Zellen und Gewebe sehen, solange seine Teilchen ausreichende Größe und optische Erkennungsmerkmale aufweisen. Was wir damit gewinnen, hat Bessis 1973 [3] treffend formuliert: *The cytologist attempts to consider all the facts established by the biochemist in the framework of cell structures and to reconstruct the chain of events that begins with penetration of iron and amino acids necessary for hemoglobin synthesis into the cells and ends with the production of the finished molecule.* Ähnliches gilt sinngemäß vom Histologen. Die Lagebeziehung zu bestimmten Strukturen, unerläßlich zum Verstehen von Funktionszusammenhängen, entgeht der einfachen stofflichen Analyse, so wie ruhende Teilchen der dynamischen Messung.

1. Zytomorphologische Aspekte

In den Zellen der Darmschleimhaut kennt man das Eisen normalerweise ultramikroskopisch in Form von Ferritin, seit Farrant [12]. Ferritin nimmt nach Cadmiumsulfat-Fixation die Form der penta- oder hexagonalen Kristalle an, die von Bessis [3] als charakteristische Kunstprodukte beschrieben werden. Dieses Ferritin existiert vereinzelt und frei im Zelleib, wo es wahrscheinlich unabhängig von Zellorganellen gebildet wird. Es kann zu größeren Agglomeraten innerhalb von membrangeschützten Phagolysosomen verschmelzen [40, 11]. Neuere

Untersuchungen mit immunologischer Technik [19] sprechen für eine fast universelle Bedeutung des Ferritins als rasch mobilisierbarem Eisenspeicher. Morphologisch erscheint es hierzu durch seinen Bau besonders geeignet (Abb. 2).

Die Schale, Apoferritin, garantiert die Aufbewahrung der Eisenoxyd-Hydroxyd-Komplexe in einer wasserlöslichen, leicht umsetzbaren Form; sie schützt zugleich die Umgebung vor der toxischen Wirkung des ionisierten Eisens und ermöglicht durch Lücken den Austausch des Eisens mit der Umgebung. Die Aufnahmekapazität des Kerns ist in der Regel nicht voll genutzt [25]. So ist die Auffassung plausibel, daß Ferritinmoleküle eine Zwischenstation des Ferritintransportes durch die Darmschleimhaut darstellen [41].

Die Aufnahme von Eisen aus dem Darmlumen wird in Form einer apikalen Bläschenbildung zur endozytotischen Aufnahme von kolloidalen Eisenkomplexen beobachtet [11]. Doch ist zweifelhaft, ob dieses nur unter extremen Bedingungen darstellbare Ergebnis dem Regelfall entspricht. Der komplizierte Aufbau des Ferritins spricht dafür, daß der neben dem verzögerten Eisentransport durch die Darmwand beobachtete rasche Übertritt ins Plasma außerdem in einer optisch nicht darstellbaren Form abläuft [41]. Sie ist noch ebenso unbekannt wie der Weg des Elements durch die Zelle und sein Übertritt ins Plasma. Unterstellt man einer so differenzierten Struktur auch eine Funktion, so gewinnt die Beobachtung, daß die Apoferritinsynthese den Eiseneinbau vorangehend befördert, Bedeutung. Vieles spricht für die von Crosby et al. [10] zuerst aufgestellte Hypothese, daß das Verhältnis von Apoferritin-Hülle zu Ferritin-Kern die Eisenaufnahme in die Zelle regulierend beeinflußt [20]. Auf analoge Beobachtungen über das Ferritin-Vorkommen in verschiedenen Gestalten und in anderen Geweben kann ich hier nicht weiter eingehen.

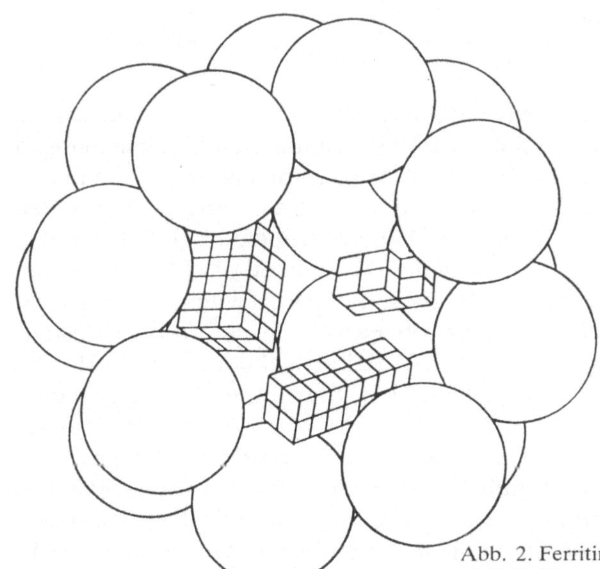

Abb. 2. Ferritin, schematisch (nach Harrison et al. 1976 [16])

Um es kurz zusammenzufassen: Das ultramikroskopisch sichtbar gewordene Ferritin (Abb. 3) erscheint heute als die wichtigste physiologische Speicherform des Eisens in allen in den Stoffwechsel dieses Elements eingeschalteten Parenchymzellen, die Störung dieser Funktion als eine wesentliche Erscheinung der noch immer unaufgeklärten Eisenspeicherkrankheiten.

Nehmen wir die Spur des Eisens dort wieder auf, wo sie nach dem Transferrin-begleiteten Weg [22] durch die Zirkulation und die Gewebsflüssigkeit vor dem Endziel des Hämoglobinaufbaus wieder sichtbar wird, in den Erythroblasten. Alle zur Hämoglobinsynthese befähigten Zellen übernehmen

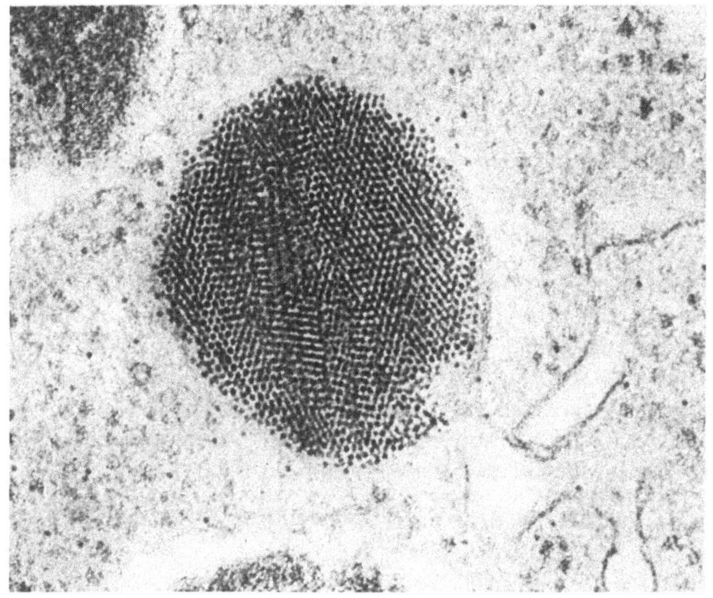

Abb. 3

Eisen aus der Transferrinverpackung. Entgegen der ursprünglichen Auffassung von Walsh et al. [43] zeigen die neuen autoradiographischen Untersuchungen von Hemmaplardh und Morgan [18], daß das Trägermolekül im ganzen in den Zelleib aufgenommen wird. Das Eisen wird dort direkt erst in Form von Körnchen wieder sichtbar; seit Gruneberg [13] und Kaplan et al. [21] werden Siderozyten und Sideroblasten unterschieden. Bessis et al. [4] haben den „granulations ferrugineuses" umfassende Darstellungen gewidmet. Noch nicht abgeschlossen ist die Diskussion darüber, ob Ferritin in der Erythroblasten-Membran [39] oder aber innerhalb des Zell-Leibes gebildet wird [45]. Das Nebeneinander von kleineren Grüppchen von Ferritin und von größeren membrangeschützten Siderosomen [4] macht die Aufeinanderfolge dieser Bildungen durch Endophagozytose und damit ein Herauslösen der größeren Komplexe aus dem direkten Nachschub der Hämoglobinbildung wahrscheinlich. Sichtbare Eisenmicellen haben keine Beziehüng zu Zellorganellen, von denen jedoch zumindest die Mitochondrien in die letzte Stufe des Hämoglobinaufbaus eingeschaltet sind. Wie das Eisen dorthin gelangt, ist unbekannt. Massen von

Ferritin-Eisen sammeln sich in den Mitochondrien, wenn der Hämoglobinaufbau gestört ist [4]. Die 1961 von Bowman [5] beschriebenen Ringsideroblasten signalisieren diesen Zustand, der seitdem zu den wichtigsten morphologischen Merkmalen der sideroblastischen Anämie gehört. Neuerdings wird behauptet, daß diese Erscheinung nur bei der primären sideroblastischen Anämie in allen Stadien der Erythroblasten-Reifung vorkomme [14]. Der Begriff „Sideroblast" hat sich inzwischen für die allein regelmäßig lichtmikroskopisch erkennbaren pathologischen Formen eingebürgert. Bessis [3] zufolge müßten sinngemäß alle hämoglobinbildenden Zellen so bezeichnet werden. Doch lassen sich die

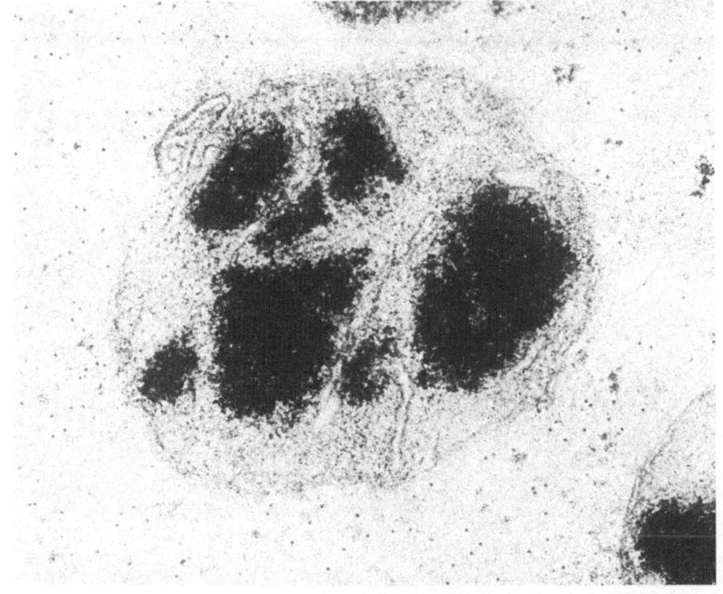

Abb. 4

normalen Siderosomen nur mit Hilfe des Elektronenmikroskops erkennen. Die verschiedene Form und Verteilung der Sideroblasten verspricht zukünftige Aufschlüsse über Art und Ort dieser Störungen und vielleicht auch der von ihnen markierten normalen Stoffwechselvorgänge.

In diesem Zusammenhang bekommt die gesicherte Unterscheidung von Hämosiderin Bedeutung, lichtmikroskopisch im menschlichen Knochenmark zuerst von Vries und Izak [42] beschrieben. Hämosiderin (Abb. 4) erscheint durch seine Unlöslichkeit als die eigentliche Speicherform des Eisens. Seine biochemische Qualifizierung bereitet Schwierigkeiten. Desto wichtiger ist die morphologische Unterscheidung. Das Vorkommen von Hämosiderin war lange Zeit das einzige sichtbare Merkmal des Eisenstoffwechsels. Der Zukunft ist es überlassen, auch mit Hilfe der einfachen optischen Unterscheidung zwischen Ferritin und Hämosiderin die noch unscharfe normale Bedeutung der zuletzt genannten Depotform, die Bedingungen ihrer Entstehung und ihre Rolle bei der primären krankhaften Eisenspeicherung näher einzugrenzen. Zwar gilt die übermäßige Ansammlung von Depoteisen in Parenchymzellen — im Gegensatz

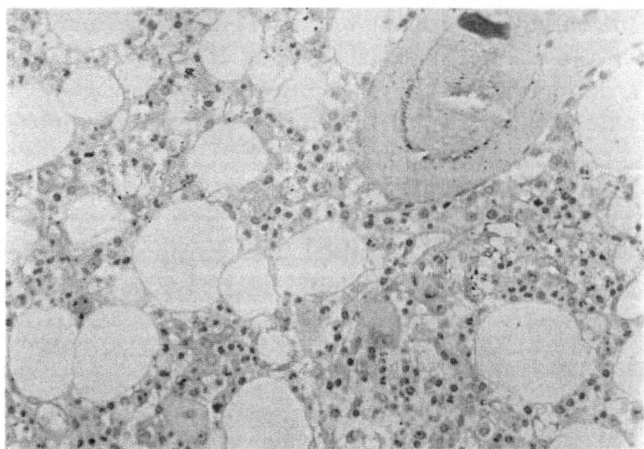

Abb. 5 a. Massive, zum Teil körnige Siderinspeicherung in Makrophagen bei Erythroblastopenie, mit Turnbull-Blau dargestellt

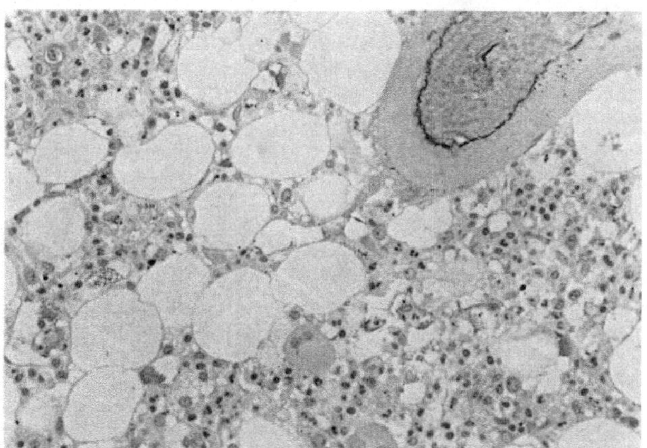

Abb. 5 b. Dasselbe Präparat mit Berliner Blau zeigt nicht nur eine kräftigere Blaufärbung, sondern auch mehr körniges Material, sowie eine von uns nicht selten beobachtete Eisenfärbung an der Grenze zwischen Osteoid und reifem Knochen

zur Siderose der Retikulumzellen — als ein Hauptmerkmal der Hämochromatose. Doch ist es zumindest fraglich, ob die Hämosiderineinlagerung selbst, das Parenchym zerstörend, zur Fibrose führt und ob Ferritin die einzige Quelle der Hämosiderinbildung darstellt. Die enge Beziehung von Parenchym- und Retikulumzellen im Eisenstoffwechsel ist keineswegs auf die Leber und das Knochenmark beschränkt. Aus Zeitmangel und Informationsgründen kann ich hier nur auf das Knochenmarkretikulum eingehen. Nach Shepp et al. [36] findet man dort eine anabole neben einer katabolen Ferritinfraktion. Seit Policard und Bessis [31] wird die anabole Rolle der Rhopheophagozytose diskutiert. Zahlreiche neuere Beobachtungen sprechen jedoch dafür, daß größere, nicht membrangängige Eisenmicellen, auch in der Form von Ferritin, nicht zwischen Parenchymzellen ausgetauscht und wahrscheinlich auch nicht von Retikulumzellen in Parenchymzellen übernommen werden. Die wichtige Beobachtung von Bessis [3], besonders eindrucksvoll bei Eisenüberladung des Knochenmarkes, dokumentiert demnach wahrscheinlich die katabole Übergabe von überschüssigem Eisen aus der Parenchymzelle an das Retikulum, das als Ausweitung des Erythrons im Hauptstrom des Eisenaustausches liegt [39, 28].

2. Klinisch-histologische Aspekte

Diese notwendigerweise kurze Übersicht über zytomorphologische Aspekte des Eisenstoffwechsels wäre unbefriedigend ohne lichtmikroskopisch-klinisch-histologische Ergänzung. Das Mißverhältnis zwischen klinischen Beobachtungen und der ungeheuren Informationsfülle aus experimentellen, biochemischen und nuklearmedizinischen Daten bessert sich erst seit der Ausbreitung von bioptischen Untersuchungsmethoden. Seit Rath und Finch [34] gilt das Speichereisen im Knochenmark als objektiver Maßstab der Eisenversorgung. Doch erst 1969 haben Haussmann et al. [17] das Vorkommen von amorphen Eisen in Knochenmarkausstrichen als Nicht-Artefakt mit der Eisenabsorption in Verbindung gebracht. Wir haben dieselbe Feststellung für das amorphe Siderinvorkommen in Knochenmarksschnitten getroffen [6]. Wichtig erscheint es mir heute zu zeigen, daß eine geeignete Histobiopsie reproduzierbare und weiter als bisher bekannt differenzierbare Eisenvorkommen auch in weitgehend unbekannten Lokalisationen erkennen läßt, die bis auf weiteres anderen klinisch anwendbaren Nachweismethoden entgehen. Zur Methodik sei hier nur kurz erwähnt, daß unsere Versuche zur Darstellung von maskiertem Eisen in Knochenmarksschnitten erfolglos waren. Dagegen fallen Vergleiche zwischen der früher von uns angewandten Turnbull-Blau-Technik und dem Eisennachweis mit Berliner Blau nach Chayen [9] deutlich zugunsten dieses Verfahrens aus. Das sollen die folgenden beiden Abbildungen zeigen:

LOKALISATION	INTRAZELLULÄRES SIDERIN – QUANT.			
	ZAHL DER SIDERINHALTIGEN ZELLEN / MM^2			
	AMORPHES SIDERIN	KÖRNIGES SIDERIN	A.S. + K.S.	
1. RETICUL.Z.	1.3	0.4	1.7	$= \bar{x}$
2. HISTIOZYTEN	0.4	0.1	0.5	$= \bar{x}$
1. + 2.	1.7	0.5	2.2	$= \bar{x}$ S=1,9
	EXTRAZELLULÄRES SIDERIN – SEMIQUANT.			
	AMORPHES SIDERN	KÖRNIGES SIDERIN	A.S. + K.S.	
3. MARKSINUS	12	2	1 4	DURCHSCHN. MERKMALS-STÄRKE / 10 PRÄP. MIN.= 0 MAX.= 80
4. INTERSTIT.	10	3	1 3	
3. + 4.	22	5	2 7	

(BARUCCHIERI 1974)

Abb. 6. Normaler Sideringehalt im Knochenmark

ALTER (JAHRE)	GESCHLECHT (PERSONENZAHL)		SIDERINHALT.Z. (mm^2)	
	MÄNNLICH	WEIBLICH	MÄNNLICH	WEIBLICH
0 - 20	23	28	1,1	0,9
20 - 40	82	82	2,6	2,1
40 - 60	122	164	3,2	3,1
60 - 80	79	65	4,0	3,1

(BARUCCHIERI 1974)

Abb. 7. Einfluß von Alter und Geschlecht auf den Sideringehalt des Knochemarkes

Zusammen mit Barucchieri [2] haben wir die Siderinverteilung in Myelotomien von Normalpersonen untersucht. Siderin, als Sammelbezeichnung des allein histochemisch nachweisbaren Nicht-Häm-Eisens [35], findet sich dort in amorpher und körniger Form. Wahrscheinlich entspricht das amorphe bis feinkörnige Vorkommen in der Hauptsache dem Ferritin, das grobkörnige dem Hämosiderin-Eisen. Wie die Abb. 6 zeigt, finden sich normalerweise beide Formen im Verhältnis von 77:33% sowohl in den Retikulumzellen und Endothelien, als auch in großen histiozytären Speicherzellen. Man findet mehr Retikulumzellen und Endothelien als Histiozyten an der Eisenspeicherung beteiligt. Besonders hinweisen möchte ich Sie auf das bisher nicht beschriebene Vorkommen von diffus angefärbtem Eisen in Marksinus und Interstitien.

Wir haben in 645 Fällen den Einfluß von Alter und Geschlecht auf das Siderinvorkommen untersucht (Abb. 7), ohne dabei die klinische Diagnose zu berücksichtigen. Ein statistisch signifikanter Unterschied zeigt sich zwischen den Altersgruppen von 0—20 (Durchschnittsalter 13,4 Jahre) und der Gruppe von 60—80 Jahren. Der Sideringehalt steigt im übrigen mit dem Alter linear an, bei gleichzeitiger Zunahme der körnigen Form. Entgegen anderen Mitteilungen finden wir die Geschlechtsdifferenz zugunsten der Männer bis in das hohe Alter hinein anhaltend. Statistisch findet sich keine generelle Beziehung zwischen erniedrigtem Serumeisen und vermindertem Sideringehalt des Knochenmarkes (Abb. 8). In Einzelfällen gibt es sogar erhebliche Eiseneinlagerungen im Mark

FALLZAHL	SERUMEISEN (µg%)	SIDERINHALT.Z. /mm^2
30	0 - 30	2,4
81	30 - 80	2,6
55	80 -120	3,0
69	120 -200	2,9
36	I 200	5,2

(BARUCCHIERI 1974)

Abb. 8. Knochenmark-Siderin und Serum-Eisen

bei Hyposiderinämie, vor allem bei rheumatischen Störungen, Morbus Hodgkin und Karzinomatose. Stark erhöhtes Serumeisen dagegen steht in signifikanter Beziehung zur Knochenmarksiderose.

3. Klinische Bedeutung von Siderinmangel und -überschuß im Knochenmark

Hochsignifikant ist der Siderinmangel des Knochenmarkes bei der Eisenmangel-anämie, ebenso bei der echten Polyzythämie, daher die Feststellung, daß der histochemische Eisengehalt des Knochenmarkes eine defizitäre Eisenversorgung am sichersten anzeigt [7, 34]. Daß es bei diesen Verhältnissen nicht auf die Menge der Erythropoese ankommt, ergibt sich aus dem folgenden: Vergleicht man im ganzen Material die Menge der Erythropoese nach Flächenwerten mit der Siderinmenge, so ergibt sich keine Beziehung. Im Gegenteil, die Polyzythämie und die sekundäre Polyglobulie etwa unterscheiden sich signifikant, dort durch den verminderten, hier durch den vermehrten Eisengehalt. Seither hat sich uns dieses Zeichen als wertvolles differentialdiagnostisches Merkmal bewährt. Das erscheint zunächst unerklärlich, denn Eisenverwertungsstörung, ineffektive Erythropoese oder Hämolyse finden sich keinesfalls häufiger in der Polyglobulie-Gruppe. Andere Beobachtungen machen es wahrscheinlich, daß das Knochen-markretikulum eine selbständige Rolle bei der Eisenablagerung spielt. Wir finden massive Siderose ebenso wie Siderinmangel im Retikulum unabhängig etwa von Transfusionsbehandlung oder Menge des Serumeisens. Auch das Fettgewebe kann ohne Beziehung zu den Daten des Eisenstoffwechsels massiv Eisen speichern. Bei aplastischer Anämie hingegen enthält es in der Regel kein Siderin, während das Retikulum in den noch blutbildenden Markinseln reichlich Eisen aufweist. Ich habe das früher schon gezeigt [7]. Wir können nicht entscheiden, ob das Retikulum in Gegenwart von Erythroblasten eher Eisen aufnimmt oder ob das Eisen aus ineffektiver Erythropoese stammt. Dem widerspricht, daß gelegentlich auch im parenchymfreien Fettgewebe eine massive Siderose vorkommt, wie hier bei einem Kind mit Myxödem (Abb. 9).

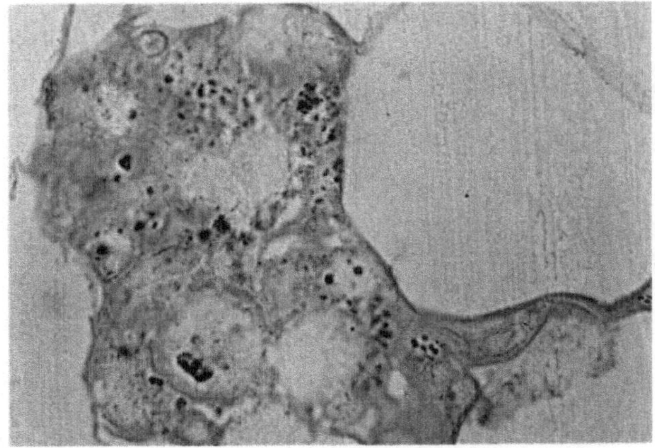

Abb. 9

Die höchsten durchschnittlichen Siderinwerte im Knochenmark finden sich bei hämolytischen Anämien, Niereninsuffizienz, partieller Knochenmarksinsuffizienz, Arteriitis, chronischer Infektion, Tumormyelopathie, Myelom und Morbus Waldenström. Dagegen ist das Mark eisenarm in fortgeschrittenen Fällen von hämatologischen Neoplasien, von Karzinomatose und Osteomyelosklerose, trotz ineffektiver Transfusionsbehandlung.

Wenn man auch die eingeschränkte Vergleichbarkeit des klinischen Materials und relativ hohe Abweichungen von Einzelwerten in den meisten Krankheitsgruppen einräumt, so ergibt sich somit doch ein Zusammenhang der Marksiderose mit Hämolyse, aplastischer Erythropoese, entzündlicher oder immunologischer Reaktion einerseits, sowie andererseits der Verarmung des Markretikulums an Eisen mit tiefergreifenden Störungen dieser Gewebe.

Der wichtigste Schluß aus diesen klinisch-morphologischen Feststellungen ist demnach, daß der Sideringehalt des Knochenmarkes nicht nur von den Größen des Eisenangebotes und des Hämoglobinstoffwechsels, sondern auch von spezifischen Eigenschaften der Retikulum- und Endothelzellen abhängt. Dies wird unterstrichen durch die Tatsache, daß aus noch unbekannten Ursachen auch Plasmazellen, Gefäßwandzellen, Osteozyten und Osteoklasten Siderin in sichtbaren Mengen enthalten können.

Lassen Sie mich noch einige der bemerkenswertesten Beispiele für solche qualitative Unterschiede der Siderinverteilung im Knochenmark anführen:

Ich nenne die Zunahme von vor allem körnigem Hämosiderin bei den verschiedenartigen Zuständen des Alters, der Knochenmarkinsuffizienz, Niereninsuffizienz, Tumormyelopathie und Übertransfusion, im Gegensatz zur weitgehend amorphen Sidenrinvermehrung bei chronischer Infektion. Und ich möchte Ihnen noch einige Beispiele für abnorme, z. B. bisher unbekannte Eisenlokalisationen zeigen, die keine Beziehung zu einer allgemeinen Eisenüberladung aufweisen.

Daß Beziehungen zwischen abnormer Proteinablagerung, eventuell Immunglobulinbildung und Siderose bestehen, ist denkbar. Denn nicht nur beobachtet man bei einzelnen Plasmozytomfällen eine massive Siderose (Abb. 10), sondern

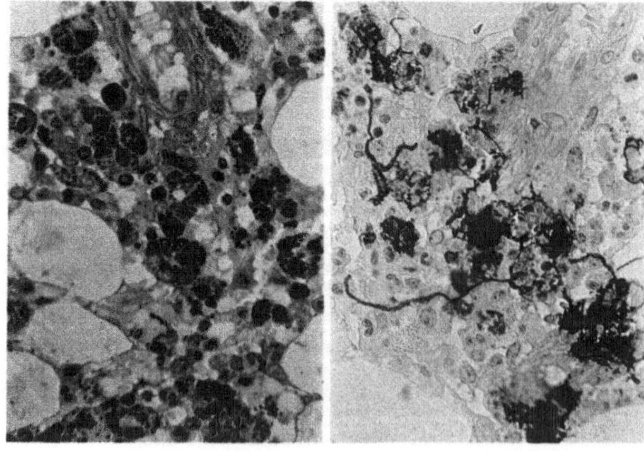

Abb. 10

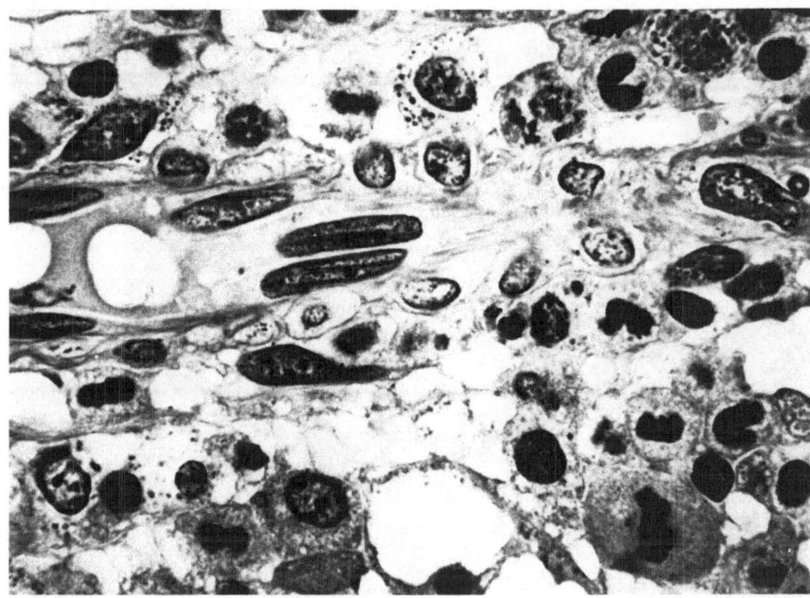

Abb. 11

màn findet bei entzündlicher Markreaktion auch fast regelmäßig grobkörniges Siderin in den perikapillären Plasmazellen (Abb. 11)

Bessis [3] hat schon früher auf diesen Befund hingewiesen, ihn aber als Folge von Erythrophagozytose bei Hämosiderose aufgefaßt. Ob Plasmazellen Erythrozyten phagozytieren, ist ungewiß. Ich halte es für möglich, daß Proteinmaterial an sich zur Bindung von Siderin fähig sein und daß dieser Vorgang auch die Siderose bei Entzündungsreaktionen erklären könnte [8]. Das Vorkommen von Siderin in Kittlinien habe ich schon gezeigt. Auch hier besteht mit Sicherheit keine Beziehung zu einer allgemeinen Eisenüberladung, wohl aber zu Eisenablagerungen in Osteoklasten und Osteozyten (Abb. 12). Dies ist ein Fall mit Dyserythro-

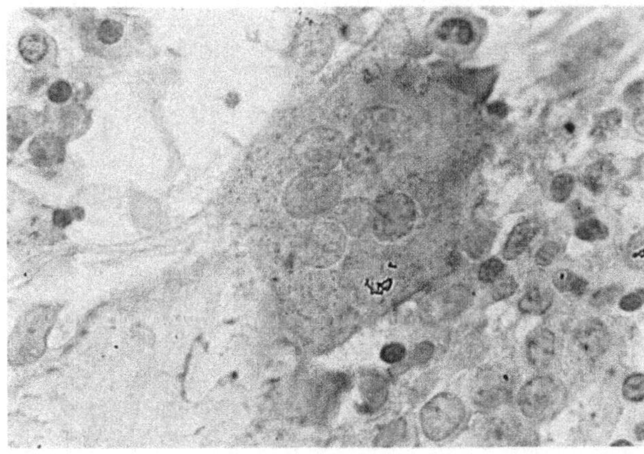

Abb. 12

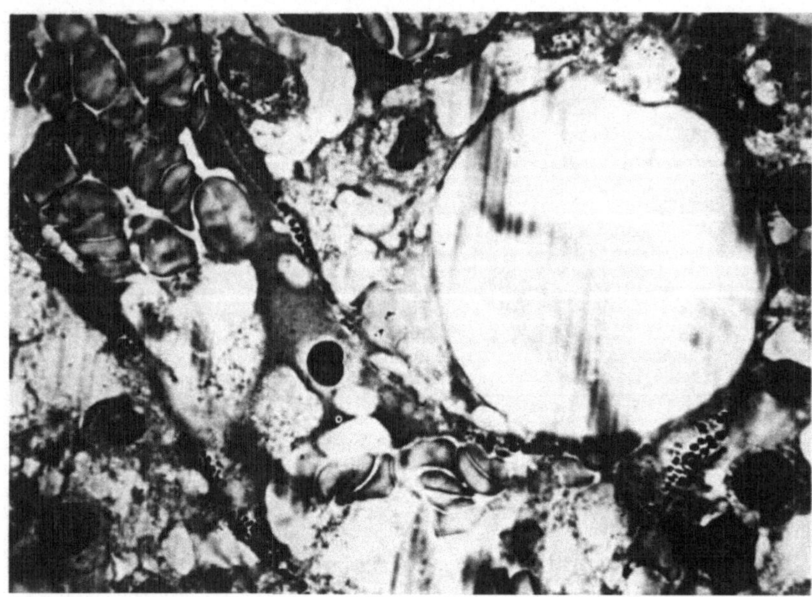

Abb. 13

poese. Siderin findet sich hier kaum in einer anderen Lokalisation. Die bisherige Erfahrung zeigt, daß nahezu alle Gewebe des Knochenmarkes unter besonderen Bedingungen Nicht-Hb-Eisen enthalten können, und zwar mitunter fast selektiv, wie zum Beispiel in einem Fall von aplastischer Anämie mit Siderinvorkommen überwiegend in Sinusendothelien (Abb. 13). Im selben Fall findet man auch homogenes Siderin innerhalb der Sinuslumina (Abb. 14). In dem zuvor zitierten Myxödem-Fall findet sich auch feinkörniges Siderin in der verquollenen Wand einer kleinen Arterie (Abb. 15).

Auch primäre Störungen der Erythropoese und der Hämoglobinsynthese haben ihre Besonderheiten. Gelegentlich finden sich Mengen von Speichereisen zusammen mit PAS-positivem Proteinmaterial ausschließlich in Histiozyten, bei massiv gesteigerter und reifungsgehemmter Erythropoese (Abb. 16). Wahr-

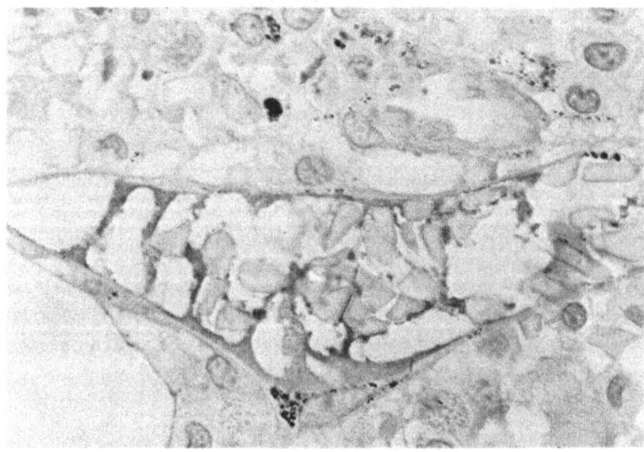

Abb. 14

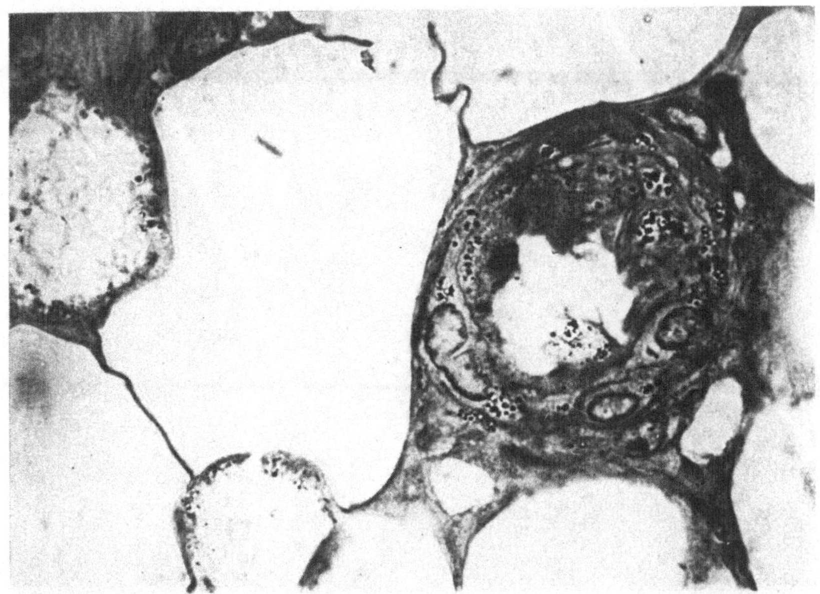

Abb. 15

scheinlich handelt es sich in diesem Fall um einen immunologisch verursachten Hemmungszustand der Erythropoese. Auch bei Hämochromatosen haben wir das Speichereisen im Mark fast ausschließlich in Histiozyten gefunden. Ähnliches gilt von der Thalassämie. Vor allem bei Erythroblastosen findet man auch homogenes Siderin in den Interzellularräumen (Abb. 16).

Ringsideroblasten sieht man histologisch vor allem bei angeborener oder idiopathischer sideroblastischer Anämie (Abb. 17). Pathologische Sideroblasten

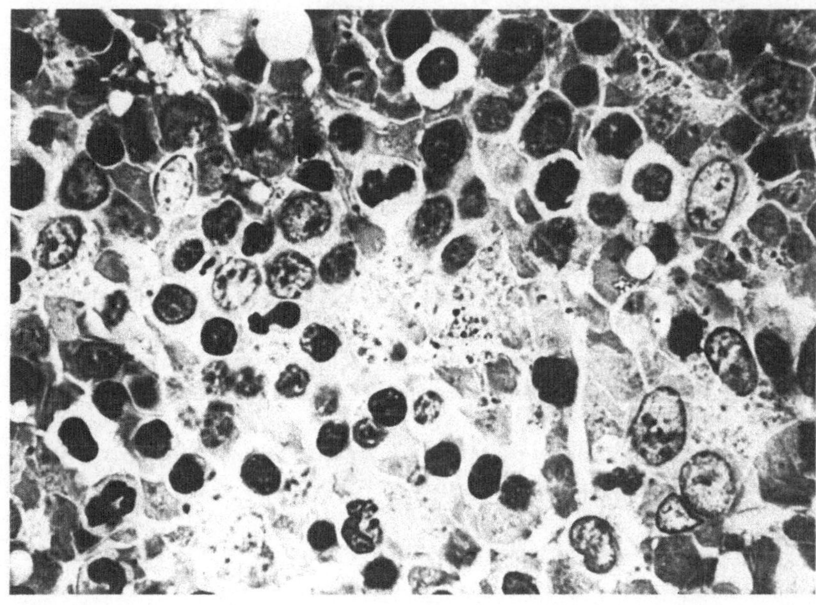

Abb. 16

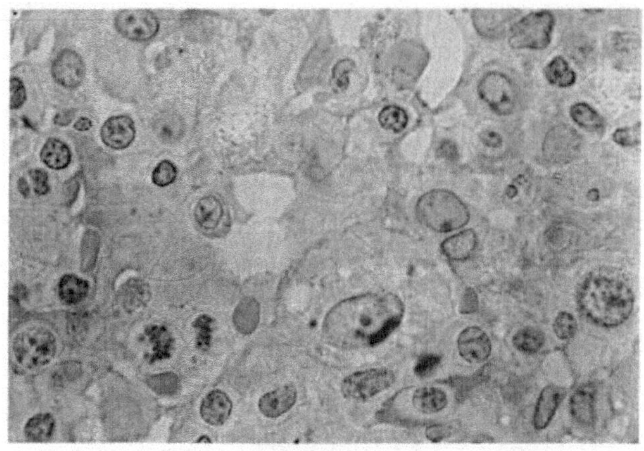

Abb. 17

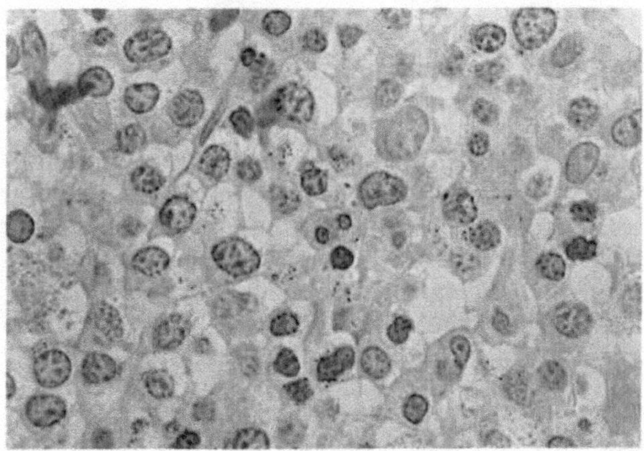

Abb. 18

kommen bei so verschiedenen Störungen wie Thalassämie, Leberzirrhose, Erythroblastose und Dyserythropoese vor.

Ich muß mich auf diese wenigen Beispiele beschränken. Ich wollte mit ihnen vor allem zeigen, daß der Eisenablagerung im Knochenmark nicht nur passive Vorgänge der Überladung zugrunde liegen. Die beobachteten Phänomene lassen sich teilweise nur als selektive Anreicherung verstehen, deren Ursachen allerdings noch weitgehend unklar sind. Keinesfalls besteht eine Beziehung zwischen Hämosiderose des Knochenmarkes und Knochenmark-Fibrose. Damit wird unterstrichen, daß auch massive Siderose in Mesenchymzellen in der Form von Ferritin oder Hämosiderin an sich keine fibrosierenden Gewebeschäden hervorruft. Der Zusammenhang zwischen Zirrhose und Hämochromatose bleibt somit der Morphologie vorerst verschlossen.

Zusammenfassung

Der kurze Überblick über die Zytomorphologie des Eisenstoffwechsels zeigt Fortschritte vor allem in der Aufklärung der Zusammenhänge zwischen grundlegenden biochemischen und strukturellen Gegebenheiten der Eisenansammlung. Noch ungenügend ist das Verständnis der Vorgänge bei der Eisenaufnahme und Ausschleusung in, bzw. aus den der Absorption, der Utilisation und der Speicherung dienenden Zellen, sowie der Regulation dieser Vorgänge. Die Betrachtung der Histochemie des Knochemark-Eisens unter klinischen Bedingungen sollte Sie auf noch zu wenig genutzte, teilweise unbekannte, Diagnosemöglichkeiten hinweisen. Die Eisenspeicherung des Knochenmarkes erweist sich als abhängig nicht nur von Zufuhr, Utilisation und Zellzerfall, sondern auch von Bedingungen, die eine noch kaum berücksichtigte, aber deutliche Beziehung zu individuellen Reaktionen des Markstromas aufweisen.

Lassen Sie mich mit einem Ausblick schließen: Die Perioden der Entdeckung von Speichereisen in verschiedenen Organen und seiner Strukturbeziehungen innerhalb der Zellen liegen hinter uns. Nach einer Verbesserung der bioptischen und präparativen Voraussetzungen befinden wir uns jetzt am Anfang der Ermittlung einer über den Hämoglobinstoffwechsel hinausgreifenden klinisch-pathologischen Bedeutung des sichtbaren Eisenvorkommens. Dabei zeichnen sich Beziehungen zu enzymatischen und immunologischen Vorgängen sowie zum Proteinstoffwechsel ab.

Literatur

1. Barkan, G.: Eisenstudien. I. Mitt. Zur Frage der Einwirkung von Verdauungsfermenten auf das Hämoglobineisen. Hoppe-Seylers Z. **148,** 124—154 (1925)
2. Barucchieri, J.: Vorkommen und Verteilung von Siderin im menschlichen Knochenmark unter normalen und pathologischen Bedingungen. Inaug. Diss. Univ. München (1974)
3. Bessis, M.: Living Blood Cells and their Ultrastructure. Berlin—Heidelberg—New York: Springer 1973
4. Bessis, M., Breton-Gorius, J.: Différences entre sidéroblastes normaux et pathologiques. Etude au microscope électronique. Nouv. Rev. fr. Hémat. **2,** 629 (1962)
5. Bowman, W. D. jr.: Abnormal („ringed") sideroblasts in various hematologic and nonhematologic disorders. Blood **18,** 662 (1961)
6. Burkhardt, R.: Iron stores. Discussion. In: Iron Deficiency (L. Hallberg, H. G. Harwerth, A. Vanotti, eds.), p. 364. London—New York: Academic Press 1970
7. Burkhardt, R., Barucchieri, J.: Iron deficiency and overload of the human bone marrow — Histological evaluation. Vortrag: Third Meeting Europ. and African Div., Intern. Soc. Haematol., London (1975)
8. Cartwright, G. E., Lee, G. R.: The Anemia of Chronic Disorders. Brit. J. Haemat. **21,** 147—152 (1971)
9. Chayen, J., Bitensky, L., Butcher, R. G.: Histochemie: Grundlagen u. Methoden. Weinheim: Verlag Chemie, 1975
10. Crosby, W. H.: The control of iron balance by the intestinal *mucosa.* Blood **22,** 41 (1963)
11. Deutschländer, N., Kief, H., Bähr, H.: Morphological findings in iron absorption. In: Iron Metabolism and its Disorders, p. 6—12. Amsterdam: Excerpta Medica 1975 und Interne Mitteilungen, Hoechst (1975)

12. Farrant, J. L.: An electron microscopic study of ferritin. Biochem. Biophys. Acta **13,** 569 (1954)
13. Gruneberg, H.: Siderocytes: a new kind of erythrocytes. Nature **148,** 114 (1941)
14. Hall, R., Losowsky, M. S.: The distribution of erythroblast iron in sideroblastic anaemias. Brit. J. Haematol. **12,** 334 (1966)
15. Hamburger, E. W.: Über die Aufnahme und Ausscheidung des Eisens. Hoppe-Seylers Z. **2,** 191—205 (1878)
16. Harrison, P. M., Hoare, R. J., Hoy, T. G., Macara, J. G.: Ferritin and Haemosiderin: Structure and Function. In: Iron in Biochemistry and Medicine (A. Jacobs, M. Worwood, eds.). London—New York: Academic Press
17. Haussmann, K., Kuse, R., Sonnenberg, W. W., Bartels, H., Heinrich, H. C.: Inter-relations between irons stores, general factors and intestinal iron absorption. Acta haemat. **42,** 203 (1969)
18. Hemmaplardh, D., Morgan, E. H.: Transferrin uptake and release by reticulocytes treated with proteolytic enzymes and neuraminidase. Biochim. Biophys. Acta **426,** 385—398 (1976)
19. Jacobs, A., Miller, F., Worwood, M., Beamish, M. R., Wardrop, C. A. J.: Ferritin in the serum of normal subjects and patients with iron deficiency and iron overload. Brit. Med. J. **1972 IV,** 206
20. Jacobs, A.: Erythropoiesis and Iron Deficiency Anaemia. In: Iron in Biochemistry and Medicine (A. Jacobs, M. Worwood, eds.). London—New York—San Francisco: Academic Press 1974
21. Kaplan, E., Zuelzer, W. W., Mouriquand, C.: Sideroblasts. A study of stainable nonhomoglobin iron in marrow normoblasts. Blood **9,** 203 (1954)
22. Katz, J. J., Jandl, J. H.: The role of transferrin in the transport of iron into the developing red cell. In: Iron Metabolism (F. Gross, ed.), p. 103. Berlin—Heidelberg—New York: Springer 1964
23. Keilin, D.: On cytochrome, a respiratory pigment, common to animals, yeast, and higher plants. Proc. Roy. Soc. B **98,** 312 (1925)
24. Lajtha, L. G., Suit, H. D.: Uptake of radioactive iron (^{59}Fe) by nucleated red cells in vitro.Brit. J. Haemat., **1,** 55 (1955)
25. Massover, W. H., Cowley, J. M.: High resolution lattice images of ferritin core crystallites. In: Proc. 31st Meeting Electron Microscopy Society of America, 598—599 (C. J. Arcenaux, ed.), p. 598—599: 1973
26. Macallum, A. B.: On the absorption of iron in the animal body. J. Physiol. Cambridge **16,** 268—297 (1894)
27. Mc Cance, R. A., Widdowson, E. M.: Absorption and excretion of iron. Lancet **1937 II,** 680
28. Miura, A. B., Slubata, A., Akihama, T., Endo, Y., Saito, Y.: Ultrastructure of the developing erythrocytes. Tohoku J. exp. Med. **112,** 299 (1974)
29. Müller, F.: Beiträge zur Frage nach der Wirkung des Eisens bei experimentell erzeugter Anämie. Virchows Arch. **164,** 436 (1901)
30. Neumann, E.: Beiträge zur Kenntnis der pathologischen Pigmente. Virch. Arch. Path. Anat. **3,** 25 (1888)
31. Policard, A., Bessis, M.: Sur un mode d'incorporation des macromolécules par la cellule, visible au microscope électronique: la rhopheocytose. Acad. Sci. **246,** 3194—3197 (1958)
32. Pollycove, M., Mortimer, R.: The quantitative determination of iron kinetics and hemoglobin synthesis in human subjects. J. clin. Invest. **40,** 753 (1961)
33. Quincke, H.: Zur Pathologie des Blutes. Dtsch. Arch. klin. Med. **27,** 193—217 (1880)
34. Rath. C. E., Finch, C. A.: Sternal marrow hemosiderin. J. Lab. Med. **33,** 81 (1948)
35. Sandritter, W., Thorels, B., Schubert, W., Schulter, G.: Microspectrophotometrische Untersuchungen am Hämosiderin. Virch. Arch. **340,** 352 (1966)
36. Shepp, M., Toff, H., Yamada, H., Gabuzda, T. G.: Heterogeneous metabolism of marrow ferritins during erythroid cell maturation. Brit. J. Haem. **22,** 377—382 (1972)
37. Schmidt, M. B.: Über die Organe des Eisenstoffwechsels und die Blutbildung bei Eisenmangel. Verh. Dtsch. Path. Ges. **15,** 91 (1912)
38. Schmidt, M. B.: Eisenstoffwechsel. In: Handbuch der normalen u. patholog. Physiologie, Bd. XVI/2, S. 1664 (1931)
39. Tanaka, Y., Brecher, G., Bull, B.: Ferritin localization on the erythroblast cell membrane and ropheocytosis in hypersiderotic human bone marrows. Blood **28,** 758—769 (1966)
40. Trump, B. F., Valigorsky, J. M., Arstila, A. N., Merguer, W. J.: A concept of cellular iron metabolism and iron overload. In: Iron Metabolism and its Disorders (Workshop Conference Hoechst vol. 3, p. 97, 1975) und Interne Mitteilungen, Hoechst (1975)

41. Turnbull, A.: Iron Absorption. In: Iron in Biochemistry and Medicine (A. Jacobs, M. Worwood, eds.). London—New York—San Francisco: Academic Press 1974
42. Vries, A. de, Izak, G.: Variations du taux de l'hémosiderine de la moelle osseuse dans différentes conditions hématologiques. Rev. Hémat. **10,** 657 (1955)
43. Walsh, R. J., Thomas, E. D., Chow, S. K., Fluharty, R. G., Finch, C. A.: Iron Metabolism. Heme synthesis in vitro by immature of erythrocytes. Science **110,** 396—398 (1949)
44. Warburg, O.: Über Eisen, den sauerstoffübertragenden Bestandteil des Atmungsferments. Biochem. Z. **152,** 479—494 (1924)
45. Zail, S. S., Charlton, R. W., Rottance, J. D., Bothwell, T. H.: Studies on the formation of ferritin in red cell precursors. J. clin. Invest. **43,** 670 (1964)

Ätiologie, Diagnostik und Dimensionierung der Therapie des Eisenmangels

H. C. Heinrich

Abteilung Medizinische Biochemie, Institut für Physiologische Chemie, Universitäts-Krankenhaus-Eppendorf, Universität Hamburg

Einleitung

Eisen-Bedarf und Nahrungs-Fe-Absorption

Für die Aufrechterhaltung normaler Eisenreserven ($\sim$ 800 mg Fe als Ferritin und Hämosiderin) müssen Männer etwa 1,3 mg Fe/d und menstruierende Frauen etwa 1,8 mg Fe/d aus der Nahrung absorbieren, da Männer etwa 0,032% ihres Gesamtkörper-Eisengehaltes (4200 mg) pro Tag ($=1,34$ mg Fe/die) und menstruierende Frauen mit durchschnittlichem menstruellen Blutverlust etwa 0,050% ihres Gesamtkörper-Eisengehaltes ($\sim$3500 mg) pro Tag ($=1,76$ mg Fe/die) ausscheiden (Heinrich et al., 1971).

Da die durchschnittliche Bioverfügbarkeit des Nahrungseisens aus einer Mischkost bei normalen Eisenreserven bei etwa 10% liegt, müßte der Mann zur Deckung seines Eisenbedarfes von $\sim$ 1,3 mg Fe/d etwa 13 mg Fe pro Tag mit der Nahrung aufnehmen, während die menstruierende Frau ihren durchschnittlichen Eisenbedarf von 1,8 mg Fe/d mit einer Nahrungs-Fe-Zufuhr von $\sim$ 18 mg Fe/d decken könnte (Tabelle 1). Beim Mann reicht die tatsächliche Zufuhr von ca. 15 mg Nahrungseisen/d für die Deckung des Eisenbedarfes und die Aufrechterhaltung normaler Eisenreserven aus, so daß auf eine Eisen-Malnutrition zurückzuführende prälatente, latente oder manifeste Eisenmangelzustände (vgl. S. 37 u. Abb. 1) bei Mischkost-Ernährung nicht vorkommen. Bei der menstruierenden Frau hingegen reichen die bei normalen Eisenreserven aus einer täglichen Nahrungs-Fe-Zufuhr von 11 mg absorbierten 1,1 mg Fe/d ($=10\%$ Absorption) für die Deckung des täglichen durchschnittlichen Eisenbedarfes von 1,76 mg Fe/d nicht aus, so daß auch in Industrieländern bei 50% der menstruierenden Frauen die Eisenreserven total aufgebraucht und bei der anderen Hälfte statt 800 mg nur ca. 250 mg Reserveeisen nachweisbar sind (Tabelle 1). Bei Erschöpfung der Eisenreserven steigt die Absorption des Nahrungseisen aus der Mischkost von ca. 10 auf 20% an, so daß menstruierende Frauen mit erschöpften Eisenreserven dann statt 1,1 bis zu 2,2 mg Fe/d aus einer Nahrungs-Fe-Zufuhr von 11 mg Fe/d absorbieren können. Dadurch wird dann der tägliche Eisenbedarf von ca. 1,8 mg Fe gedeckt und verhindert, daß aus einem prälatenten ein manifester Eisenmangel entsteht. Die bei Erschöpfung der Eisenreserven auf maximal 2,2 mg Fe/d steigerungsfähige Nahrungs-Fe-Absorption reicht aus, um gerade noch den Eisenbedarf der Frauen mit an der oberen Grenze der Norm liegenden menstruellen Blutverlusten (58 ml Blut$=30$ mg Fe/Menstruation$=1,5\%$ des Gesamtkörper-Eisenpools) zu decken (s. Tabelle 1). Noch größere menstruelle Blutverluste können durch die nur auf ca. 20% steigerbare Nahrungs-Fe-Absorption dann nicht mehr kompensiert werden und führen zur Eisenmangelanämie.

Tabelle 1. Eisen-Gehalt, Halbwertzeit, Bedarf, Reserven, Nahrungszufuhr und Defizit bei Männern und menstruierenden Frauen

| | | **Männer** | **Menstruierende Frauen** menstrueller Blutverlust | |
| | | | mittel | obere Grenze |
		(80 kg)	$(0,9\% \cong 32\ ml)$	$(1,5\% \cong 58\ ml)$
Gesamtkörper-Fe-Gehalt	mg	4200	3500	3500
davon Reserve-Fe	mg	800	800 (250)	800 (250)
Fe-Biol. Halbwertzeit	d	2136±807	1389±224	1613
Fe-Eliminationsrate	%/d	0,032±0,012	0,050±0,008	0,062
Fe-Eliminationsrate	mg Fe/d	1,34 ±0,50	1,76 ±0,28	2,2
Fe-Bedarf				
optimal (mit Fe-Reserven)	mg Fe/d	1,34	1,76	2,2
minimal (ohne Fe-Reserven)	mg Fe/d	1,09	1,35	1,67
Fe-Reserven reichen für	d	734	593 (185)	479 (150)
(bis Anämie)	a	2	1,6 (0,5)	1,3 (0,4)
Nahrungs-Fe-Zufuhr – Empfehlung				
RDA (1974)	mg Fe/d	10	18	18
aus Mischkost				
bei 10% Absorption	mg Fe/d	13	18	22
aus vegetarischer Diät				
bei 5% Absorption	mg Fe/d	27	35	44
Tatsächliche Nahrungs-Fe-Zufuhr	mg Fe/d	15	11	11
mit Mischkost		(2700 kcal/d)	(2000 kcal/d)	(2000 kcal/d)
(~5,5 mg Fe/1000 kcal)				
Tatsächliche Nahrungs-Fe-Absorption	mg Fe/d			
aus Mischkost				
10% b. normalen Fe-Reserven	mg Fe/d	1,7	1,1	1,1
20% b. erschöpften ”	mg Fe/d	3,4	2,2	2,2
aus vegetarischer Kost				
5% b. normalen Fe-Reserven	mg Fe/d	0,83	0,55	0,55
10% b. erschöpften ”	mg Fe/d	1,7	1,1	1,1
Fe-Defizit				
bei Mischkost				
für normale Fe-Reserven	mg Fe/d	—	1,76−1,1=0,7	2,2−1,1=1,1
für Anämie-Vermeidung	mg Fe/d	—	1,76−2,2=0	2,2−2,2=0

1 Ätiologie des Eisenmangels beim Menschen

1.1 Nahrungseisen-Absorption < physiologischer Eisen-Umsatz (= Bedarf)

Liegt die Nahrungs-Fe-Absorption längere Zeit unter dem physiologischen Fe-Umsatz (= Bedarf) von 1,3 bzw. 1,8 mg beim Manne bzw. der menstruierenden Frau, so führt die dann negative Eisenbilanz nach Erschöpfung der Eisenreserven zur Eisenmangelanämie (vgl. Abb. 1). Diese negative Eisenbilanz kann verursacht sein durch Nahrungs-Fe-Malnutrition, -Maldigestion oder -Mlabsorption (Tabelle 2).

1.1.1 Nahrungseisen-*Malnutrition*

Eine fleischarme bzw. -freie Ernährung sowie die vielen Eisenchelatbildner in der vegetarischen Kost (Phosphat, Phytat, Oxalat, Tee, Kaffee und Milch) führen zur Nahrungs-Fe-Malnutrition. Während das Fleisch-Eisen zu 23% von Personen mit normalen Eisenreserven bzw. zu 43% von Personen mit erschöpften Eisenreserven absorbiert wird, kann das Leber-Eisen zu 6 bzw. 19% und das Hämoglobin-Eisen zu 14 bzw. 20% absorbiert werden (Heinrich et al., 1971). Aus Reis, Brot, Spinat, Salat, Bohnen, Milch und Eiern werden dagegen nur 1—5% des in diesen Nahrungsmitteln als Nichthämeisen vorliegenden Eisens absorbiert (Layrisse u. Martinez-Torres, 1971; Layrisse, 1975). Aus dem Fleisch wird nicht nur etwa 10mal mehr Eisen als aus pflanzlichen Nahrungsmitteln, Milch und Eiern absorbiert, es vermag außerdem die Bioverfügbarkeit des pflanzlichen Eisens wesentlich zu verbessern (2- bis 3fach), ohne daß der zugrunde liegende Mechanismus bekannt ist (Layrisse, 1975; Gabbe, 1975). Eine Nahrungs-Fe-Malnutrition wird daher bei Laktoovovegetariern und in Entwicklungsländern bei der Bevölkerung beobachtet, die kein oder kaum Fleisch ißt und mit ihrer pflanzlichen Kost viel schlecht absorbierbares Nichthämeisen aufnimmt. Neben dem hohen Gehalt an Eisenkomplexbildnern (Phosphat, Phytat etc.) wirkt sich auch der niedrige Vitamin C- und Calcium-Gehalt so negativ auf die Bioverfügbarkeit des Nichthämeisens aus, daß selbst bei täglicher Nahrungszufuhr von 20—30 mg Fe in Indien die Eisenmangelanämie sehr häufig ist (Apte, 1975). Wahrscheinlich werden dabei aus 20—30 mg Fe/die weniger als 1 mg Fe/d (< 3—5%) absorbiert.

Eine Nahrungseisen-Malnutrition als Ursache eines Eisenmangels wird dadurch bewiesen, daß durch Nachweis einer normalen Gesamtkörper-^{59}Fe-Eliminationsrate gastrointestinale bzw. urogenitale Blutungen und durch Nachweis einer stark erhöhten ^{59}Fe-Absorption aus ^{59}Fe^{2+}- bzw. Fleisch-^{59}Fe eine Nahrungseisen-Maldigestion bzw. -Malabsorption ausgeschlossen werden (Tabelle 3). In Deutschland sind ca. 1—3% der manifesten Eisenmangelzustände nutritive Eisenmangelanämien bei Laktoovovegetariern.

Für auf einer laktoovovegetarischen Kost lebende Männer bzw. menstruierende Frauen mit normalen Eisenreserven läßt sich ein tägliches Eisendefizit von 0,5 bzw. 1,2 mg berechnen. Dieses Defizit kann durch eine über 51 bzw. 126 Tage/Jahr durchgeführte Eisenprophylaxe mit 50 mg Fe^{2+}/Tag kompensiert und dadurch eine nutritive Eisenmangelanämie verhindert werden (Heinrich et al., 1977).

Tabelle 2. Ätiologie des Eisenmangels beim Menschen

1	**Nahrungs-Fe-Absorption**	< physiologischer Fe-Umsatz (=Bedarf)
		~1,3 mg Fe/d: Männer, nicht menstruierende Frauen
		~1,8 mg Fe/d: menstruierende Frauen
11	Nahrungs-Fe-Mal-Nutrition:	Fleisch-arme oder freie Kost
		zuviel Fe Chelat-Bildner (Phytat, Phosphat, Tee, Kaffee, Milch etc.), insbesondere bei vegetarischer Ernährung
12	Nahrungs-Fe-Mal-Digestion: (des Fleisch-Fe)	Magenmukosa-Atrophie, partielle und totale Gastrektomie
13	Nahrungs-Fe-Mal-Absorption:	Gluten-sensitive Enteropathie (vor Therapie) tropische Sprue, Lambliasis, Duodeno-Jejunitis? Akuter Infekt
2	**Pathologisch (erhöhter) Fe-Verlust**	> Steigerungsfähigkeit der Nahrungs-Fe-Absorption
21	Gastrointestinale Blutverluste:	Oesophagusvarizen, Hiatus – Hernie, Magen: Erosion, Varicosis, Polyposis, Ulcera, Carcinome Darm: Osler, Ulcera, Carcinome, Hämorrhoiden, Hakenwürmer Arzneimittel-Nebenwirkungen: Aspirin, Corticoide
22	Urogenitale Blutverluste:	Uterus: Poly-hypermenorrhoe, Uterus myomatosus Harntrakt: Blutungen, Hämoglobin-Myoglobin-Urie, Fe-Transferrin-Verlust bei nephrotischem Syndrom
23	Iatrogene Blutverluste:	Blutspender Dauer-Hämodialyse (in künstlicher Niere und diagn. Blutentnahmen)
3	**Erhöhter physiologischer Fe-Bedarf**	> verfügbare Fe-Reserven + Steigerungsfähigkeit der Nahrungs-Fe-Absorption
31	Schwangerschaft	insbesondere 2. und 3. Trimester
32	Kleinkinder	insbesondere 2. u. 3. Lebensjahr von Reif- und Frühgeborenen

1.1.2 Nahrungseisen-*Maldigestion*

Während die Magensalzsäure oder ein anderer Inhaltsstoff des normalen Magensaftes für die Absorption des Ferro-Eisens aus diagnostischen und therapeutischen Dosen (0,5—50 mg Fe^{2+}) nicht erforderlich ist und Hämoglobin-Eisen von Patienten mit Magenmukosaatrophie bzw. nach partieller Gastrektomie sogar besser als von magengesunden Personen absorbiert wird (Heinrich et al., 1971), kommt es bei Ausfall der peptischen Magenverdauung zur Maldigestion des Fleisch- und Leber-Eisens. Patienten mit absolutem Intrinsic Factor-Mangel infolge totaler Magenmukosaatrophie absorbieren nur etwa ein Drittel der bei magengesunden Kontrollpersonen gemessenen Eisenmengen aus Fleisch und Leber. Die gleichzeitige orale Verabfolgung von 0,5—5 g Schweinemagenmukosaextrakt bzw. Schweine-Pankreatin vermochte die Fleisch- und Leber-Eisen-Maldigestion nicht zu beeinflussen, während die „in vitro"-Vorverdauung mit Pepsin-HCl bei einem Teil der Patienten zu einer partiellen Korrektur der Fleisch-Eisen-Maldigestion führte (Heinrich, 1975). Bei totalgastrektomierten Patienten war die Ferro-, Fleisch- und Leber-Eisen-Absorption stark herabgesetzt, während die Hämoglobin-Eisen-Absorption oft noch im Normalbereich lag. Beim gastrektomierten Menschen wirkt sich die beschleunigte Passage des Nahrungseisens wohl auch noch im Sinne einer Malabsorption aus. Bei magensaftlosen und nach Billroth II teilresezierten Patienten muß mit der Entwicklung von Eisenmangelzuständen infolge Nahrungs-Eisen-Maldigestion gerechnet werden. Orales Ferro-Eisen eignet sich bei diesen Patienten für Prophylaxe und Therapie (Heinrich et al., 1971)

1.1.3 Nahrungseisen-*Malabsorption*

Die subtotale bis totale Zottenatrophie infolge gluten-sensitiver Enteropathie verursacht u. a. auch eine Malabsorption des Ferro- und Nahrungseisens, die bei diesen Patienten nach Erschöpfung der Eisenreserven zur Eisenmangelanämie führt. Eine stark herabgesetzte diagnostische $^{59}Fe^{2+}$-Absorption bei fehlendem Reserveeisen in den Knochenmarks-RES-Zellen bzw. niedrigem Serum-Ferritin ist fast immer durch eine Eisenmalabsorption wegen glutensensitiver Enteropathie verursacht und kann durch die perorale Saugbiopsie bestätigt werden. Bei chronischen nicht-spezifischen Diarrhöen besteht in der Regel keine Eisenmalabsorption.

Schon 2 Wochen nach Beginn einer glutenfreien Ernährung läßt sich die Eisenmalabsorption nicht mehr nachweisen und Ferro- und Nahrungseisen werden dem Reserveeisengehalt entsprechend absorbiert. Dieser mit $^{59}Fe^{2+}$ leicht nachweisbare Anstieg der Eisenabsorption bzw. die nach Rückkehr zu einer Normalkost erneut gluteninduzierte Eisenmalabsorption sind ein zuverlässiger und wesentlich früher nachweisbarer Indikator der Glutensensitivität als die Atrophie bzw. die Regeneration der Dünndarmzotten, die erst wesentlich später nach mehreren Monaten erfolgt (Heinrich, 1975; Heinrich et al., 1976).

Eine Eisen-Malabsorption kann auch bei Lamblien-Befall des Duodenum, tropischer Sprue und während des akuten Infektes vorkommen (vgl. Tabelle 2).

1.1.4 Differenzierung zwischen Eisenmangel infolge Nahrungs-Fe-Mal-Nutrition, -Digestion und -Absorption

ist durch Messung der ^{59}Fe-Absorption aus der diagnostischen 0,56 mg Fe^{2+}-Dosis und aus 2,5 mg Fleisch-^{59}Fe ($=200$ g Schweinefleisch) möglich (Tabelle 3). Bei Bestehen eines Eisenmangels infolge *Malnutrition* ist die Absorption des Fe^{2+} von 10—45 auf 40—100% und die des Fleisch-^{59}Fe von $\bar{X}_a \pm S.D. = 28 \pm 9$ auf $43 \pm 15\%$ heraufgesetzt, während bei einer *Maldigestion* nur die Fe^{2+}-Absorption heraufgesetzt, die Absorption des Fleisch-^{59}Fe jedoch auf $11 \pm 5,8\%$ herabgesetzt ist. Bei Eisenmangel infolge Fe-*Malabsorption* ist sowohl die $^{59}Fe^{2+}$-Absorption von $\bar{X}_a \pm S.D. = 75 \pm 15$ auf $18 \pm 14\%$ als auch die Fleisch-^{59}Fe-Absorption von $43 \pm 15\%$ auf $11—24\%$ herabgesetzt (Heinrich, 1975). Die Unterscheidung zwischen Eisenmangel infolge Fe-Malnutrition bzw. infolge Blutverlust erfolgt durch den Nachweis der bei Fe-Malnutrition normalen ^{59}Fe-Gesamtkörper Elimination (Tabelle 3).

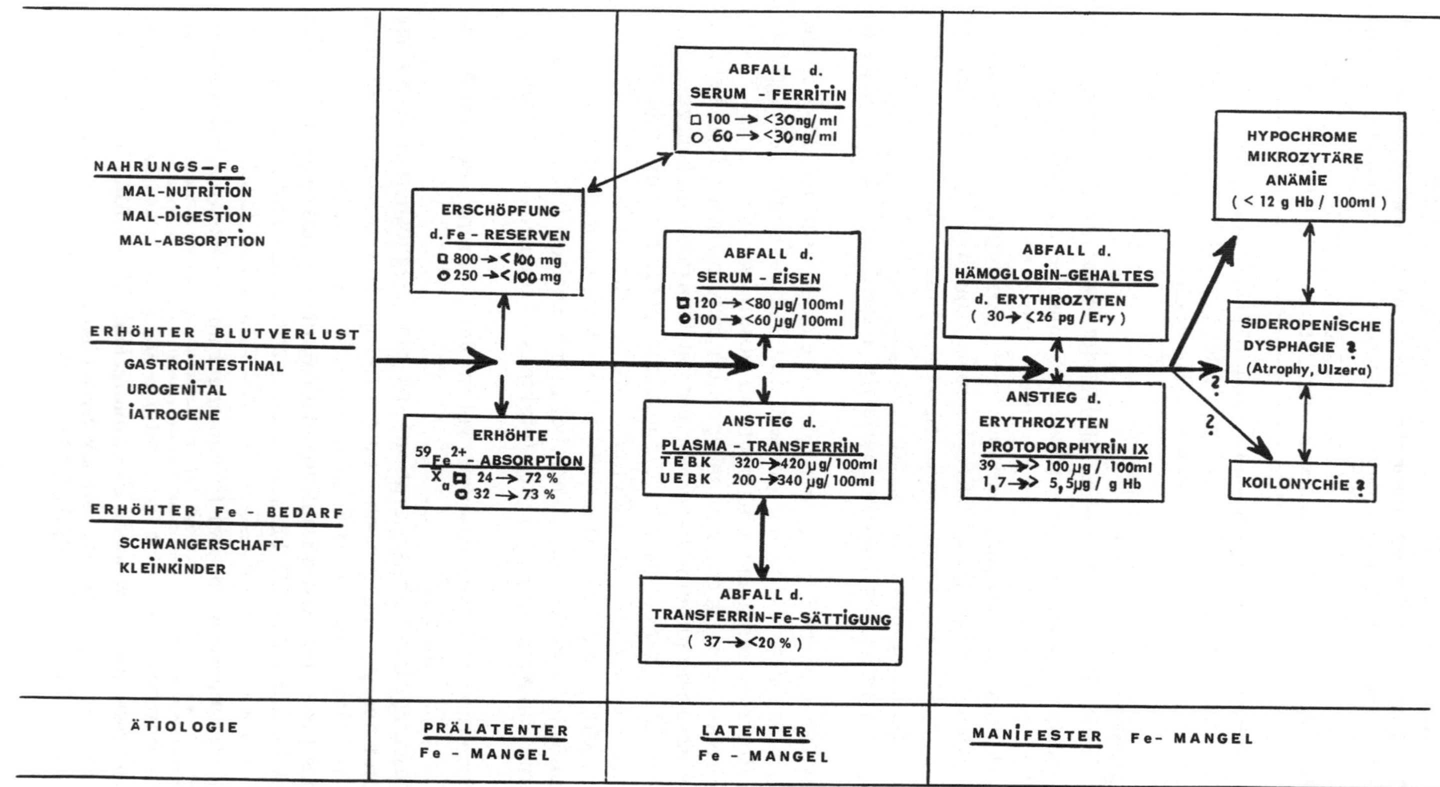

Abb. 1. Ätiologie und Sequenz in der Entwicklung der biochemischen und klinischen Symptome des prälatenten, latenten und manifesten Eisen-Mangels

Tabelle 3. ^{59}Fe-Absorptions- und Gesamtkörper-^{59}Fe-Eliminations-Diagnostik zur Klärung der Ätiologie des Eisenmangels

Ursachen des Fe-Mangels	^{59}Fe-Absorption aus		^{59}Fe-Gesamtkörper Elimination
	0,56 mg ^{59}Fe^{2+}	2 mg Fleisch-^{59}Fe	
Mal-Nutrition	↗	↗	N
Mal-Digestion	↗	↓	N
Mal-Absorption	↓	↓	N
Blutverlust	↗	↗	↗
Erhöhter Bedarf	↗	↗	N

1.2 Pathologisch erhöhter Eisenverlust > Steigerungsfähigkeit der Nahrungs-Fe-Absorption

Gastrointestinale, urogenitale oder iatrogene Blutverluste führen zunächst zur Erschöpfung des Reserveeisens und anschließend dann zur Eisenmangelanämie (Abb. 1 und 5), wenn die im prälatenten/latenten Eisenmangel von 10% auf 20% heraufgesetzte Nahrungseisenabsorption (aus Mischkost 3,4 mg Fe/d beim Mann bzw. 2,2 mg Fe/d bei der menstruierenden Frau; vgl. Tabelle 1 und 2) nicht mehr ausreicht, um tägliche Eisenverluste von > 3,4 mg Fe/d beim Mann und > 2,2 mg Fe/d bei der menstruierenden Frau auszugleichen. Oberhalb dieser Toleranzgrenze von 0,10% beim Mann bzw. 0,062% bei der menstruierenden Frau liegende Gesamtkörper-^{59}Fe-Eliminationsraten sind immer durch gastrointestinale, urogenitale oder iatrogene Blutverluste verursacht. Die Identifizierung und Quantifizierung solcher Blutverluste erfolgt durch Messung der ^{59}Fe-Gesamtkörperretention über mehrere Wochen bis Monate. Deshalb sind mit 0,5—1 µCi ^{59}Fe größere Radioaktivitätsmessungen als bei der mit 0,01—0,1 µCi durchführbaren ^{59}Fe-Absorptions-Diagnostik erforderlich. Die über längere Zeiten durchgeführte Gesamtkörper-^{59}Fe-Eliminationsraten-Diagnostik macht die Verwendung eines auf konstanten Wirkungsgrad und Meßgeometrie kalibrierten Gesamtkörper-Radioaktivitätsdetektor mit 4 π-Meßgeometrie erforderlich (Heinrich et al., 1965), um sonst beträchtliche Fehlmessungen infolge instabilen Wirkungsgrades des Detektors und Umverteilung des ^{59}Fe im Körper vermeiden zu können. Bei Verdacht auf Blutungs-Eisenmangel wird zwecks Zeitersparnis die ^{59}Fe-Absorptions- und -Eliminationsraten-Diagnostik gleich kombiniert durchgeführt. Am streng nüchternen Patienten wird nach oraler Verabfolgung von 0,5—1 µCi ^{59}Fe^{2+} zunächst die Absorption aus der nach 7 und 14 Tagen noch retinierten ^{59}Fe-Menge berechnet und dann je nach Bedarf die Gesamtkörperretention des absorbierten ^{59}Fe über mehrere Wochen bis Monate (bis zu 1 Jahr möglich) gemessen (Abb. 2).

Ist die ^{59}Fe^{2+}-Absorption stark erhöht auf 60—100% und liegt die ^{59}Fe-Gesamtkörper-Elimination mit 0,02—0,06%/d im Normalbereich (Mittelwerte: 0,032%/d bei Männern und 0,050%/d bei menstruierenden Frauen; vgl. Tabellen 1 und 2), so wird der Eisenmangel durch eine Nahrungseisen-Malnutrition oder Maldigestion (Abb. 1 und Tabelle 3) bzw. durch einen erhöhten inneren Eisenbedarf während der Schwangerschaft oder bei Kleinkindern (vgl. unter 3 in Tabelle 2 sowie Tabelle 3) verursacht.

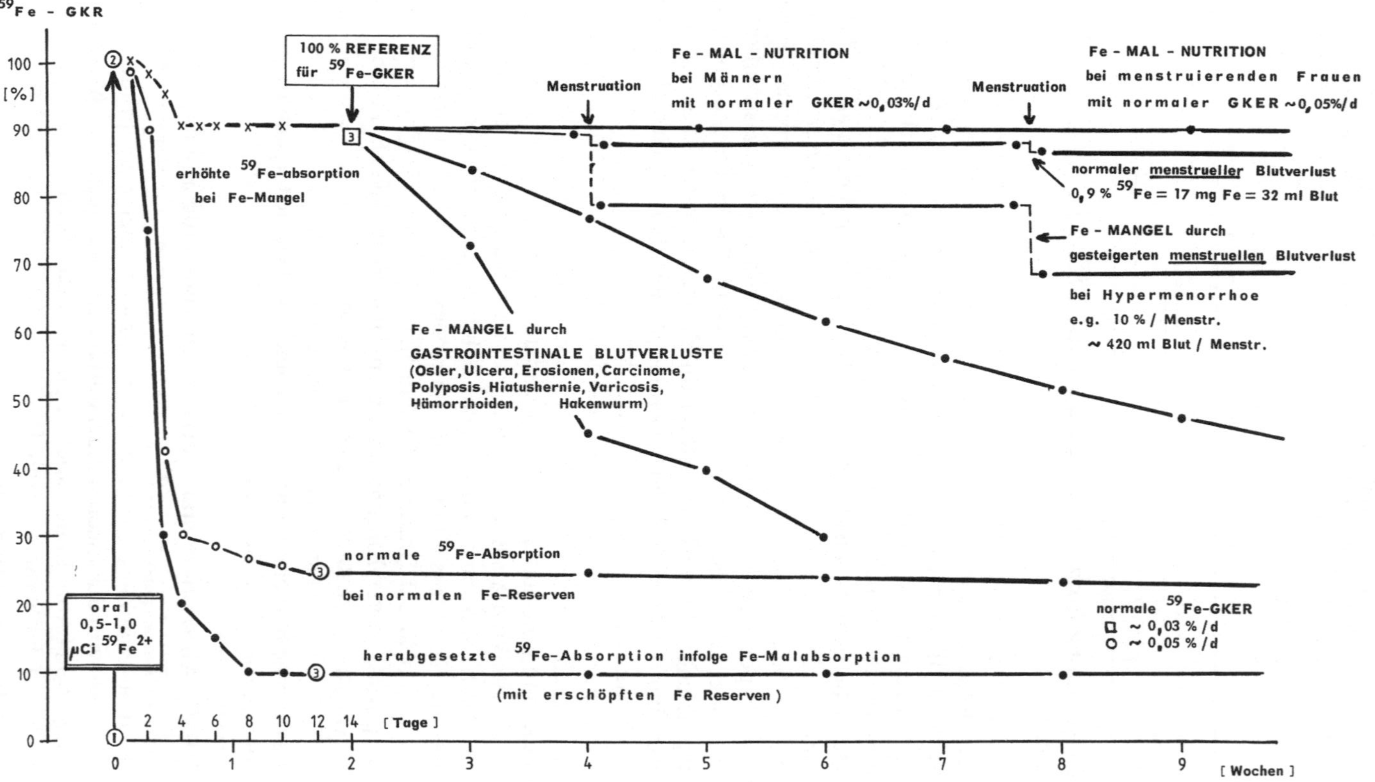

Abb. 2. Kombinierte ⁵⁹Fe-Absorptions- und Gesamtkörper-Eliminations-Raten-Diagnostik mit einem Gesamtkörper-Radioaktivitätsdetektor

Gesamtkörper-^{59}Fe-Eliminationsraten von ~ 0,1%/d indizieren vermehrte Blutverluste von etwa 5 ml/Tag (Tabelle 5) und sind mit einem 4 π-Meßgeometrie-Gesamtkörper-Radioaktivitätsdetektor sicher abgrenzbar von normalen Gesamtkörper-^{59}Fe-Eliminationsraten (vgl. Tabelle 1 und 4).

1.2.1 Chemischer Nachweis des okkulten Blutes im Stuhl und ^{59}Fe-Gesamtkörperretentions-Messung

In der Nachweisempfindlichkeit, Spezifität und Quantifizierbarkeit des Blutverlustes ist die ^{59}Fe-Gesamtkörper-Eliminationsraten-Messung dem chemischen Nachweis des okkulten Stuhlblutes mit Hilfe von Pseudoperoxydase-Reaktionen (O-Tolidin im Hematest und Guajakol im Hemoccult-Test) überlegen.

Der intraindividuelle Vergleich der ^{51}Cr-Faecesausscheidung nach intravenöser Injektion ^{51}Cr-markierter Erythrozyten mit der chemischen Bestimmung des okkulten Stuhlblutes mit O-Tolidin (Hematest) bzw. Guajakol (Hemoccult) ergab mit dem zu empfindlichen Hematest 76% und mit dem Hemoccult-Test immer noch 12% falsch positive Ergebnisse (Morris et al., 1976). Wegen der etwa vierfach geringeren Empfindlichkeit des Hemoccult-Testes können damit geringere Blutverluste von ca. 2—20 ml/Tag meistens nicht erfaßt werden (40—92% negative Ergebnisse). Erst bei Blutverlusten von mehr als 40 ml/Tag werden mit dem Hemoccult-Test 96% positive Ergebnisse erreicht (Stroehlein et al., 1976). Beim Hematest und Hemoccult-Test waren ca. 15% der zunächst positiven Ergebnisse nach zweitägiger Lagerung negativ geworden, während 56% (Hematest) bzw. 3% (Hemoccult) der zunächst negativen Ergebnisse nach 2 Tagen positiv geworden waren (Morris et al., 1976), so daß eine zuverlässige Auswertung unmittelbar nach Verstreichen der Stuhlprobe auf dem Testbriefchen zu erfolgen hat und der Patient — nach wie vor — einige Tage vorher auf eine möglichst Häm-freie (kein Fleisch, Leber, Blutwurst etc.) und schlackenreiche Kost umgestellt werden muß. Da aber nicht nur Nahrungs-Myoglobin und Hämoglobin im Stuhl stören und andere Peroxydasen im Stuhl die hohe Rate an falsch-positiven Ergebnissen mitverursachen, ist eine spezifischere Hämoglobin-Nachweisreaktion als dessen Pseudoperoxydase-Aktivität dringend erforderlich. Falsch positive Resultate, wie sie beim chemischen Okkultblut-Nachweis leicht durch Häm-haltige Nahrungsmittel erzeugt werden können, bzw. falsch negative Resultate, wie sie bei diskontinuierlichen Blutungen durch unvollständige Stuhl-Sammlungen bzw. Messungen vorgetäuscht werden können, sind bei der Gesamtkörper-^{59}Fe-Eliminationsraten-Messung ausgeschlossen. Wesentliche praktische Vorteile sind auch die Erzielung genauer quantitativer Aussagen über die Blutverlustmengen und die nicht erforderliche Kooperation der Patienten (keine Stuhlsammlung).

Bei jedem Patienten, bei dem der klinische Verdacht auf gastrointestinale Blutungen besteht bzw. eine von sechs an drei aufeinanderfolgenden Tagen mit dem Hemoccult-Test geprüfte Stuhlprobe ein positives Ergebnis zeigt, empfehlen wir, den Nachweis, die Quantifizierung und die zeitliche Zuordnung der gastrointestinalen Blutverluste durch Messung der ^{59}Fe-Gesamtkörper-Elimination über 2—4 Wochen vorzunehmen. Daran schließt sich dann bei Bedarf die Lokalisierung z. B. des blutenden Ulkus oder Karzinoms durch röntgenologische und/oder endoskopische Untersuchung an. Dadurch bleibt den ca. 12%

Patienten mit falsch positivem Hemoccult-Test und dem Personal der Aufwand für unnötiges Röntgen und Endoskopie erspart. Dieses Vorgehen dürfte sich in Anbetracht der Häufigkeit von Kolonadenomen und Karzinomen insbesondere für die Früherkennung sonst noch völlig symptomloser Kolonkarzinome eignen und zur Verdoppelung der 5-Jahres-Überlebensrate durch Operation von 40 auf 80% beitragen. Grundsätzlich messen wir daher bei jedem älteren Patienten mit Eisenmangelanämie nach deren Diagnose auch die Gesamtkörper-^{59}Fe-Eliminationsrate während der gleichzeitig durchgeführten oralen Kompensationstherapie, um blutende Ulzera, Karzinome etc. rechtzeitig als Ursache des Eisenmangels (vgl. Tabelle 2) zu erkennen.

1.2.2 Berechnung gastrointestinaler oder urogenitaler Blutverluste aus der gemessenen Gesamtkörper-^{59}Fe-Eliminationsrate

Da Patienten mit gesteigerten Blutverlusten in der Regel über kein Reserveeisen mehr verfügen (Nachweis durch erhöhte $^{59}Fe^{2+}$-Absorption) und fast 100% des absorbierten ^{59}Fe in die zirkulierende Hämoglobin-Menge inkorporieren (nach 7 bzw. 14 Tagen leicht meßbar), kann die basale Gesamtkörper-Eisenexkretion von 1,3 mg/d beim Mann und 1,8 mg/d bei der menstruierenden Frau (Tabelle

Tabelle 4. Normalbereiche der physiologischen Gesamtkörper-Eisen-Elimination bei Männern und menstruierenden Frauen

		Männer	Frauen menstruierende
Körpergewicht	kg	80	68
Körperlänge	cm	180	170
Gesamtkörper-Fe-Gehalt	mg	4189	3513
Gesamtkörper-Hämoglobin-Fe	mg	2766	2183
Gesamtkörper-Hämoglobin	g	798	630
Gesamtkörper-Blutvolumen	ml	5320	4200
Physiologische Gesamtkörper Fe-Elimination:			
untere Normalgrenze	%/d	0,020	0,040
	mg Fe/d	0,84	1,41
Normal-Mittelwert	%/d	0,032	0,050
	mg Fe/d	1,34	1,76
obere Normalgrenze	%/d	0,040	0,062
	mg Fe/d	1,68[a]	2,18[b]
obere Toleranzgrenze	%/d	0,08	0,062
	mg Fe/d	3,35[b]	2,19[b]

[a] Kann durch normale Nahrungs-Fe-Absorption (10%) aus Mischkost (~1,7 mg Fe/d) kompensiert werden.

[b] Führt zur Erschöpfung der Eisenreserven und kann durch dann auf 20% gesteigerte Nahrungs-Fe-Absorption noch kompensiert werden. Größere Blutverluste führen jedoch zur Eisenmangelanämie

1 und 4) bei der Berechnung des Eisen- und Blutverlustes aus der gemessenen Gesamtkörper-^{59}Fe-Eliminationsrate vernachlässigt werden.

Der tägliche Blutverlust (BL in ml Blut/Tag) wird aus dem aus Körpergewicht (G in kg) und Körperlänge (L in cm) nach Formel [1] berechneten Blutvolumen BV (l) (Nadler et al., 1962)

[1] bei Männern $BV = 0,0236 \cdot L^{0,725} \times G^{0,425} - 1,229$

    bei Frauen $BV = 0,0248 \cdot L^{0,725} \times G^{0,425} - 1,954$

und der gemessenen Gesamtkörper-^{59}Fe-Eliminationsrate (ER in %/die) nach Formel [2] ermittelt.

$$[2] \quad \underset{\text{(ml/die)}}{BL} \quad = \quad \underset{\text{(l)}}{BV} \quad \times \quad \underset{\text{(%/die)}}{ER} \quad \times \quad 10$$

Daraus ergibt sich der tägliche Eisenverlust IL (mg Fe/die) unter Berücksichtigung der Hämoglobinkonzentration (HC in g Hb/100 ml Blut) nach Formel [3]

$$[3] \quad \underset{\text{(mg/die)}}{IL} \quad = \quad \underset{\text{(ml/die)}}{BL} \quad \times \quad \underset{\left(\frac{g/100\ ml}{100}\right)}{\frac{HC}{100}} \quad \times \quad 3,465$$

Einige für Standard-Mann bzw. Frau aus den Gleichungen [1], [2] und [3] berechnete Eisen- und Blutverluste sind in der Tabelle 5 aufgelistet.

Menstruierende Frauen verlieren etwa 0,9% der ^{59}Fe-Markierung während der Menstruation. Das entspricht einem durchschnittlichen menstruellen Verlust von 32 ml Blut bzw. 17 mg Eisen. Dadurch erhöht sich die Gesamtkörper-Eisen-Elimination von 1,12 mg Fe/die (=basaler Fe-Verlust von 0,032% der 3500 mg Gesamtkörper-Fe um etwa 0,61 mg Fe/d auf 1,73 mgFe/d (=0,050% von 3500 mg Fe; vgl. Tabelle 1 und 6). Als Toleranzgrenze und damit obere Normalgrenze werden menstruelle Blutverluste von 1,5% (=58 ml Blut bzw. 30 mg Fe)

Tabelle 5. Anstieg der Gesamtkörper-^{59}Fe-Eliminationsrate und entsprechende zusätzliche Blut- bzw. Eisenverluste für Standard-Mann und Frau

Netto-Anstieg der Gesamtkörper-^{59}Fe-Eliminationsrate[a] (%^{59}Fe/d)	Männer (80 kg, 180 cm)		Frauen menstruierende (68 kg, 170 cm)	
	zusätzlicher Fe-Verlust[b] (mg Fe/d)	entsprechender Blut-Verlust[b] (ml/d)	zusätzlicher Fe-Verlust[a] (mg Fe/d)	entsprechender Blut-Verlust[b] (ml/d)
0,1	2,77	5,32	2,18	4,2
0,2	5,53	10,6	4,37	8,4
0,5	13,8	26,6	10,9	21
1	27,7	53,2	21,8	42
2	55,3	106	43,7	84
5	138	266	109	210
10	277	532	218	420
20	553	1064	437	840

[a] Gemessene Gesamtkörper-^{59}Fe-Eliminationsrate − physiologische Gesamtkörper-^{59}Fe-Eliminationsrate (=0,032%/Tag) = Netto-Anstieg der Gesamtkörper-^{59}Fe-Eliminationsrate (=Blutverlust)

[b] Berechnet für Hämoglobin-Konzentration von 15 g/100 ml

angesehen, weil die dadurch bedingte Gesamtkörper-Eisenelimination von 0,062%/die bzw. 2,2 mg Fe/die noch durch die bei Erschöpfung der Eisenreserven auf 20% bzw. 2,2 mg Fe/die heraufgesetzte Nahrungseisenabsorption kompensiert werden kann, ohne daß eine Eisenmangelanämie entsteht. Menstruelle Blutverluste von >2 bis 20% entsprechend >79 bis 835 ml Blut wurden bei Patientinnen mit leichten bis schweren Hypermenorrhoen gemessen (vgl. Tabelle 6 und Abb. 2). Intermenstruell normale Gesamtkörper-^{59}Fe-Eliminationsraten ($\leq 0,062$%/die) beweisen bei solchen Patientinnen das Fehlen gleichzeitiger gastrointestinaler oder intermenstrueller genitaler Blutungen. Mit der Messung der menstruellen Gesamtkörper-^{59}Fe-Elimination läßt sich einfach und genau nachweisen, ob eine Hypermenorrhoe nach Gabe oraler Kontrazeptiva bzw. nach Entfernung einer intrauterinen Spirale verschwindet oder bei Uterus myomatosus nach Hysterektomie noch andere Blutungsquellen existieren (Heinrich, 1970, 1975). Leichte Hypermenorrhoen mit Blutverlusten von 80—200 ml entziehen sich oft der klinischen Diagnostik, sind aber mit Hilfe von Gesamtkörper-^{59}Fe-Eliminationsraten-Messungen sicher zu diagnostizieren.

Tabelle 6. Menstruelle Blut- bzw. Eisen-Verluste und entsprechende durchschnittliche Gesamtkörper-^{59}Fe-Elimination und Eisen-Verlust bei Frauen mit Eumenorrhoe bzw. Hypermenorrhoe

| | Menstrueller Verlust [59]Fe- | | | Gesamtkörper [59]Fe- | Fe- |
| | Gesamtkörper Elimination | Fe | Blut | Elimination | Verlust |
	(%)	(mg)	(ml)	(%)	(mg)
Eumenorrhoe					
untere Normalgrenze	0,5	8,1	16	0,040	1,4
Normal-Mittelwert	0,9	17	32	0,049	1,7
obere Normalgrenze	1,5	30	58	0,062	2,2
Hypermenorrhoe					
leichte	2	41	79	0,074	2,6
mittlere	5	106	205	0,14	4,9
schwere	10	216	415	0,25	8,8
extreme	20	434	835	0,47	17

Hämoglobin- bzw. Myglobinurien können ebenso wie Fe-Transferrin-Verluste bei nephrotischen Syndromen zum Eisenmangel führen (Tabelle 2), kommen aber selten vor. Der Nachweis der erhöhten Gesamtkörper-^{59}Fe-Elimination bei gleichzeitiger Harnexkretion des Hämoglobin-^{59}Fe, Myoglobin-^{59}Fe bzw. Transferrin-^{59}Fe sichert hier die Diagnose.

Die Gesamtkörper-^{59}Fe-Eliminationsraten-Messung ist die Methode der Wahl, um neben der Identifizierung und Quantifizierung der Blutverluste auch die erfolgreiche Beseitigung der Blutungsquellen durch operative oder konservative Maßnahmen nachweisen zu können. Grundsätzlich sollte in jedem Einzelfall nach der Diagnose des Eisenmangels (S. 53) auch dessen Ätiologie mit Hilfe von ^{59}Fe-Absorptions- und Eliminationsraten-Messungen geklärt werden. Arzt und Patient vermeiden dadurch, daß schwerwiegende Erkrankungen (blutende

Karzinome des Gastrointestinaltraktes im Frühstadium usw.) nicht erkannt und dadurch einer rechtzeitigen chirurgischen Behandlung entzogen werden. Können die Blutungsquellen grundsätzlich nicht (z. B. bei Morbus Osler) oder aus Altersgründen nicht abgestellt werden, so wird die Gesamtkörper-^{59}Fe-Eliminationsraten-Messung für die exakte Bestimmung der laufenden Blutverluste benutzt und ist dann die Grundlage für die Dimensionierung der oralen Eisenerhaltungstherapie (vgl. S. 78).

1.2.3 Iatrogene Blutverluste und Eisenmangelzustände bei *Blutspendern* und *Hämodialyse*-Patienten

1.2.3.1 Eisenverluste und Eisenmangel bei Dauer-*Blutspendern*
Während gelegentliche Blutspenden (1—2mal pro Jahr) beim gesunden Mann noch durch Nahrungseisenabsorption ausgeglichen werden und nicht zum Eisenmangel führen, wurden prälatente/latente Eisenmangelzustände bei 86% und Eisenmangelanämien bei 2% der männlichen Dauer-Blutspender (4—6 Spenden á 410 ml/Jahr) festgestellt. Reserveeisen wurde bei entsprechend häufig spendenden menstruierenden Frauen nie angetroffen, 13% dieser Frauen zeigten aber eine Eisenmangelanämie. Durch eine ausreichend dosierte orale Eisenprophylaxe können auch bei der menstruierenden Frau die durch regelmäßige Blutspenden verursachten Eisenverluste kompensiert werden. Werden entleerte Eisenreserven toleriert, so sind bei Blutspendeintervallen von 3, 2 bzw. 1 Monat nur 4 g, 6,6 g bzw. 14 g Eisen/Jahr (41, 66 bzw. 141 Tage pro Jahr á $2 \times 50 = 100$ mg Fe^{2+}//die) erforderlich. Sollen die Eisenreserven hingegen aufgefüllt bleiben, benötigen Dauer-Blutspenderinnen bei 3-, 2- bzw. 1monatigen Spendeintervallen 16 g, 22 g bzw. 40 g Eisen/Jahr (160, 220 bzw. 365 Tage/Jahr täglich $2 \times 50 = 100$ mg Fe^{2+}) (Heinrich et al., 1973). Insbesondere bei Spendern mit oft dringend benötigten seltenen Blutgruppen können die Spendeintervalle auf 2 oder 1 Monat risikolos verkürzt werden, wenn die beträchtlichen Eisenverluste dabei durch eine wirksame orale Eisenprophylaxe ständig ausgeglichen werden.

1.2.3.2 Eisenverluste und Eisenmangel bei Patienten mit *chronischer Niereninsuffizienz* unter *Hämodialyse*-Behandlung
Die bei Patienten mit chronischer Niereninsuffizienz schließlich nachweisbare „renale Anämie" ist hauptsächlich auf eine mangelhafte Erythropoietin-Bildung in der Niere sowie eine Hemmung der Erythrozytopoese und Verkürzung der Erythrozyten-Lebensdauer durch Urämie-Toxine verursacht. Die in der prädialytischen Phase meistens nur geringe, bei Dialyse-bedürftigen Patienten dann schwere Anämie chronisch Nierenkranker spricht weder auf Eisen noch auf B-Vitamine (Folsäure, B_{12}) an. Bei den noch *nicht hämodialysierten* Patienten ist das Reserveeisen infolge herabgesetzter Utilisation meistens schon vermehrt, so daß Bluttransfusionen oder eine wirkungslose orale bzw. parenterale Eisentherapie nach einiger Zeit zur Eisenüberladung führen können. Eine negative Eisenbilanz entsteht hingegen bei *regelmäßig durchgeführten Hämodialysen,* da bei jeder stationären Dialyse je nach benutzter Technik 30—90 ml Blut im Dialysator und ca. 5—10 ml für biochemische und hämatologische Blutuntersuchungen verlorengehen. Bei Heim-Dialysen wird mit geringeren Verlusten von

10—50 ml Blut/Dialyse gerechnet. Drei Dialysen pro Woche verursachen einen täglichen Verlust von $\sim$ 25 ml Blut ($\sim$ 13 mg Fe) in einem Dialysezentrum bzw. $\sim$ 12 ml Blut ($\sim$ 6 mg Fe) bei Heimdialyse (Übersicht und Literatur bei Cook und Eschbach, 1975). Solche zusätzlichen Eisenverluste können durch die bei Erschöpfung der Eisenreserven auf ca. 3,3 mg Fe/d beim Mann und 2,2 mg Fe/d bei der Frau limitierte erhöhte Nahrungseisenabsorption (s. S. 35) nicht mehr kompensiert werden, so daß iatrogene Eisenmangelzustände bei Dauer-Dialyse-Patienten entstehen. Für die Erkennung des Eisenmangels bei renaler Anämie eignet sich die Serum-Ferritin-Bestimmung (s. S. 57) und der diagnostische $^{59}Fe^{2+}$-Absorptionstest (s. S. 53). Nur bei so nachgewiesenem Eisenmangel ist eine Eisentherapie bei renaler Anämie sinnvoll und evtl. auch wirksam.

Die Kontrolle der Eisenabsorptionsregulation durch die Eisenreserven (s. S. 53) funktioniert noch sowohl bei nicht-dialysierten als auch bei Dauer-Dialyse behandelten Patienten mit chronischer Niereninsuffizienz (Eschbach et al., 1970; Brozovich et al., 1971; Milman und Larsen, 1976), so daß infolge iatrogener Blutverluste bei der Hämodialyse entstehende Eisenmangelzustände ohne Schwierigkeiten mit oraler Eisentherapie kompensiert werden können. Bluttransfusionen sind in der Regel nicht mehr erforderlich. Die in der Literatur noch verbreitete Ansicht der Notwendigkeit einer parenteralen Eisentherapie basiert auf der inzwischen widerlegten Annahme einer Eisen-Malabsorption bei Patienten mit chronischer Niereninsuffizienz. Diese Patienten absorbieren orales Eisen nur dann vermehrt, wenn bei ihnen auch ein Eisenmangel besteht. Parenterales Eisen kann bei solchen Patienten insbesondere bei herabgesetzter Erythrozytenbildung leicht zur Eisenüberladung führen.

1.2.4 *Selbstverursachte Blutverluste* (Autophlebotomie-Syndrom)

Von dem Patienten selbst bzw. von seinen Angehörigen regelmäßig vorgenommene Blutabzapfungen gehören zwar zu den seltensten Ursachen einer Eisenmangelanämie, wurden jedoch bei uns überwiesenen Patienten viermal innerhalb eines Jahres festgestellt. Die meisten der in der Literatur beschriebenen Patienten mit selbstinduzierter Blutungsanämie waren in paramedizinischen Berufen ausgebildete Frauen, bei denen die psychiatrische Untersuchung bis zu Suizidversuchen gehende depressive Reaktionen ergab (Daily et al., 1963; Bernard et al., 1967; Tattersall et al., 1972). Einige dieser Patienten sind außerordentlich geschickt in der Täuschung selbst der mit modernstem diagnostischem Rüstzeug vorgehenden Hochleistungskrankenhäuser, so daß manchmal viele Jahre bis zum Nachweis einer autodestruktiven Ätiologie der oft schweren Eisenmangelanämie vergehen. Da diese Patienten außerdem die ihnen verordnete orale Eisentherapie nicht nehmen bzw. angeblich nicht vertragen und parenterales Eisen ablehnen, werden sie vorzeitig als therapieresistente Eisenmangelanämie eingestuft, berentet und über Jahre regelmäßig transfundiert. Die zuverlässige Diagnose einer selbstinduzierten Eisenmangelanämie wird durch die gleichzeitige Messung der Gesamtkörperretention und Ausscheidung des intravenös injizierten $^{59}Fe^{3+}$ (2—5 µCi) im Stuhl und Harn ermöglicht. Diese Untersuchungen werden am besten ambulant über 3—4 Sammel- bzw. Meßperioden von jeweils 1—2 Wochen durchgeführt, da diese Patienten den Drang zur Autophlebotomie während einer stationären Überwachung meistens noch unterdrücken können. Bei zwei kürzlich von uns untersuchten Patienten ergab die Messung der Gesamtkörper-^{59}Fe-Eliminationsrate während der ambulanten Untersuchung Blutverluste von täglich 30—180 ml, die bei stationärer Betreuung auf 1—20 ml abfielen und nach Entlassung wieder auf die alten Werte anstiegen. Bei einem Patienten konnte gezeigt werden, daß trotz einer Gesamtkörper-^{59}Fe-Elimination von 0,42—1,37%/die (=20—65 ml Blut/Tag) nur 0,018—0,025%/die (=0,86—1,2 ml Blut/Tag) mit Faeces und Harn ausgeschieden wurden. Somit waren 96—98% der während der jeweils 2wöchigen Meßperioden ermittelten Gesamtkörper-^{59}Fe-Eliminationen auf Autophlebotomien und nur 1,7—4% auf Stuhl- und Harnexkretion des ^{59}Fe zurückzuführen (Tabelle 7) (Heinrich et al., 1977).

Tabelle 7. Gesamtkörper-Elimination und Faeces+Urinexkretion des ^{59}Fe nach intravenöser Markierung mit 4,51 µCi ^{59}Fe^{3+} (Citrat) bei einem Patienten mit Autophlebotomie-Syndrom (Heinrich u. M., 1976/77, unveröffentl. Ergebnisse)

| Meß-periode | Gesamtkörper-Elimination | | | Faeces + Urin-Exkretion | | | Autophlebotomie | | |
| | ^{59}Fe | Blut | | ^{59}Fe | Blut | | ^{59}Fe | Blut | |
Tage	(%/d)	(ml/d)	(ml/Periode)	(%/d)	(ml/d)	(ml/Periode)	(%/d)	(ml/d)	(ml/Periode)
0–14	0,424	20,3	284	0,018	0,86	12	0,406	19,4	272
15–28	0,891	42,6	597	0,025	1,19	17	0,867	41,5	581
29–45	1,37	65,4	1111	0,023	1,10	19	1,34	64,3	1092

Bevor bei einem Patienten eine autodestruktive Ätiologie einer Eisenmangelanämie angenommen werden darf, müssen gastrointestinale und urogenitale Blutungsquellen sicher ausgeschlossen und/oder der selbstverursachte Blutverlust durch die kombinierte Messung der Gesamtkörperretention und Faeces- bzw. Urinexkretion des ^{59}Fe nachgewiesen sein. Wenn überhaupt kann dann nur eine stationäre psychiatrische Behandlung einen dauerhaften Erfolg bringen.

1.3 Erhöhter physiologischer Eisenbedarf > verfügbare Eisenreserven und Steigerungsfähigkeit der Nahrungs-Fe-Absorption

1.3.1 Eisen-Bedarf und Mangel bei *Schwangeren*

Da ca. die Hälfte der menstruierenden Frauen praktisch überhaupt nicht mehr über Reserveeisen verfügen können und die andere Hälfte statt 800 mg nur etwa 250 mg Reserveeisen hat (s. S. 35 und Tabelle 1), der zusätzliche Eisenbedarf einer Schwangerschaft aber bei etwa 545 mg Fe liegt und außerdem noch etwa 242 mg Eisen beim Anstieg der mütterlichen Hämoglobin-Masse (um ~12% ≅ 71 g Hämoglobin) benötigt werden, sind bei allen Schwangeren schon gegen Ende des sechsten Schwangerschaftsmonats alle eventuellen Eisenreserven verbraucht und die Eisenabsorption entsprechend stark erhöht (Heinrich et al., 1968). Der bei Tolerierung erschöpfter Eisenreserven bei etwa 4,2 mg Fe/die und bei erstrebter Normalisierung der Eisenreserven bei etwa 7,2 mg Fe/die liegende Eisenbedarf der Schwangeren (1146 bzw. 1946 mg Fe pro Schwangerschaft) kann durch die bei Erschöpfung der Fe-Reserven auf 2,2 mg Fe/die begrenzte Nahrungseisenabsorption nicht gedeckt werden, so daß die Häufigkeit der Eisenmangelanämie gegen Ende der Schwangerschaft von 10—25% (bei menstruierenden Frauen) auf 30—50% angestiegen ist (Scott et al., 1970; Göltner, 1975). Das tägliche Eisendefizit der Schwangeren liegt bei Toleranz

Tabelle 8. Eisen-Bedarf und Eisen-Prophylaxe während der Schwangerschaft. Berechnet für die Normalisierung bzw. die Tolerierung erschöpfter Eisenreserven

	Normalisierung der Fe-Reserven		Tolerierung erschöpfter Fe-Reserven	
	(mg Fe/d)	(mg Fe pro Gravidität)	(mg Fe/d)	(mg Fe pro Gravidität)
Basis-Fe-Bedarf in der Gravidität durch Fe-Exkretion	1,33	359	1,33	359
Fe-Bedarf für Normalisierung der Fe-Reserven	2,96	800	0	0
Zusätzlicher Fe-Bedarf[a]	2,91	787	2,91	787
Gesamt-Fe-Bedarf in der Gravidität	7,21	1946	4,24	1146
Nahrungs-Fe-Zufuhr (mit 2000 kcal/d)	~11	~2970	~11	~2970
Nahrungs-Fe-Absorption aus Mischkost				
10% bei normalen Fe-Reserven	1,1	297	0	0
20% bei erschöpften Fe-Reserven	0	0	2,2	594
aus vegetarischer Kost				
5% bei normalen Fe-Reserven	0,55	149	0	0
10% bei erschöpften Fe-Reserven	0	0	1,1	297
Orale Eisen-Prophylaxe bei Mischkost				
Fe-Defizit	6,11	1649	2,04	552
Fe-Absorption	(12%)		(17%)	
orale Fe-Prophylaxe mit $2 \times 50 = 100$ mg Fe^{2+}/d				
an Tagen/Gravidität		137		32
g Fe^{2+}/Gravidität		13,7		3,2
bei vegetarischer Kost				
Fe-Defizit	6,66	1798	3,14	849
Fe-Absorption	(12%)		(17%)	
orale Fe-Prophylaxe mit $2 \times 50 = 100$ mg Fe^{2+}/d				
an Tagen/Gravidität		150		50
g Fe^{2+}/Gravidität		15		5,0

[a] Zusätzlicher Fe-Bedarf während der Schwangerschaft:

transplazentarer Fe-Transfer von Mutter in den Föten:	~280 mg Fe
Fe-Gehalt von Plazenta und Nabelschnur:	~ 75 mg Fe
Blutverlust während der Geburt:	~190 mg Fe
Netto-Fe-Bedarf einer Schwangerschaft:	~545 mg Fe
Fe-Bedarf für Vermehrung der zirkulierenden mütterlichen Hämoglobinmenge:	~242 mg Fe
zusätzlicher Fe-Bedarf insgesamt:	~787 mg Fe

erschöpfter Fe-Reserven bei ca. 2,0 mg und für die erwünschte Auffüllung der Fe-Reserven bei 6,1 mg (vgl. Tabelle 8). Ohne Schwierigkeiten kann durch eine ausreichend dimensionierte orale Eisenprophylaxe die Entwicklung latenter bis manifester Eisenmangelzustände während der Schwangerschaft vermieden werden (vgl. S. 50 und Tabelle 8).

1.3.2 Eisen-Mangel bei reif- und frühgeborenen *Säuglingen* und *Kleinkindern*

Etwa 60% ($\cong$ 170 mg Fe) des Gesamtkörper-Fe-Gehaltes des Reifgeborenen ($\sim$280 mg) werden während des letzten Schwangerschafts-Trimesters in den Feten transferiert. Die transplazentare Eisenpassage steigt vom 6. bis 9. Schwangerschaftsmonat von etwa 0,7 auf 3,7 mg Fe/Tag an (Abb. 3). Deshalb wird die Schwangerschafts-Eisenmangelanämie besonders häufig während der beiden letzten Monate und unmittelbar ante partum beobachtet. Außerdem wird dadurch erklärt, daß Frühgeborene z. B. nach 7 Schwangerschaftsmonaten nur ca. 110 mg Fe enthalten und den Transfer von 170 mg Eisen verpaßt haben (Abb. 3). Das wiederum erklärt, daß bei Frühgeborenen die geringeren bei der Geburt angelegten Eisenreserven (10 statt 50 mg Fe) sowie das beim Abbau des fetalen

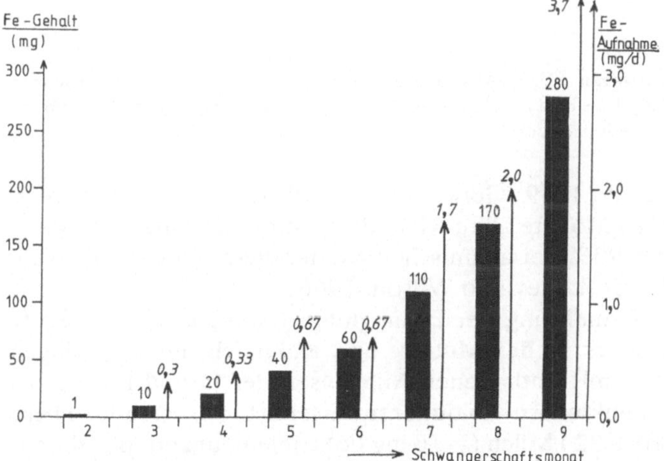

Abb. 3. Gesamtkörper-Fe-Gehalt und -Aufnahme des menschlichen Foeten während der Schwangerschaft

Hämoglobin post partum freigesetzte Eisen für die vermehrte Bildung von Erwachsenen-Hämoglobin usw. wesentlich schneller verbraucht werden als die beim Reifgeborenen viel größeren Mengen an Hämoglobin-Fe-Eisen und Reserve-Fe (210 bzw. 50 mg Fe, vgl. Tabelle 9). Tatsächlich läßt sich auch nachweisen, daß die $^{59}Fe^{2+}$-Absorption als Indikator erschöpfter Eisenreserven bei Frühgeborenen während des 3.—4. Lebensmonates auf oberhalb des Normalbereichs liegende Werte angestiegen ist (Abb. 4). Bei reifgeborenen Kindern sind die Eisenreserven erst im 6. bis 12. Lebensmonat verbraucht worden und die diagnostische ^{59}Fe-Absorption entsprechend angestiegen (Abb. 4). Ausnahmslos befinden sich somit die Frühgeborenen nach 3 Lebensmonaten und die Reifgeborenen nach 12 Lebensmonaten im prälatenten/latenten

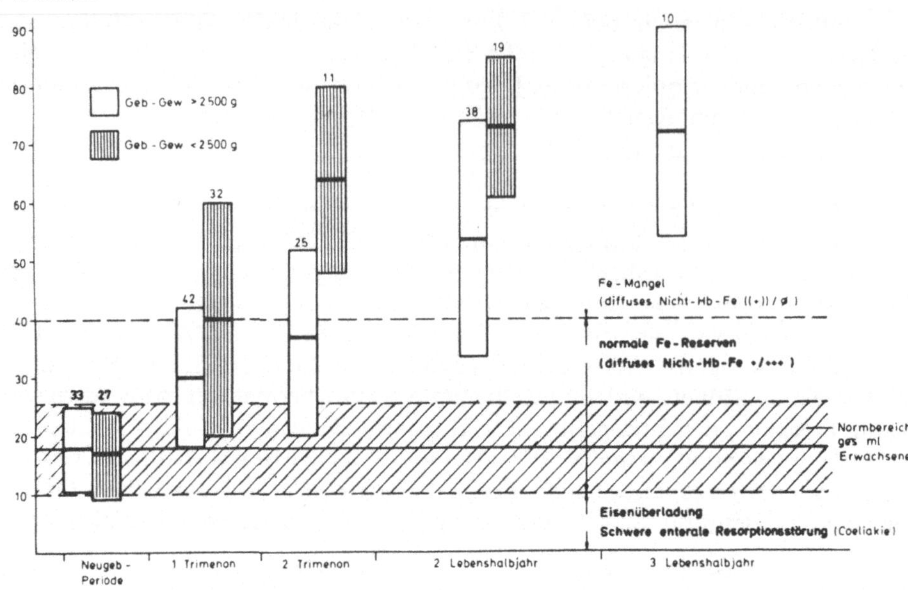

Abb. 4. Anstieg der diagnostischen $^{59}\text{Fe}^{2+}$-Absorption infolge Erschöpfung der Eisenreserven während des 1.—3. Lebenshalbjahres bei reifgeborenen (>2500 g Geburtsgewicht) und frühgeborenen (<2500 g) Säuglingen bzw. Kleinkindern

Eisenmangel (Heinrich et al., 1969; Götze et al., 1970). Damit stimmt überein, daß bei 30% aller 6 bis 24 Monate alten Kleinkinder eine Eisenmangelanämie beobachtet wurde und bei 90% der anämischen Kinder dieser Altersgruppe ein Eisenmangel die Ursache ist (Lahey und Wilson, 1966).

Neben der raschen Vermehrung der Hämoglobin-Menge ist die schlechte Bioverfügbarkeit (<5%) des in der Mutter- und Kuhmilch nur in geringen Mengen (~50 µg Fe/100 ml) enthaltenen Milcheisen der Grund für die bei 6—24 Monate alten Kleinkindern ubiquitären Eisenmangelzustände. Diese Kinder müßten täglich etwa 32 l Milch (=16 mg Fe) trinken, um mit den daraus absorbierten 0,8 mg Fe ihren täglichen Eisenbedarf decken zu können (Heinrich et al., 1975). Die Prophylaxe und Therapie der Kleinkinder-Eisenmangelanämie erfolgt mit Hämiglobin oder Ferro-Eisen.

Tabelle 9. Eisengehalt und Verteilung beim Reifgeborenen und Frühgeborenen

	Reifgeboren	Frühgeboren
Geburtsgewicht	~3500 g	<2500 g
Hämoglobin-Fe	~210 mg	~ 90 mg
Speicher-Fe	~ 50 mg	~ 10 mg
Nicht-Speicher Gewebs-Fe	~ 20 mg	~ 20 mg
Gesamtkörper-Fe	~280 mg	~120 mg

2 Diagnostik des Eisenmangels beim Menschen

Eine negative Eisenbilanz führt zunächst zur Erschöpfung der Eisenreserven (=prälatenter Eisenmangel), dann zum Absinken der Serumeisenkonzentration (=latenter Eisenmangel) und schließlich zur Eisenmangelanämie (manifester Eisenmangel). Diese Sequenz in der Entwicklung der diagnostisch verwertbaren biochemischen Symptomatologie der drei Stadien des Eisenmangels ist in den Abb. 1 und 5 dargestellt (Heinrich, 1967, 1968)

2.1 Prälatenter (Reserve-)Eisenmangel

Das zuerst nachweisbare Frühstadium, der *prälatente* Eisenmangel, wird charakterisiert durch die Erschöpfung der Eisenreserven, die von 800 mg beim Mann (bzw. 250 mg bei 50% der menstruierenden Frauen) auf < 100 mg abgefallen sind, während die übrigen Parameter des Eisenstoffwechsels (Serum-Eisen, ungesättigte bzw. totale Serum-Eisenbindungskapazität, Serum-Transferrin, Protopophyrin IX in Erythrozyten, Hämoglobin, Hämatokrit) alle noch im Normalbereich liegen (Abb. 1). Die einzige Direktmethode zur Quantifizierung der Eisenreserven ist die erschöpfende Phlebotomie bis zum Auftreten einer leichten Anämie (< 12 g Hb/100 ml), die jedoch nur für wissenschaftliche Fragestellungen einsetzbar ist. Eine ebenfalls nur begrenzt einsetzbare und nur qualitaitive Methode ist die Abschätzung der Reserveeisenmenge aus dem im Zytoplasma der Knochenmarksmakrophagen (Ausstrich-Quetsch-Präparate von Sternal-, Tibia- oder Beckenkamm-Punktionen) mit der Berliner-Blau-Reaktion angefärbten, intrazellulär diffus und schollig verteilten Ferritin- und Hämosiderin-Eisen. Im prälatenten Eisenmangel ist das subjektiv bewertete diffuse Eisen von $+/3+$ (bei normalen Eisenreserven) auf $0/(+)$ herabgesetzt. Zwischen dem Verschwinden des im Makrophagen-Zytoplasma diffus verteilten Ferritineisen und dem Anstieg der diagnostischen $^{59}Fe^{2+}$-Absorption wurde eine hohe Korrelation ($r = -0,88$) ermittelt. Eine geringere negative Korrelation ($r = -0,57$) ergab sich für die Beziehung zwischen $^{59}Fe^{2+}$-Absorption und schollig-polymorphem Hämosiderineisen, so daß dieses weniger treffsicher bei der Diagnose erschöpfter Eisenreserven ist (Hausmann et al., 1969).

2.1.1 Diagnostischer $^{59}Fe^{2+}$-Absorptions-Test

Der gleichzeitig oder schon vor dem Verschwinden des diffusen Markophageneisen nachweisbare starke Anstieg der diagnostischen Eisenabsorption aus der $10\mu Mol = 0,56$ mg $^{59}Fe^{2+}$-Dosis ist ein zuverlässiger, empfindlicher und bei Vorhandensein eines Gesamtkörper-Radioaktivitätsdetektors mit 4π-Meßgeometrie auch ohne Belästigung des Patienten (keine Stuhl- oder Harnsammlung, keine Blutproben) einfach meßbarer Indikator des Reserveeisenmangels (=prälatenter Eisenmangel). Im prälatenten Eisenmangel ist die ^{59}Fe-Absorption aus der diagnostischen 0,56 mg $^{59}Fe^{2+}$-Dosis bei streng nüchternen Personen von 10–45% bei Personen mit normalen Fe-Reserven ($\bar{X}_a \pm S.D. = 24 \pm 10\%$ bei Männern und $32 \pm 10\%$ bei menstruierenden Frauen) auf 50—100% ($\bar{X}_a \pm S.D. = 73 \pm 14\%$) heraufgesetzt (Heinrich und Bartels, 1967). Die diagnostische Zuverlässigkeit des $^{59}Fe^{2+}$-Absorptions-Gesamtkörperretentions-Testes

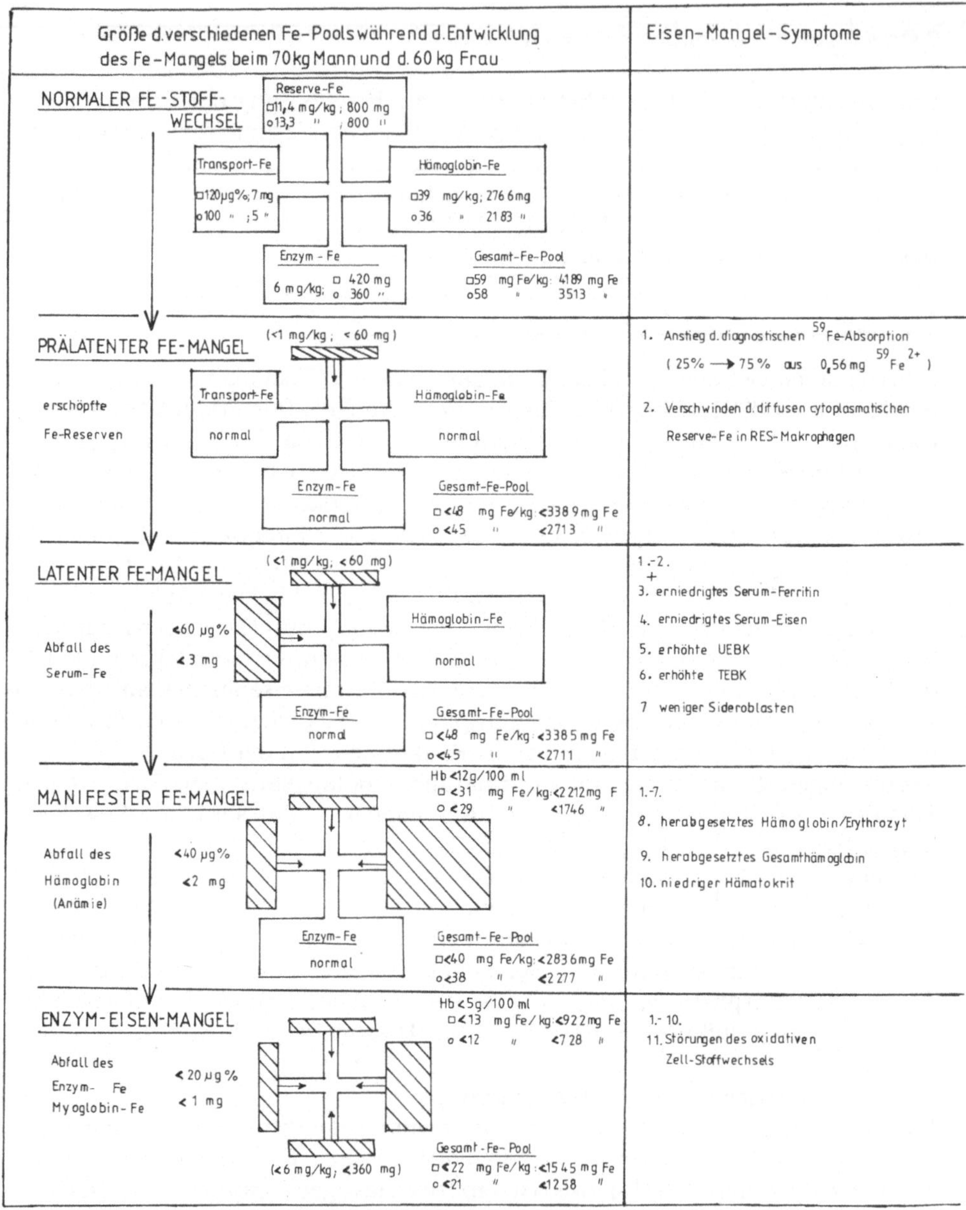

Abb. 5. Eisengehalt der Gesamtkörper-, Reserve-, Transport-, Hämoglobin- und Funktions-„Eisen-Pools" bei normalem Eisenhaushalt sowie prälatentem, latentem, manifestem und schwerem Eisenmangel

wurde in den vergangenen 10 Jahren eingehend geprüft und bestätigt. Dabei zeigte sich, daß die bei Schwangeren, Kleinkindern, Blutspendern, Patienten mit Magenresektion, Leberzirrhose, Pankreasinsuffizienz, chronischen Infektionen, Lymphogranulomatose, Karzinomen, primärer und symptomatischer Polyzythämie usw. oft bzw. gelegentlich nachweisbare erhöhte diagnostische ⁵⁹Fe-Absorption aus der 0,56 mg ^{59}Fe^{2+}-Dosis praktisch immer auf eine Erschöpfung der Eisenreserven und damit einen prälatenten Eisenmangel zurückzuführen ist (Heinrich, 1970, 1975).

Ausnahmen von der Regel, daß die stark erhöhte ^{59}Fe^{2+}-Absorption durch einen Reserveeisenmangel verursacht wird und somit für die treffsichere Diagnose des prälatenten Eisenmangels die geeignete Methode ist, finden sich nur selten und zwar:

a) bei noch nicht anbehandelter *primärer (idiopathischer) Hämochromatose* ist bei 80% der Patienten die diagnostische ^{59}Fe^{2+}-Absorption auf 65—99 ($\overline{X}_a \pm$ S.D. $= 81 \pm 13$) % und bei fast allen Patienten auch die Fleisch-^{59}Fe-Absorption (aus 2,5 mg ^{59}Fe in 200 g Fleisch) von normalerweise 10—47 ($\overline{X}_a \pm$ S.D. $= 25 \pm 8,1$) % auf das Doppelte (35—$62 : 51 \pm 10\%$) sowie die Leber-^{59}Fe-Absorption (aus 5 mg ^{59}Fe in 25 g Leber) von $\overline{X}_a \pm$ S.D. $= 6,3 \pm 4,2\%$ auf $10 \pm 7\%$ heraufgesetzt (Heinrich et al., 1970/75). Bei der primären Hämochromatose werden normale bis vermehrte Eisenreserven in den Knochenmarksmakrophagen gefunden, so daß die stark erhöhte Fe^{2+}- und Nahrungseisen-Absorption auf eine gestörte Eisenabsorptionsregulation zurückgeführt werden kann, die bei nicht anbehandelten Patienten auch bei bereits stark erhöhtem Reserveeisen-Gehalt im Parenchym der Leber noch nachweisbar ist. Bei mit Aderlässen behandelten primären Hämochromatosen war sowohl die diagnostische ^{59}Fe^{2+}- als auch die Nahrungs-Fe-Absorption aus Hämoglobin, Fleisch und Leber sehr stark erhöht (Heinrich et al., 1970/75), was wohl mit durch das dabei auch in den Knochenmarksmakrophagen erschöpfte Reserveeisen zu erklären ist.

Bei Patienten mit *sekundärer Hämosiderose* (Transfusionshämosiderose und überdosierte orale und parenterale Eisentherapie), bei denen die Eisenüberladung hauptsächlich in den RES-Zellen lokalisiert ist, lag die Fe^{2+}- und Nahrungsabsorption im unteren Normalbereich bzw. war sogar herabgesetzt. Hier funktioniert die Eisenabsorptionsregulation im oberen Dünndarm offensichtlich noch.

b) bei Patienten mit schwerer *Hyperplasie der ineffektiven Erythrozytopoese* (homozygote β-Thalassämie, hereditäre nicht-sphärozytäre hämolytische Anämie infolge Pyruvatkinase-Mangel und bei einigen Sideroblasten-Anämien) ist sowohl die Fe^{2+} als auch die Nahrungs-Fe-Absorption stark erhöht, obwohl bei diesen Patienten normale bis stark vermehrte Mengen an diffusem Reserveeisen ($2+/5+$) nachweisbar sind. Bluttransfusionen, die zur Reduktion der Normoblasten-Hyperplasie führen, normalisieren bei diesen Patienten auch die vermehrte Eisenabsorption, während nach Absetzen der Bluttransfusionen mit erneuter Hyperplasie der Erythrozytopoese auch die Eisenabsorption wieder ansteigt und erheblich zur Eisenüberladung (Eisenabsorptions-Hämosiderose) beiträgt (Heinrich, 1970, 1975; Heinrich et al., 1973; Bender-Götze, 1975). Eine Abgrenzung dieser sideroachrestischen Anämien bereitet in Anbetracht des erhöhten Serumeisen, der weitgehenden Eisensättigung des meistens erniedrigten Plasma-Transferrins, des hohen Serum-Ferritin, des vermehrten Makrophageneisen und der Ringsideroblasten keinerlei Schwierigkeiten (Tabelle 13) (vgl. auch Differentialdiagnose der hypochromen mikrozytären Anämie, s. S. 64).

c) bei *unbehandelter glutensensitiver Enteropathie* und *akutem Infekt.* Die bei *glutensensitiver Enteropathie* beobachtete Diskrepanz zwischen fehlendem Reserveeisen und stark reduzierter Eisenabsorption infolge subtotaler bis totaler Atrophie der Darmzotten ist leicht zu erkennen und führt in der Regel zur Diagnose der Eisen-Malabsorption (s. S. 39 und Tabelle 2), die auf glutenfreier Kost schnell verschwindet. Beim *akuten Infekt* ist die temporäre Eisenmalabsorption (s. S. 39 und Tabelle 2) kombiniert mit normalen bis vermehrten Reserveeisenmengen, normalen bis erniedrigten Transferrin- und Serumeisen-Konzentrationen, leichter hypochromer Anämie sowie Fieber und BSG-Beschleunigung, so daß sich dabei keine diagnostischen Schwierigkeiten ergeben. Ist der akute Infekt abgeklungen, so verschwindet die Eisenmalabsorption rasch und die $^{59}Fe^{2+}$-Absorption entspricht dann wieder den Mengen an verfügbarem Reserveeisen.

2.2 Latenter Eisenmangel

Aus dem prälatenten ist der *latente* Eisenmangel entstanden, wenn neben dem Reserveeisen auch das Transferrin-gebundene Transporteisen im Serum abgefallen ist und die ungesättigte bzw. totale Eisenbindungskapazität (UEBK bzw. TEBK) des Plasma-Transferrins angestiegen sind. Durch vermehrte Biosynthese in der Leber ist dann die durch quantitative Immunodiffusion bestimmbare Transferrin-Konzentration im Serum angestiegen (Tabelle 10). Serumeisenkonzentration < 60 µg/100 ml bei gleichzeitig auf > 350 µg/100 ml angestiegener totaler Eisenbindungskapazität (Transferrin-Fe-Sättigung $< 20\%$) sprechen für einen zumindest latenten Eisenmangel (Tabelle 10 und Abb. 1 und 5).

Niedrige Serumeisenkonzentrationen bei gleichzeitig herabgesetzter Transferrin-Fe-Sättigung werden jedoch auch bei Patienten mit chronischen Infekten,

Tabelle 10. Serum-*Ferritin*, Serum-*Eisenkonzentration*, *ungesättigte* und *totale Eisenbindungskapazität* des Serum und *Transferrin-Eisensättigung* bei Personen mit normalen Eisenreserven, prälatentem, latentem und manifestem Eisenmangel (Bereich und Mittelwert)

Serum-Ferritin	Serum-Eisen	Serum–Eisen-Bindungskapazität		Transferrin-Fe-Sättigung	Transferrin im Serum
		ungesättigte UEBK	totale TEBK		
(ng/ml)	(µg Fe/100 ml)	(µg Fe/100 ml)	(µg Fe/100 ml)	(%)	(mg/100 ml)
normale Fe-Reserven					
□ 28–221: 106 ○ 27–185: 69	□ 80–180:120 ○ 60–160:100	150–300:200	240–380:320	25–55:38	200–300:250
prälatenter Fe-Mangel					
8– 64: 27	80–180:120	150–320:220	250–420:340	20–55:35	
latenter Fe-Mangel					
5– 32: 14	20– 60: 40	200–500:350	300–500:400	8–20:15	
manifester Fe-Mangel					
2– 12: 6	< 5– 50: 20	250–550:400	350–600:450	1–15: 5	300–500:360

Entzündungen oder Tumoren beobachtet (Tab. 11). Die Abgrenzung vom Eisenmangel erfolgt durch den Nachweis der ebenfalls herabgesetzten totalen Eisenbindungskapazität bzw. Transferrin-Konzentration, der vorhandenen bis vermehrten Eisenreserven und der normalen bis herabgesetzten diagnostischen ^{59}Fe-Absorption (Tabelle 13). Protein-Malnutrition wie beim Kwashiorkor-Syndrom führt infolge reduzierter Biosynthese zu erniedrigten Plasmaprotein-Konzentrationen u. a. auch des Transferrins, die die Diagnose eines latenten Eisenmangels beeinträchtigen können. Unter Proteinzufuhr normalisiert sich u. a. auch die Transferrin-Konzentration und kann dann bei der Diagnose eines latenten Eisenmangels verwertbar sein. Die Östrogen-Komponente oraler Kontrazeptiva induziert die Transferrin-Biosynthese in der Leber, so daß bei solchen Frauen die TEBK- und Transferrin-Konzentrationen um ca. 40% ansteigen können. Da dabei auch das Serum-Eisen um 50—80% ansteigen kann, wird die diagnostische Aussagekraft der Serum-Eisen, TEBK und Transferrin-Bestimmung bei orale Kontrazeptiva einnehmenden Frauen stark eingeschränkt. Auf die diagnostische ^{59}Fe^{2+}-Absorption wirken sich die oralen Kontrazeptiva nicht aus.

Im Zustand des prälatenten Eisenmangels, d. h. bei alleiniger Erschöpfung der Eisenreserven beträgt das Eisendefizit beim Mann etwa 800 mg (vgl. S. 53), und steigt im latenten Eisenmangel dann nur noch unwesentlich um ca. 3—4 mg an, da weniger als 2‰ des Gesamtkörpereisens als Transporteisen an Transferrin gebunden vorliegen. Bei der Dimensionierung der Eisentherapie wird daher für prälatenten und latenten Eisenmangel ein gleichgroßes Eisendefezit von ca. 800 mg angesetzt (s. S. 77; Tabelle 19 und Abb. 5).

2.2.1 Diagnostische Wertigkeit des *Serum-Ferritins*

Aus den intakten bzw. absterbenden RES-Zellen wird ständig Ferritin bzw. ein Gemisch von Isoferritinen in das Serum abgegeben, so daß die Serum-Ferritin-Konzentration ein ungefähres Spiegelbild der Menge an verfügbarem RES-Reserveeisen darstellt. Für die empfindliche Serum-Ferritin-Bestimmung werden immunoradiometrische Methoden (IRMA) mit ^{125}J-markiertem Human-Leber- bzw. -Milz-Antikörper (Addison et al; 1972; Miles et al., 1974; Halliday et al., 1975), Radioimmunoassays (RIA) mit ^{125}J-markiertem Human-Leber-Ferritin (Marcus und Zinberg, 1975; Luxton et al., 1977; Wide und Birgegard, 1977) sowie neuerdings auch Enzymimmunoassays (Theriault und Page, 1977) eingesetzt.

Unterschiedliche Ferritin-Standards und Antikörper sind der Grund dafür, daß von Labor zu Labor erhebliche Unterschiede für Normalbereiche und Mittelwerte der Serum-Ferritin-Konzentration auch bei identischen Serumproben beobachtet wurden. Normalbereiche zwischen 10—20 (Minimalwert) und 200—300 ng/ml (Maximalwert) mit Mittelwerten von 57—189 ng/ml bei Männern und 34—118 ng/ml bei Frauen wurden beschrieben. Auch mit den nunmehr verfügbaren kommerziellen Serum-Ferritin-IRMA-Bestecken werden beträchtlich voneinander abweichende Ergebnisse erzielt. So liefert z. B. der Ferritin-IRMA der Ramco Laboratories (Fer-Iron) im gesamten Konzentrationsbereich von 3—10 000 ng Ferritin/ml Serum 2,7-fach niedrigere Werte als der Ferritin-IRMA der Behringwerke (RIA-gnost Ferritin). Mit dem Ramco Ferritin-IRMA gewonnene Bereiche und Mittelwerte liegen deshalb im Vergleich mit den Ergebnissen der meisten Laboratorien 2,7-fach niedriger (Heinrich et al., 1977). Mit einem etwas unempfindlicheren Enzym-Immunoassay wurden mittlere Serum-Ferritin-Konzentrationen von 58 und 43 ng/ml bei normalen Männern bzw. Frauen und ein Normalbereich von 15—170 ng/ml ermittelt (Theriault und Page, 1977). Solange reines Ferritin mit definierter Isoferritinzusammensetzung als Standard international noch nicht verfügbar ist, wird jedes Laboratorium seinen eigenen Normalbereich etc. ermitteln müssen bzw. ist bei Verwendung kommerzieller IRMA- bzw. RIA-Bestecke die Angabe des Besteck-typischen Normalbereiches erforderlich.

Die zunächst bei 22 Normalpersonen ermittelte enge Korrelation zwischen Serum-Ferritin und durch erschöpfende Phlebotomien mobilisierbarem Reserveeisen ($r=0{,}83$), aus der eine feste Relation von 8 mg Reserveeisen pro ng Ferritin/ml Serum abgeleitet wurde (Walters et al., 1973) konnte an 3 gesunden Männern nicht bestätigt werden, da die Relation zwischen 3,7 und 10 mg Reserveeisen pro 1 ng Ferritin/ml Serum schwankte (Birgegard et al., 1977). Sollte der letztgenannte Befund allgemeingültig sein, so ist die Serum-Ferritin-Konzentration für quantitative Aussagen über die Menge an utilisierbarem Reserveeisen genausowenig geeignet wie die Abschätzung des amorphen Eisens in den Knochenmarksmakrophagen oder die Messung der ^{59}Fe-Absorption. Alle drei Methoden erlauben bestenfalls semiquantitative Rückschlüsse auf das verfügbare Gesamtkörper-Reserveeisen, wobei die Serum-Ferritin-Bestimmung den geringsten Aufwand erfordert.

Zwischen dem Anstieg der diagnostischen ^{59}Fe^{2+}-Absorption als dem frühesten Symptom eines beginnenden Eisenmangels und dem Abfall der Serum-Ferritin-Konzentration besteht eine sehr enge Korrelation ($r=-0{,}83$; Abb. 6; Heinrich et al., 1977), die vergleichbar ist der früher beschriebenen engen Korrelation zwischen Anstieg der ^{59}Fe^{2+}-Absorption und Verschwinden des Berliner Blau-reaktiven amorphen Nichthäm-Reserveeisens im Cytoplasma der Knochenmarksmakrophagen ($r=-0{,}88$; Heinrich, 1968, 1970). Allerdings war das Serum-Ferritin nur bei etwa 50% der Personen mit prälatentem Eisenmangel und entsprechend erhöhter diagnostischer ^{59}Fe-Absorption von 52—100% ($\overline{X}_a=76\%$) auf 8—27 ng Ferritin/ml Serum erniedrigt, während bei den anderen 50% der Personen das Serum-Ferritin mit 27—64 ng/ml noch im Normalbereich (27—221 ng/ml) der Personen mit normalen Eisenreserven und normaler diagnostischer ^{59}Fe-Absorption (10—53%; $\overline{X}_a=29\%$) lag (Abb. 7). Eine niedrige Serum-Ferritin Konzentration von 27—64 ng/ml genügt somit allein noch nicht für die Diagnose erschöpfter Eisenreserven bei prälatenten Eisenmangel. Dafür ist erforderlich der zusätzliche Nachweis einer erhöhten diagnostischen ^{59}Fe^{2+}-Absorption, die ein früherer und empfindlicherer Indikator erschöpfter Eisenreserven ist als der Abfall des Serum-Ferritins (Heinrich et al., 1977). Ist das Stadium des latenten Eisenmangels erreicht, so ist bei fast allen Patienten neben dem Abfall des Serum-Eisens (<60 µg/100 ml) und der Transferrin-Fe-Sättigung ($<20\%$) auch das Serum-Ferritin auf 5—32 ($\overline{X}_g=14$) ng/ml erniedrigt. Bei Patienten mit manifestem Eisenmangel ist das Serum-Ferritin auf 2,7—12 ($\overline{X}_g=6$) ng/ml abgesunken (Abb. 7 und Tabelle 10).

Während *falsch zu niedrige* Serum-Ferritin-Konzentrationen bisher nicht

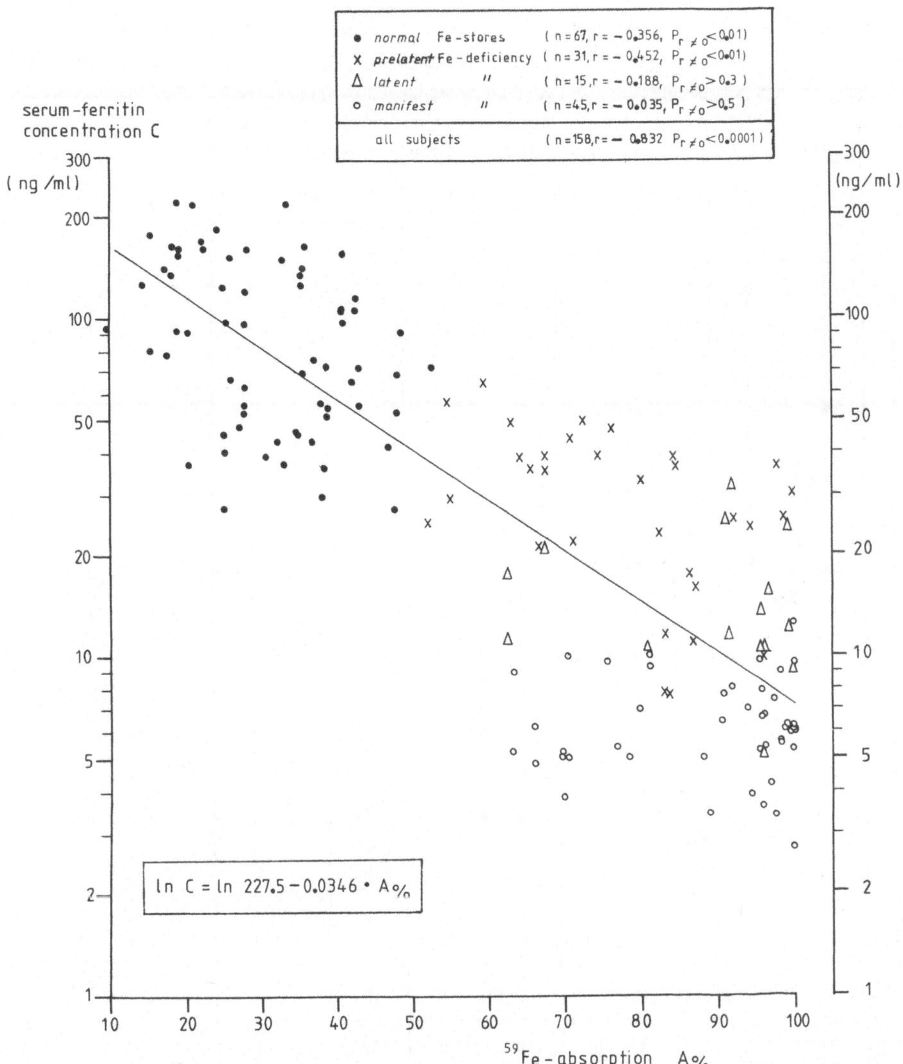

Abb. 6. *Korrelation* zwischen *diagnostischer $^{59}Fe^{2+}$-Absorption* und *Serum-Ferritin Konzentration* bei Menschen mit normalen Fe-Reserven (n = 67), prälatentem Fe-Mangel (n = 31), latentem Fe-Mangel (n = 15) und Eisenmangelanämie (n = 45)

beobachtet wurden, kann es bei Patienten mit *Infekten oder Entzündungen* zu *falsch zu hohen* Serum-Ferritin-Werten infolge *vermehrter Ferritin-Freisetzung* in das Serum (= Ferritin-Release, vgl. Tab. XX) kommen. So wurden stark erhöhte Serum-Ferritin-Konzentrationen insbesondere bei Patienten mit Virus- oder Arzneimittel-induzierter *akuter Hepatitis* (300—27600 ng/ml) aber auch bei alkoholischer und kryptogener *Lebercirrhose* (100—3000 ng/ml) beobachtet (Prieto et al., 1975), bei denen die hepatocelluläre Entzündung und Nekrose zur Freisetzung des Leber-Ferritins in das Serum geführt hat. Bei akuten Infekten und entzündlichen Prozessen kann das Serum-Ferritin auf 200—1650 ng/ml

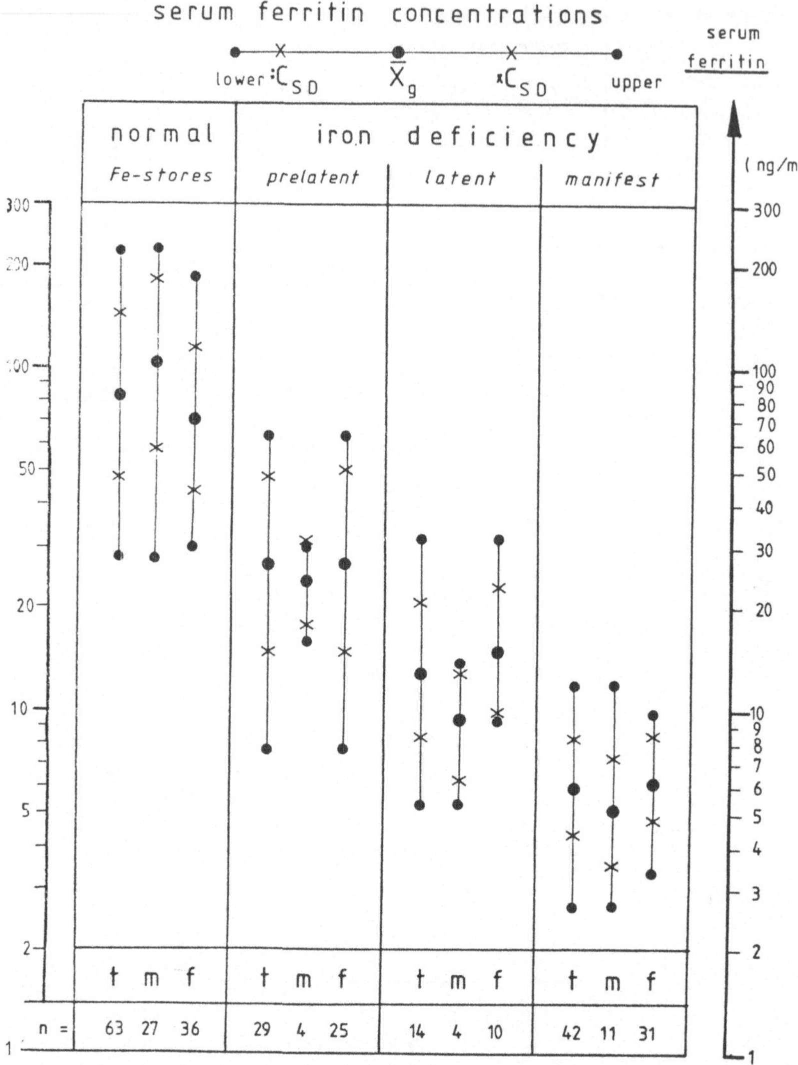

Abb. 7. *Serum Ferritin-Konzentration* (geometrisches Mittel X_g, Koeffizienten der Standardabweichung $C_{S.D.}$ und Gesamtbereich) bei Menschen mit normalen Fe-Reserven (n=63), prälatentem Fe-Mangel (n=29), latentem Fe-Mangel (n=14) und Eisenmangelanämie (n=42) (m=Männer, f=Frauen, t=insgesamt)

ansteigen (Lipschitz et al., 1974) und dann auch bei bestehendem Eisenmangel normale bis vermehrte Eisenreserven vortäuschen. Bei latent ablaufenden Infekten und Entzündungen können diese falsch zu hohen Serum-Ferritin Konzentrationen leicht dazu führen, daß gleichzeitig bestehende Eisenmangelzustände nicht erkannt werden. Wir bewerten das Serum-Ferritin daher nur unter Berücksichtigung noch normaler Erythrozytensedimentationsgeschwindigkeiten (BSG $\leqq$ 20/30 mm nach 1 bzw. 2 Std.), Leukozytenzahlen ($<$ 10000/mm^3) und Körpertemperaturen ($\leqq$ 37,5°C). Bei chronischen Infekten bzw. Entzündungen schützt außerdem der Nachweis erniedrigter Serum Eisen- (10—70 µg/100 ml) und Transferrin-Konzentrationen (TEBK 100—300 µg/100 ml) vor einer Fehlinterpretation der dann oft falsch zu hohen Serum-Ferritin-Konzentration. *Falsch zu hohe Serum-Ferritin* Werte können auch durch eine *gesteigerte Ferritin-Biosynthese* in proliferierenden Tumoren verursacht werden. Entsprechend hohe Serum-Ferritin-Werte wurden bei Erwachsenen mit akuter Myeloblastenleukämie (411—3854 ng/ml) und Kindern mit akuter Lymphoblastenleukämie (bis zu 1137 ng/ml) (Parry et al., 1973), bei chronischer myeloischer und lymphatischer Leukämie und Plasmozytomen (bis zu 880 ng/ml) sowie insbesondere in fortgeschrittenen Stadien der Lymphogranulomatose (Mittelwerte für Stadien I—IV von 420 auf 1107 ng/ml ansteigend) gefunden (Jones et al., 1973; Jacobs et al., 1976). Bei 41% der Frauen mit frühem Mammacarcinom war die mittlere Serum-Ferritin-Konzentration von 34 (Mittelwert für Frauen) auf 199 ng/ml und bei 67% der Patientinnen mit rezidivierendem bzw. metastasierendem Mammcarcinom sogar auf 671 ng/ml angestiegen (Marcus und Zinberg, 1975). Dabei handelt es sich um im proliferierenden Tumorgewebe biosynthetisierte saure Isoferritine, die von den üblichen Leber- oder Milz-Ferritin-RIA's bzw. IRMA's miterfaßt werden.

Bei unbehandelter *manifester idiopathischer Hämochromatose* korreliert die Serum Ferritin-Konzentration (1 000—10 000 ng/ml) eng mit dem Eisengehalt der Leberbiopsie ($r = 0{,}84$; Prieto et al., 1975) und dem durch erschöpfende Aderlässe mobilisierbaren Reserveeisen ($r = 0{,}92$; Beamish et al., 1975). Da jedoch im Einzelfall die Relation Reserveeisen zu Serum Ferritin zwischen 2,5 und 47 (Mittelwert 5,9) mg Reserveeisen pro 1 ng Ferritin/ml Serum schwankte, ist eine quantitative Abschätzung der Eisenüberladung aus der initialen Serum Ferritin-Konzentration allein nicht möglich. Nur die quantitative erschöpfende Phlebotomie gestattet eine zuverlässige Bestimmung der Eisenspeicher. Das Serum Ferritin erlaubt nur semiquantitative Aussagen.

Die diagnostische Wertigkeit des Serum Ferritins für die Frühdiagnose der noch *latenten* idiopathischen Hämochromatose wurde nach anfänglicher Verwirrung durch voreilige Befunde an zu wenig Patienten (Wands et al., 1976) und eine entsprechend spekulative Interpretation (Crosby, 1976) dann durch gründlichere Untersuchungen an einer großen Anzahl der noch nicht kranken Familienangehörigen von Patienten mit idiopathischer Hämochromatose eindeutig geklärt (Edwards et al., 1977; Halliday et al., 1977).

Während der über Jahrzehnte sich erstreckenden Entwicklung der Eisen-Absorptions-Hämosiderose, die dann schließlich zur Hämochromatose führt, steigt zunächst das in der Leberbiopsie anfärbbare bzw. kolorimetrisch oder durch Atomabsorptionsspektromie bestimmbare Eisen in den Leberparenchymzellen zusammen mit dem Serumeisen und der Transferrin-Fe-Sättigung an (Tabelle 12). Das Serum Ferritin und der Desferal-Test ergeben während dieses Stadiums der *prälatenten* Hämochromatose meistens noch im Normalbereich liegende Werte (Tabelle 12). Erst nach weiterem Anstieg des anfärbbaren bzw. bestimmbaren Hepatozyten-Eisens (auf 286—1109; $\bar{X}_a = 598$ µg/100 mg) und des Serum-Eisens (auf 186—231 µg/100 ml; Tf-Fe-Sättigung 76—90%) kommt es dann bei inzwischen *latenter* (präzirrhotischer) Hämochromatose zu einem Austritt des Leber-Ferritins aus den durch Eisenüberladung geschädigten

Tabelle 11. Diagnostische Wertigkeit von ^{59}Fe-Absorption, Serum-Ferritin, Serum-Eisen und Serum-Transferrin (TEBK und UEBK). Normalbereiche und Erkrankungen, bei denen *falsch* und *richtig* zu hohe bzw. zu niedrige Werte zu erwarten sind

Richtig	Fe-Mangel	Absorptions- u. Transfusions-Hämosiderose		Fe-Mangel	Absorptions- u. Transfusions-Hämosiderose
hoch	prälatent (100%) latent (100%) manifest (100%)	1. Idiopathische Hämochromatose 2. Hyperplasie d. ineffektiven Erythropoese (β-Thalassamie, Sideroblasten Anämie)		latent (100%) manifest (100%)	1. Hämochromatose 2. Hyperpl. ineffekt. Erythropoese (β-Thalass., Siderobl. Anämie)
falsch	*Dysregulation der Fe-Absorption*	*gesteig. Ferritin-Release*	*Release aus der Leber*	*gesteig. Transferrin-Biosynthese in Leber*	*reduz. Protein-Biosynthese*
zu hoch	1. Hämochromatose	Infekt, Entzündung (Hepatitis, Cirrhose)	Akute Hepatitis Kortikosteroide	Kortikosteroide	Leber-Cirrhose Kwashiorkor
	2. Hyperplasie ineffekt. Erythropoese (β-Thalass.; Siderobl. A)	*gesteig. Ferritin-Biosynthese* Tumoren (Leukämie) *unter oraler Fe-Therapie*	Progesteron (in oralen Kontrazeptiva)	Östrogene (in oralen Kontrazeptiva)	*Protein-Verlust* Nephrose

diagnost. Parameter	^{59}Fe-Absorption	Ferritin	Eisen	Transferrin (TEBK u. UEBK)	Transferrin Fe-Sättigung
Normalbereich	10–50:30%	(m) 28–221:106 (w) 27–185: 69	(m) 80–180:120 (w) 60–160:100	TEBK: 240–380:320 UEBK: 150–300:200	25–55:38%
falsch	*Malabsorption*		*Fe-Mal-Release u. Utilisation*	*reduzierte Transferrin-Biosynthese*	
zu niedrig	1. unbehandelte gluten-sensitive Enteropathie 2. akuter Infekt		Infekt, Entzündung Tumor Myokard-Infarkt Nephrose	Infekt, Entzündung, Tumor, Cirrhose, Kwashiorkor *Proteinverlust:* Nephrose	Infekt, Entzündung, Tumor
richtig	**Fe-Überladung**	**Fe-Mangel**	**Fe-Mangel**	**Absorptions- u. Transfusions-Hämosiderose**	**Fe-Mangel**
niedrig	Fe-Therapie Blut-Transfusion	prälatent (50%) latent (100%) manifest (100%)	latent (100%) manifest (100%)	1. Hämochromatose 2. Hyperplasie der ineffekt. Erythropoese	latent (<20%) manifest (<15%)

Leberzellen und einem entsprechenden Anstieg des Serum-Ferritins (auf 106—3230; $\bar{X}=1459$ ng/ml) und der Desferal-Testergebnisse (2,3—6,6; $\bar{X}=3,8$ mg Fe/d im Harn). Nach klinischer Manifestierung der Hämochromatose wird aus den zirrhotischen Leberarealen offensichtlich soviel Leberzellferritin freigesetzt, daß das Serum Ferritin dann auf 1730—11 560 ng/ml angestiegen ist (Edwards et al; 1977).

Bei Familienangehörigen von Hämochromatose-Patienten war das Serum Ferritin in 98% und das Serum Eisen in 76% der Fälle mit vermehrtem Leberzelleisen bzw. durch Phlebotomie mobilisierbarem Gesamtkörper-Reser-

Tabelle 12. Biochemische Symptome des Eisen-Stoffwechsels bei Patienten mit prälatenter, latenter und manifester idiopathischer Hämochromatose (zusammengestellt nach Untersuchungen von Edwards u. M., 1977)

	Leberzell-Eisen (Hepatozyten) anfärb-bar	AAS (µg/ 100 mg)	Serum Fe (µg/ 100 mg)	Trans-ferrin Fe-Sätti-gung (%)	Desferal Test (mg Fe/d)	Serum-Ferritin (ng/ml)	Klinische Symptome
Normalbereich (n=20−174)	0−1 $\bar{X}$=0,2	1−25 $\bar{X}$= 9	45−169 $\bar{X}$=107	20−50 $\bar{X}$=35	0,4−2,0 $\bar{X}$=1,2	27−239 $\bar{X}$= 94	—
Hämochromatose normale Kinder der Patienten	0−1 $\bar{X}$=0,5	7−80 $\bar{X}$=30	90−164 $\bar{X}$=133	36−65 $\bar{X}$=45	1,3−2,5 $\bar{X}$=1,7	8−135 $\bar{X}$= 79	—
prälatent (n=6)	2	19−205 $\bar{X}$= 89	156−261 $\bar{X}$=187	57−86 $\bar{X}$=71	1,3−2,2 $\bar{X}$=1,8	99−437 $\bar{X}$=221	—
latent (n=5)	3−4 $\bar{X}$=3,8	286−1109 $\bar{X}$= 598	186−231 $\bar{X}$=205	76−90 $\bar{X}$=85	2,3−6,6 $\bar{X}$=3,8	106−3230 $\bar{X}$=1459	—
manifest (n=5)	4	486−698 $\bar{X}$=592	173−273 $\bar{X}$=227	90−100 $\bar{X}$= 96	4,5−27 $\bar{X}$=16	1730−11560 $\bar{X}$= 5720	Lebercirrhose Hautpigmentierung Diabetes Herzinsuffizienz Arthropathie Hypogonadismus

veeisen eindeutig erhöht. Bei den Angehörigen mit normalen Eisenreserven war das Serum Eisen in 10% und das Serum Ferritin in nur 2% der Fälle erhöht (Halliday et al., 1977).

Das Serum Ferritin eignet sich somit nicht für die Erkennung der prälatenten Hämochromatose, kann aber zusammen mit erhöhtem Serumeisen und heraufgesetzter Transferrin-Fe-Sättigung für die Diagnose der latenten präzirrhotischen Hämochromatose benutzt werden.

Bei unkomplizierten Fällen von manifestem Eisenmangel bzw. manifester Eisenüberladung (idiopathische Hämochromatose und sekundäre Hämosiderosen, Absorptions- und bzw. oder Transfusions-Hämosiderosen bei homozygoter β-Thalassämie, Sideroblasten-Anämien, aplastischen Anämien etc.) kann die einfach und ohne Belästigung des Patienten durchführbare Ferritin-Bestimmung im Serum die bisher übliche subjektive und bestenfalls semiquantitative Beurteilung des diffusen Reserveeisens im Zytoplasma der Knochenmarksmakrophagen (vgl. S. 53) ersetzen und ist deshalb für das Massen-Screening geeignet. Für die Erkennung bestehender Eisenmangelzustände bei anämischen Patienten mit chronischen Infekten, Entzündungen oder Tumoren ist jedoch die Beurteilung des diffusen Reserveeisens in den Knochemarksmarkrophagen bzw. die Messung der diagnostischen $^{59}Fe^{2+}$-Absorption (vgl. S. 54) wesentlich zuverlässiger als die oft falsch zu hohe Serum-Ferritin-Konzentration.

2.3 Manifester Eisenmangel

Auf die Erschöpfung des Reserve-Fe im prälatenten Eisenmangel und den Abfall des Transport-Fe im latenten Eisenmangel folgt bei der klinischen Manifestierung des Eisenmangels das Absinken der Hämoglobin-Konzentration im Blut auf < 12 g/100 ml. Da die Hämoglobinbiosynthese bei der Eisenmangelanämie stärker reduziert ist als die Erythrozyten-Produktion, kommt es zur hpochromen mikrozytären Anämie mit einem Abfall der Hämoglobinmenge im Einzelerythrozyten von normalerweise $2,8 \cdot 10^8$ Hämoglobinmolekülen (Hb_E oder MCH $\cong$ 30 pg Hb/Erythrozyt) auf $< 2,5 \cdot 10^8$ Hb-Moleküle (< 27 pg Hb/Ery). Die Gesamt-Hämoglobin-Eisenmenge ist an der Anämiegrenze von 12 g Hb/100 ml beim Mann von etwa 2766 mg Fe auf < 2212 mg und bei der Frau von ca. 2183 mg Fe auf < 1746 mg herabgesetzt.

Sobald nicht mehr genügend Eisen für den Einbau in das Häm zur Verfügung steht, kommt es zu einem Anstau des Protoporphyrin IX in den Erythroblasten, der dann zu einem Anstieg der Erythrozyten-Protoporphyrin IX-Konzentration von normalerweise 20—100 auf 100—500 µg/100 ml Erythrozyten führt. Der Anstieg ist aber nicht spezifisch und wird auch bei Infekten, chronischen Entzündungen und Tumoren (Fe-Mal-Release aus dem RES und Fe-Mal-Reutilisation im Erythron; vgl. Tabelle 13), bei Hyperplasie der ineffektiven Erythrozytopoese (Thalassämie, Sichelzellanämie, Sideroblastenanämie), Bleivergiftung und erythropoetischer Protoporphyrie beobachtet (Lit. bei Langer et al., 1972; McLaren et al., 1975). Während die Erythrozyten-Protoporphyrin-Konzentration bei Eisenmangelanämie fast immer leicht bis stark erhöht ist, ist diese Methode für die zuverlässige Erkennung prälatenter und latenter Eisenmangelzustände nicht geeignet.

Die in den Lehr- und Handbüchern beschriebene und auf Eisenmangel zurückgeführte sog. sideropenische Dysphagie (Plummer-Vinson bzw. Kelly-Paterson Syndrom), die Koilonychie (Hohlnägel) und die Ozaena (Rhinitis atrophicans, Stinknase) konnten wir in Hamburg in 10 Jahren bei einer großen Anzahl von Patienten mit selbst schwerster Eisenmangelanämie (bis zu 4—6 g Hb/100 ml) nicht ein einziges Mal beobachten. In Entwicklungsländern werden die Hohlnägel bei Patienten mit Eisenmangelanämie jedoch häufiger beobachtet und sind dann möglicherweise durch zusätzlichen Mangel an anderen Nahrungsstoffen verursacht.

2.3.1 Differentialdiagnose der hypochromen mikrozytären Anämie

Die Differentialdiagnose der hypochromen mikrozytären Anämie, d. h. die Abgrenzung der siderosensitiven Eisenmangelanämie von den sehr viel seltener vorkommenden sideroachrestischen Anämien infolge angeborener oder erworbener Eisen-Transport- oder Utilisations-Störungen bereitet dann keine Schwierigkeiten, wenn eine eingehende biochemische und nuklearmedizinische Untersuchung des Eisenstoffwechsels möglich ist. In Mitteleuropa sind etwa 95% aller hypochromen mikrozytären Anämien echte Eisenmangelanämien und somit siderosensitiv, während etwa 5% sideroachrestisch, d. h. nicht durch einen Eisenmangel verursacht sind und somit auch auf oral oder parenteral verabfolgtes Eisen nicht ansprechen.

2.3.1.1 Sideroachrestische Anämie bei *chronischen Erkrankungen* (Infekte, Entzündungen, Tumoren).

Die häufigste Form einer *sideroachrestischen Anämie* kommt bei *chronischen Erkrankungen* (Infekten, Entzündungen, Tumoren) durch die gestörte Freisetzung des Reserveeisen aus dem RES (Fe-Mal-Release) bei gleichzeitig gestörter Reutilisierung des beim Hämoglobin-Abbau freigesetzten Eisen (Fe-Mal-Utilisation im Erythron) zustande. Dabei wandert das Plasmaeisen in die RES-Eisenspeicher ab, so daß bei niedrigem Serumeisen (10—70 µg/100 ml) das diffuse Reserveeisen in den Knochenmarksmakrophagen und das Serum-Ferritin im Normalbereich liegen bzw. heraufgesetzt sind (sideropenische Anämie mit RES-Siderose, vgl. Tabelle 13). Die Eisenabsorption wird noch den Eisenreserven entsprechend reguliert, so daß die diagnostische $^{59}Fe^{2+}$-Absorption im Normalbereich liegt bzw. bei Eisenüberladung des RES erniedrigt ist. Die Transferrin-Biosynthese und damit die totale Eisenbindungskapazität sind in der Regel auf 100—300 µg/100 ml Serum ebenfalls herabgesetzt, so daß die bei 10—25% liegende Transferrin-Fe-Sättigung kein brauchbarer Indikator eines Eisenmangels mehr ist (Tabelle 13). Im Knochenmark findet sich keine Hyperplasie der Erythroblasten. Die Zahl der Sideroblasten ist als Ausdruck der Fe-Mal-Utilisation auf 5—20% herabgesetzt, während die Retikulumzellen in der Regel mit Reserveeisen gefüllt sind. Die beschleunigte Erythrozytensedimentation, Leukozytose, Fieber, Tumor-Symptomatik sind dann zusätzliche Hinweise für die Ursachen der hypochrom-mikrozytären bis normochrom-normozytären Infekt-, Entzündungs- oder Tumor-Anämie, die meistens zu Hämoglobin-Konzentrationen von 7—11 g/100 ml Blut führt. Anämien unter 7 g/100 ml haben meistens zusätzliche Ursachen (z. B. einen echten Eisenmangel). Die Abgrenzung der sideroachrestischen Anämie bei chronischen Erkrankungen von der Eisenmangelanämie erfolgt durch den Nachweis einer normalen bis erhöhten Serum-Ferritin-Konzentration und einer normalen oder erniedrigten diagnostischen $^{59}Fe^{2+}$-Absorption bei erhöhter BSG, Leukozytenzahl, Fieber, Tumor. Eine orale oder parenterale Eisentherapie ist streng kontraindiziert, wird in der Praxis aber fast immer noch bei solchen Patienten durchgeführt, da eine saubere Differentialdiagnose der hypochromen mikrozytären Anämie z. Z. noch der Mitwirkung von Speziallaboratorien bedarf.

2.3.1.2 *Kongenitale* hypochrome mikrozytäre Anämien (Atransferrinanämie, Transferrin-Autoantikörper, Rezeptor-Defekt)

Die übrigen sideroachrestischen Anämien kommen in Mitteleuropa nur sehr selten vor. Extrem selten sind die durch eine *kongenitale Atransferrinämie* (Goya et al., 1972) bzw. durch einen zirkulierenden *Transferrin-Autoantikörper* (Westerhausen und Meuret, 1976) verursachten hypochromen mikrozytären Anämien, deren Differentialdiagnose sich aus den in Tabelle 13 zusammengefaßten biochemischen Symptomen ergibt. Auch die möglicherweise auf einem Transferrin-Eisen-Rezeptor-Defekt der Erythroblasten und Markophagen beruhende *kongenitale hypochrome mikrozytäre Anämie* (Shahidi-Nathan-Diamond-Syndrom) wurde bisher nur bei zwei weiblichen Geschwisterpaaren beobachtet (Shahidi et al., 1964; Stavem et al., 1975). Ihre Abgrenzung von der Eisenmangelanämie bereitet keine Schwierigkeiten (Tabelle 13).

Tabelle 13. Eisen-Stoffwechsel bei sidero-sensitiver und sidero-achrestischen Anämien.
(D. D. der hypochromen mikrozytären Anämien)

	Ätiologie	Reserve-Fe diffuses RES-Fe Serum-Ferritin (ng/ml)	$^{59}Fe^{2+}$ Absorption % aus 0,56 mg Fe^{2+}	Ferro-kinetik Plasma-HZ (Min) Ery. Inkorp. (%)	Serum-Eisen (µg/100 ml)
Normal		+/+++ 30–220:100 (50)	10–45:30	PHZ: 70–100 EI: 70– 90	80–180:12(
Sidero-sensitiv Eisenmangel	Mal-Nutrition Mal-Digestion Mal-Absorption Blutverluste	∅/(+) ↓<10	↑50–100:90 (außer Mal- absorption)	PHZ:↓10– 50 EI: ↑90–100	↓5–50:20
Sidero-achrestisch					
Atransferrinämie, congen	gestörte Transferrin- Biosynthese	↓∅	~30% (?)	PHZ:↓ 5–25 EI: ↓10–55	↓10–30
Transferrin-Autoantikörper	Fe-Fixierung am Transferrin- Autoantikörper- Komplex	↓∅	↑?	PHZ: ↑540 EI: ↓ 57	↑560–780
Congen. hypochr. mikro- zyt. A. (Shahidi-Diamond)	Fe-Rezeptor- Mangel in Erythroblasten u. Makrophagen	↓∅	↑34% aus 5 mg	PHZ: N 67–120 EI: ↓50– 60	↑205–237
Sideroblasten A. Primäre erworbene S.A. (>60a) Primäre hereditäre (X) Primäre B_6-respons. (X)? Sekundäre S.A. (bei Krankh., Drugs, Pb)	intramitochon- drialer Häm- Synth.-Defekt? mit sekundärer Malutilisation	↑2+/5+ ↑2800–13 000	N/↑30–100	PHZ:↓25–50 EI: ↓15–30	↑150–300
β-Thalassämie homozygot	m-RNA-Mangel mit sekundärer Fe-Malutilisation	↑3+/5+ ↑4000–18 000	↑70–100	PHZ:↓ EI: ↓	↑250–280
heterozygot	dto.	N+/3+	N 20–30		N 60–174:1:
A. bei chronischen Erkrankungen (Infekt, Entzündung, Tumor) »Sideropenische A. mit RES-Siderose«	Fe-Mal-Release aus RES- Speichern Fe-Mal-Reutilis. (80→30%)↓ Erythropoietin Inkr.↓	N/↑ 2+/4+ N/↑50–2000:300 ↑100–2000	N/(↓) Entzündung, Infekt akute Leuk., Hodgkin	PHZ: N/↓ EI: ~30	↓10–70:30

N	= Normale Werte	∅	= nicht nachweisbar	Ery	= Erythrozyten
↑	= erhöhte Werte	3+/5+	= stark erhöht	Hb	= Hämoglobin
↓	= erniedrigte Werte	A	= Anämie	HbF	= fötales Hämoglob

TEBK (µg/100 ml)	Transferrin Fe-Sättigung (%)	Knochenmark Erythroblasten Sideroblasten		Therapie
240–380:320	25–55:38	M:E= 3–4:1 S: 30–40%	Transferrin in Serum 200–300:250 Ery-Protoporphyrin 20–100 µg%	
↑350–600:450	↓1–15:5	E: Hyperplasie S: ↓∅	hypochrome mikrozytäre Anämie Transferrin in Serum 300–500:360 Ery-Protoporphyrin ↑100–500 µg Organ-Hyposiderose	orales Fe^{2+} (selten parenter. Fe^{3+})
↓30–81	20–100	E: Hyperplasie (M:E=1:1) S: ↓9%	hypochrome mikrozytäre Anämie Serum-Transferrin ↓0–39 mg/100 ml keine Organ-Hämosiderose ohne Transfusion	i.v. Transferrin
↑703–812	↑80–96	E: Hyperplasie (M:E=0,6:0,4) S: ↓18%	IgG-Transferrin-Immunkomplex Generalisierte Hämosiderose der Organe (Hepatocyten+Kupfer-Zellen-Hämosiderose)	immuno-suppressive Behandlung
↓208–253	↑94–100	E: Hyperplasie S: ↓∅	hypochrome mikroz. Anämie (5–8 g% Hb) ab Geburt Leber-Parenchym Hämosiderose	Ery. Konz.
↓200–320	↑70–95	E: Hyperplasie Ring-S. 50–100% perinukleär ferruginöses Fe (Nicht-Ferritin) in Mitochondr.	normo-/macro-cytäre Anämie (3–10 g% Hb) Ery.-Dimorphismus (normo-/hypo-chrome E) Siderocyten Ery-Protoporph. ↑40–300 µg% Fe-Absorptions- u.Transfusions-Hämosiderose der Organe (Leber, Pankreas, Herz)	Ery.-Konz. (wenn <8 g% Hb) Androgene?
N 290–330	↑74–97	E: Hyperplasie S: ↑90–100%	hypo-/normo-chrome A. (3–6 g% Hb) HbF↑: 10–50%; Organ-Hämosiderose Targetzellen; Hepato-Splenomegalie	Ery-Konzentrate Hemmung der Fe-Absorption
N 290–334: 312	N 18–54: 38	S↑ 70–100%	Hb A_2↑: 4–7% (8–11 g% Hb)	
↓100–300:200 ↓Transferrin (Biosynth.↓)	↓10–25:15	M:E=3–4:1 S↓5–20:10	normochrom–normozytär/ hypochrome mikrozyt. A., Ery-Protoporph.↑ BSG↑, Fieber, Tumor Leukos↑ Hb=7–11 g/100 ml normal Hb=<7 g/100 ml zusätzl. Ursachen	Fe unwirksam Kobalt gefährlich Erythropoietin? Androgene nein Ery-Konz. bei <7 g%

RES	= Retikuloendotheliales System	PHZ	= Plasma-Halbwertzeit	M	= Myeloische Zellen
		EI	= Erythrozyten-Inkorporation	E	= Erythroblasten
m-RNA	= Boten-Ribonukleinsäure			S	= Sideroblasten

2.3.1.3 Sideroblasten-Anämien

Häufiger, doch in Relation zur Eisenmangelanämie sehr selten sind angeborene oder erworbene intramitochondriale Defekte der Hämbiosynthese, bei denen das nicht in das Protoporphyrin eingebaute Eisen sich als ferruginöses Nicht-Ferritin-Eisen innerhalb der Mitochondrien ablagert. Die perinukleäre Anordnung der eisenüberladenen Mitochondrien innerhalb der Erythroblasten (Ring-Sideroblasten) ist für die hypo/normochromen und normo/makrozytären *Siderobla-sten-Anämien* charakteristisch (Übersicht und Literatur bei Cartwright und Deiss, 1975). Bei einer *hereditären* Sideroblasten-Anämie wurde eine auf die Hälfte der Norm herabgesetzte diagnostische Fe^{2+}- und Nahrungseisen-Absorption bei gleichzeitig stark vermehrtem verfügbarem Reserveeisen (Serum-Ferritin: 2800 ng/ml) beobachtet. Selbst eine intensive Aderlaßtherapie wegen der sekundären Leber-Hämosiderose führte bei diesem Patienten nicht zu einem Anstieg der Eisenabsorption und auch nicht zu einer Normalisierung der stark erhöhten Serum-Ferritin-Konzentration. Möglicherweise ist die bei der hereditären Sideroblastenanämie sich über Jahrzehnte entwickelnde Hämosiderose sowohl auf die Eisen-Malutilisation als auch auf die anfänglich gesteigerte Nahrungseisenabsorption zurückzuführen. Bei Patienten mit *primärer* oder *sekundärer erworbener Sideroblastenanämie* ist ähnlich wie bei der homozygoten Thalassämie eine Erhöhung der Fe^{2+}- und Nahrungseisenabsorption immer dann nachweisbar, wenn es zu einer starken Hyperplasie der ineffektiven Erythrozytopoese gekommen ist. Da bei diesen dann anämischen Patienten die Serumeisenkonzentration und Transferrin-Fe-Sättigung normal bis stark erhöht sind, das Serum-Ferritin bis auf 13300 ng/ml ansteigt, im Knochenmark 50—100% Sideroblasten mit eisenüberladenen Mitochondrien (Ring-Sideroblasten) nachweisbar sind, bestehen unabhängig von der meistens unklar bleibenden Ätiologie keine diagnostischen Probleme (vgl. Tebelle 13).

2.3.1.4 β-Thalassämie

Die *homozygote* β-*Thalassämie* wird wegen der dabei typischen schweren hypo/normochromen Anämie meistens rasch diagnostiziert (Target-Zellen, Hb F-Vermehrung auf 10—50%, stark erhöhtes Reserveeisen, hohes Serum-Ferritin und Serumeisen bei erniedrigter TEBK bzw. Transferrin und stark heraufgesetzte Eisenabsorption infolge starker Hyperplasie der ineffektiven Erythrocytopoese; Tabelle 13), so daß den z. Z. im zweiten Lebensjahrzehnt an der Eisenüberladung (Transfusions- und Absorptions-Hämosiderose; Heinrich et al., 1973) sterbenden Patienten eine gefährliche Eisentherapie meistens erspart bleibt. Patienten mit *heterozygoter* β-*Thalassämie* hingegen werden oft sinn- und wirkungslos mit Eisen behandelt, weil die bei ihnen therapierefraktäre leichte hypochrome mikrozytäre Anämie (8,8—10,6 g Hb/100 ml; $Hb_E = 17—29$ pg/Ery) jedenfalls in Mitteleuropa oft mit einer Eisenmangelanämie verwechselt wird. Die Unterscheidung ist aber leicht möglich und basiert auf den bei der heterozygoten β-Thalassämie im Normalbereich liegenden Parametern des Eisenstoffwechsels ($^{59}Fe^{2+}$-Absorption, Reserve-Eisenmenge im RES, Serum-Ferritin, Eisen- und Transferrin-Konzentrationen) neben den im peripheren Blut nachweisbaren Target-Zellen, Anulozyten, Aniso- und Poikilozytose und dem Hämoglobin A_2-Anstieg auf 4—7% (vgl. Tabelle 13).

3 Dimensionierung der Therapie des Eisenmangels

Nachdem die experimentellen Grundlagen einer wirksamen oralen Eisentherapie im vergangenen Jahrzehnt erarbeitet wurden, ist die orale Eisenzufuhr heute die Therapie der Wahl. Da jedoch erst sehr wenige wissenschaftlich fundierte orale Eisenpräparate dem Arzt zur Verfügung stehen, werden immer noch orale Eisenpräparate mit nicht geprüfter Bioverfügbarkeit des Eisens (s. S. 75) benutzt. Deshalb werden immer wieder angebliche Therapieversager beobachtet und dann unnötigerweise parenteral mit Eisen therapiert (s. S. 85).

3.1 Orale Eisen-Therapie

3.1.1 *Grundlagen* einer optimalen oralen Eisentherapie sind (vgl. Tabelle 14):
a) die gesicherte *Diagnose* eines Eisenmangels (s. S. 53);
b) die *volle Wirksamkeit* des benutzten oralen Eisenpräparates ist ausgewiesen durch:
α *maximal* mögliche *Absorption* (Bioverfügbarkeit) des darin enthaltenen Ferro-Eisens bei Nüchterneinnahme.
Aus einer 50 mg Fe^+-Einzeldosis absorbieren Patienten mit Eisenmangelanämie 25% und aus einer Tagesdosis von $2 \times 50 = 100$ mg entsprechend 25 mg Fe/die;
β *maximale* initiale *Hämoglobin-Regeneration* von 0,2—0,3 g Hb/100 ml Blut und Anstieg des Hämoglobin von 6,0 auf 12 g/100 ml in ca. 30 Tagen bei $2 \times 50 = 100$ mg Fe^{2+} Tagesdosierung;
γ dem Eisenbedarf entsprechende richtige *Dimensionierung* der Eisentherapie (erforderliche Tagesdosis und Therapiedauer; vgl. S. 76);
c) die gute *Verträglichkeit* des gewählten oralen Eisenpräparates;
α eisenspezifische gastrointestinale Nebenwirkungen (s. S. 84) nicht häufiger als bei Plazebosubstanzen selbst bei Nüchterneinnahme;
β kein Kontakt des oralen Eisens mit Zähnen (dauerhafte schwarze Einfärbung

Tabelle 14. Grundlagen einer optimalen oralen Eisen-Therapie

Maximale *Absorbierbarkeit* des oral verabfolgten Eisens

 bei Eisenmangelanämie 25% d.h. 25 mg Fe/d aus $2 \times 50 = 100$ mg Fe^{2+}/d
 bei erschöpften Fe-Reserven 17% d.h. 17 mg Fe/d aus $2 \times 50 = 100$ mg Fe^{2+}/d
 bei normalen Fe-Reserven 7% d.h. 7 mg Fe/d aus $2 \times 50 = 100$ mg Fe^{2+}/d

---

Fe (II) wird 4—10fach besser absorbiert als Fe (III)
Fe (II) bei *Nüchterneinnahme* 2—8fach besser absorbierbar als *mit* oder *nach* den Mahlzeiten
Fe (II) bei *sofortiger Freisetzung im Magen* 2—3fach besser absorbierbar als nach *verzögerter Freisetzung im Duodenum*
Fe (II)-Absorptions-*Promotoren* nicht bekannt
Fe (II)-Absorption kann durch *Zusätze* (Mukoproteose, Co) gehemmt werden

---

Toleranz

 Gastrointestinale Nebenwirkungen aus 50 mg Fe^{2+}-Einzeldosis (~7%) wie bei Plazebos
 Kein Kontakt mit Zunge (metallischer Geschmack) und Zähnen (irreversible Schwarzfärbung)

---

der Zähne) und Geschmackspapillen der Zunge (unangenehmer metallischer Geschmack).

Hinsichtlich Absorbierbarkeit und Verträglichkeit ist das Ferrosulfat-Eisen unübertroffen (vgl. S. 71 u. S. 75).

3.1.2 Dosisabhängigkeit der intestinalen Fe^{2+}-Absorption

Infolge der ausgeprägten Dosisabhängigkeit der intestinalen Eisenabsorption (Heinrich et al., 1969; Heinrich, 1970, 1975) und eisenspezifischen gastrointestinalen Nebenwirkungen (s. S. 84) bevorzugen wir bei der oralen Eisentherapie Einzeldosen von in der Regel nicht mehr als 50 mg Fe^{2+}. Bei Personen mit erschöpften Eisenreserven führt die Verdoppelung der Fe^{2+}-Dosis von 50 auf 100 mg nur zu einem Anstieg der absorbierten Eisenmenge um 50% und bei 4facher Dosis (200 mg Fe^{2+}) werden nur 80% mehr Eisen absorbiert (Tabelle 15).

3.1.3 Nicht-existierende Promotoren der Ferro-Eisenabsorption

Mit der Doppelisotopen (^{55}Fe, ^{59}Fe)-Erythrozyteninkorporationsmethode wurde gezeigt, daß das im Ferroglycinsulfat enthaltene Eisen (30 mg Fe^{2+}) nicht besser als aus Ferrosulfat absorbiert wird, während das Ferro-Zitrat, -Tartrat und -Pyrophosphat-Eisen sowie Ferri-Sulfat, -Zitrat und -Versenat-Eisen 2- bis 5fach schlechter absorbiert werden (Brise und Hallberg, 1962). Succinat, Dioctylsulfosuccinat, Fumarat, Aspartat, Ascorbat und Folat vermögen die

Tabelle 15. Ergebnisse interindividueller und intraindividueller Vergleiche der Dosisabhängigkeit der ^{59}Fe^{2+}-Absorption bei Personen mit normalen und erschöpften Eisenreserven (Heinrich u. M., 1969; Gabbe, 1975; Heinrich, 1975)

| Orale Fe^{2+}-Dosis (mg) | Personen mit normalen Eisenreserven | | | | | | Personen mit erschöpften Eisenreserven | | | | | |
| | % Fe absorbiert | | | mg Fe absorbiert | | | % Fe absorbiert | | | mg Fe absorbiert | | |
	n	$\bar{X}_a$ ±	S.D.	n	$\bar{X}_a$ ±	S.D.	n	$\bar{X}$ ±	S.D.	n	$\bar{X}_a$ ±	S.D.
5	13□	11	5,0	13□	0,55	0,25	8□	34	3,0	8□	1,7	0,15
	33○	14	5,7	33○	0,70	0,29	82○	51	20	82○	2,6	1,0
	15	11	5,8	15	0,55	0,29	8	34	3,1	8	1,7	0,16
	8	17	7,2	8	0,86	0,36	3	39	15	3	2,0	0,75
10	8	16	5,5	8	1,6	0,55	3	26	8,8	3	2,6	0,88
20	8	12	4,8	8	2,5	0,97	3	23	11	3	4,5	2,2
50	34□	6,1	3,1	34□	3,1	1,6	40□	18	6,2	40□	9,0	3,1
	24○	6,7	2,0	24○	3,4	1,0	116○	17	6,9	116○	8,5	3,5
	12	6,6	2,2	12	3,3	1,1	7	16	2,1	7	8,0	1,1
	8	9,1	2,9	8	4,6	1,5	3	20	9,0	3	10	4,5
100	8	7,7	3,0	8	7,7	3,0	~3	15	5,8	3	15	5,8
200	8	5,2	0,77	8	10	1,5	3	8,7	4,1	3	18	8,2

^{59}Fe-Absorption aus einer therapeutischen 50 mg ^{59}Fe^{2+}-Dosis bei Personen mit normalen oder erschöpften Eisenreserven nicht zu beeinflussen (Heinrich et al., 1972), können also nicht — wie oft geschehen — als Eisenabsorptions-Promotoren bezeichnet werden. Das gilt auch für den Zusatz von 129 mg DL-Serin, der die Eisenabsorption aus 171 mg FeSO$_4$ ($=34{,}5$ mg Fe^{2+}) in einem Handelspräparat um 40% fördern soll, obwohl dieser Unterschied statistisch nicht signifikant war (Kraft und Koeppe, 1975). Die bei der zu kleinen Zahl gesunder weiblicher Versuchspersonen nach 14 Tagen gemessene Gesamtkörperretention von $\bar{X}_a \pm$S.D.$=8{,}9 \pm 4{,}7\%$ (10 Personen nach FeSO$_4$) bzw. $15{,}9 \pm 14{,}1\%$ (9 Personen nach FeSO$_4$ + Serin) zeigt eine extrem große Streuung der Einzelwerte. Da bei dieser Studie weder die das Ausmaß der Eisenabsorption bestimmenden Eisenreserven berücksichtigt noch intraindividuell verglichen wurden, kam das Ergebnis allein durch die zufällige Anzahl von weiblichen Versuchspersonen mit erschöpften Eisenreserven und deshalb gesteigerter Eisenabsorption (vgl. S. 77) in den beiden Versuchsgruppen zustande. Die aus nicht-reproduzierbaren bzw. auf den Menschen nicht übertragbaren Tierversuchen abgeleitete Annahme, daß Aminosäuren beim Menschen die Ferroeisenabsorption steigert, gilt längst als überholt. Das trifft auch für die behauptete Steigerung der Eisenabsorption durch Kohlenhydrate zu. Selbst bei einer molaren Relation Fruktose: Fe$=106{:}1$ vermag Fruktose die ^{59}Fe-Absorption aus einer 50 mg Fe^{2+}-Dosis nicht zu verbessern (Heinrich et al., 1974). Das nach oraler Verabfolgung eines 80 mg Fe^{2+} und 80 mg Mukoproteose enthaltenden oralen Eisenpräparates bei Normalpersonen beobachtete Ausbleiben des Anstieges der postabsorptiven Serumeisenkonzentration spricht für eine starke Hemmung der Fe^{2+}-Bioverfügbarkeit durch Mukoproteose.

Angeblich die Eisenabsorption steigernde, in Wirklichkeit aber unwirksame Zusätze in oralen Eisenpräparaten sind als Tricks anzusehen, die in der Ärzte- und Apotheken-Propaganda gezielt benutzt werden, um den Umsatz solcher meistens teureren und in ihrer Bioverfügbarkeit nur ungenügend bzw. überhaupt nicht untersuchten oralen Eisenpräparate zu fördern. Bisher konnte für keine Eisenverbindung und kein orales Eisen-Handelspräparat bewiesen werden, daß das darin enthaltene Ferroeisen besser absorbierbar und tolerierbar ist als das Eisen im billigen Ferrosulfat (Heinrich et al., 1972; Gabbe, 1975).

3.1.4 *Dreiwertiges* Eisen wird auch als Zitrat- oder Kohlenhydrat-Komplex wesentlich schlechter absorbiert als Ferro-Eisen und ist deshalb praktisch unwirksam.
Seit fast einem halben Jahrhundert ist bekannt, daß tägliche orale Dosen von 1 g Ferrisaccharat-Eisen bzw. 2—5 g Ferrioxyd-Eisen bei Patienten mit Eisenmangelanämie fast unwirksam sind, während nur 0,1 g Ferro-Eisen (als Chlorid oder Sulfat) zu einer starken Hämoglobinregeneration führt (Reimann und Fritsch, 1931; Witts, 1930). Zahlreiche Untersuchungen haben dann unter Verwendung von Postabsorptions-Serumeisen-Konzentrationskurven (Heilmeyer und Plötner, 1936), ^{59}Fe-Erythrozyteninkorporations- (Moore et al., 1944), Doppelisotopen-^{55}Fe, ^{59}Fe-Erythrozyteninkorporations- (Brise und Hallberg, 1962) und ^{59}Fe-Gesamtkörperretentionsmessungen (Heinrich et al., 1971, 1972) gezeigt, daß Ferri-Eisen vom Menschen aus therapeutischen

50—200 mg Mengen 4- bis 7fach schlechter absorbiert wird als Ferro-Eisen und Ferrosulfat-Eisen 3- bis 4fach besser absorbiert wird als das als Ferriammonium-Zitrat oder- Sulfat verabfolgte Eisen (Übersicht und Literatur bei Heinrich, 1975).

Trotzdem werden immer noch orale Eisenpräparate mit Eisen-(III)-Zitrat hergestellt und vom Hersteller eine optimale Absorbierbarkeit des darin enthaltenen dreiwertigen Komplexeisens propagiert. An Personen mit erschöpften Eisenreserven wurde gezeigt, daß das ^{59}Fe aus oligomerem und polymerem Fe-(III)-Zitrat genau so schlecht absorbiert wird wie aus $FeCl_3$ (Tabelle 16). Die Absorbierbarkeit des $FeSO_4$-Eisens war 7- bis 9fach größer als die des Fe-(III)-Zitrat-Polymers (Heinrich et al., 1975). Selbst aus einer Mischlösung, die zu je 50% das Eisen als Ferrizitrat-Komplex und Ferrosulfat sowie 50 mg Askorbinsäure enthielt, wurden nur $3,99 \pm 0,63\%$ des ^{59}Fe absorbiert (Doppelfeld et al., 1974), während aus 50 mg Ferrosulfat-Eisen mit 7—8% (Heinrich et al., 1969) fast doppelt soviel absorbiert werden. Offensichtlich hatte die Askorbinsäuremenge für die reduktive Umwandlung des schlecht absorbierbaren dreiwertigen in das gut absorbierbare zweiwertige Eisen nicht ausgereicht. Die schlechte Absorbierbarkeit des im Natrium-Eisen-(III)-Zitrat-Komplex enthaltenen Eisens wurde kürzlich auch mit Hilfe von Postabsorptions-Serumeisen-Konzentrationskurven an gesunden Kontrollpersonen nachgewiesen. Während die Serumkonzentration 4 Std. nach oraler Verabfolgung von 100 mg Ferrosulfat-Eisen (in schnell im Magen sich auflösender Kapsel) von 100 auf 241 µg/100 ml angestiegen war, kam es bei denselben Personen nach oraler Verabfolgung von 100 mg Ferrizitrat-Eisen zu praktisch keinem Anstieg der Serumeisenkonzentration (von ca. 100 auf 116 µg/100 ml) (Dietzfelbinger und Kaboth, 1977). Es kann somit davon ausgegangen werden, daß das Eisen aus dem Ferrizitrat-Komplex so wenig absorbiert wird, daß eine orale Eisentherapie mit 50—200 mg Fe^{3+} pro Tag praktisch wirkungslos ist.

Auch aus Ferrihydroxyd-Kohlenhydrat-Komplexen wird das Eisen so schlecht absorbiert, daß solche Präparate bei der oralen Eisentherapie so gut wie unwirksam sind. Ein solcher Ferrihydroxyd-Polysucrose-Komplex (Polyferose) wurde wegen seiner Schmackhaftigkeit in den USA für die Anwendung bei Kindern empfohlen, wegen nachgewiesener Unwirksamkeit (Diamond et al., 1963; Ross, 1963) dann aber vom Hersteller zurückgezogen. Ein in der Schweiz und neuerdings in Deutschland angebotener Eisen-(III)-Hydroxyd-Polymaltose-Komplex dürfte ähnlich wohlschmeckend und unwirksam sein. Jedenfalls konnte der Hersteller den Nachweis der Absorbierbarkeit oder hämatologischen Wirksamkeit (ausreichende Hämoglobinregeneration) für dieses Präparat bisher nicht erbringen. Das nach oraler Verabfolgung eines Eisen-(III)-hydroxid-Dextrin- oder Polymaltose-Komplexes bei einer oralen Dosis von 100 mg Fe(III) beobachtete Ausbleiben eines Anstieges der postabsorptiven Serumeisenkonzentration (Kaboth et al., 1977) spricht dafür, daß der Mensch das in diesem oralen Eisenpräparat enthaltene dreiwertige Eisen nicht absorbieren kann.
Wegen der beschriebenen geringen bzw. nicht einmal nachweisbaren Absorbierbarkeit des Ferri-Eisens muß davor gewarnt werden, Eisen-(III)-Zitrat- oder Eisen-(III)-Hydroxyd-Kohlenhydrat-Komplexe enthaltende Eisenpräparate für sog. orale Eisenbelastungsteste zur Erkennung des Eisensogs bei Eisenmangel

Tabelle 16. Intraindividueller Vergleich der ^{59}Fe-Absorption (%) aus Fe(II)SO$_4$, Fe(III)Cl$_3$, Fe(III)-Citrat-Oligomer, Fe(III)-Citrat-Polymer und Fe(III)-Citrat-Polymer aus Ferlixir® bei Personen mit normalen bzw. erschöpften Eisenreserven

	Personen mit normalen Eisen-Reserven				Personen mit erschöpften Eisen-Reserven			
	n	Bereich	$\overline{X}_a$	S.D.	n	Bereich	$\overline{X}_a$	S.D.
diagnostischer Test 10 µMol (0,56 mg) ^{59}Fe^{2+}	6	11 –41	27,0	12	6	49 –82	62,2	13
50 mg ^{59}Fe^{2+} als Sulfat	6	5,8 –9,9	8,11	1,8	6	15 –24	18,2	3,6
50 mg ^{59}Fe^{3+} als Chlorid	6	0,11–2,6	1,41	0,95	6	2,0–5,6	3,55	1,3
50 mg ^{59}Fe als Fe(III)-Citrat-Oligomer Fe:Citrat = 1:20; pH 6,8	6	0,57–5,4	3,05	1,9	6	2,2–4,9	3,70	1,0
50 mg ^{59}Fe als Fe(III)-Citrat-Polymer Fe:Citrat = 2,5:1; pH 6,8	6	0,31–1,7	0,84	0,53	6	0,5–4,0	2,30	1,5
50 mg ^{59}Fe als Fe(III)-Citrat-Polymer Fe:Citrat = 2,5:1; pH 6,8 in Ferlixir®	6	0,67–1,5	0,93	0,32	6	2,2–4,0	2,82	0,75

bzw. zum Ausschluß einer Eisenmalabsorption zu benutzen. Bei so untersuchten Patienten wird sonst fast immer eine in Wirklichkeit gar nicht vorhandene Eisen-Malabsorption als Ursache einer unwirksamen oralen Eisentherapie (mit dreiwertigem Eisen) diagnostiziert. Auch sog. Therapieversager bei der oralen Behandlung mit Eisen-(III)-Zitrat bzw. Kohlenhydrat-Komplex-Präparaten sind in der Regel durch die schlechte Absorbierbarkeit des dreiwertigen Eisens verursacht und führen dann ebenfalls zur falschen Diagnose einer Eisen-Malabsorption und zur Einleitung einer an sich nicht erforderlichen parenteralen Eisentherapie.

3.1.5 *Nüchterneinnahme* ist Voraussetzung für optimale Bioverfügbarkeit des oral verabfolgten Eisens.

Seit 30 Jahren ist bekannt, daß Nahrungsbestandteile die Absorption des anorganischen Eisens stark hemmen und die wirksamste orale Eisentherapie deshalb ½—1 Std. vor den Mahlzeiten bei möglichst leerem Magen verabfolgt wird. Ein Frühstück reduzierte bei 12—17 Jahre alten Jungen die Radioeisen-Absorption aus einer 8 mg Eisen-Menge von 27% (Absorption aus Wasser) auf ca. 5% (Sharpe et al., 1950). Aus einer 30 mg Fe^{2+}-Menge (als Sulfat) wurde bei Verabfolgung ½ Std. nach der Mahlzeit nur die Hälfte der Eisenmenge absorbiert, die bei Verabfolgung 2 Std. vor der Mahlzeit absorbiert wurde (Brise, 1962). Aus einer 60 mg ^{59}Fe^{2+}-Dosis wurde die Absorption durch eine Standardmahlzeit von 8,3% auf < 4% herabgesetzt, unabhängig davon, ob das FeSO$_4$ zu Beginn, während oder am Ende der Mahlzeit verabfolgt worden war. Die Absorption aus 60 mg ^{55}Fe^{3+} (Ferri-Ammonium-Zitrat) wurde durch die Mahlzeit von 1,8% auf 1% reduziert (Grebe et al., 1975). Durch ein

Standard-Frühstück wurde die Eisen-Absorption aus 100 mg Fe^{2+} (als Sulfat) enthaltenden schnell zerfallenden Tabletten von 7,3% auf 0,9% und aus einer ebenfalls 100 mg Fe^{2+} (als Sulfat) in einer Plastikmatrix enthaltenden, langsam das Fe^{2+} freisetzenden Tablette von 5,6% auf 1,9% herabgesetzt (Ekenved et al., 1976).

Die Behauptung der Herstellerfirma, daß das in mit einem magensaftresistenten Lack überzogenen Pellets als Ferroglyzinsulfat vorliegende und im Duodenum freigesetzte Eisen (100 mg Fe^{2+} pro Kapsel) in seiner Absorbierbarkeit durch eine gleichzeitig verabfolgte Mahlzeit nicht gehemmt wird, ist wissenschaftlich nicht belegt und widerspricht allen bisher am Menschen gewonnenen Forschungsergebnissen. Selbst die vom Hersteller als Beleg in Anspruch genommene Veröffentlichung (Werner et al., 1976) zeigt bei kritischer Prüfung der Meßergebnisse, daß die Absorbierbarkeit aus 50 mg Fe^{2+} bei 4 von 6 untersuchten Personen mit prälatentem/latentem Eisenmangel durch ein Frühstück um 28—66% gehemmt und bei einer Person die ^{59}Fe-Absorption aus einer 100 mg Fe^{2+}-Dosis sogar von 5,8 auf 0,5% herabgesetzt wurde. Auch bei Patienten mit geringer Eisenmangelanämie wurde die ^{59}Fe-Absorption aus 100 mg Fe^{2+} (in dünndarmlöslichen Pellets) bei intraindividuellem Vergleich bei 4 von 5 Patienten durch ein Frühstück von $11,4 \pm 3,8\%$ ($\overline{X}_a \pm$S.D.) auf $6,0 \pm 2,8\%$ gehemmt (47% Hemmung). Auffällig ist bei dieser Studie allerdings die schon bei Nüchterneinnahme geringere Absorbierbarkeit des in diesen Pellets enthaltenen Eisens ($\overline{X}_a \pm$S.D.$=16,5 \pm 1,8\%$ aus 50 mg Fe^{2+} und $12,9 \pm 2,4\%$ aus 100 mg Fe^{2+}) bei Patienten mit Eisenmangelanämie, da aus $FeSO_4$-Lösungen bzw. aus in der Bioverfügbarkeit solchen Lösungen entsprechenden galenischen Zubereitungen mit optimaler Verfügbarkeit 25% des Eisens von Patienten mit Eisenmangelanämie absorbiert werden (Heinrich, 1970, 1973).

Die Bioverfügbarkeit des in oralen Eisenpräparaten enthaltenen Fe(II) wird durch insbesondere in der pflanzlichen Nahrung enthaltene natürliche Eisenkomplexbildner wie Phosphate, Phytate, Oxalat sowie Inhaltsstoffe von Tee, Kaffee und Milch um 50—88% gehemmt (2- bis 8fache Hemmung), so daß bei Eisenverabfolgung mit den Mahlzeiten eine 2- bis 8fach höhere Eisendosierung erforderlich ist. Für eine optimale Bioverfügbarkeit des oral verabfolgten Eisens ist dessen Nüchterneinnahme Voraussetzung (Heinrich, 1977).

Während alle Ferro- oder Ferri-Eisen enthaltenden Eisenpräparate in ihrer Absorbierbarkeit durch die vielen in der natürlichen Nahrung ubiquitär vorkommenden Komplexbildner Phosphate, Phytate, eisenbindende Proteine (z. B. in der Milch), Tee, Kaffee u. a. m. stark gehemmt werden (um 50—90%!), wird das Hämoglobin-Eisen als Hämeisen absorbiert und deshalb auch durch Komplexbildner der Nahrung nicht gebunden und in seiner Absorbierbarkeit nicht beeinflußt (s. S. 37). Hämoglobineisen kann deshalb im Gegensatz zu anorganischem Eisen zusammen mit den Mahlzeiten verabfolgt werden.

3.1.6 Eisenabsorption aus Präparaten mit *verzögerter Freisetzung* des Eisens im Dünndarm

Die meisten der oralen Eisenpräparate mit verzögerter, erst im Dünndarm erfolgender Freisetzung des Fe^{2+} aus magensaft-resistent mikroverkapselten

Pellets, Dragees oder Kapseln bzw. aus der Einbettung in eine Plastikmatrix wurden bisher nicht mit geeigneten Methoden auf die Bioverfügbarkeit des darin enthaltenen Fe^{2+} untersucht. Mit der Doppelisotopen-(^{55}Fe, ^{59}Fe-)Erythrozyteninkorporationsmethode wurde gezeigt, daß aus einer 100 mg $FeSO_4$-Eisen plus Askorbinsäure enthaltenden, das Fe^{2+} wohl zu langsam freisetzenden (26% in 2, 52% in 4 und 88% in 8 Std.) Plastikmatrix bei Verabfolgung vor dem Frühstück nur ca. 35% der aus üblichen $FeSO_4$-Tabletten nach den Mahlzeiten aufgenommenen Eisenmenge absorbiert wurden (Crosland-Taylor et al., 1965). Auch aus einem anderen, ebenfalls auf der Einbettung in eine Plastikmatrix basierenden Eisenpräparat mit verzögerter Fe^{2+}-Freisetzung wurde mit $5,6 \pm 2,3\%$ von gesunden Versuchspersonen bei Nüchterneinnahme weniger Eisen als aus einer schnell zerfallenden $FeSO_4$-Tablette absorbiert ($= 7,3 \pm 2,6\%$). Die Verabfolgung mit den Mahlzeiten führte zu einer starken Hemmung der Fe-Absorption sowohl bei der schnell zerfallenden $FeSO_4$-Tablette (auf $1,6 \pm 1,0\%$) als auch bei der langsam das Eisen freisetzenden $FeSO_4$-Plastikmatrix-Tablette (auf $0.98 \pm 0,78\%$ (Ekenved et al., 1976). Aus Ferroglyzinsulfat enthaltenden dünndarmlöslichen Pellets wurde bei Nüchterneinnahme deutlich weniger Fe^{2+} als aus einem im Magen sich unter CO_2-Entwicklung schnell auflösenden Eisenpräparation von Personen mit normalen Eisenreserven und Patienten mit Eisenmangelanämie absorbiert (vgl. Tabelle 17). Auch der intraindividuelle Vergleich der Postabsorptions-Serumeisen-Konzentrationskurven nach oraler Gabe von jeweils 100 mg Fe^{2+} zeigt bei gesunden Männern und Frauen eine deutlich schlechtere Absorbierbarkeit des Eisens aus dem das Fe^{2+} erst verzögert im Duodenum freisetzenden Eisenpräparat (Kilchling, 1976).

Bei Personen mit erschöpften Eisenreserven und Eisenmangelanämie bewies die auf $6,2 \pm 3,2$ bzw. $12 \pm 5,5\%$ herabgesetzte Fe-Absorption deutlich (Nielsen et al., 1976), daß die natürlichen Komplexbildner der Nahrung die Bioverfügbarkeit des Eisens auch aus den das Fe nur langsam freisetzenden (slow release) Eisenpräparaten auf ca. 30% bzw. 50% der bei Nüchterneinnahme erreichbaren Eisenabsorption hemmen (Tabelle 17). Auch Eisenpräparate mit verzögerter Freisetzung des Fe^{2+} müssen deshalb zur Erzielung der höchstmöglichen Fe-Absorption streng nüchtern eingenommen werden (vgl. S. 73).

3.1.7 *Bioverfügbarkeit* des in oralen Eisenpräparaten enthaltenen Eisens
Die Absorbierbarkeit des in oralen Eisen-Handelspräparaten enthaltenen Eisens kann entweder direkt, präzise und quantitativ durch Messung des absorbierten und retinierten ^{59}Fe in einem Gesamtkörper-Radioaktivitätsdetektor bestimmt werden oder indirekt, semiquantitativ und weniger präzise aus der initialen Hämoglobinregeneration bei anämischen Patienten bzw. aus der Postabsorptions-Serumeisenkonzentrationskurve abgeschätzt werden.

Erst sehr wenige Handelspräparate sind in ihrer jeweiligen speziellen galenischen Zubereitungsform mit $^{59}Fe^{2+}$ markiert und dann auf Absorbierbarkeit untersucht worden. Die Ergebnisse solcher Untersuchungen sind wegen der Abhängigkeit der Eisenabsorption — auch aus therapeutischen Dosen — vom Zustand der Eisenreserven bzw. Grad des Eisenmangels nur dann brauchbar, wenn die Probanden vorher mit Hilfe des diagnostischen $^{59}Fe^{2+}$-Absorptionstestes oder der Bewertung des diffusen Reserveeisens im Knochenmark in

Personen mit normalen bzw. erschöpften Eisenreserven bzw. mit Eisenmangelanämie eingeteilt worden sind. Außerdem muß jedes Eisenpräparat grundsätzlich
intraindividuell mit dem optimal absorbierbaren $FeSO_4$ verglichen werden. Bei
der Testung mehrerer Handelspräparate wurden diese beiden wesentlichen
Voraussetzungen nicht berücksichtigt, so daß die Ergebnisse zufallsabhängig und
nicht repräsentativ für die Bioverfügbarkeit des im jeweiligen Handelspräparat
enthaltenen Eisens sind.

In die Tabelle 17 aufgenommen sind nur solche oralen Eisenpräparate, bei
deren Untersuchung ein Minimum an Standardbedingungen berücksichtigt
wurde. Auffällig ist beim Vergleich der Absorptionswerte, daß bei Nüchterneinnahme das verzögert bzw. erst im Duodenum freigesetzte Eisen insbesondere von
Patienten mit Eisenmangelanämie deutlich schlechter absorbiert wird als das im
Magen schnell freigesetzte Eisen (vgl. Tabelle 17).

3.1.8 Eisenabsorption und *initiale Hämoglobinregeneration* bei der oralen Eisentherapie

Bei einer Tagesdosis von $2 \times 50 = 100$ mg Fe^{2+} und Nüchterneinnahme wurden
mit einem das $FeSO_4$ im Magen sehr schnell durch CO_2-Entwicklung freisetzenden oralen Steckkapsel-Eisenpräparat bei 30 Patienten mit Eisenmangelanämie
(initiale Hämoglobinkonzentrationen 5,0—9,5 g/100 ml) initiale Hämoglobinregenerationsraten von 0,14—0,54 ($\bar{X}_a \pm$ S. E. $= 0,26 \pm 0,04$) g/100 ml/Tag
erreicht. Höhere Hämoglobinregenerationsraten wurden bei der oralen Eisentherapie auch mit 200—300 mg Fe^{2+}/Tag bzw. bei parenteraler Therapie mit
100—200 mg Fe/Tag nicht erreicht (Übersicht und Literatur bei Heinrich et al.,
1972). Die bei 8 Frauen mit Eisenmangelanämie ($5,5$—$7,8 = 6,8 \pm 0,31$
g Hb/100 ml) nach oraler Verabfolgung von $2 \times 50 = 100$ mg Fe^{2+}/Tag
gemessene initiale Hämoglobinregenerationsrate von 0,17—0,28
($\bar{X}_a \pm$ S. E. $= 0,22 \pm 0,013$) g/100 ml/die entspricht bei einem Blutvolumen von
3600 ml (60 kg, 170 cm Frauen) einem berechneten mittleren Eiseneinbau in
Hämoglobin von $27 \pm 1,6$ mg Fe/Tag. Gemessen wurde bei diesen 8 Frauen
während der initialen Hämoglobinregeneration eine ^{59}Fe-Absorption aus dem
Eisenpräparat von 20—34 ($\bar{X}_a \pm$ S. E. $= 25 \pm 1,8$) mg Fe/Tag (Gabbe, 1975).

3.1.9 *Dauer* und *Dosierung* der oralen Eisen-Kompensations-Therapie

Für nicht bzw. nicht mehr blutende Patienten mit normaler Gesamtkörper-^{59}Fe-
Eliminationsrate läßt sich Dauer und Dosierung der oralen Eisen-Kompensa-
tionsbehandlung aus dem berechneten Gesamtkörper-Eisendefizit und der bei
Patienten mit Eisenmangelanämie bzw. prälatentem/latentem Eisenmangel
gemessenen Absorbierbarkeit des jeweilig benutzten oralen Fe^{2+}-Präparates
recht genau berechnen. Wesentliche Voraussetzung für diese Berechnung ist
allerdings, daß die Bioverfügbarkeit aus der speziellen galenischen Zubereitung
des benutzten Eisen-Handelspräparates unter Verwendung einer zuverlässigen
Methode (^{59}Fe-Gesamtkörperretentions-Test) am Menschen mit genau standar-
disiertem Eisenhaushalt ermittelt worden ist (vgl. S. 75 und Tabelle 17). Die in
den Tabellen 18 und 19 zusammengestellten Werte für Dauer und Dosierung des
oralen Eisenkompensationstherapie gelten nur für solche oralen Eisenpräparate,
aus denen bei Nüchterneinnahme aus der 50 mg Fe^{2+}-Einzeldosis 25% bei

Tabelle 17. *Bioverfügbarkeit* (= Absorption, %) des in *oralen Eisenpräparaten* enthaltenen Fe^{2+}. Untersucht durch Gesamtkörperretention-Messungen des absorbierten ^{59}Fe bei Personen mit *normalen* und *erschöpften* Eisenreserven sowie bei Patienten mit *leichter* und *schwerer* Eisenmangelanämie

Untersuchtes Handelspräparat	[59]Fe markierte Einzeldosis (mg)	Personen mit normalen Fe-Reserven		Personen mit erschöpften Fe-Reserven		Patienten mit leichter Fe-Mangel-Anämie (9–12 g% Hb)		Patienten mit schwerer Fe-Mangel-Anämie (5–9 g% Hb)	
		n	$\bar{X}_a \pm$S.D.	n	$\bar{X}_a \pm$S.D.	n	$\bar{X}_a \pm$S.D.	n	$\bar{X}_a \pm$S.D.
Eryfer®									
FeSO$_4$	50	5□	8,4±3,4	31□	18,5±6,4	3□ 24	±5,7	2□ 38	u. 56
schnelle Frei-	50	10○	6,2±2,2	81○	17,4±6,9	20○ 28	±9,4	8○ 25	±5,4
setzung des	100	8	7,7±2,9	3	14,9±5,8				
Fe im Magen									
(Nüchtern-einnahme)									

Literatur: Heinrich u. M., 1969; Heinrich, 1970, 1973

Duroferon®									
FeSO$_4$	100	16□	5,6±2,3						
mit langsamer	(nüch-								
Fe-Frei-	tern)								
setzung	100	15□	1,4±0,41	20	6,2±3,2	6	12 ±5,5	4	16 ±2,9
	(mit Mahlzeit)								

Literatur: Ekenved u. M., 1976; Nielsen u. M., 1976

Ferro-Sanol-Duodenal®	50			6	16,7±7,4	2	15,7	1	18,3
Ferro-Glycin-	100	₌ 24□	5,0±1,5						
Sulfat				34	10,1±5,2	15	12,8±5,3	4	13,6±2,9
Fe-Frei-	100	18○	5,6±2,1						
setzung erst im									
Duodenum									
(Nüchtern-einnahme)									

Literatur: Werner u. M., 1976

Eisenmangelanämie, 17% bei erschöpften Eisenreserven und 7% bei aufgefüllten Eisenreserven absorbiert werden. Für die Anhebung der Hämoglobin-Konzentration von 6 auf 12 g/100 ml, d. h. für die Beseitigung der Anämie, sind bei Männern dann 44 Tage a. 100 mg Fe^{2+} (2×50 mg Fe^{2+}/d) und eine Gesamtdosis von 4,4 g Fe^{2+} und bei Frauen entsprechend 35 Tage bzw. 3,5 g Fe^{2+} erforderlich. Bei Männern sind dann weitere 33 Tage a $2 \times 50 = 100$ mg Fe^{2+}/Tag ($=3,3$ g Fe^{2+}) für die völlige Normalisierung der Hämoglobinkonzentration von 12 auf 15 g/100 ml und weitere 67 Tage a $2 \times 50 = 100$ mg Fe/d ($=6,7$ g Fe^{2+}) für die Auffüllung der erschöpften Eisenreserven erforderlich. Bei Frauen werden entsprechend 26 Tage ($=2,6$ g Fe^{2+}) für die Normalisierung der Hämoglobin-

Konzentration und weitere 67 Tage ($=6,7$ g) für die Auffüllung der Eisenreserven benötigt. Daraus ergeben sich die in Tab. 15 aufgelisteten Gesamttherapieperioden und Eisenmengen für die vollständige Kompensationsbehandlung z. B. einer schweren Eisenmangelanämie mit einer initialen Hämoglobin-Konzentration von 6 g/100 ml (144 Tage a 100 mg $Fe^{2+}=14,4$ g Fe^{2+} bei Männern bzw. 127 Tage a 100 mg Fe^{2+}/d$=12,7$ g Fe^{2+} bei Frauen) und die Auffüllung der Eisenreserven (67 Tage a 100 mg Fe^{2+}/d$=6,7$ g Fe^{2+}) (Heinrich, 1970, 1973).

Mit einer Tagesdosis von $2\times50=100$ mg Fe^{2+}, die bereits für eine optimale, initiale Hämoglobinregeneration von 0,2—0,3 g/100 ml/d ausreicht, sind somit ungefähr ein Monat ($=3$ g Fe^{2+}) für die Beseitigung der Anämie, ein weiterer Monat ($=3$ g Fe) für die völlige Normalisierung der Hämoglobin-Konzentration und schließlich zwei Monate ($=6$ g Fe) für die Auffüllung der Eisenreserven erforderlich (Tabellen 18 und 19).

Tabelle 18. Dauer und Dosierung der oralen Fe-Therapie bei nicht-blutenden Patienten

Tages-Dosis: $2\times50=100$ mg Fe^{2+}/d
Tages-Absorption: 25 mg Fe/d ($=25\%$) bei Therapiebeginn und Nüchterneinnahme
initiale Hämoglobinregeneration: $0,26\pm0,04$ g/100 ml/d

für Anstieg von 6 → 12 g Hb/100 ml	: 40 Tage = 4 g Fe^{2+}	(25% Absorption)
für Anstieg von 12 → 15 g Hb/100 ml	: 30 Tage = 3 g Fe^{2+}	(17% Absorption)
für Auffüllung der Fe-Reserven ($=800$ mg):	70 Tage = 7 g Fe^{2+}	(12% Absorption)

insgesamt: 140 Tage $=14$ g Fe^{2+}

Während der oralen Kompensations-Therapie mit 50—100 mg Fe^{2+}/Tag wird bei einer initialen Fe^{2+}-Absorption von 25 % zunächst die Anämie beseitigt und dabei aus dem manifesten ein latenter Eisenmangel. Bei einer dann auf etwa 17 % abgefallenen Fe^{2+}-Absorption werden dann erst die Eisenspeicher aufgefüllt, wobei die Fe^{2+}-Absorption dann auf 7 % abfällt. Eine ausreichende orale Eisentherapie hat immer auch die Eisenreserven normalisiert, was leicht an der dann normalisierten diagnostischen $^{59}Fe^{2+}$-Absorption bzw. an normalisierten Serum-Ferritin-Konzentrationen zu erkennen ist.

3.1.10 Dosierung der oralen Eisen-Erhaltungs-Therapie bei *ständigen Blutverlusten*

Können die Blutungsquellen grundsätzlich oder aus Gründen des Alters der Patienten nicht beseitigt werden, so sind selbst erhebliche ständige Blutverluste durch eine orale Eisen-Erhaltungs-Therapie ausgleichbar. Voraussetzung dafür ist allerdings eine möglichst genaue Ermittlung der Blutverluste durch Bestimmung der Gesamtkörper-^{59}Fe-Eliminationsrate über einen ausreichend langen Zeitraum (vgl. S. 44). Aus den der gemessenen Gesamtkörper-^{59}Fe-Eliminationsrate entsprechenden Blut- bzw. Eisen-Verlusten und der Dosisabhängigkeit der Ferroeisenabsorption bei Personen mit erschöpften Eisenreserven (18 % aus 50 mg Fe^{2+}, 15 % aus 100 mg Fe^{2+} und 8,7 % aus 200 mg Fe^{2+}; vgl. S. 70 und Tabelle 15) läßt sich die erforderliche Erhaltungstherapie berechnen. So gehen z. B. bei einer Gesamtkörper-^{59}Fe-Eliminationsrate von 1 %/d und einer

Tabelle 19. Schema für Dauer und Dosierung der oralen Kompensationsbehandlung des prälatenten/ latenten Eisenmangels (I) und einer schweren Eisenmangelanämie (mit initialem Hb von 6 g / 100 ml: vgl. III).
Nur gültig für Patienten mit normaler Gesamtkörper-^{59}Fe-Eliminationsrate (keine erhöhten Blutverluste) und solche oralen Eisenpräparate, die bei Eisenmangelanämie zu 25% und bei prälatentem/ latentem Eisenmangel zu 17% anfänglich absorbiert werden (z. B. Eryfer)

| | Eisen-Defizit (mg Fe) | | orale Fe^{2+}-Therapie | | | Dauer u. Gesamtdosis bei der oralen Kompensationstherapie | | | |
	bei Männern	bei Frauen	tägliche Fe-Dosis (mg)	Absorption (%)	(mg/d)	Männer (d)	(g Fe^{2+})	Frauen (d)	(g Fe^{2+})
I. Normalisierung der erschöpften Fe-Reserven (800 mg Fe) (prälat./lat. Fe-Mangel)	800	800	1×50= 50	12	6,0	133	6,7	133	6,7
			2×50=100	12	12	67	6,7	67	6,7
			4×50=200	12	24	33	6,7	33	6,7
II. Normalisierung der Hämoglobin-Konz. (12→15 g/100 ml) + Eisenreserven	1353	1236	1×50= 50	17	8,5	198	10,0	184	9,2
			2×50=100	17	17	100	10,0	92	9,2
			4×50=200	17	34	49	10,0	46	9,2
III. Beseitigung der Anämie (6→15 g/100 ml Hb) + Normalisierung der Eisenreserven	2459	2110	1×50= 50	25	12,5	286	14,4	254	12,7
			2×50=100	25	25	144	14,4	127	12,7
			4×50=200	25	50	72	14,4	63	12,7

normalen Hämoglobinkonzentration von 15 g/100 ml (=0,52 mg Fe/1 ml Blut) dem Gesamtkörper eines Standard-Mannes täglich 53,2 ml Blut bzw. 27,7 mg Eisen verloren (Tabelle 5 und Abb. 8). Da ein Mann mit erschöpften Eisenreserven aus einer Einzeldosis von 50 mg Fe^{2+} etwa 18% (=9 mg Fe) absorbiert, genügen 3 Einzeldosen von jeweils 50 mg Fe/Tag über den Tag verteilt und jeweils nüchtern eingenommen (z. B. jeweils ½—1 Stunde vor Frühstück, Mittagessen und Abendessen), um ca. 3×9=27 mg Fe/d zur Absorption zu bringen. Der gleiche Absorptionseffekt kann allerdings auch mit 2×100=200 mg Fe/d erreicht werden, da daraus ebenfalls 30 mg/Tag (2×15 mg) absorbiert werden. Jedoch führt eine höhere Einzeldosis zu einem Anstieg der eisenspezifischen gastrointestinalen Nebenwirkungen, so daß in jedem Falle mehrere Einzeldosen von jeweils nur 50 mg Fe^{2+} zu bevorzugen sind. Besteht bereits eine leichte Eisenmangelanämie von z. B. 10 g Hb/100 ml, so enthält 1 ml Blut nur noch 0,345 mg Hämoglobineisen und eine Gesamtkörper-^{59}Fe-Eliminationsrate von 1%/d entspricht einem Eisenverlust von nur 18,4 mg Fe/d (=53,2 ml Blut) beim Mann.

Bei *erschöpften Eisenreserven* und entsprechender Dosisabhängigkeit der Fe^{2+}-Absorption (Tabelle 15 und S. 70) können durch 4×50=200 mg Fe^{2+}/Tag tägliche Blutverluste von etwa 70 ml (=36 mg Fe/d), d. h. Gesamtkörper-^{59}Fe-Verluste von ca. 1,3%/d beim Mann und 1,7%/d bei der Frau kompensiert werden, ohne daß eine Eisenmangelanämie entsteht, da aus 4×50=200 mg Fe^{2+}/d täglich ca. 36 mg Fe (=18%) absorbiert werden. In

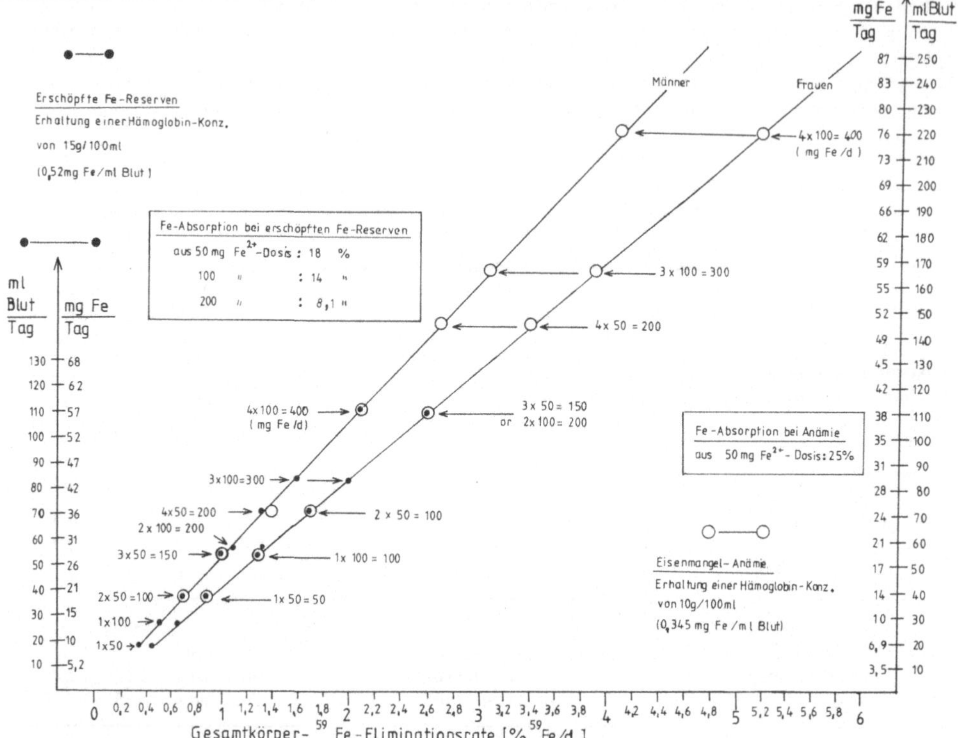

Abb. 8. Dosierungs-Schema für die orale Fe-Kompensations-Therapie bei ständig blutenden Patienten mit erschöpften Fe-Reserven bzw. leichter Eisenmangelanämie.
Zu der gemessenen Gesamtkörper-^{59}Fe-Eliminationsrate (in %/Tag) wird für Standard-Mann bzw. -Frau der tägliche Eisen- bzw. Blut-Verlust (in mg Fe/d bzw. ml Blut/d) auf der Ordinate abgelesen. Auf den beiden Geraden wird dann die für die Kompensations-Therapie erforderliche tägliche Fe^{2+}-Dosis ermittelt

Ausnahmefällen kann die Einzeldosierung auf 100 mg Fe^{2+} und die Tagesdosierung auf $4 \times 100 = 400$ mg Fe^{2+} gesteigert werden. Damit werden dann Gesamtkörper-^{59}Fe-Eliminationsraten von 2,1%/d beim Mann bzw. 2,6%/d bei der Frau entsprechende Blutverluste von 112 ml ($= 58$ mg Fe/d) kompensiert (Tabelle 20).

Bei Bestehen einer *leichten Eisenmangelanämie* von 10 g Hb/100 ml Blut und dabei auf 25% heraufgesetzter Absorption aus 50 mg Fe^{2+} reichen $4 \times 50 = 200$ mg Fe^{2+}/d aus, um Blutverluste von ca 145 ml/Tag ($= 50$ mg Fe/d., Gesamtkörper-^{59}-Fe-Elimination: 2,7%/d beim Mann und 3,4%/d bei der Frau) zu kompensieren, da aus $4 \times 50 = 200$ mg Fe/d insgesamt 50 mg Fe/Tag ($= 25$%) absorbiert werden (Tabelle 20 und Abb. 8).

Die obere Grenze der durch orale Eisentherapie noch kompensierbaren Blutverluste dürfte bei etwa 200 ml Blut/d (ca. 70 mg Fe/d bei 10 g% Hb) entsprechend einer Gesamtköper-^{59}Fe-Elimination von 3,8%/d beim Mann bzw. 4,8%/d bei der Frau und die bei 25% Absorption dafür erforderliche Tagesdosis bei $4 \times 100 = 400$ mg Fe liegen (vgl. Abb. 8). Patienten mit so hohen ständigen

Tabelle 20. Dauer-Dosierung bei *ständig blutenden* Patienten

Gesamtkörper-^{59}Fe-Elimination (%/d)	Blut-Verluste (ml/d)		Eisen-Verluste (mg Fe/d)		orale Eisen-Therapie (mg Fe/d)			
	Männer	Frauen	Männer	Frauen	Männer		Frauen	
					Dosis	Absorption	Dosis	Absorption
1. bei *erschöpften Fe-Reserven* u. 15 g Hb / 100 ml (0,52 mg Fe / ml Blut): 17% Fe-Absorption								
0,2	11	8,4	5,5	4,4	50	8,5	50/2	4,3
0,5	27	21	14	11	100	17	100	17
1	53	42	28	22	200	34	150	26
2	106	84	55	44	350	60	250	43
3	160	126	83	65	500	85	400	68
2. bei *Fe-Mangelanämie* von 10 g Hb / 100 ml (0,345 mg Fe / ml Blut): 25% Fe-Absorption								
0,2	11	8,4	3,7	2,9	50/2	6,3	50/3	4,2
0,5	27	21	9,2	7,3	50	13	50/2	6,3
1	53	42	18	14	100	25	50	13
2	106	84	37	29	150	38	150	38
3	160	126	55	43	250	63	200	50
4	212	168	73	58	300	75	250	63
5	266	210	92	72	400	100	300	75

Blutverlusten, deren Ursachen operativ nicht beseitigt werden können, sind jedoch sehr selten, so daß über die Effektivität und Verträglichkeit einer so hohen oralen Eisen-Dauermedikation erst wenig Erfahrungen vorliegen.

3.1.10.1 Dimensionierung der oralen Eisen-Erhaltungs-Therapie bei Patienten mit intestinaler *hereditärer hämorrhagischer Telangiektasie* (Morbus Osler)

Aus der bei Patienten mit Morbus Osler während der oralen Eisenhaltungstherapie gemessenen Gesamtkörper-^{59}Fe-Elimination und dem Anstieg der Hämoglobinkonzentration können Eisenverluste und Eisenabsorption berechnet werden.

Unter oraler Therapie mit $4 \times 50 = 200$ mg Fe^{2+}/Tag war bei einem Patienten mit Morbus Osler die Hämoglobinkonzentratin nach 43 Tagen von 10,2 auf 11,0 g/100 ml angestiegen, obwohl während dieser Zeit 4454 ml Blut ($= 1607$ mg Fe) entsprechend einer Gesamtkörper-^{59}Fe-Eliminationsrate von $1,82 \pm 0,41\%$/d ($= 96 \pm 21$ ml Blut/Tag) verlorengegangen waren. Als Summe von Hämoglobin-Eisen-Anstieg ($= 146$ mg) und Eisenverlust durch Blutungen ($= 1607$ mg) ergab sich eine Eisenmenge von 1753 mg, die während dieser 43tägigen Therapieperiode aus 8600 mg Fe^{2+} (43 Tage $\times$ 200 mg Fe/d) absorbiert und utilisiert worden war. Die mittlere Eisenabsorption aus der oralen Eisentherapie betrug somit 20% und zeigt, daß der Patient das orale Eisenpräparat während der 43tägigen Therapieperiode regelmäßig vor den Mahlzeiten genommen hat und die daraus absorbierten ~ 40 mg Fe/Tag ausreichten, um den täglichen Blutungs-Eisenverlust von 37 mg Fe zu kompensieren und einen täglichen Hämoglobineisenanstieg von 3,4 mg Fe/Tag zu ermöglichen (Abb. 9).

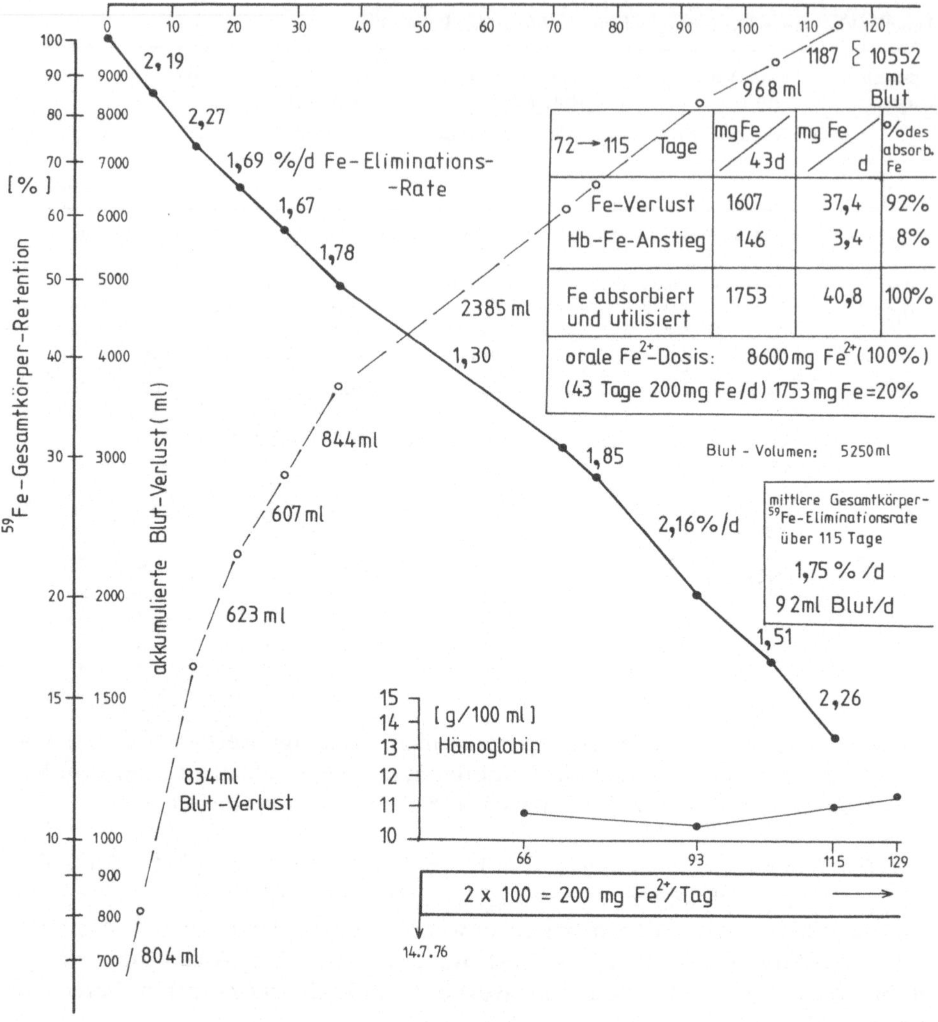

Abb. 9. Aus Gesamtkörper-^{59}Fe-Retention und Hämoglobinkonzentrations-Anstieg berechnete Eisen- bzw. Blut-Verluste und Eisenabsorption während der oralen Erhaltungstherapie eines Patienten mit intestinaler hereditärer hämorrhagischer Telangiektasie (Morbus Osler)

Unsere Erfahrungen bei der über 7 Jahre durchgeführten oralen Eisen-Erhaltungstherapie zeigen, daß Patienten mit Morbus Osler fast immer gleichmäßig viel Blut verlieren. So ergaben z. B. zehn innerhalb von 5 Jahren über jeweils 4—6 Monate durchgeführte Gesamtkörper-^{59}Fe-Eliminations-Messungen bei einer Patientin mit Morbus Osler nur geringfügige Unterschiede in der ^{59}Fe-Eliminationsrate $(0,39—0,82=0,60\pm0,14\%/d)$ bzw. in den täglichen Blutverlusten $(15—32=23\pm5,5$ ml Blut/Tag) (Heinrich, 1975). Bei einem anderen Patienten mit Morbus Osler schwankten die Blutverluste innerhalb eines Jahres zwischen minimal $1,4\%/d$ und maximal $2,4\%/d$ $(\bar{X}_a\pm S.D.=1,8\pm0,33\%/d)$ und entsprachen Blutverlusten von 75—126

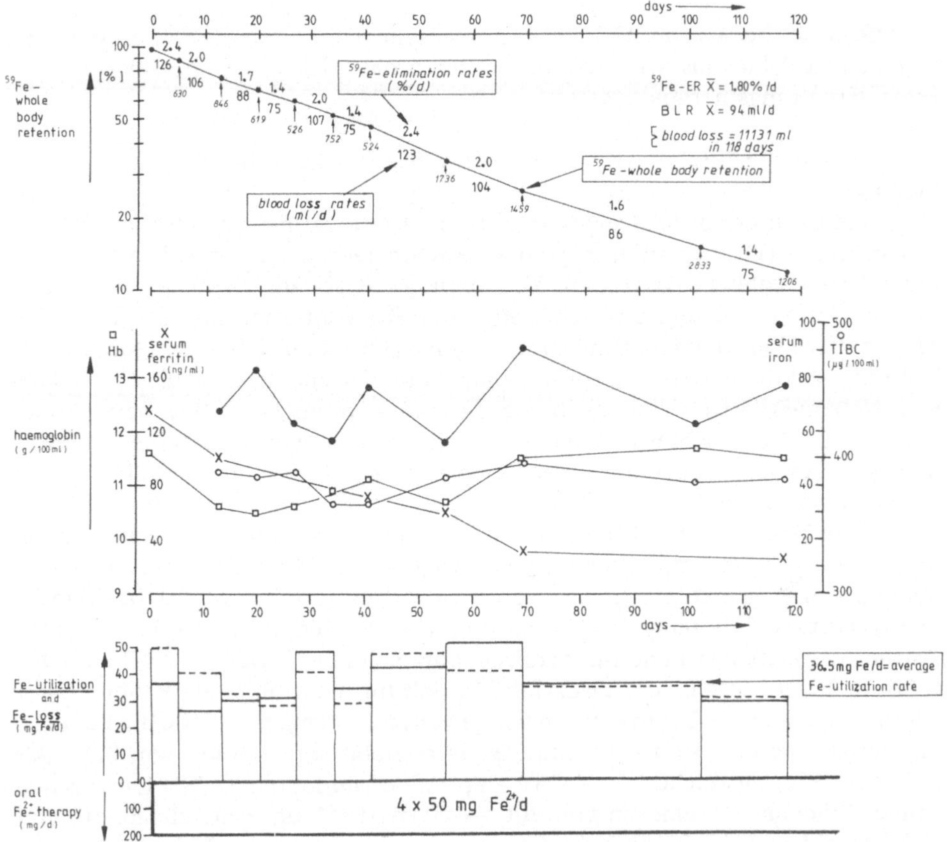

Abb. 10. *Gesamtkörper-⁵⁹Fe-Elimination, Fe-Utilisation,* Serum-Ferritin, Serum-Eisen, TEBK und Hämoglobin-Konzentrationen während der *oralen Eisen-Erhaltungstherapie* bei einem ständig blutenden Patienten mit hereditärer hämorrhagischer Teleangiektasie (Morbus Osler)

$(\overline{X}_a \pm S.D. = 94 \pm 21)$ ml/Tag (Abb. 10). Es genügt deshalb für die richtige Dimensionierung der oralen Eisenerhaltungstherapie beim Morbus Osler, wenn alle 1—2 Jahre die Gesamtkörper-⁵⁹Fe-Eliminationsrate über 4—6 Monate in Abständen von jeweils 3—4 Wochen gemessen wird und daraus der Blut- und Eisen-Verlust sowie die für dessen Kompensation erforderliche orale Eisentherapie berechnet wird.

Größere Blutverluste als 200 ml Blut/Tag (~ 70 mg Fe/die bei 10 g% Hb), entsprechend einer Gesamtkörper-⁵⁹Fe-Eliminationsrate von maximal 4,8%/Tag sind auch bei Patienten mit Morbus Osler nicht zu erwarten (Heinrich, 1970, 1975), so daß eine orale Erhaltungstherapie mit $4 \times 100 = 400$ mg Fe^{2+}/d ($\cong 70$ mg absorbiertes Fe/Tag) für die Kompensation der Blutverluste ausreicht. Die von uns seit bis zu 7 Jahren mit 2- bis 4mal 50 mg Fe^{2+}/die (Tagesdosis 100—200 mg Fe^{2+}) oral behandelten, gleichmäßig weiter blutenden Osler-Patienten bleiben dabei im Zustand des prälatenten/latenten Eisenmangels und profitieren dadurch von einer verdoppelten Nahrungseisenabsorption. Rezidive der Eisenmangel-Blutungsanämie haben wir bisher nicht beobachtet.

Die bisher bei Morbus Osler üblich gewesene parenterale Eisentherapie bzw. regelmäßige Bluttransfusionen wurden durch eine richtig dimensionierte orale Eisen-Erhaltungstherapie ersetzt.

3.1.11 Eisen-spezifische *gastrointestinale Nebenwirkungen* bei der oralen Eisentherapie

Die Häufigkeit der durch freigesetztes Ferro-Eisen verursachten Nebenwirkungen im Magen (Druckgefühl, epigastrische Schmerzen, Übelkeit, Erbrechen) und Dünndarm (Koliken, Diarrhöen, Verstopfung) ist abhängig von dem zeitlichen Verlauf der Freisetzung und schließlich der Konzentration an Ferroionen im Magen- bzw. Darmlumen. Ein leerer Magen ist empfindlicher als ein Magen voll Nahrung, die die Ferroionen sofort komplex bindet und dadurch die Häufigkeit von Nebenwirkungen und auch die Eisenabsorption (s. S. 37) beträchtlich herabsetzt. Die Nüchterneinnahme ist die Voraussetzung für eine optimale Verfügbarkeit des oral verabfolgten Ferro-Eisens (s. S. 73), limitiert aber wegen der sonst unvermeidbaren Nebenwirkungen die Einzeldosis auf 50—100 mg Fe^{2+}. Einzeldosen von 50 mg Fe^{2+} in im Magen sich unter CO_2-Entwicklung schnell auflösenden Präparaten erzeugen wie Plazebo-Präparate bei etwa 4—7% der Patienten gastrointestinale Nebenwirkungen (Heinrich, 1970; Gabbe, 1975). Erst die Erhöhung der Tagesdosis auf 180—400 mg Fe^{2+} führt zu einem Anstieg der Nebenwirkungsquote mit zunehmender Fe^{2+}-Dosis von 6,5 auf 20% (Sölvell, 1970). Das ist der Grund dafür, daß für nicht-blutende Patienten mit Eisenmangelanämie 2 Einzeldosen von jeweils nur 50 mg Fe^{2+} (100 mg Fe/Tag), die bereits für eine maximale initiale Hämoglobinregeneration von 0,2—0,3 g/100 ml Blut ausreichen (s. S. 76), empfohlen werden (s. S. 78). Die bei den früher üblichen Einzeldosen von 200—400 mg Fe^{2+} unvermeidliche, oft zum Therapieabbruch führende hohe Frequenz gastrointestinaler Nebenwirkungen (bei ca. 20% der Patienten) konnte durch Einzeldosen von nur 50 mg Fe^{2+} auf ca. 1—2% (bei Nüchterneinnahme!) herabgesetzt werden.

Die von den jeweiligen Herstellerfirmen immer wieder behauptete bessere Verträglichkeit des erst im Dünndarm aus den mit einem magensäureresistenten Lack überzogenen Pellets bzw. aus einer Plastikmatrix langsam oder verzögert freigesetzten Fe^{2+} ist wissenschaftlich nicht bewiesen, da dafür erforderliche Doppelblind-Vergleiche gegen ein schnell sich auflösendes Eisenpräparat und ein Plazebo in der Regel nicht durchgeführt wurden.

Der Vergleich der Nebenwirkungen nach oraler Gabe von 100 mg Fe^{2+} als schnell sich auflösende $FeSO_4$-Tabletten (100% in 10 min) bzw. langsam aus einer Plastikmatrix austretendem $FeSO_4$ (40% in einer und 100% in 6 Std.) zeigte bei Blutspendern, daß die beiden gleich gut absorbierbaren Eisenpräparate (s. S. 75) auch gleich viel gastrointestinale Nebenwirkungen (insgesamt 26—30%, davon 11% Verstopfung, 7% Diarrhoen, 6 bzw. 3% Magenschmerzen oder Übelkeit) erzeugten, während die Plazebosubstanz ebenfalls schon bei 20% Nebenwirkungen hervorrief (Rybo und Sölvell, 1971).

Diese Befunde sind auf die übrigen Eisenpräparate mit verzögerter Eisenfreisetzung im Duodenum nicht übertragbar, da die meisten dieser Präparate weder auf Bioverfügbarkeit noch Verträglichkeit des Eisens untersucht worden sind. In der Regel werden besonders gut verträgliche Eisenpräparate auch besonders schlecht absorbiert, da sowohl die optimale Absorption als auch die gastrointestinalen Nebenwirkungen die schnelle Freisetzung des Ferroeisens im Magen (bzw. Duodenum) zur Voraussetzung haben.

Nach Verwendung einer 525 mg Ferrosulfat ($=105$ mg Fe^2) in einer Plastikmatrix enthaltenden Eisen-Depottablette wurden als schwere Komplikationen eine Pylorusstenose mit Nausea und Anorexie, die erst nach Erbrechen der Plastikmatrizes von 70 Depottabletten verschwanden (Carne-Ross, 1976), sowie Ulzerationen mit schwerem Ödem im Hypopharynx beschrieben, weil dort die Depottablette hängengeblieben und ihr Eisen freigesetzt hatte (Abbarah et al., 1976).

Oral verabfolgte Eisenpräparate, deren Fe^{2+} mit den Zähnen in Berührung kommt, können schon nach mehrwöchiger Einnahme insbesondere bei Schwangeren und Kindern zu einer häufiger beobachteten, lang anhaltenden schwarzen Einfärbung des Zahnschmelzes führen. Bei Hamstern hemmt diese Eiseneinlagerung in die Zahnschmelzoberfläche zwar die Plaque-Bildung und Kariesentwicklung (Emilson und Krasse, 1972), beim Menschen jedoch dürfte die schwarze Verfärbung der Zähne kosmetisch unerwünscht sein. Orale Eisenpräparate, die ihr Eisen erst im Magen oder Dünndarm freigeben, verursachen keine schwarzen Zähne und auch keinen unangenehmen metallischen Eisengeschmack auf der Zunge.

3.2 Parenterale Eisen-Therapie

Die auch heute noch weit verbreitete Verwendung oraler Eisenpräparate mit schlechter Bioverfügbarkeit des darin enthaltenen Eisens führt bei üblicher Dosierung von 100 mg Fe^{2+}/Tag häufig zu Therapieversagern und bei der dann erforderlichen Heraufsetzung der oralen Dosis auf 200—400 mg Fe^{2+}/Tag zu hohen Unverträglichkeitsquoten (s. S. 84) und dadurch veranlaßte Therapieabbrüche. Statt auf ein gut absorbierbares orales Eisenpräparat umzustellen und im übrigen die Grundregeln der oralen Eisentherapie (s. S. 69) einzuhalten, wird dann allzu schnell zur überflüssigen und manchmal auch gefährlichen parenteralen Eisentherapie gegriffen.

3.2.1 *Indikationen* für die parenterale Eisentherapie
werden zwar in modernen Übersichten zur Eisentherapie immer noch aufgelistet, halten aber einer kritischen Überprüfung kaum noch stand.

Moderne orale Eisenpräparate werden so gut absorbiert, daß bei niedriger Dosierung die gastrointestinalen Nebenwirkungen nicht häufiger als nach Plazebogabe sind (s. S. 84). *Unverträglichkeit der oralen Eisentherapie* ist nur noch in sehr seltenen Fällen oft von Voreingenommenheit gegenüber oralem Eisen eine Indikation für die parenterale Verabfolgung des Eisens.

Eine Unwirksamkeit der oralen Eisentherapie wegen *Eisen-Malabsorption* ist extrem selten und kommt praktisch nur bei Patienten mit totaler Darmzottenatrophie infolge nicht behandelter glutensensitiver Enteropathie vor (s. S. 39). Die parenterale Eisentherapie ist hier überflüssig, da die Eisen-Malabsorption schon 2 Wochen nach Beginn einer glutenfreien Ernährung verschwunden ist und der Eisenmangel dann durch orale Eisentherapie und/oder normale Nahrungseisenabsorption beseitigt werden kann.

Gegen *schlecht absorbierbare orale Eisenpräparate* schützt die Verwendung nur solcher Handelspräparate, die mit moderner Methodik auf Absorbierbarkeit des darin enthaltenen Ferroeisens untersucht wurden. Einer oralen Eisentherapie gegenüber refraktäre Eisenmangelzustände gibt es nur sehr selten bei nicht behandelter glutensensitiver Enteropathie und ausgedehnter schwerer Duodenojejunitis (vgl. Tabelle 2).

Patienten mit *Magenmukosaatrophie* oder *partieller Gastrektomie* sprechen vorzüglich auf orales Eisen an (s. S. 38).

Patienten mit *Colitis ulcerosa* oder *Ileitis terminales* vertragen niedrig dosierte und gut absorbierbare orale Eisenpräparate meistens recht gut.

Ständige *beträchtliche* und nicht abstellbare *gastrointestinale* oder *urogenitale Blutverluste* (Morbus Osler, Hypermenorrhoen u. a. m., vgl. Tabelle 20) können fast immer durch eine orale Eisentherapie kompensiert werden (s. S. 78).

Allein in Entwicklungsländern mit einer hinsichtlich der regelmäßigen Einnahme oraler Medikamente unzuverlässigen Bevölkerung hat die hochdosierte intravenöse Infusion von 1—3 g Dextran-Eisen noch eine Berechtigung. Die dabei unvermeidlichen Zwischenfälle (s. S. 88) werden in Kauf genommen, um das sonst insbesondere bei schwersten Eisenmangelanämien während der Schwangerschaft beträchtliche Mortalitätsrisiko für Mütter und Kinder zu senken.

Gegen die nicht sehr streng indizierte parenterale Eisentherapie sprechen:

1. die schnellere und stärkere initiale Wirksamkeit der oralen Eisentherapie (s. S. 76),
2. das Risiko toxischer Nebenwirkungen und lebensgefährdender anaphylaktischer Reaktionen durch parenterales Eisen s. S. 89),
3. die Gefahr der Eisenüberdosierung bei nicht richtig dimensionierter parenteraler Eisentherapie.

3.2.2 Verfügbare parenterale Eisenpräparate

3.2.2.1 *Dextrin-* und *Saccharat*-Komplexe des Ferrihydroxyds für die intravenöse Injektion.

Mit der Einführung eines Eisenoxyd-Saccharat-Komplexes stand erstmalig eine in Einzeldosen von bis zu 300 mg Fe einigermaßen verträgliche intravenöse Eisentherapie zur Verfügung (Nissim, 1947), die jedoch heute aus Gründen der unvermeidbaren Nebenwirkungen (vgl. S. 88) und der auf 100 mg Fe begrenzten Tagesdosierung kaum noch benutzt wird. Ähnlich ist es mit den durch partiell hydrolysiertes Dextrin stabilisierten Ferrihydroxyd-Komplexen (Molekulargewicht ca. 230 000), die als kolloidale Lösungen (Astrafer, Ferrigen) intravenös in Einzeldosen von 100 mg verabfolgt werden (Agner et al., 1948; Andersson, 1950). Wegen seines hohen Molekulargewichtes wird das intravenös injizierte Eisen-Dextrin in wenigen Stunden aus dem Blutplasma eliminiert und in den Zellen des RES durch Phagozytose gespeichert. Dort wird dann aus einem Teil des Eisen-Dextrins das Eisen freigesetzt und steht dann mit zeitlicher Verzögerung für die Hämoglobin-Bildung zur Verfügung. Mit erschöpfenden Phlebotomien wurde gezeigt, daß nur etwa 65 % des i. v. injizierten Eisen-Dextrin für die Hämoglobin-Synthese verwendet werden können. Das restliche nichtutilisierbare Eisen läßt sich in uniform granulärer Form in den RE-Zellen des Knochenmarks und der Leber selbst dann noch in großen Mengen nachweisen, wenn durch die Aderlässe eine Eisenmangelanämie erzeugt und das amorphe Eisen in den RE-Zellen verschwunden ist (Olsson et al., 1972). Die selbst nach einem Jahr noch nachweisbaren Mengen an nicht verwertbarem, noch nicht in Ferritin bzw. Hämosiderin transformierten Eisen-Dextrin- oder -Saccharat-Ablagerungen in den RE-Zellen können bei einer Beurteilung des Reserveeisens in Knochenmarksausstrichen insbesondere beim ungeübten Beurteiler zu diagnostischen Irrtümern führen, wenn gleichzeitig eine Eisenmangelanämie besteht.

3.2.2.2 Eisen-*Dextran*-Komplexe für die intravenöse Infusion

Seit der Einführung der zunächst intramuskulären Eisen-Dextran-Therapie (Martin et al., 1955) wird die parenterale Eisentherapie heute vorwiegend intravenös mit Eisen-Dextran durchgeführt, insbesondere nachdem die langsame intravenöse Infusion großer Einzeldosen von 1—3 g Eisen benutzt wird (Basu, 1963). Der Dextran-Komplex des Ferrihydroxyds (Imferon) hat ein Molekulargewicht von ca. 180000 und wird nach intravenöser Infusion mit einer Halbwertszeit von 2—3 Tagen langsam von den RE-Zellen der Leber, der Milz und des Knochenmarks aufgenommen und zunächst größtenteils gespeichert. Erst das im RES aus dem hämatopoetisch inerten Eisendextran-Komplex abgespaltene Eisen steht mit zeitlicher Verzögerung für die Hämoglobinsynthese zur Verfügung. Bei vergleichbarer Dosierung kommt es daher nach oraler Eisengabe zu einem früheren und stärkeren Hämoglobinanstieg als nach hochdosierter Eisendextraninfusion. Nur etwa 50—70% des als Dextrankomplex infundierten und zunächst im RES gespeicherten Eisen stehen selbst nach 3—5 Monaten für die Hämoglobinsynthese zur Verfügung. Die restlichen 30—50% werden überhaupt nicht oder erst nach sehr langer Zeit (Jahre!) utilisiert und liegen solange in den RES-Zellen herum und beeinträchtigen die zytochemische Diagnose des Eisenmangels (Henderson und Hillmann, 1969; Olsson und Weinfeld, 1972).

3.2.2.3 Eisen-*Sorbitol-Zitrat*-Komplex für die intramuskuläre Injektion

Der Eisen-Sorbitol-Zitrat-Komplex (Jectofer) hat mit 3500—5000 ein relativ geringes mittleres Molekulargewicht und enthält eine Fraktion, die dialysabel ist und Eisen rasch an Transferrin abgibt. Zur Vermeidung stärkerer Nebenwirkungen durch freigesetztes Eisen soll der Sorbitol-Eisen-Komplex nur intramuskulär in Einzeldosen von nicht mehr als 100 mg Fe injiziert werden. Vom Injektionsort verschwindet der Komplex innerhalb von ca. 12 Std. und führt nach 1—2 Std. zu maximalen Serumkonzentrationen an Transferin-gebundenem und z. T. auch Sorbitol-Eisen, so daß das Eisen praktisch sofort für die Hämoglobinbildung verfügbar ist. Etwa 30% des Eisen-Sorbitols werden wohl infolge ihres niedrigen Molekulargewichtes und vorübergehender Sättigung der Serumeisenbindungskapazität sofort mit dem Harn ausgeschieden (Lindvall und Andersson, 1961). Von Patienten mit leichter Eisenmangelanämie wurden nach intramuskulärer Injektion von insgesamt 1200 mg Sorbitol-Zitrat-Eisen (Einzeldosen 100 mg Fe/Tag) jeweils 37% am selben Tag mit dem Harn ausgeschieden und 54%

innerhalb von 4 Wochen für die Hämoglobinsynthese benutzt (85% der retinierten Fe-Menge). Aus den nach Eisen-Sorbitol Injektion als Ferritin (bzw. Hämosiderin) angelegten Eisenreserven standen 94% für die Hämoglobinsynthese zur Verfügung (Olsson, 1972).

3.2.3 *Dimensionierung* der parenteralen Eisentherapie

Da nach parenteraler Verabfolung von Eisen-Saccharat-, -Dextrin-, -Sorbitol- bzw. -Dextran-Komplexen nur etwa die Hälfte des injizierten Eisens für die Hämoglobinsynthese zur Verfügung steht, muß grundsätzlich doppelt so viel Eisen injiziert werden wie für die Auffüllung der Eisenreserven bzw. Beseitigung der Eisenmangelanämie benötigt wird (Tabelle 21). Abgesehen von der Gesamtdosisinfusion von 1—3 g Dextraneisen ist die bei den Saccharat-, Dextrin- und Sorbitol-Komplexen des Eisens aus Gründen der Verträglichkeit erforderliche Beschränkung auf Einzelinjektionen von 100 mg Fe/Tag so unpraktisch und unwirtschaftlich, daß diese Art der parenteralen Eisentherapie weitgehend aufgegeben worden ist.

Tabelle 21. Dimensionierung der *parenteralen* Eisentherapie zum Auffüllen der Eisenreserven (Fe-Defizit 800 mg) und bei schwerer Eisenmangelanämie von 6 g% Hb (Fe-Defizit ~ 2110 mg bei der Frau)

Fe(III)-Komplex mit	Applik. Art	Einzel- dosis pro Tag (mg Fe)	für Hämo- globin- Synthese verfügbar (mg Fe/d)	Auffüllen der erschöpften Eisenreserven Tage	Gesamt- dosis (mg Fe)	Therapie einer schweren Eisenmangel- anämie Tage	Gesamt- dosis (mg Fe)
Sorbitol-Citrat (Jectofer®)	i.m.	100	54	15	1500	39	3900
Dextrin (Astrafer®, Ferrigen®)	i.v.	100	65	12	1200	33	3300
Dextran (Imferon®)	i.v. Infus.	100 1000 3000	50 500 1500	16 2	1600 2000	42 4 1	4200 4000 3000

3.2.4 *Toxische Nebenwirkungen* der parenteralen Eisentherapie

Bei der parenteralen Therapie mit Eisen-Dextran, -Dextrin, -Sorbitol bzw. -Saccharat-Komplexen wurden neben schmerzhaften paravenösen Reaktionen und Phlebitis, Hautflush, Kopfschmerzen, Übelkeit, Erbrechen, Myalgien, Arthralgien, generalisierte Lymphadenopathie, Schüttelfrost, Fieber, Leukozytosen, Urtikaria, Dermatitis, Anurie, Bronchospasmen, Dyspnoe und Hypotension sowie Kreislaufkollaps bei Anaphylaxie beobachtet. Leichte und vorübergehende Nebenwirkungen wurden bei etwa 10%, schwere Nebenwirkungen, die u. a. zum Abbruch einer Eisendextransinfusion zwangen, bei etwa 2—5% und schwerste anaphylaktische Reaktionen bei etwa 0,3% der so behandelten Patienten beobachtet. Akute Schübe von rheumatischer Arthritis, ankylosierender Spondylitis und verstärkte Hämolyse bei paroxysmaler nokturnaler Hämoglobinurie wurden durch Eisen-Dextran- bzw. -Dextrin-Injektionen ausgelöst (Literatur bei Figueroa, 1964; Mc Curdy, 1970; Hanson und Hendeles, 1974).

Mehrere zum Tode führende anaphylaktische Reaktionen wurden nach intramuskulärer -oder intravenöser Eisen-Dextran-Injektion beobachtet. In Finnland kam es zu tödlich verlaufender Anaphylaxie, ventrikulärer Tachykardie und Fibrillation sowie komplettem atrioventrikulärem Block kurz nach intramuskulärer Injektion von Eisen-Sorbitol-Zitrat (Jectofer) (Karhunen et al., 1970), die zu Warnungen der WHO und Nationalen Gesundheitsbehörden führten. Bei parenteraler Eisentherapie sollte eine intensiv-medizinische Betreuung der so behandelten Patienten bereitstehen. Die genannten Nebenwirkungen und Todesfälle bei der parenteralen Eisentherapie sind wohl hauptsächlich auf die toxischen Wirkungen des aus den Komplexen schon vor der Injektion freigesetzten Ferroeisen (Cox und King, 1965) zurückzuführen, obwohl große Dextranmengen auch über eine Mastzellenstimulierung und Histaminfreisetzung anaphylaktische Reaktionen auslösen können.

Die Entwicklung von Fibrosarkomen am Ort der intramuskulären Eisendextraninjektion ist für Ratten, Mäuse, Hamster und Kaninchen durch zahlreiche Arbeiten dokumentiert (Literatur bei Roe, 1967). Auch beim Menschen wurden 2—13 Jahre nach intramuskulärer Injektion von Eisendextran (Imferon) Sarkome am Injektionsort beobachtet (Robinson et al., 1960; MacKinnon und Bancewicz, 1973), jedoch ist die Dunkelziffer Eisendextran induzierter Sarkome sicherlich viel größer (Greenberg, 1976). Die intramuskuläre Injektion von Eisendextrankomplexen ist außerdem schmerzhaft und führt zu dauerhaften Verfärbungen der Haut („Popocolor"). Sie hat wegen des Sarkomrisikos heute keine Existenzberechtigung mehr.

Literatur

Addison, G. M., Beamish, M. R., Hales, C. N., Hodgkins, M.; Jacobs, A.; Llewellin, P.: An immunoradiometric assay for ferritin in the serum of normal subjects and patients with iron deficiency and iron overload. J. Clin. Path. **25,** 326 (1972)

Agner, K. J., Andersson, N. S. E., Nordenson, N. G.: Intravenöse Eisentherapie. Acta Haemat. **1,** 193 (1948)

Andersson, N. S. E.: Experimental and clinical investigations into the effect of parenterally administered iron. Acta Med. Scand. (Suppl. **241**), **138,** 1 (1950)

Basu, S. K.: Rapid administration of iron-dextran in late pregnancy. Lancet **1963 I,** 1430

Beamish, M. R., Walker, R., Miller, F., Worwood, M., Jacobs, A.; Williams, R., Corrigall, A.: Transferrin iron, chelatable iron and ferritin in idiopathic haemochromatosis. Brit. J. Haemat. **27,** 219 (1974)

Bender-Götze, Ch., Heinrich, H. C., Gabbe, E. E., Oppitz, K. H., Schäfer, K. H., Schröter, W., Whang, D. H.: Intestinal iron absorption under the influence of available storage iron and erythroblastic hyperplasia. Z. Kinderheilk. **118,** 283 (1975)

Bernard, J., Najean, Y., Alby, N., Rain, J.-D.: Les anemies hypochromes dues a des hemorragies volontairement provoquees. Presse Medicale **75,** 2087 (1967)

Birgegard, G., Högman, C., Killander, A., Levander, H., Simonsson, B., Wide, L.: Serum-ferritin and erythrocyte 2,3-DPG during quantitated phlebotomy and iron treatment. Scand. J. Haemat. **19,** 327 (1977)

Brise, H.: Influence of meals on iron absorption in oral iron therapy. Acta Med. Scand. **171,** Suppl. 376, 39 (1962)

Brise, H., Hallberg, L.: Absorbability of different iron compounds. Acta Med. Scand. **171,** Suppl. 376, 7 und 23 (1962)

Brozovich, B., Cattell, W. R., Cottrall, M. F., Gwyther, M. M., McMillan, J. M., Malpas, J. S., Salsbury, A., Trott, N. G.: Iron metabolism in patients undergoing regular dialysis treatment. Brit. med. J. **1971 I,** 695

Carne-Ross, I. P.: Pyloris stenosis and sustained release iron tablets. Brit. med. J. **1976 II,** 642

Cartwright, G. E., Deiss, A.: Sideroblasts, siderocytes and sideroblastic anemia. New Engl. J. Med. **292,** 185 (1975)

Cook, J. D., Eschbach, J. W.: Iron absorption and loss in chronic renal disease. In: Iron Metabolism and its Disorders, p. 190—198. Amsterdam—Oxford—New York: Excerpta Medica a. American Elsevier 1975

Cook, J. D., Lipschitz, D. A., Miles, L. E. M., Finch, C. A.: Serum ferritin as a measure of iron stores in normal subjects. Amer. J. Clin. Nutrit. **27,** 681 (1974)

Cox, J. S. G., King, R. E.: Valency investigations of iron dextran (Imferon). Nature **207,** 1202 (1965)

Crosby, W. H.: Serum ferritin fails to indicate hemochromatosis — nothing gold can stay. New Engl. J. Med. **294,** 333 (1976)

Crosland-Taylor, P., Chir. B., Keeling, D. H., Cromie, B. W.: A trial of slow-release tablets of ferrous sulphate. Curr. Therap. Res. **7,** 244 (1965)

Daily, W. J. R., Coles, J. M., Creger, W. P.: Factitious anemia. Ann. Intern. Med. **58,** 533 (1963)

Diamond, L. K., Naiman, J. L., Allen, D. M., Oski, F. A.: The treatment of iron-deficiency anemia-palatable but ineffective iron medication. Pediatrics **31,** 1041 (1963)

Ekenved, G., Arvidsson, B., Sölvell, L.: Influence of food on the absorption from different types of iron tablets. Scand. J. Haemat., Suppl. **28,** 79 (1976)

Emilson, C. G., Krasse, B.: The effect of iron salts on experimental dental caries in the hamster. Arch. oral Biol. **17,** 1439 (1972)

Dietzfelbinger, H., Kaboth, W.: Untersuchungen zur Eisen-Bioverfügbarkeit aus Eisen(II)- und Eisen(III)-Salzen. Med. Klin. **72,** 654 (1977)

Doppelfeld, E., Kutzim, H., Wellner, U.: Einfluß von Askorbinsäure auf die Resorption von Natrium-Ferrizitrat-Komplex. Münch. Med. Wschr. **116,** 845 (1974)

Edwards, C. G., Carroll, M., Bray, P., Cartwright, G. E.: Hereditary hemochromatosis. Diagnosis in siblings and children. New Engl. J. Med. **297,** 7 (1977)

Eschbach, J. W., Cook, J. D., Finch, C. A.: Iron absorption in chronic renal disease. Clin. Sci. **38,** 191 (1970)

Figueroa, W. G.: Parenteral treatment of iron deficiency. In Iron Metabolism. (F. Gross, ed.) p. 426—440. Berlin—Heidelberg—New York: Springer, 1964

Gabbe, E. E.: Quantitative aspects of iron deficiency and iron therapy. In Iron Metabolism and its Disorders, p. 278—297. Amsterdam—Oxford—New York: Excerpta Medica a. American Elsevier 1975

Götze, Ch., Schäfer, K. H., Heinrich, H. C., Bartels, H.: Eisenstoffwechselstudien an Frühgeborenen und gesunden Reifgeborenen während des ersten Lebensjahres mit dem Ganzkörperzähler und anderen Methoden. Mschr. Kinderheilk. **118,** 210 (1970)

Göltner, E.: Iron requirement and deficiency in menstruating and pregnant women. In Iron Metabolism and its Disorders, p. 159—165. Amsterdam—Oxford—New York: Excerpta Medica a. American Elsevier 1975

Goya, N., Miyazaki, S., Kodate, S., Ushio, B.: A family of congenital atransferrinemia. Blood **40,** 239 (1972)

Grebe, G., Martinez-Torres, C., Layrisse, M.: Effects of meals and ascorbic acid on the absorption of a therapeutic dose of iron as ferrous and ferric salts. Curr. Therap. Res. **17,** 382 (1975)

Greenberg, G.: Sarcoma after intramuscular iron injection. Brit. med. J. **1976 I,** 1508; **1976 II,** 234

Hallberg, L.: Oral iron therapy. In Iron Metabolism and its Disorders, p. 306—317. Amsterdam—Oxford—New York: Excerpta Medica a. American Elsevier 1975

Halliday, J. W., Gera, K. L., Powell, L. W.: Solid phase radioimmunoassay for serum ferritin. Clin. Chim. Acta **58,** 207 (1975)

Halliday, J. W., Russo, A. M., Cowlishaw, J. L., Powell, L. W.: Serum-ferritin in diagnosis of hemochromatosis. Lancet **2,** 621 (1977)

Hanson, D. B., Hendeles, L.: Guide to total dose intravenous iron dextran therapy. Amer. J. Hosp. Pharm. **31,** 592 (1974)

Hausmann, K., Kuse, R., Sonnenberg, O. W., Bartels, H., Heinrich, H. C.: Inter-relations between iron stores, general factors and intestinal iron absorption. Acta Haemat. **42,** 193 (1969)

Heilmeyer, L, Plötner, H.: Eisenmangelzustände und ihre Behandlung. Klin. Wschr. **15,** 1669 (1936)

Heinrich, H. C.: Die Gesamtkörper Radioaktivitätsmessung in medizinischer Forschung und klinischer Diagnostik. Therapiewoche **17,** 2099 (1967)

Heinrich, H. C.: Iron deficiency without anaemia. Lancet **1968 II,** 460

Heinrich, H. C.: Intestinal iron absorption in man-methods of measurement, dose relationship, diagnostic and therapeutic applications. In Iron Deficiency, p. 213—294. London—New York: Academic Press 1970

Heinrich, H. C.: Dimensionierung einer optimalen oralen Eisenkompensationstherapie bei nichtblutenden Patienten mit normaler Gesamtkörper-^{59}Fe-Eliminationsrate. Med. Klin. **68,** 981 (1973)

Heinrich, H. C.: Bioavailability of trivalent iron in oral iron preparations. Arzneimittel-Forsch. **25,** 420 (1975)

Heinrich, H. C.: Clinical aspects of iron absorption and turnover. In Iron Metabolism and its Disorders, p. 34—58. Amsterdam—Oxford—New York: Excerpta Medica and American Elsevier 1975

Heinrich, H. C.: Nüchterneinnahme: Voraussetzung für optimale Bioverfügbarkeit oral verabfolgten Eisens. Deutsche med. Wschr. **102,** 1699 (1977)

Heinrich, H. C.: Serum-Ferritin ungeeignet als Kontrollparameter der oralen Eisentherapie. Deutsche med. Wschr. **102,** 1788 (1977)

Heinrich, H. C., Bartels, H.: Bestimmungsmethoden und Normalbereiche der intestinalen Eisenresorption beim Menschen. Klin. Wschr. **45,** 553 (1967)

Heinrich, H. C., Bartels, H., Gabbe, E. E., Kugler, G., Oppitz, K. H.: Effects of so-called iron absorption-promoting additives in humans as measured with the ^{59}Fe-absorption whole body retention test. Arzneimittel Forsch. **22,** 1091 (1972)

Heinrich, H. C., Bartels, H., Goetze, C., Schäfer, K.-H.: Normalbereich der intestinalen Eisenresorption bei Neugeborenen und Säuglingen. Klin. Wschr. **47,** 984 (1969)

Heinrich, H. C., Bartels, H., Heinisch, B., Hausmann, K., Kuse, R., Humke, W., Mauss, H. J.: Intestinale ^{59}Fe-Resorption und prälatenter Eisenmangel während der Gravidität des Menschen. Klin. Wschr. **46,** 199 (1968)

Heinrich, H. C., Brüggemann, J., Gabbe, E. E., Gläser, M.: Correlation between diagnostic ^{59}Fe^{2+}-absorption and serum ferritin concentration in man. Z. Naturforsch. **32c,** 1023 (1977)

Heinrich, H. C., Gabbe, E. E.: Whole body ^{59}Fe-elimination rates and corresponding blood losses in patients with factitious anemia induced by selfbloodletting. Klin. Wschr. (1977)

Heinrich, H. C., Gabbe, E. E., Brüggemann, J.: Serum ferritin concentrations and diagnostic ^{59}Fe^{2+}-absorption in humans with iron deficiency. Naturwissensch. **64,** 595 (1977)

Heinrich, H. C., Gabbe, E. E., Brüggemann, J., Oppitz, K. H.: Effects of fructose on ferric and ferrous iron absorption in man. Nutrit. Metabol. **17,** 236 (1974)

Heinrich, H. C., Gabbe, E. E., Icagic, F.: Nutritional iron deficiency anemia in lactoovovegetarians. Klin. Wschr., (1978) in press.

Heinrich, H. C., Gabbe, E. E., Kugler, G.: ^{59}Fe^{2+} and hemoglobin-^{59}Fe-absorption in human beings do not require gastric juice or intrinsic factor. Biochem. Med. **5,** 472 (1971)

Heinrich, H. C. Gabbe, E. E., Kugler, G.: Comparative absorption of ferri-haemoglobin-^{59}Fe/ferro-haemoglobin-^{59}Fe and ^{59}Fe^{3+}/^{59}Fe^{2+} in humans with normal and depleted iron stores. Europ. J. Clin. Invest. **1,** 321 (1971)

Heinrich, H. C., Gabbe, E. E., Kugler, G., Pfau, A. A.: Nahrungs-Eisenresorption aus Schweine-Fleisch, -Leber und -Hämoglobin bei Menschen mit normalen und erschöpften Eisenreserven. Klin. Wschr. **49,** 819 (1971)

Heinrich, H. C., Gabbe, E. E., Kugler, G., Whang, D. H., Hausmann, K., Bartels, H., Kuse, R., Meineke, K. H., Kügler, S., Stelzner, F.: Diagnostischer ^{59}Fe^{2+}-Resorptions-Test und diffus verteiltes Reserveeisen der Knochenmarksmakrophagen bei Magenmukosaatrophie und nach Magen-$^{2}/_{3}$-Resektion bzw. totaler Gastrektomie. Klin. Wschr. **49,** 825 (1971)

Heinrich, H. C., Gabbe, E. E., Oppitz, K. H., Whang, D. H., Bender-Götze, C., Schäfer, K. H., Schröter, W., Pfau, A. A.: Absorption of inorganic and food iron in children with heterozygous and homozygous β-thalassemia. Z. Kinderheilk. **115,** 1 (1973)

Heinrich, H. C., Gabbe, E. E., Whang, D. H.: Empfindlichkeits- und Gütekenngrößen des Hamburger 4 π-Großraum-Radioaktivitätsdetektors mit flüssigem organischem Szintillator. Atompraxis **11,** 430 und 660 (1965)

Heinrich, H. C., Gabbe, E. E., Whang, D. H.: Die Dosisabhängigkeit der intestinalen Eisenresorption bei Menscen mit normalen Eisenreserven und Personen mit prälatentem/latentem Eisenmangel. Z. Naturforsch. **24b,** 1301 (1969)

Heinrich, H. C., Gabbe, E. E., Whang, D. H.: Physikalische und biologische Halbwertzeit von radiochemisch reinem ^{59}Fe. Z. Naturforsch. **26b,** 13 (1971)

Heinrich, H. C., Gabbe, E. E., Whang, D. H., Bender-Götze, C., Schäfer, K. H.: Ferrous and hemoglobin-^{59}Fe-absorption from supplemented cow milk in infants with normal and depleted iron stores. Z. Kinderheilk. **120,** 251 (1975)

Heinrich, H. C., Oppitz, K. H., Busch, H.: Eisenmangel und Eisenprophylaxe bei Blutspendern. Klin. Wschr. **51,** 101 (1973)

Henderson, P. A., Hillman, R. S.: Characteristics of iron dextran utilization in man. Blood **34,** 357 (1969)

Jacobs, A., Slater, A., Whittaker, J. A., Canellos, G., Wiernik, P. H.: Serum-ferritin concentration in untreated Hodgkin's disease. Brit. J. Cancer **34,** 162 (1976)

Jacobs, A., Worwood, M.: The biochemistry of ferritin and its clinical implications. Progr. Hematol. **9,** 1 (1975)

Jones, P. A. E., Miller, F. M., Worwood, M., Jacobs, A.: Ferritinaemia in leukaemia and Hodgkin's disease. Brit. J. Cancer **27,** 212 (1973)

Karlunen, P., Härtel, G., Kivikangas, V., Reinikainen, M.: Reaction to iron sorbitol injection in three cases of malabsorption. Brit. Med. J. **1970 II,** 521

Kilchling, H.: Vergleichsuntersuchungen von oralen „Quick release"- und „Slow release"-Eisenpräparaten im Postabsorptions-Serumeisen-Konzentrations-Test. Arzneimittel-Forsch. **25,** 105 (1975)

Kraft, D., Koeppe, P.: Vergleichende Untersuchungen zur Ganzkörperretention von Eisen(II)-Sulfat und einer Kombination aus Eisen(II)-Sulfat mit DL-Serin. Arzneimittel-Forsch. **25,** 1319 (1975)

Lahey, M. E., Wilson, J. F.: The etiology of iron deficiency anemia in infants. J. Pediat. **69,** 339 (1966)

Langer, E. E., Haining, R. G., Labbe, R. F., Jacobs, P., Crosby, E. E., Finch, C. A.: Erythrocyte protoporphyrin. Blood **40,** 112 (1972)

Layrisse, M.: Dietary iron absorption. In: Iron Metabolism and its Disorders, p. 25—33. Amsterdam—Oxford—New York: Excerpta Medica a. American Elsevier 1975

Layrisse, M., Martinez-Torres, C.: Food iron absorption: Iron supplementation of food. Progr. Hematol. **7,** 137 (1971)

Lindvall, S., Andersson, N. S. E.: Studies on a new intramuscular haematinic iron-sorbitol. Brit. J. Pharmacol. **17,** 358 (1961)

Lipschitz, D. A., Cook, J. D., Finch, C. A.: A clinical evaluation of serum ferritin as an index of iron stores. New Engl. J. Med. **290,** 1213 (1974)

Luxton, A. W., Walker, W. H. C., Gauldie, J., Ali, M. A., Pelletier, C.: A radioimmunoassay for serum ferritin. Clin. Chem. **23,** 683 (1977)

Mac Kinnon, A. E., Bancewicz, J.: Sarcoma after injection of intramuscular iron. Brit. med. J. **1973 II,** 277

Marcus, D. M., Zinberg, N.: Measurement of serum ferritin by radioimmunoassay: Results in normal individuals and patients with breast cancer. J. Nat. Canc. Inst. **55,** 791 (1975)

Martin, L. E., Bates, C. M., Beresford, C. R., Donaldson, J. D., McDonald, F. F., Dunlop, D., Sheard, P., London, E., Twigg, G. D.: The pharmacology of an iron dextran intramuscular haematinic. Brit. J. Pharmac. Chemother. **10,** 375 (1955)

McCurdy, P. R.: Parenteral iron therapy. In: Iron Deficiency, p. 537—548. London and New York: Academic Press 1970

McLaren, G. D., Carpenter, J. T., Nino, H. V.: Erythrocyte protoporphyrin in the detection of iron deficiency. Clin. Chem. **21,** 1121 (1975)

Miles, L. E. M., Lipschitz, D. A., Bieber, C. P., Cook, J. D.: Measurement of serum ferritin by a 2-site immunoradiometric assay. Anal. Biochem. **61,** 209 (1974)

Milman, N., Larsen, L.: Iron absorption in patients with chronic renal failure not requiring dialytic therapy. Acta Med. Scand. **198,** 511 (1975)

Milman, N., Larsen, L.: Iron absorption in patients with chronic uremia undergoing regular hemodialysis. Acta Med. Scand. **199,** 113 (1976)

Moore, C. V., Dubach, R., Minnich, V., Roberts, H. K.: Absorption of ferrous and ferric radioactive iron by human subjects and by dogs. J. Clin. Invest. **23,** 755 (1944)

Morris, D. W., Hansell, J. R., Ostrow, J. D., Lee, C.-S.: Reliability of chemical tests for fecal occult blood in hospitalized patients. Digest. Dis. **21,** 845 (1976)

Nadler, S. B., Hidalgo, J. U., Bloch, T.: Prediction of blood volume in normal human adults. Surgery **51,** 224 (1962)

Nielsen, J. B., Ikkala, E., Sölvell, L., Björn-Rasmussen, E., Ekenved, G.: Absorption of iron from slow release and rapidly disintegrating tablets — A comparative study in normal subjects, blood donors and subjects with iron deficiency anemia. Scand. J. Haematol. Suppl. **28,** 89 (1976)

Nissim, J. A.: Intravenous administration of iron. Lancet **1947 II,** 49

Olsson, K. S.: Indications for parenteral iron substitution. In Iron Metabolism and its Disorders, p. 319—322, Amsterdam—New York: Excerpta Medica a. American Elsevier 1975

Olsson, K. S.: Availability of iron sorbitol for hemoglobin formation. Acta Med. Scand. **192,** 551 (1972)

Olsson, K. S., Lundvall, O., Weinfeld, A.: Availability of iron stores built up by iron dextran. Acta Med. Scand. **191,** 49 (1972)

Olsson, K. S., Weinfeld, A.: Availability of iron dextran for hemoglobin synthesis. Acta Med. Scand. **192,** 543 (1972)

Parry, D. H., Worwood, M., Jacobs, A.: Serum-ferritin in acute leukaemia at presentation and during remission. Brit. Med. J. **1975 I,** 245

Prieto, J., Barry, M., Sherlock, S.: Serum-ferritin in patients with iron overload and with acute and chronic liver diseases. Gastroenterol. **68,** 525 (1975)

Reimann, F., Fritsch, F.: Vergleichende Untersuchungen zur therapeutischen Wirksamkeit der Eisenverbindungen bei den sekundären Anämien. Z. Klin. Med. **115,** 13 (1931)

Robinson, C. E. G., Bell, D. N., Sturdy, J. H.: Possible association of malignant neoplasm with iron dextran injection. Brit. med. J. **1960 II,** 648

Roe, F. J. C.: In: Potential carcinogenic hazards from drugs. (R. Truhart, ed.) Berlin—Heidelberg—New York: Springer 1967

Ross, J. D.: Failure of iron-deficient infants to respond to an orally administered iron-carbohydrate complex. New Engl. J. Med. **269,** 399 (1963)

Rybo, G., Sölvell, L.: Side-effect studies on a new sustained release iron preparation. Scand. J. Haemat. **8,** 257 (1971)

Scott, D. E., Pritchard, J. A., Saltin, A. S., Humphreys, J. M.: Iron deficiency during pregnancy. In Iron Deficiency, p. 491—499. London—New York: Academic Press 1970

Shahidi, N. T., Nathan, D. G., Diamond, L. K.: Iron deficiency anemia associated with an error of iron metabolism in two siblings. J. Clin. Invest. **43,** 510 (1964)

Sharpe, L. M., Peacock, W. C., Cooke, R., Harris, R. S.: The effect of phytate and other food factors on iron absorption. J. Nutrit. **41,** 433 (1950)

Siimes, M. A., Addiego, J. E., Dallman, P. R.: Ferritin in serum: diagnosis of iron deficiency and iron overload in infants and children. Blood **43,** 581 (1974)

Sölvell, L.: Oral iron therapy — side effects. In: Iron Deficiency, p. 573. London—New York: Academic Press 1970

Stavem, P., Saltvedt, E., Elgjo, K., Rootwelt, K.: Congenital hypochromic microcytic anaemia with iron overload of the liver and hyperferraemia. Scand. J. Haemat. **10,** 153 (1973)

Stroehlein, J. R., Fairbanks, V. F., McGill, D. B., Go, V. L. W.: Hemoccult detection of fecal occult blood quantitated by radioassay. Digest. Dis. **21,** 841 (1976)

Tattersall, M. H. N., Hill, R. S., Bruce-Tagoe, A., Lewis, S. M.: Factitious anemia. Brit. med. J. **1972 II,** 691

Theriault, L., Page, M.: A solid-phase enzyme immunoassay for serum ferritin. Clin. Chem. **23,** 2142 (1977)

Walters, G. O., Miller, F. M., Worwood, M.: Serum ferritin concentration and iron stores in normal subjects. J. Clin. Path. **26,** 770 (1973)

Wands, J. R., Rowe, J. A., Mezey, S. E., Waterbury, L. A., Wright, J. R., Halliday, J. W., Isselbacher, K. J., Powell, L. W.: Normal serum ferritin concentrations in precirrhotic hemochromatosis. New Engl. J. Med. **294,** 302 (1976)

Werner, E., Kaltwasser, J. P., Ihm, P.: Intestinale Eisenabsorption aus therapeutischen Dosen. Arzneimittel-Forsch. **26,** 2093 (1976)

Westerhausen, M., Meuret, G.: Transferrin-immune complex disease. Acta Haemat. **57,** 96 (1977)

Wide, L., Birgegard, G.: A solid phase radioimmunoassay method for ferritin in serum using ^{125}J-labeled ferritin. Upsala J. Med. Sci. **82,** 15 (1977)

Eisenmangel bei Infektionen[1]

A. M. Ganzoni † und M. Puschmann

Abteilung für Transfusionsmedizin der Universität Ulm und DRK-Blutspendenzentrale Ulm

Die ersten systematischen Eisenstoffwechseluntersuchungen bei bakteriellen
Infekten gehen zurück auf Ludwig Heilmeyer, damals Oberarzt an der
Medizinischen Universitätsklinik Jena, und seinen Mitarbeiter Kurt Plötner [1].
Die 1937 gedruckte Monographie der beiden Autoren „Das Serumeisen und die
Eisenmangelkrankheit" enthält eine Fülle präziser Befunde. Heilmeyersches
Gedankengut soll diese Übersicht am Rande begleiten. Es wird daraus sichtbar,
wie sehr gültiges Wissen, meist mit großem methodischem Aufwand erworben,
auf Vorstellungen zurückgeht, welchen weit mehr die direkte Beobachtung
zugrunde lag. Im folgenden werden das Phänomen der infektbedingten Hyposi-
derämie, die Pathogenese der Eisenstoffwechselstörung und die Entstehung der
Infektanämie kurz dargestellt; anschließend wird die Frage nach der biologischen
Bedeutung der infektbedingten Störung der Eisenverteilung erörtert.

Serumeisen und Infekt

Heilmeyer und Plötner erblickten in der Erniedrigung der Serumeisenkonzentration beim bakteriellen Infekt eine gesetzmäßige Reaktion des Organismus, die
unabhängig ist von der Ätiologie der Erkrankung. Sie erkannten auch den
Zusammenhang zwischen der Schwere der Krankheit und dem Ausmaß der
Hyposiderämie. Heute wissen wir, daß der Serumeisenspiegel bereits während
der Inkubationsphase fällt, auch wenn die Krankheit asymptomatisch bleibt [2].
Die Konzentration des eisenbindenden Proteins, des Transferrins, sinkt meist
ebenfalls ab, allerdings erst im Verlauf der febrilen Erkrankung. Bei experimenteller Entzündung ist aber auch schon ein rascher Anstieg gefunden worden [6],
und die anfängliche Tendenz zu erhöhten Werten ist einer Arbeit über den
experimentellen Typhus abdominalis zu entnehmen [5].

Pathogenese der infektbedingten Eisenstoffwechselstörung

Die beiden Jenaer Autoren entwickelten als erste ein Konzept des Eisenstoffwechsels im Sinne des multikompartimentellen Systems (Abb. 1). Als bestim-
mend für die Menge an Serumeisen — der Transportform — wurden angesehen:
Resorption und Ausscheidung, Aktivität des Knochenmarks und Austausch mit

---

[1] Unterstützt durch die Deutsche Forschungsgemeinschaft

dem retikuloendothelialen System (RES). Als Grund für die Serumeisenreduktion bei „Infekten und Tumoren" galt die beschleunigte Abwanderung von Eisen aus dem Blut in das RES. In Abb. 1 wurde versucht, das Heilmeyersche Schema aus heutiger Sicht zu ergänzen. Das Serumeisen wird zum Transferrineisen. Die retikuloendothelialen Eisenspeicherzellen — also insbesondere die Makrophagen der Milz, der Leber (Kupffersche Sternzellen) und des Knochenmarks — erhalten das Eisen aus dem Hämoglobin gealterter Erythrozyten. Die Leberparenchymzellen stellen ein zweites Speicherkompartiment dar, welches im Gegensatz zum RES Eisen mit dem Transportpool austauschen kann; die Hepatozyten sind darüberhinaus in der Lage, den Hämoglobin-Haptoglobin-Komplex in spezifischer Weise aufzunehmen [4]. Für die Eisenstoffwechselstörung bei Infekt oder Entzündung (und Tumor) ist eine an mehreren Stellen nachweisbare Beeinträchtigung des Transports verantwortlich. Die Zellen des RES retinieren das aus Erythrozyten stammende Eisen in vermehrtem Maße. Aus einem labilen intrazellulären Kompartiment fließt physiologischerweise etwa die Hälfte des aufgenommenen Eisens innerhalb Stunden in den Transportpool ab und steht damit der Hämoglobinsynthese wieder zur Verfügung; beim Infekt tritt es in ein stabileres intrazelluläres Kompartiment mit langsamem Austausch über [10]. Grundsätzlich die gleiche Art der Eisenretention ließ sich an den Leberparenchymzellen nachweisen [13], und schließlich ist auch die Eisenresorption vermindert [3]

Die Ursache der Infekthyposiderämie ist demnach weniger der beschleunigte Ausstrom von Eisen aus dem Transportkompartiment, sondern der verminderte Einstrom. Die „retikuloendotheliale Eisenblockade" wurde unseres Wissens erstmals von Schäfer an einem experimentellen Modell gezeigt [24]; er beobachtete, daß mit Staphylokokken infizierte Mäuse unter Hypoxie die Hämoglobinkonzentration nicht in gleichem Maße zu steigern vermochten wie

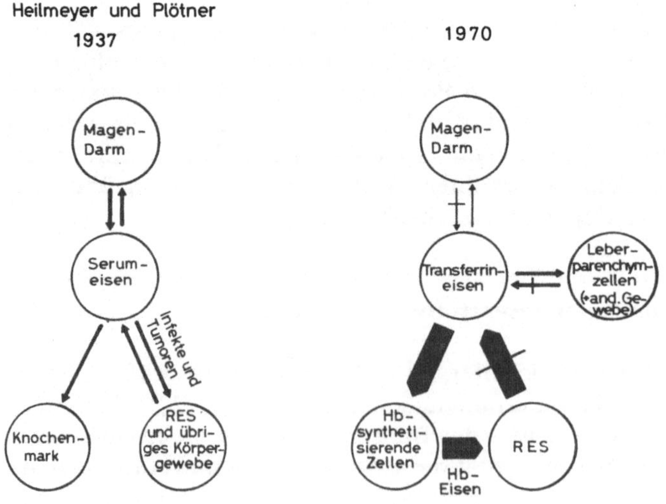

Abb. 1. Interner Eisenaustausch. Erklärungen im Text. Das Schema links ist Referenz [11] entnommen

nicht infizierte Tiere, und vermutete den Grund in der Retention des Eisens durch die Speicherzellen. Auf welche Weise diese adaptativen Veränderungen des Eisenstoffwechsels realisiert werden — als weiteres Beispiel sei die vermehrte Eisenmobilisierung bei aktivierter Erythropoese genannt — liegt weitgehend im dunkeln. Im Rahmen der Pathogenese der infektbedingten Serumeisensenkung sind außerdem grundsätzliche Alternativen zu diskutieren. Eine belgische Arbeitsgruppe rückte die Rolle von Lactoferrin, ein dem Transferrin nahe verwandtes eisenbindendes Protein, das in zahlreichen Körpersekreten sowie in den Granulozyten vorkommt, in den Vordergrund [26]. Die These geht dahin, daß in der Zirkulation freigesetztes Granulozyten-Lactoferrin das Transferrin seines Eisens beraubt, gefolgt von rascher Sequestration des Protein-Eisenkomplexes in den Makrophagen von Lunge, Leber und Milz. Es bleibt zu klären, wie weit diesem Mechanismus die postulierte quantitative Bedeutung für die entzündungsbedingte Serumeisensenkung zukommt. Jedenfalls hat die Annahme Heilmeyers, daß ein beschleunigter Ausstrom das Serumeisen senkt, wieder eine gewisse Aktualität erlangt. In vitro-Untersuchungen weisen zudem darauf hin, daß Makrophagen auch Transferrin — und auf diesem Wege Eisen — aufnehmen können, ein Vorgang, der durch Entzündung stimuliert werden soll [21]. An dieser Stelle sind spontane, kurzfristige Oszillationen der Serumeisenkonzentration bei Kindern zu erwähnen [30], die sich kaum allein mit Änderungen des Einstroms aus den Speicherzellen in das Transportkompartiment erklären lassen.

Seit einigen Jahren ist bekannt, daß das Eisenspeicherprotein Ferritin auch unter physiologischen Bedingungen im Serum nachgewiesen werden kann und daß bei bestimmten pathologischen Zuständen die Serumferritinkonzentration in recht charakteristischer Weise verändert ist [15]. Erniedrigt ist sie beim echten Eisenmangel, im allgemeinen aber erhöht bei infektiösen und entzündlichen Prozessen. Allgemein scheint dieser Parameter in enger Weise mit der Menge an retikuloendothelialem Speichereisen zu korrelieren. Die erhöhten Werte beim Infekt sind Ausdruck — bzw. Folge — der Eisentransportstörung, die ja bei Chronizität des Prozesses im mit Berlinerblau gefärbten Knochenmarkspunktat auch mikroskopisch faßbar wird.

Pathogenese der Infektanämie

Die Infektanämie ist die Folge einer mäßigen Verkürzung der Erythrozytenüberlebenszeit, ungenügend kompensiert durch eine entsprechend gesteigerte Zellproduktion. Vor allem zwei Gründe für diese relative Dekompensation des Marks werden diskutiert, nämlich die inadäquate Bildung von Erythropoetin [8] und die Limitierung der Erythrozytenbildung durch den Mangel an Eisen. Der erythropoetische Eisenmangel ist in Form der Verminderung der Zahl der Sideroblasten mikroskopisch faßbar [1] und äußert sich als Tendenz zur Mikrozytose. Die klassische Studie von Hillman hat gezeigt, daß Serumeisenkonzentrationen von weniger als 50 µg/100 ml eine Steigerung der Zellproduktion über die Norm verhindern [14]. Bei Infekt sind tiefere Werte häufig [1]. Für die maßgebende Bedeutung der Eisenverteilungsstörung als Anämieursache spricht schließlich die direkte Korrelation zwischen Serumeisenkonzentration und Plasma- oder Erythrozyteneisenumsatz [8].

Biologische Bedeutung

Heilmeyer und Plötner schreiben wörtlich [1]: „Wenn das Eisen zur Infektabwehr an anderen Stellen des Organismus gebraucht wird, so steht es für die Blutbildung nicht genügend zur Verfügung. Es liegt ein lokaler Eisenmangel im Knochenmark vor." Vorweggenommen war damit das im vorherigen Abschnitt Gesagte, sowie eine Problematik, die bis in die jüngste Zeit keine allgemeine Beachtung mehr fand [29]. Die Vorstellung ging dahin, daß Zellen des RES das Eisen für damals nicht näher identifizierte Zelleistungen benötigen. 1959 zeigten Heilmeyer und Wöhler eine Inaktivierung bakterieller Toxine durch Hämosiderin in vitro, und Tierexperimente waren mit einem Schutzeffekt von Eisen vereinbar [12].

Aus heutiger Sicht scheint der Sinn der infektbedingten Eisenumverteilung weniger in der Anhäufung von Speichereisen zu liegen, sondern in der Abnahme des Sättigungsgrades von Transferrin. In der Tat war die bakteriostatische Wirkung des eisenfreien Eisentransportproteins bereits 1946 von den amerikanischen Entdeckern Schade und Caroline erkannt worden [23]. Abb. 2 zeigt ein

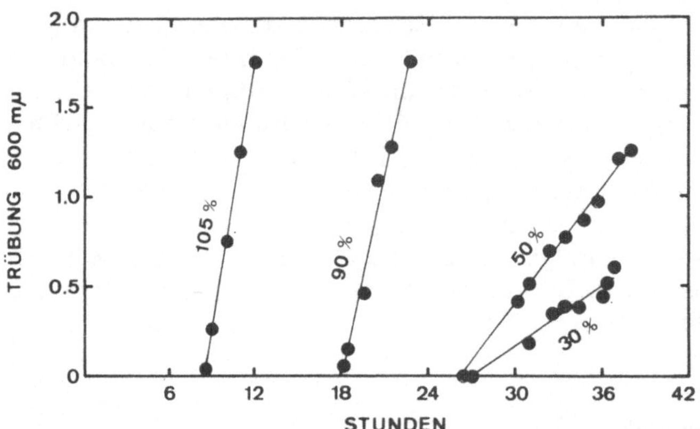

Abb. 2. Wachstum von Staphylococcus aureus in Humanserum. Die Zahlen über den exponentiellen Wachstumskurven stehen für den Transferrin-Sättigungsgrad, der durch Zugabe eines Eisensalzes variiert wurde (nach A. L. Schade, Biochemische Zeitschrift **338**, 140—148, 1963 [leicht modifiziert, mit Erlaubnis des Autors]).

klassisches Experiment von Schade. Die Multiplikation von *Staphylococcus aureus* im menschlichen Serum setzt bei einer Transferrinsättigung im physiologischen Bereich erst nach längerer Latenzzeit ein; wird der Sättigungsgrad erhöht, nehmen die Latenzphase ab und die Wachstumsgeschwindigkeit zu. Die Erklärung für diesen Zusammenhang, der auch für andere Mikroorganismen nachgewiesen wurde [16], liegt in der Diskrepanz zwischen dem bakteriellen Eisenbedarf und dem Eisenangebot im Serum. Infolge der hohen Affinität von

Transferrin zu Eisen liegen von den rund 1 µg Eisen/ml Serum nicht mehr als 10^{-14} µg in freier Form vor; das für eine mikrobielle Multiplikation erforderliche Eisen beträgt aber ungefähr das 10^{12}-fache davon [20]. Es stellt sich damit die Frage, auf welche Weise die bakterielle Zelle das notwendige Metall überhaupt akquiriert. Die Antwort öffnet den Blick auf die in unserem Zusammenhang relevante Interaktion zwischen dem Wirtsorganismus und dem pathogenen Keim, den Kampf um das Eisen. Mit den eisenbindenden Proteinen des Makroorganismus treten niedermolekulare eisenbindende Substanzen, die von Mikroorganismen synthetisiert und ausgeschieden werden, in Konkurrenz [17, 20]. In Abb. 3 wurde versucht, diese Verhältnisse am Beispiel von *Escherichia coli* zu skizzieren. Die wichtigste Substanz ist Enterochelin, ein zyklisches Trimer von 2,3-Dihydroxybenzoylserin mit einem Molekulargewicht von 637. Die Syntheserate von Enterochelin ist abhängig von der Verfügbarkeit von Eisen im Medium, d. h. minimal bei Eisenreichtum, maximal bei Eisenarmut. Das Molekül vermag ein Eisenatom mit einer Affinität zu binden, welche die Kompetition mit Transferrin erlaubt. Das Eisenchelat wird über einen spezifischen Membranrezeptor von der Bakterienzelle aufgenommen. Nach hydrolytischer Spaltung von Enterochelin steht das Eisen dem Zellstoffwechsel zur Verfügung. Zitrat dient als ein weiteres Eisenvehikel; wenn in eisenarmem Medium vorhanden, induziert es ein spezifisches Transportsystem. Bestimmte Pilze schließlich synthetisieren die Substanzen Ferrichrom, ein zyklisches Hexapeptid mit einem Molekulargewicht

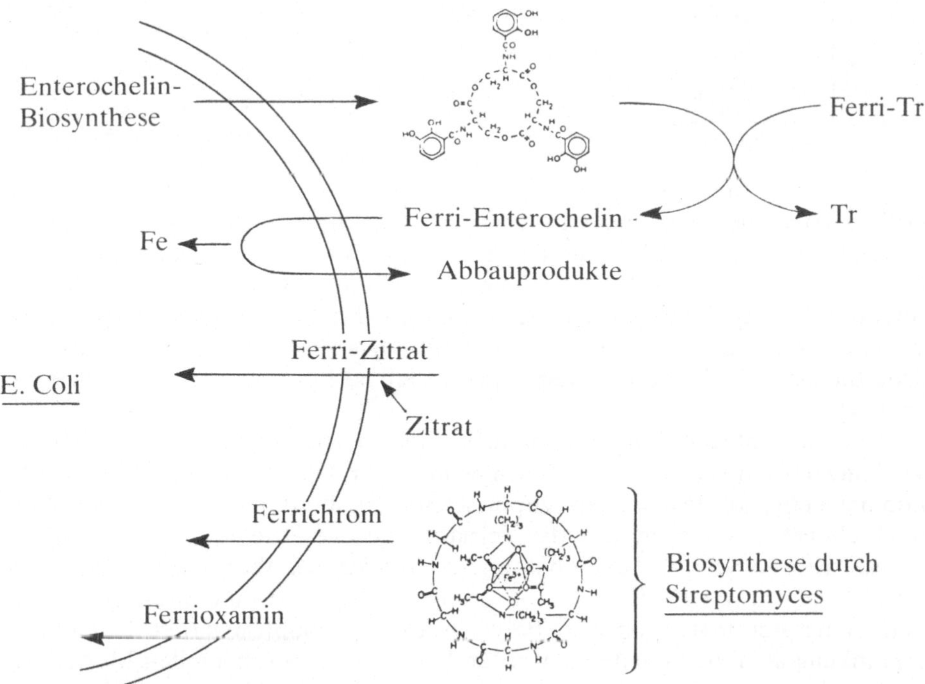

Abb. 3. Spezifische Transportsysteme für Eisen von Escherichia coli. Erläuterungen im Text. Die chemischen Formeln von Enterochelin und Ferrichrom sind Referenz [20] entnommen

von 726, und das bekannte Ferrioxamin. Colibazillen besitzen spezifische Transportmechanismen für diese beiden fremden Eisenchelatoren. Die Kodierung der enzymatischen und strukturellen Anteile dieser Systeme muß einen beträchtlichen Teil des Genoms beanspruchen. Es kann denn auch nicht verwundern, daß die Fähigkeit, eisenbindende Substanzen zu produzieren, einen wichtigen Virulenzfaktor darstellt [22].

Die Relevanz des Eisenstatus für den infizierten Wirtsorganismus ist für die experimentelle Eisenüberladung gut belegt. In Maus, Ratte und Meerschweinchen führt die parenterale Gabe von Eisen kurz vor oder zum Zeitpunkt der Infektion mit einer ganzen Reihe von Mikroorganismen zu einer dramatischen Änderung des Krankheitsverlaufs (Übersicht bei [29]). Dies trifft auch für das immunisierte Tier zu. Einer für nicht-immunisierte Mäuse zu 100% tödlichen Dosis von *Salmonella typhimurium* fiel nur eine von elf Mäusen zum Opfer, welche vorgängig zweimal mit einer subletalen Dosis des gleichen Keims inokuliert worden war; erhielten diese „hyperimmunisierten" Tiere 2 Stunden vor dem Infekt 200 μg Eisen, starben aber 9 von 11 (Abb. 4). Für

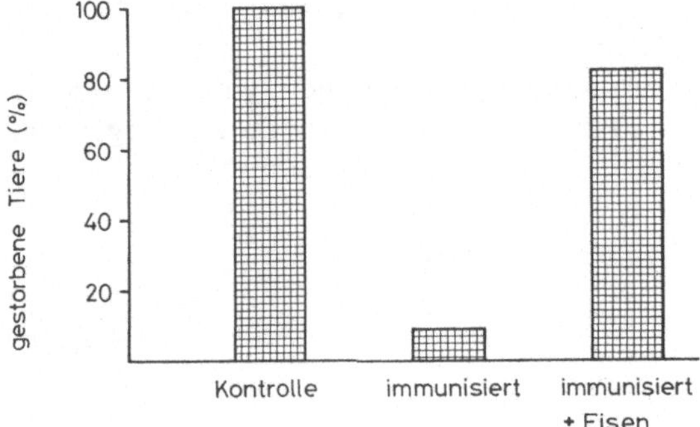

Abb. 4. Parenterale Eisengabe (200 μg i. p., als Ferriammoniumsulfat, 2 Stunden vor Infekt) und Salmonella typhimurium-(Typ L15403)Infektion in der NMRJ-Maus. Alle Tiere erhielten $1,3 \times 10^7$ Keime i. p. Die immunisierten Mäuse wurden 25 und 13 Tage vorher mit $0,5 \times 10^5$ bzw. $0,5 \times 10^8$ Keimen desselben Stammes infiziert. Eisen allein war atoxisch, Ammoniumsulfat beeinflußte den Infektverlauf nicht

nicht-immunisierte Tiere sank übrigens die LD_{100} dieses Keims unter gleichzeitiger Gabe von 250 μg Eisen um den Faktor 10^3. Die beste Erklärung für diese Beobachtungen liegt in der Annahme, daß zu einem kritischen Zeitpunkt der Infektionskrankheit die Verfügbarkeit von Eisen für die Bakterienzelle problemlos wird. Im Rahmen der menschlichen Pathologie ist die weit überdurchschnittliche Infektanfälligkeit bei Sichelzellanämie am besten dokumentiert (Übersicht bei [29]).

Eine wesentliche Frage ist natürlich jene nach der resistenzerhöhenden Wirkung der Umverteilung von Eisen beim Infekt. Die akute Serumeisenreduktion ließe eine solche erwarten. Voraussetzung ist allerdings, daß das Eisenstoffwechselmuster im Serum, d. h. das Verhältnis von gesättigtem zu ungesättigtem Transferrin, das Schicksal einer bakteriellen Infektion mitbestimmt. Bemerkenswert ist zunächst die klinische Beobachtung, daß broncho-pulmonale Infekte bei Patienten mit primär chronischer Polyarthritis nach Manifestwerden der Gelenkerkrankung signifikant seltener werden [27]. Am experimentellen Modell der Endotoxin-behandelten Maus wurde folgendes gesehen [9]: Den rhythmischen Oszillationen der Serumeisenkonzentration und damit der Transferrinsättigung, welche einer einzigen Endotoxininjektion folgten, ging das in vitro-Wachstum von *Candida albicans* in gepoolten Serumproben parallel; die Candida-Infektion der Maus verlief milder, wenn die Inokulation zum Zeitpunkt der maximalen Serumeisendepression erfolgte; zudem beschleunigte parenterales Eisen den Infektverlauf in diesen Mäusen weit weniger als in nicht-vorbehandelten Kontrolltieren. In eigenen Experimenten wurden Mäuse erst mit einer subletalen Dosis von *E. coli* infiziert, 10 Stunden später gefolgt von einer letalen Dosis von *S. typhimurium*. Der Erstinfekt bewirkte innerhalb dieses Zeitraums einen Serumeisenabfall auf 10% des Ausgangswertes. Wie Abb. 5 zeigt, erlagen nur wenige Mäuse dem Coliinfekt, dem Salmonelleninfekt aber alle. Die Doppelinfektion hingegen hatte einen milderen Krankheitsverlauf zur Folge. Diese Versuche sind mit einer Schutzwirkung durch die Endotoxin- bzw. infektbedingte Hyposiderämie vereinbar, beweisen jedoch nichts. Die Suche gilt Modellen, in welchen Serumeisenkonzentrationsunterschiede die einzige den Infektverlauf beeinflussende Variable darstellen.

Dem echten Eisenmangel wird vielfach eine infektfördernde Wirkung zugeschrieben, ohne daß sich bisher ein solcher Zusammenhang einwandfrei

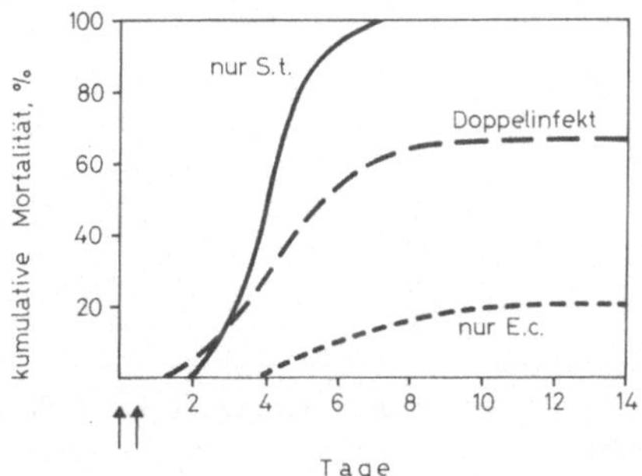

Abb. 5. Konsekutiver Doppelinfekt in der NMRJ-Maus (15 Tiere pro Gruppe). *Escherichia coli* allein (---; $1,3 \times 10^6$ Keime pro Tier i.p.) bewirkte einen Serumeisenabfall von 353 ± 65 auf 38 ± 62 µg/100 ml innerhalb von 10 Stunden. *Salmonella typhimurium* (Typ L 15403, 2×10^6 Keime pro Tier i.p.) wurde allein (——) oder 10 Stunden nach dem Coli-Infekt (– – –) injiziert

nachweisen ließ [18]. Blutchemisch ist der Eisenmangel charakterisiert durch die hohe totale Eisenbindungskapazität, die stark erniedrigte Serumeisenkonzentration und die entsprechend verminderte Transferrinsättigung. Theoretisch ist eine protektive Wirkung gegenüber bakteriellen Infekten denkbar; andererseits könnte eine durch den „Gewebeeisenmangel" bedingte Beeinträchtigung bestimmter Abwehrmechanismen auch gegenteilige Effekte haben. Masawe und Mitarbeiter berichteten 1974 über 110 unausgewählte anämische Afrikaner, wobei Eisenmangelanämie und dimorphe Anämie oder megaloblastäre, hämolytische und refraktäre Anämie unterschieden wurden [19]. Den Patienten der ersten beiden Gruppen fehlte färberisch nachweisbares Eisen im Knochenmark; komplizierende bakterielle Infekte waren selten. Die restlichen Gruppen wiesen reichlich Knochenmarkhämosiderin auf; bakterielle Infekte waren häufig. Dieses Ergebnis ist schwer verständlich im Licht einer Reihe von Arbeiten der letzten Jahre, welche die funktionelle Einbuße verschiedener Komponenten der spezifischen und unspezifischen Immunität bei Eisenmangelanämie zu belegen versuchen (Übersicht bei [7, 25]). Berichtet wurde u. a. über die mangelnde Stimulierbarkeit von Lymphozyten, verminderte Hautreaktionen vom Spättyp und die abgeschwächte bakterizide Kapazität der Granulozyten. Positiven

Befunden dieser Art stehen negative gegenüber. Die Schwierigkeit der Interpretation dieser Daten liegt zum Teil im Problem, gesunden Menschen solche mit reinem Eisenmangel gegenüberzustellen. Tiefgreifende Einflüsse der Ernährung, nicht allein der Mangelernährung, auf die Infektabwehr sind bekannt; bestehende oder durchgemachte Infekte verändern die quantitierbaren Immunphänomene; neben der Frage der methodischen Vergleichbarkeit erhebt sich jene nach der Signifikanz in vitro erhobener Befunde für den lebenden Organismus.

Tabelle 1. Überlebensraten von Eisenmangelmäusen und Kontrolltieren 4 Wochen nach intraperitonealer Infektion mit Salmonella typhimurium (Typ 2386/74)

Exp. No.	Geschlecht und Alter (Tage)	Injizierte Keimzahl	% überlebende Tiere 28 Tage nach der Infektion[a]		
			Eisenmangelfutter; unter 5 mg Eisen pro kg (n=80)	Eisenmangelfutter; Eisensubstitution: 1–1,5 mg Eisen (Fe-Dextrin) 10–14 Tage vor Infekt (n=74)	Normalfutter; 360 mg Eisen pro kg (n=55)
1	m, 96	150	66	0	—
2	m, 76	90	60	29	20
3	w, 76	90	60	53	0
4	w, 34	100	53	9	13
5	m, 64	100	54	8	10

[a] Der Unterschied zwischen den Mittelwerten der Eisenmangelgruppe und den beiden Kontrollgruppen ist signifikant ($p < 0,01$), nicht aber zwischen den letzteren.

Die eigenen Ergebnisse sprechen für den Schutzeffekt des mäßigen Eisenmangels in der mit *S. typhimurium* infizierten Maus.[2] Der Mangel wird diätetisch in rasch wachsenden Jungmäusen erzeugt. Als Vergleichsgruppen dienen normal ernährte Tiere sowie 12 Tage vor der Infektion mit einer einzigen parenteralen Eisendosis voll substituierte Eisenmangelmäuse. In jeder der 5 durchgeführten Studien überlebten mehr Eisenmangel- als Kontrolltiere (Tabelle 1). Untersucht wurden beide Geschlechter und verschiedene Altersstufen. Der Grad der Anämie war recht unterschiedlich; die Hämoglobindurchschnittswerte bewegten sich zwischen 8,7 und 12,0 g/100 ml. Im Mittel betrug die Hämoglobinkonzentration beim Eisenmangel, dem substituierten Eisenmangel und der Norm 10,0, 11,7 und 12,6 g/100 ml; der Unterschied zwischen der Mangelgruppe und den beiden Kontrollgruppen ist statistisch signifikant ($p < 0,01$). Die Serumeisenkonzentration lag bei den Mangeltieren bei 116 ± 76 µg/100 ml gegenüber den Kontrollwerten von 314 ± 77 und 330 ± 152 µg/100 ml; wiederum ist die Reduktion statistisch signifikant ($p < 0,01$). Die totale Eisenbindungskapazität war bei der ersten und der letzten der drei genannten Gruppen 623 ± 30 bzw.

---

[2] Puschmann, M., Ganzoni, A. M.: Inf. Immun. **17,** 663 (1977)

391 ± 24 µg/100 ml. In den weit auseinanderliegenden Transferrinsättigungsgraden von 84% bei den normal ernährten Tieren und 19% beim Eisenmangel ist möglicherweise der entscheidende Faktor für die unterschiedliche Infektresistenz zu erblicken.

Zu suchen ist nach Gründen der hohen Überlebensrate der Eisenmangeltiere, die nicht unmittelbar auf die spezifische Mangelsituation zurückzuführen sind. Theoretisch sind denkbar resistenzerhöhende Nahrungsbestandteile in der Eisenmangeldiät, wie sie z. B. als Pacifarine beschrieben wurden [28], oder ein Mangel nutritiver Faktoren im Normalfutter, welche für die optimale Resistenz notwendig sind. Beide Möglichkeiten sind wenig wahrscheinlich, weil alleinige Eisensubstitution die Resistenzüberlegenheit beseitigte. Nicht auszuschließen läßt sich zur Zeit die Existenz einer symbiotisch-saprophytären Mikroflora in den Eisenmangeltieren, welche auf unbekannte Weise mit dem Verlauf der Salmonelleninfektion interferiert. Festgehalten sei, daß die experimentelle Infektion mit *einem* pathogenen Keim an *einem* Laboratoriumstier unter unnatürlichen Bedingungen das vorläufig einzige untersuchte System darstellt.

Zusammenfassung

Die rasche Senkung der Serumeisenkonzentration stellt eine gesetzmäßige Reaktion des Organismus auf einen bakteriellen Infekt dar. Hauptursache ist ein verminderter Einstrom von Eisen aus den Speicherkompartimenten ins Transportkompartiment. Die Eisenverteilungsstörung bedingt einen Eisenmangel der Erythropoese und ist Mitursache der Infektanämie. Überlegungen bezüglich der biologischen Bedeutung der Serumeisenerniedrigung gehen aus von der bakteriostatischen Wirkung von eisenfreiem Transferrin, welche auf dem Entzug von Eisen, notwendiger Faktor für bakterielle Multiplikation, beruht. Vorläufige tierexperimentelle Ergebnisse stützen diese These und erlauben ihre Übertragung auf die Situation des echten Eisenmangels.

Summary. As a rule bacterial infection is followed by acute serum iron reduction; impaired inflow of iron from storage sites into the transport pool represents the main cause. As a consequence of this sort of iron redistribution iron becomes short for red cell production; this is one cause for the development of anemia. The biological significance of hyposideremia may be presumed from the bacteriostatic potential of iron free transferrin, preventing adequate iron acquisition by multiplying microorganisms. Preliminary animal experiments support this concept and suggest that it might also be applied to true iron deficiency.

Literatur

1. Bainton, D., Finch, C. A.: The diagnosis of iron deficiency anemia. Amer. J. Med. **37,** 62 (1964)
2. Beisel, W. R.: Metabolic response to infection. Ann. Rev. Med. **26,** 9 (1975)
3. Bender-Götze, Ch., Ludwig, U., Schäfer, K. H., Heinrich, H. C., Oppitz, K. H.: Cytochemische

Knochenmarksbefunde und diagnostische $^{59}Fe^{2+}$-Absorption während des akuten und chronischen Infektes im Kindesalter. Mschr. Kinderheilk. **124,** 305 (1976)

4. Bissell, D. M., Hammaker, L., Schmid R.: Hemoglobin and erythrocyte catabolism in rat liver: the separate roles of parenchymal and sinusoidal cells. Blood **40,** 812 (1972)

5. Bostian, K. A., Blackburn, B. S. Wannemacher, jun., R. W., McGann, V. G., Beisel, W. R., Dupont, H. L.: Sequential changes in the concentration of specific serum proteins during typhoid fever infection in man. J. Lab. clin. Med. **87,** 577 (1976)

6. Brozoviè, B. Šljiviè, V. S., Warr, G. W.: Haematological changes and iron metabolism in rats after administration of Corynebacterium parvum. Brit. J. exp. Path. **56,** 183 (1975)

7. Buckley, R. H.: Iron deficiency anemia: its relationship to infection susceptibility and host defense. (Editor's column) J. Pediat. **86,** 993 (1975)

8. Douglas, S. W., Adamson, J. W.: The anemia of chionic disorders: studies of marrow regulation and iron metabolism. Blood **45,** 55 (1975)

9. Elin, R. J., Wolff, S. M.: The role of iron in nonspecific resistance to infection induced by endotoxin. J. Immunol. **112,** 737 (1974)

10. Fillet, G, Cook, J. D., Finch, C. A.: Storage iron kinetics. VII. A biological model for reticuloendothelial iron transport. J. clin. Invest. **53,** 1527 (1974)

11. Heilmeyer, L., Plötner, K.: Das Serumeisen und die Eisenmangelkrankheit. Jena: Georg Fischer 1937

12. Heilmeyer, L., Wöhler, F.: Über die Entgiftungsfunktion des Speichereisens. Tierexperimentelle Untersuchungen über die Entgiftung von Tetanustoxin durch Hämosiderin und reduzierende Substanzen. Klin. Wschr. **39,** 563 (1961)

13. Hershko. C., Cook, J. D., Finch, C. A.: Storage iron kinetics. VI. The effect of inflammation on iron exchange in the rat. Brit. J. Haemat. **28,** 67 (1974)

14. Hillman, R. S., Henderson, P. A.: Control of marrow production by the level of iron supply. J. clin. Invest. **48,** 454 (1969)

15. Jacobs, A., Worwood, M.: Ferritin in serum. Clinical and biochemical implications. New Engl. J. Med. **292,** 951 (1975)

16. King, R. D., Khan, H. A., Foye, J. C., Greenberg, J. H., Jones, H. E.: Transferrin, iron, and dermatophytes. I. Serum dermatophyte inhibitory component definitively identified as unsaturated transferrin. J. Lab. clin. Med. **86,** 204 (1975)

17. Lelong, J., Neilands, J. B.: Mechanisms of siderophore iron transport in enteric bacteria. J. Bact. **126,** 823 (1976)

18. Lukens, J. N.: Iron deficiency and infection. Fact or fable. Amer. J. Dis. Child. **129,** 160 (1975)

19. Masawe, A. E. J., Muindi, J. M., Swai, G. B. R.: Infections in iron deficiency and other types of anaemia in the tropics. Lancet **1974 II,** 314

20. Neilands, J. B. (Ed.): Microbial iron transport. A comprehensive treatise. New York and London: Academic Press 1974

21. O'Shea, M. J., Kershenobich, D., Tavill, A. S.: Effects of inflammation on iron and transferrin metabolism. Brit. J. Haemat. **25,** 707 (1973)

22. Payne, S. M., Finkelstein, R. A.: Pathogenesis and immunology of experimental gonococcal infection: role of iron in virulence. Infect. Immunol. **12,** 1313 (1975)

23. Schade, A. L., Caroline, L.: An iron-binding component in human blood plasma. Science **104,** 340 (1946)

24. Schäfer, K.-H.: Gewebeeisenstoffwechsel und Hämoglobinbindung bei Infektionen. Klin. Wschr. **22,** 98 (1943)

25. Suskind, R. M., Adeniyi-Jones, S.: Immune response in irondeficient children (Letter to the Editor). J. Pediat. **88,** 696 (1976)

26. Van Snick, J. L., Masson, P. L., Heremans, J. F.: The involvement of lactoferrin in the hyposideremia of acute inflammation. J. exp. Med. **140,** 1068 (1974)

27. Walker, W. C.: Pulmonary infections and rheumatoid arthritis. Quart. J. Med. **36,** 239 (1967)

28. Wawszkiewicz, E. J., Schneider, H. A.: Control of salmonellosis pacifarin biosynthesis by iron. Infect. Immunol. **11,** 69 (1975)

29. Weinberg, E. D.: Nutritional immunity. Host's attempt to withhold iron from microbial invaders. J. Amer. med. Ass. **231,** 39 (1975)

30. Werkman, H. P. Th., Trijbels, J. M. F., Schretlen, E. D. A. M.: The „short-term" iron rhythm. Clin. chim. Acta **53,** 65 (1974)

Eisenmangel im Wachstumsalter

H. Wehinger[1]

Univ.-Kinderklinik Freiburg i. Br.

Ein Eisenmangel ist die häufigste Ursache für Anämien im Kindesalter. Bei
Betrachtung der Altersverteilung der Eisenmangelanämie oder — des empfindli-
cheren Index — der Untersättigung (unter 16%) des Transferrins im Serum
ergibt sich ein charakteristisches Bild: Ein Eisenmangel fehlt praktisch in den
ersten 6 Lebensmonaten. Die Frequenz steigt dann sprunghaft an, erreicht den
Gipfel am Ende des zweiten bis zum vierten Lebenshalbjahr und fällt zum
Schulalter wieder merklich ab (Abb. 1). Die Erklärung für diese altersabhängige
Verteilung des Eisenmangels ergibt sich aus dem Verständnis der altersabhängi-
gen Modifikationen des Eisenstoffwechsels.

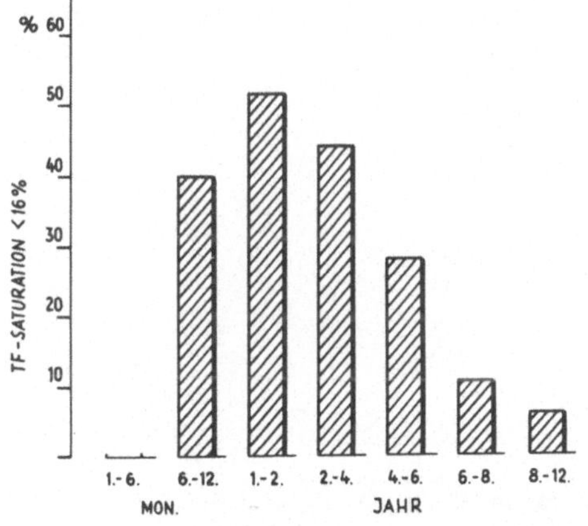

Abb. 1. Die Verteilung des Eisenmangels in Abhängigkeit vom Alter durch Bestimmung der Transferrin-Sättigung, wobei ein Wert unter 16% Eisenmangel bedeutet. 4780 Untersuchungen 1955 bis 1973 (nach Weippl [11])

Weitgehend unabhängig vom Eisenstatus der Mutter [7], aber stark beeinflußt durch die Größe der plazentaren Transfusion in Abhängigkeit vom
Zeitpunkt der Abnabelung [11], kommt das reife Neugeborene mit einem
Eisenvorrat von insgesamt etwa 300 mg auf die Welt. Gegenüber dem
Erwachsenen, dessen Eisenbestand ca. 4 g beträgt, hat das Kind während des
Wachstums ohne Berücksichtigung von Verlusten ein Defizit von 3700 mg
aufzufüllen. In 15 Jahren müssen also täglich 0,7 mg Eisen aufgenommen
werden. Unter Berücksichtigung einer 10%igen Resorptionsquote muß die
10fache Menge in der Nahrung enthalten sein.

Nach verschiedenen Altersklassen aufgeschlüsselt, ergeben detailliertere
Berechnungen einen täglichen Eisenbedarf von 0,8 mg im ersten Lebensjahr, 0,3
mg im 2. bis 11. Jahr und 0,5 mg mit dem Einsatz der Pubertät [8, 12].
Säuglingsalter und Pubertätsalter sind also Phasen besonders hohen Eisenbedar-

---

[1] Jetzige Adresse: Kinderklinik des Stadtkrankenhauses Kassel

fes. Erstaunlicher als die Varianz dieser Zahlen ist ihre vergleichbare Größenord-
nung, bedeutet sie doch, daß pro Tag der Säugling und das Kleinkind in etwa
soviel Eisen benötigen wie der Jugendliche! Die Erklärung ergibt sich aus der
Zunahme der Körpermasse pro Zeiteinheit, d. h. der Geschwindigkeit des
Gewichtswachstums in den verschiedenen Altersklassen. Sie beträgt 7 kg im
ersten Lebensjahr und dann konstant 2—3 kg/Jahr, um erst mit der Pubertät auf
5—10 kg/Jahr wieder anzusteigen (Abb. 2). Das relative Wachstum ist im
Säuglingsalter am größten. Im ersten Lebensjahr wird das Geburtsgewicht von
3 kg auf 10 kg verdreifacht. Für die folgende Verdoppelung auf 20 kg werden
immerhin 5 Jahre benötigt. Besonders hoch ist das relative Wachstum bei
Frühgeborenen, die ihr Gewichtsdefizit im ersten Lebensjahr aufholen. Entsprechend ihrem geringen Körpergewicht ist ihre Mitgift an Speichereisen gering
[14]. Der Nahrungsbedarf an Eisen ist bei ihnen daher besonders hoch.

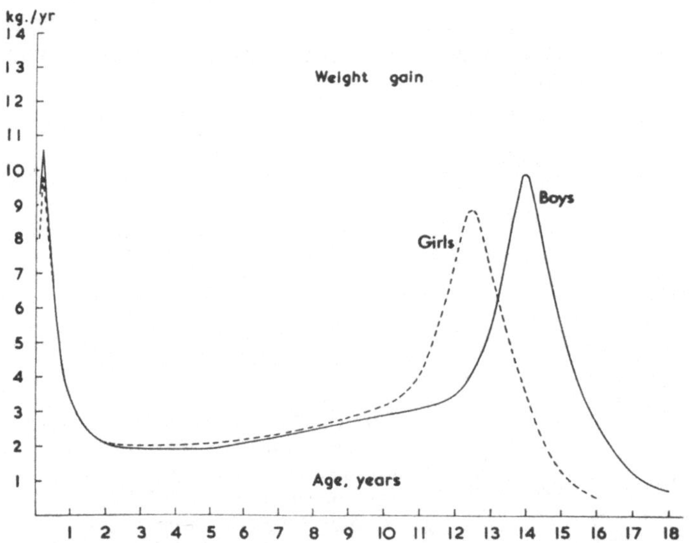

Abb. 2. Geschwindigkeit des Gewichtswachstums in verschiedenen Altersphasen (nach Tanner,
Whitehouse und Takaishi [10])

Dem hohen Eisenbedarf in der Säuglingszeit steht ein zunächst unzureichen-
des Angebot mit der Nahrung gegenüber. Nicht nur ist die absolute Nahrungs-
menge bei Säuglingen (bis zu 1000 kcal/Tag) geringer als bei Erwachsenen
(2000—3000 kcal/Tag), sondern es enthält die Brust- und Kuhmilch nur
0,5—1,5 mg Eisen/1000 kcal gegenüber 6 mg/1000 kcal einer Erwachsenen-
Mischkost [13, 15].
Insgesamt ergibt sich in den ersten beiden Lebensjahren eine so ungünstige
Bilanz aus Bedarf und Angebot, daß nur zu oft ein manifester Eisenmangel
resultiert.
Warum gibt es aber im ersten Lebenshalbjahr, der Phase des intensivsten
Wachstums keinen Eisenmangel? Hämoglobingehalt (16—18 g/dl) und Häma-
tokrit (50—60%) des Neugeborenen liegen oberhalb des postpartal benötigten

Bedarfes. Mit der postpartalen Anhebung der Sauerstoffsättigung gewährleisten auch geringere Hämoglobinspiegel eine ausreichende Oxygenierung der Gewebe. Nach der Geburt kommt es daher zum erythropoetischen Knochenmarksarrest. Die Neubildung von Erythrozyten bleibt solange blockiert, bis durch die physiologische Mauserung der Erythrozyten und die wachstumsbedingte Ausweitung des Intravaskulärraumes der Hämoglobinspiegel sich auf den neuen Bedarfspegel von 11—12 g/dl eingestellt hat (Trimenonreduktion, Abb. 3). Die

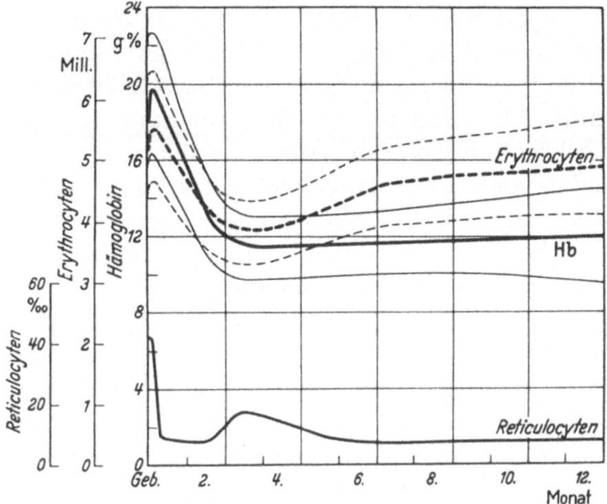

Abb. 3. Entwicklung der Trimenon-Reduktion im roten Blutbild (nach Betke [1])

Gesamtmasse der im kindlichen Organismus zirkulierenden Erythrozyten sinkt dabei bis zu einem Nadir im Alter von ca. 50 Tagen ab [2]. Anschließend setzt die Blutneubildung wieder ein, so daß trotz weiteren Wachstums die erreichte Hämoglobinkonzentration aufrechterhalten werden kann [1].

In den ersten zwei Monaten wird also Eisen aus den absterbenden Erythrozyten frei und gespeichert. Die Eisenspiegel im Serum sind hoch [3, 4]. Die Reutilisation beginnt mit dem 3. Lebensmonat. Das gespeicherte Eisen reicht noch einige Zeit vor, um den neuen Bedarf zu decken. Bis zum zweiten Lebenshalbjahr aber erschöpfen sich allmählich die Reserven (Abb. 4). Gesunde Neugeborene bedürfen daher in den ersten drei Lebensmonaten keiner

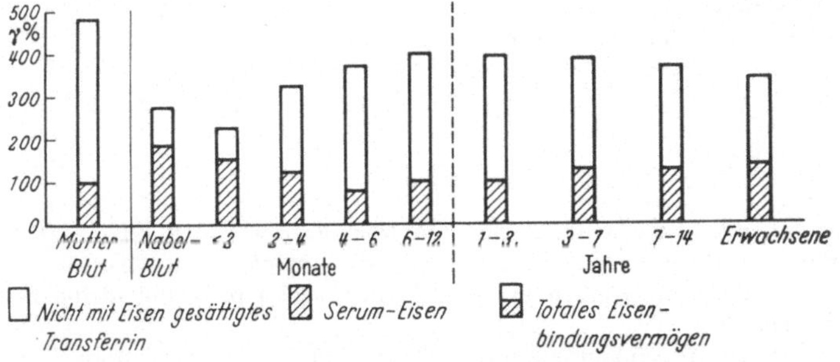

Abb. 4. Altersgebundene Normalwerte des Serum-Eisens und des Transferrins (nach Hagberg [4])

Eisensubstitution. Jenseits dieser Phase liegt der tägliche Bedarf an oral zuzuführendem Eisen bei 5—15 mg/Tag.

Ein vorzeitiger exogener Eisenbedarf besteht bei Frühgeborenen mit ihren nur geringen Eisenspeichern und bei Kindern, deren Eisenspeicher peripartal durch Blutungen oder Austauschtransfusionen entleert werden (Tabelle 1). Hier soll die Eisenprophylaxe bereits nach drei Wochen einsetzen. Daß in diesem Alter bereits eine volle Resorption erfolgt, wurde durch radioaktive Messungen belegt [5]. Ein erhöhter Eisenbedarf besteht auch bei Kindern mit zyanotischen Vitien, da die hypoxisch bedingte Polyglobulie eine Vergrößerung der Hämoglobinmasse beinhaltet. Eine ausreichende Eisenzufuhr ist stark von sozioökonomischen Faktoren abhängig, so daß in benachteiligten Bevölkerungsschichten der Eisenmangel ein besonders großes Problem darstellt. In wärmeren Ländern kann die Durchseuchung mit Wurmerkrankungen von vorrangiger ätiologischer Bedeutung sein. Die Differentialdiagnose der Eisenmangelanämie hat in erster Linie die heterozygote β-Thalassämie zu berücksichtigen. Auf die Quotientenbildung MCV/Erythrozytenzahl ($<$ 13 bei β-Thalassämie, $>$ 13 bei Fe-Mangel) als Screening vor der Hämoglobin-Elektrophorese sei hingewiesen [6].

Tabelle 1. Erhöhter Eisenbedarf im Kindesalter

Ursachen:
Verminderte Mitgift
    Früh- und Mangelgeburt
    Austauschtransfusion
    Feto-materne Transfusion
    Intrapartale Blutung
Blutverlust
Resorptionsstörung
Zyanotische Herzfehler
Verlust durch die Lunge
    (idiopathische Lungenhämosiderose)
Verlust durch die Niere
    (chronische intravasale Hämolyse)

Prophylaxe:
5—15 mg/die p. o. pro Kind

Therapie:
4—6 mg/kg/die p. o.
ausnahmsweise:
(Soll-Hb — Ist-Hb g/dl) $\times$ 3,5 = mg i. v.)
(Gesamtdosis auf 2—3 Dosen ($\leqslant$50—100 mg) verteilen)

Literatur

1. Betke, K.: Hämatologie der ersten Lebenszeit. Ergebn. inn. Med. Kinderheilk. **9,** 437 (1958)
2. Bratteby, L. E., Garby, L.: Development of erythropoiesis: Infant erythrokinetics. In: Hematology of Infancy and Childhood (Nathan, D. G., Oski, F. A., eds.), p. 56. Philadelphia—London—Toronto: Saunders 1974
3. Gladtke, E., Rind, H.: Die Serumeisenkonzentration bei reifen und unreifen Kindern. Klin. Wschr. **44,** 88 (1966)

4. Hagberg, B.: The iron-binding capacity of serum in infants and children. Acta paediat. (Stockh.) **42,** Suppl. 93 (1973)
5. Heinrich, H. C., Bartels, H., Goetze, Ch., Schäfer, K. H.: Normalbereich der intestinalen Eisenresorption bei Neugeborenen und Säuglingen. Klin. Wschr. **47,** 984 (1969)
6. Mentzer, W. C.: Differentiation of iron deficiency from thalassemia trait. Lancet **1973 I,** 882
7. Rios, E., Lipschitz, D. A., Cook, J. D., Nathan, J.: Relationship of maternal and infant iron stores as assessed by determination of plasma ferritin. Pediatrics **55,** 694 (1975)
8. Saddi, R., Schapira, G.: Iron requirements during growth. In: Iron Deficiency, (Hallberg, L., Harwerth, H. G., Vanotti, A., eds.), p. 183. London—New York: Academic Press 1970
9. Schäfer, K. H.: Der Eisenstoffwechsel des wachsenden Organismus. Ergebn. inn. Med. Kinderheilk. **4,** 706 (1953)
10. Tanner, J. M., Whitehouse, R. H., Takaishi, M.: Standards from birth to maturity for height, weight, height velocity, and weight velocity: British children 1965. Arch. Dis. Childh. **41,** 454 (1966)
11. Usher, R., Shephard, M., Lind, J.: The blood volume of the newborn infant and placental transfusion. Acta paediat. (Stockh.) **52,** 497 (1963)
12. Weippl, G.: Eisenmangelanämien im Kindesalter. Stuttgart: Enke 1974
13. Weippl, G.: Eisenmangel. Mschr. Kinderheilk. **124,** 271 (1976)
14. Widdowson, E. M., Spray, C. M.: Chemical development in utero. Arch. Dis. Childh. **26,** 205 (1951)
15. Wretlind, A.: Food iron supply. In: Iron Deficiency (Hallberg, L., Harwerth, H. G., Vanotti, A., Hrsg.), p. 39. London—New York: Academic Press 1970

Ursachen und Therapie des Eisenmangels

S. Moeschlin

Klinik Linde, Biel, Schweiz

Der Eisenmangel ist auch heute noch klinisch und in der Praxis ein relativ häufiges Ereignis. Grundsätzlich müssen wir ursächlich folgende Ursachen unterscheiden, wobei ich als Kliniker auch auf einige weniger bekannte Formen hinweisen möchte.

1. Mangelnde Zufuhr (Myoglobin) in der Nahrung
2. Mangelnde Resorption
3. Blutverlust
4. Erhöhter Bedarf
5. Abfall des Serum-Fe bei Neoplasien

1. Mangelnde Zufuhr in der Nahrung

Diese ist heute selten, man trifft sie vor allem noch bei Kleinkindern (allzulange Milch-Mehl-Ernährung ohne Fleisch), dann in Hungergebieten (Indien, Sahel-Zone etc.) und ganz selten bei extremen Vegetariern, die neben dem fehlenden Fleisch auch kein Eigelb zu sich nehmen.

2. Mangelnde Resorption

Häufig ist hierfür eine Hiatus-Hernie oder eine vorausgegangene Magenoperation verantwortlich, seltener eine Sprue oder ein Blind-Loop.

3. Blut-Verlust

Meistens handelt es sich um einen *chronischen Blutverlust* und es ist dies wohl die häufigste Ursache eines chronischen Eisenmangels. Schon *2 ml Blut/Tag* bedeuten den *Verlust von 1 mg Fe.* Die Diagnose einer *chronischen Blutungsanämie* kann aus folgenden Symptomen ermittelt werden: Erhöhte Retikulozyten (starke Polychromasie der Roten) bei niedrigem Serum-Fe und erniedrigtem Färbe-Index. Wertvoll ist bei Sickerblutungen auch das *Sternalpunktat,* das neben einer vermehrten Erythropoese eine deutliche Basophilie und Links-Verschiebung der Erythroblasten erkennen läßt, neben den fast leeren Eisen-Speicherzellen.

Als Ursachen für den chronischen Blutverlust kommen vor allem in Frage: Hiatushernie mit Entzündung, Colitis ulcerosa, Divertikulitis, Magen-Darm-Karzinom (Kolon), Polypen.

Bei Frauen vor der Menarche: Die häufigste Ursache ist hier eine *endokrin* oder *psychisch bedingte Hypermenorrhoe.* Früher war sie bei jungen Mädchen als sogenannte „Chlorose" bekannt. Immer muß natürlich eine genaue *gynäkologische Abklärung* erfolgen (Myom, Polyp, Karzinom). Der normale Blutverlust bei einer Menses beträgt 80 ml. Das beste Mittel bei der durch eine Hypermenorrhoe bedingten Fe-Mangelanämie ist heute der *Ovulationshemmer.* Hierdurch wird der Blutverlust meist unter die Norm herabgesetzt.

Neue Ursache der Hypermenorrhoe

Eine moderne Ursache der Hypermenorrhoe und der dadurch ausgelösten Fe-Mangel-Anämie ist heute die *»Intrauterin-Spirale«.* Je größer die Spirale, um so mehr Blut geht bei der Menses verloren [3] und bei großen Spiralen beträgt die Steigerung bis zu 50%,

z.B. Lipper Loop   plus 51%
     Dalkon Shield   plus 41%
     Copper 7   plus 25%

Nach dieser eventuellen Ursache muß also bei *latentem Eisenmangel,* der sich bei Frauen vor allem durch eine auffallende Müdigkeit äußert, heute gezielt gesucht werden.

Blutspender: Ein *gesunder Mann* darf pro Jahr ruhig *4mal Blut spenden,* eine *Frau aber keinesfalls mehr als 2mal pro Jahr,* sonst kommt es sicher zu einer Fe-Mangel-Anämie. Verschiedene Untersucher [1, 5, 7] sind der Frage nachgegangen, ob eine prophylaktische Eisentherapie bei den Blutspendern indiziert ist. Die Frage kann heute dahin beantwortet werden, daß sofern diese Spendefrequenz nicht überschritten wird, eine Fe-Therapie nicht nötig ist. Wird sie überschritten (seltene Blutgruppen-Typen), so gibt man anschließend an die Blutentnahme während 3 Monaten tgl. 100 mg Eisen p. o.

Exzessive Spender findet man heute ventuell unter den *drogensüchtigen* *»Heimkehrern«* aus Nepal und Indien. Mein Freund, Kollege Fritz Koller aus Basel, stellte vor zwei Jahren in einer klinischen Demonstration einen solchen Fall vor, der sich von Kathmandu durch ganz Indien wieder in die Schweiz zurückfand, indem er sich in Indien von einer »Redcross-Station« zur andern durchschlug und sich gegen Honorierung immer wieder Blut abzapfen ließ. Selbst sah ich kürzlich einen ähnlichen Rückkehrer, der in Helvetien mit 7,5 Hämoglobin ankam. – Sein Blut war, wie zu erwarten war, außerdem noch Australia-Antigen-positiv. —

4. Erhöhter Bedarf

Ein solcher besteht während der *Gravidität* und der *Laktation.* Hier steigt der zusätzliche Bedarf auf 800—1000 mg Fe [6]. Es ist also wichtig, in solchen Fällen vom 4. Monat an Fe-pp zu verabreichen, am besten kombiniert mit Folinsäure und einem B_6-Präparat, da bei diesen Anämien meist ein kombinierter Mangel dieser Aufbaufaktoren vorliegt [10].

5. Abfall des Serum-Fe bei Neoplasien

Anämien und Sideropenien stellen auch bei älteren Leuten nie einen normalen Befund dar. Findet man keine andere Ursache (s. unter 1—3), so muß man immer an die Möglichkeit einer Neoplasie denken. Die Sideropenie (zusammen mit der im Gegensatz zur Blutung erniedrigten ungesättigten Fe-Bindungs-Kapazität) ist, sofern man einen Infekt ausschließen kann, oft das erste Zeichen eines beginnenden Malignoms. So habe ich in meiner Praxis Männer gesehen, bei denen beim Check-up bei sonstigem Wohlbefinden ein niedriges Serum-Fe (Doppelbestimmung) das einzige *Alarmzeichen* für eine weitere sorgfältige *Lungen-* und eventuell *Magen-Darm-Abklärung* darstellte. Hierbei fand sich dann entweder das Frühstadium eines *Bronchialkarzinoms* oder eines *andern Malignoms* (häufig auch Kolon-Ca). *Ein solcher neuauftretender Eisen-Mangel kann also gerade bei älteren Leuten von großer diagnostischer Bedeutung sein.*

Eisen-Therapie

Viel Neues gibt es hier eigentlich nicht zu erwähnen und so werde ich mich hierüber kurz fassen. Man hat wiederholt angeregt, die für den Aufbau nötige Eisenmenge mathematisch zu berechnen und dann die totale Menge in 2—3 Stößen von je 2000 mg in einer Zucker-Infusion i. v. zu verabreichen. Selbst bin ich zusammen mit meinem schwedischen Freund Hallberg [4] gegen eine solche *Stoß-Therapie.* Das Eisen ist keine harmlose Substanz und es kann bei einer solchen massiven Überschwemmung mit dem III-wertigen Fe zu *bedrohlichen toxischen Reaktionen* des Organismus kommen, d. h. zu *Kopfschmerzen, Hitzegefühl, Erbrechen und zum Schock* [9]. Ferner sind wir der Auffassung, daß eine langsame Fe-Sättigung physiologischer ist und dem Knochenmark auch mehr Zeit gibt, sich anzupassen.

Wesentlich ist es bei jeder Eisen-Therapie, sich vor Augen zu halten, daß eine Zunahme von 1 g% Hämoglobin 170 mg Fe benötigt plus etwa 40 mg Depot-Eisen. Da p. o. nur ca. 50% resorbiert werden (und zudem die Resorption im Verlaufe der Behandlung weiter abnimmt [4], *benötigen wir für die Bildung von 1 g% Hb 500 mg Eisen!*

Zuerst steigen immer die Retikulozyten, dann die Erythrozyten und erst etwas später auch das Hämoglobin. Man fährt mit der Therapie weiter, bis das Hämoglobin Normalwerte erreicht hat.

Die Grundfrage, die wir uns bei der Fe-Therapie immer stellen müssen, ist:

a) Perorale Verabreichung
b) Parenterale Verabreichung   i. m. oder
        i. v.

Für 80% der Fälle genügt die p. o. Verabreichung. Eine *parenterale Zufuhr* ist nur dann nötig, wenn eine *ungenügende Resorption* vorliegt, z. B. *Magen-Operierte,* oder eine ungewöhnliche *individuelle Überempfindlichkeit* für p. o. wirksame *therapeutische* Dosen, ferner bei *Hiatushernie* mit Blutung, bei der eine p. o. Behandlung schlecht ertragen wird. Meist genügt dann die *intramuskuläre Verabreichung.*

a) Orale Eisen-Therapie

Heute ist sie für die meisten Patienten die Therapie der Wahl. Doch bedenke man immer, daß die *täglich zugeführte Fe-Menge mindestens 200 mg erreichen sollte,* und daß es sich um eine eventuell monatelange Behandlung handelt. Die Präparate müssen immer am Schluß der Mahlzeiten eingenommen werden. Tannin-Präparate sind zu meiden, also keinen Schwarztee nach der Einnahme, da das Fe sonst in unlöslicher Form ausfällt.

Heutige Möglichkeiten: Gut wirksam sind die *stabilisierten Ferro-Verbindungen* (z. B. Fe (II)-Ascorbinat) in Dragé-Form, die sich erst im Dünndarm lösen, z. B. *Ce-Ferro* (Nordmark) oder als Sirup *Ferrascorbin* (Streuli). Ferner die mit einem Zucker stabilisierten Formen: *Ferrosum gluconicum = Ferronicum* (Sandoz). Möglicherweise wird sich für die Zukunft *Fe-EDTA* durchsetzen (mit 40% Zucker). Es verfärbt sich im Tee nicht schwarz und wird auch von andern Inhibitoren weniger beeinflußt [8, 2].

Eisensulfat-Präparate werden im allgemeinen schlechter toleriert, sind aber in USA und England noch stark im Gebrauch. Durch akzidentelle Einnahme bei Kindern kann es aber zu lebensgefährlichen Vergiftungen kommen [9], so daß wir von dieser Fe-Verabreichung eher abraten würden. Eine Zukunft haben vielleicht neue in einem Kunststoff eingeschlossene Präparate (Gradumet-System), die das $FeSO_4$ nur langsam im Dünndarm durch kleine Diffusionskanäle austreten lassen *(Ferro-Gradumet).* Man gibt dann nur ein Dragé morgens. Selbst habe ich gute Erfahrungen mit diesem neuen Präparat.

Kombinations-Präparate mit Kobalt, Kupfer B_{12} etc. sind auf alle Fälle abzulehnen.

b) Intramuskuläre Eisen-Therapie

Diese Form hat sich, seitdem das *Fe (III)-Sorbitol = Jectofer* (Astra) in dem Handel kam, für die p. o. refraktären Fälle schon weitgehend durchgesetzt. Es liegen hier kleine Moleküle vor, die rasch abtransportiert werden. Die Injektion sollte tief intraglutäal erfolgen und nicht über 100 mg pro dosi betragen (s. Warnung der WHO Nr. 101, 1972), d. h. 2 ml = 100 mg Fe (III) pro dosi i. m. Ca. Ein Drittel wird sofort durch die Niere ausgeschieden (Roséfarbe des Urins). Nicht i. v. spritzen. Die Injektionen sind leicht schmerzhaft und daher nicht von allen Patienten geschätzt.

c) Intravenöse Therapie

Sie ist heute nur noch selten nötig und darf nur streng i. v. erfolgen. Paravenös kommt es zu schmerzhafter Infiltration mit bleibender dunkler Pigmentierung und eventuell zur Phlebitis. *II-wertige Präparate dürfen hier nicht verabreicht werden,* da hiervon nur ca. 15 mg i. v. toleriert werden und es bei höheren Dosen zu schweren Nebenerscheinungen kommt. Am besten hat sich uns von den III-wertigen Verbindungen das *Fe-Dextran = Imferon* bewährt. Dosis 200 mg tgl. i. v. werden, wenn langsam (z. B. in den Schlauch einer laufenden Zucker-Infusion gespritzt), meistens sehr gut ertragen. Auf die Stoß-Therapie, die wir ablehnen, sind wir oben eingegangen.

Dauer der Therapie 3—4 Wochen, dann evtl. i. m. mit Fe (III)-Sorbitol (Jectofer) weiter. Die Fe-Reserven sind meist aufgefüllt, bevor das Hämoglobin die Norm erreicht hat [4].

Zusammenfassung

Es wird kurz auf die hauptsächlichsten heutigen Ursachen der Eisenmangelanämie eingegangen. Bei der Frau stehen immer noch die durch eine Hypermenorrhoe bedingten Formen im Vordergrund, bei denen nach Ausschluß anderer Ursachen die Ovulationshemmer am besten wirken. Bei der Graviditäts-Anämie fehlen neben dem Fe auch andere wichtige Aufbaustoffe wie Folinsäure und B_6 und hier sollte immer eine Kombinationsbehandlung erfolgen, die wir aber für die übrigen Formen ablehnen. Wesentlich ist es, daß im Alter physiologisch sowohl beim Mann wie bei der Frau kein Abfall des Serum-Fe erfolgt. Findet man hier ein erniedrigtes Serum-Fe so ist dies immer pathologisch und weist auch bei gutem AZ meist, sofern ein Infekt oder eine Blutung ausgeschlossen werden können, auf das Vorliegen eines beginnenden Malignoms hin (Bronchial-Ca, Kolon-Ca etc.).

Für die Behandlung der Fe-Mangelanämie genügen in 80% der Fälle die peroralen stabilisierten *Ferro-Präparate*. Es ist allzu wenig bekannt, daß man hoch dosieren muß, 200 mg/Tag und lange (3—4 Monate). Für Fälle, die wegen Intoleranz oder ungenügendem Ansprechen auf eine parenterale Therapie umgestellt werden müssen, genügt in vielen Fällen die i. m. Therapie mit *Fe-Sorbitol* (tgl. 100 mg). Für die i. v. mehr klinischen Fälle hat sich das *Fe (III)-Dextran* (tgl. 200 mg/i. v.), streng i. v., am besten bewährt. Von der i. v. Stoß-Therapie wird abgeraten.

Literatur

1. Bucher, U., Baumann, E., Keller, Th.: Eisensubstitution bei Blut-Spendern. Schweiz. med. Wschr. **103**, 1592—1598, 1634—1640 (1973)
2. Charlton, R. W., Bothwell, T. H.: Addition of supplementary iron to foodstuffs. 16th Internat. Congr. of Hematology, Kyoto, 5.—11. Sept. 1976 (im Druck)
3. Guillebaud, D. J., et al.: Menstrual blood-loss with intrauterine devices. Lancet **1976 II**, 387—390
4. Hallberg, L.: Therapeutic uses of iron in human patients. 16th Internat. Congr. of Hematology, Kyoto, 5.—11. Sept. 1976 (im Druck)
5. Kaltwasser, J. P., Seidel, S., Werner, E.: Referat am 17. Kongreß der Dtsch. Ges. für Blut-Transfusion u. Imunhämatologie 1976 (im Druck)
6. Keibel, E.: Pharmakotherapie des hämopoetischen Systems. In: Kuemmerle, H. P.: Klinische Pharmakologie und -Therapie, 3. Aufl., S. 904—908. München: Urban und Schwarzenberg 1976
7. Lieden, G., Höglung, S., Ehn, L.: Iron supplement to blood donners. I. Trials with intermittent iron supply. II. Effect of continous iron supply. Acta med. scand. **197**, 31—41 (1975)
8. Layrisse, M., Martinez-Torres, C.: Food vehicels and iron salts for iron fortification. Int. Congr. of Hematology, Kyoto, 5.—11. Sept. 1976 (im Druck)
9. Moeschlin, S.: Klinik und Therapie der Vergiftungen, 5. Aufl., Kap. Eisenvergiftung, S. 100—104. Stuttgart: Thieme 1972
10. Moeschlin, S.: Therapie-Fibel, 5. Aufl., Kap. Anämien, S. 1—6. Stuttgart: Thieme 1976.

Untersuchungen des Eisenstoffwechsels bei nephrogener Anämie

F. Gráf und I. Jakab

III. Med. Klinik der Semmelweis-Universität Budapest

Die Anämie als Begleiterscheinung bei chronischen Nierenerkrankungen wurde bereits schon von Bright beschrieben, als ein Symptom des chronischen Nierenversagens. Die Pathogenese jedoch konnte auch bis jetzt noch nicht vollständig geklärt werden.

Bei der Entstehung spielen nach unserer heutigen Auffassung die in der Tabelle 1 aufgeführten Faktoren bzw. deren Kombinationen eine Rolle. Früher hielt man die nierenbedingte Anämie für eine Folge der Hydrämie und der Hämaturie. Auch der ungenügenden bzw. einseitigen Ernährung sowie den durch die Urämie verursachten Resorptionsstörungen schrieb man eine gewisse Rolle zu.

Tabelle 1. Pathogenetische Faktoren der nephrogenen Anämie

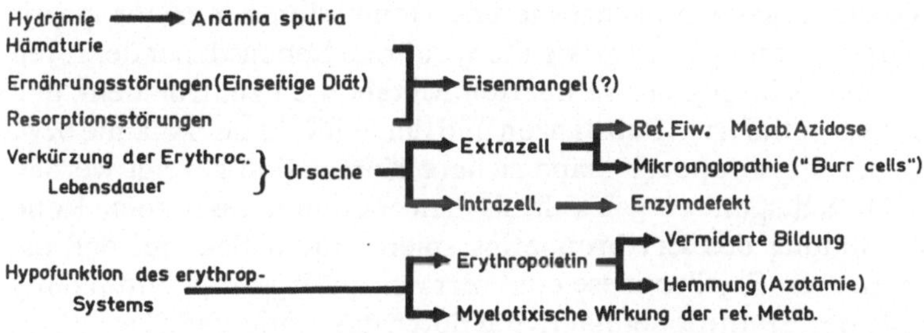

Auf Grund zahlreicher klinischer und experimenteller Untersuchungen kann es als ziemlich gesichert bezeichnet werden, daß beim Zustandekommen der Anämie beide Faktoren, die die Zahl der roten Blutkörperchen bestimmen, d. h. die Herabsetzung der Erythropoese sowie der gesteigerte Zerfall der roten Blutkörperchen gleichermaßen eine Rolle spielen. Die Wahrscheinlichkeit dieser Annahme war durch die zytomorphologischen Untersuchungen von Blut und Knochenmark und durch das Verhalten der Retikulozytenzahl schon lange gegeben, einen exakten Nachweis konnten jedoch nur die modernen, in erster Linie die erythro- und ferrokinetischen Methoden geben, mit deren Hilfe der Eisenstoffwechsel, die effektive Erythropoese und das Maß des Zerfalls der roten Blutkörperchen bestimmt werden konnte.

Trotzdem die Rolle des gesteigerten Zerfalls der roten Blutkörperchen und — ausschlaggebend — die herabgesetzte Erythropoese im Pathomechanismus der nephrogenen Anämie als gesichert angesehen werden kann, sind noch zahlreiche grundsätzliche Fragen zu klären. In erster Linie welches sind die Ursachen und Faktoren, die bei der urämischen Anämie die gesteigerte

Hämolyse und die herabgesetzte Erythropoese unmittelbar verursachen? Die Mehrzahl der Wissenschaftler macht dafür die bei der Urämie retinierten Metaboliten verantwortlich, was durch die Tatsache unterstützt wird, daß neben niedrigen Clearancewerten (10 ml) und hohen BUN — (über 100 mg%), sowie Kreatinin(über 10 mg%)-Werten die Anämie konstant zustandekommt. Es ist jedoch noch immer fraglich, welcher der retinierten Metaboliten für die Veränderungen verantwortlich ist. Die Angaben über die Zusammenhänge zwischen Azotämie und Anämie, bzw. ob es einen Zusammenhang zwischen dem Grad der Azotämie und der Verkürzung der Lebensdauer der roten Blutkörperchen, sowie der Azotämie und der effektiven Erythropoese gibt, sind — besonders im Tierversuch — recht gegensätzlich.

Die verkürzte Lebensdauer der roten Blutkörperchen bei chronischen Nierenkranken — in unserem Krankengut 17 Tage anstelle von 28—32 Tagen bei Gesunden — kommt durch die entweder in den roten Blutkörperchen, korpuskulären, oder durch außerhalb der roten Blutkörperchen befindlichen, extrakorpuskulären Ursachen zustande. Kreuztransfusions- und Autohämolyseuntersuchungen sprechen eher für einen extrakorpuskulären Mechanismus, bei dem die Wirkung des urämischen Plasmas und die Mikroangiopathie gleichsam eine Rolle spielen. Die biochemischen und enzymatologischen Untersuchungen weisen jedoch darauf hin, daß die verkürzte Lebensdauer der roten Blutkörperchen bei der Azotämie auch korpuskuläre Ursachen haben kann.

Die bei urämischen Anämien nachgewiesene Depression der erythropoetischen Aktivität schreibt man — ebenso wie die verkürzte Lebensdauer der roten Blutkörperchen — der Wirkung der retinierten Metaboliten zu, trotzdem, daß zwischen den einzelnen retinierten Substanzen und der Schwere der Anämie bzw. der Herabsetzung der Erythropoese keine sichere Korrelation gezeigt werden konnte. Ein neuer Gesichtspunkt ergab sich, als man erkannte, was für eine Rolle die Niere bei der Bildung des Erythropoetins spielt, was bedeutete, daß die Ursache der insuffizienten Erythropoese eine verringerte Erythropoetinbildung oder eine Hemmung der Erythropoetinaktivität durch das urämische Plasma sein könnte. In der Mehrzahl der Fälle enthält das Plasma bei nephrogenen Anämien tatsächlich kein oder nur geringe Mengen von Erythropoetin. Die Ausnahmefälle, wo im Plasma von anephrischen Patienten Erythropoetin nachgewiesen werden konnte, und die Tatsache, daß bei einer Besserung der Urämie durch Diät oder Hämodialyse parallel auch eine Besserung der Erythropoese nachgewiesen werden kann — ohne daß die Nierenfunktion sich bessert oder der Erythropoetinspiegel eine Erhöhung zeigt — sprechen dafür, daß die Erythropoese nur teilweise Erythropoetin-dependent ist und das Erythropoetin nicht nur in der Niere gebildet wird. Die pathogenetische Möglichkeit, daß die retinierten Metaboliten eine myelotoxische Wirkung ausüben oder vielleicht durch den eine Schlüsselposition einnehmende Eisenstoffwechsel auf die Erythropoese eine Wirkung haben, steht auch im Weiteren noch offen [1, 5, 7, 12].

In den vergangenen Jahren haben wir ausgedehnte und vielseitige Untersuchungen zur näheren Kenntnis des Pathomechanismus der nephrogenen Anämien vorgenommen. Diese Untersuchungen erstreckten sich neben zytomorphologischen, zytochemischen, ultrastrukturellen, Zellmembran-, Erythropoetin-, erythrokinetischen und anderen Untersuchungen auch auf die Untersuchung des Eisenstoffwechsels. Über den letzteren möchten wir im Folgenden berichten.

Trotzdem daß die zahlreichen klinischen Beobachtungen und die experimentellen Arbeiten ziemlich übereinstimmend Eisenstoffwechselstörungen bei der nephrogenen Anämie beweisen, sind jedoch zahlreiche, grundsätzliche Fragen bis jetzt noch ungeklärt, bzw. die Auffassung einiger dieser Fragen ist unterschiedlich. Unter anderen ist es nicht eindeutig geklärt, ob eigentlich ein Eisenmangel bei der renalen Anämie entsteht, sind der Eisenspiegel, der Eisensättigungswert und die totale Eisenbindungskapazität geeignete Parameter, um das Problem eines Eisenmangels bei der urämischen Anämie aufzuhellen, handelt es sich nicht um Störungen im Eisentransport und in der Hämsynthese? Die Meinungen gehen in bezug auf die Eisenabsorption, auf die die Absorption beeinflussenden Faktoren bei Nierenkranken, auf die Ausscheidung und in bezug auf die Frage, ob der Eisenmangel beim Zustandekommen der renalen Anämie überhaupt eine Rolle spielt, auch auseinander.

Unsere Untersuchungen beziehen sich auf insgesamt 86 an Nierenunterfunktion leidenden anämischen Patienten, 49 Frauen und 37 Männer. Als Kontrolle dienten 20 Frauen bzw. 20 Männer, vom nephrologischen Gesichtspunkt aus Gesunde. Die wichtigeren Untersuchungsergebnisse, die sich auf den hämatologischen und renalen Status beziehen, des weiteren die Angaben zum Eisenstoffwechsel sind in der Tabelle 2 zusammengefaßt. Alle Kranken waren azotämisch und anämisch, der durchschnittliche Clearancewert betrug 13,0 (Männer) und 14,6 (Frauen) ml/min. Der durchschnittliche Serumeisenwert war signifikant geringer als der der Kontrollgruppe (63 bzw. 66,6 μg%). Auch der Wert der totalen Eisenbindungskapazität und des Serum-Transferrins (nach der direkten Methode Oudin) zeigte ein Absinken. Daraus folgt, daß der Saturationswert nur eine geringe Herabsetzung aufweist. Diese Parameter weisen nicht eindeutig auf einen Eisenmangel hin, trotzdem daß im Knochenmark dieser Kranken mit der Berliner-Blau-Reaktion nur eine verminderte Menge von Eisen nachzuweisen war.

Bei unseren urämischen, anämischen Kranken kontrollierten wir regelmäßig

Tabelle 2. Untersuchungsergebnisse der an nephrogenen Anämie leidenden Patienten

		SEX	Ery	Hb	Ht	SeFe	TEBK	SAT	SeTrf	C_{kr}	CN	SeKr	n
CHR. NEPHRITIS	♂		2,9	8,6	28	63	285	25,6	137	13,0	86,8	5,2	37
	SD		0,8	2,2	6,2	18,5	52	5,7	6	10	44		
	♀		2,94	8,6	30	66,6	271	24,4	143	14,6	56	4,6	49
	SD		0,56	1,9	6,5	27,2	66	6,6	7	7,76	48		
KONTROL	♂		4,64	14,58	44	115,9	357,6	32,4	235,4	—	—	> 1,0	20
	SD		0,4	0,65	1,05	10,5	30	5,5	8				
	♀		4,45	14,1	42	107	361	29,8	250	—	—	> 1,0	20
	SD		0,45	0,7	1,3	15	38	5,7	6,5				

die mit der Nahrung zugeführte Eisenmenge — alle unsere Kranken bekamen Giordano-Giovanetti-Diät — und stellten fest, daß die Eisenzufuhr bedeutend geringer ist — höchstens die Hälfte — als einer ebenfalls auf quantitativer Diät lebenden diabetischen Krankengruppe. Das ist vor allem das Ergebnis der Eiweiß-armen Diät. Die Eweißzufuhr und die Eisenzufuhr auf Eiweißbasis der urämischen Kranken ist ungefähr ein Viertel der der Kontrollgruppe, die Eisenzufuhr auf pflanzlicher Nahrungsbasis dagegen ist bei den beiden Gruppen ungefähr gleich (Tab. 3.). Die Feststellung [11], daß die Resorption von Eisen aus tierischen Nahrungsprodukten viel besser ist (15—20%) als die aus pflanzlichen (1,7—7,9%) verschlechtert noch weiter die Eisenzufuhr der auf Diät lebenden urämischen Patienten. Das allein wäre schon eine ausreichende Grundlage dafür, daß sich bei den auf Diät lebenden urämischen Patienten ein Eisenmangel ausbildet.

Tabelle 3. Eiweiß und Eisenzufuhr der Nierenkranken (N: Nierenkranke, K: Kontrollpersonen) ▤ Eiweiß, ▥ Gesamt-Fe, ▧ Eiweiß-Fe, ⊠ PFL-Fe, N = 47

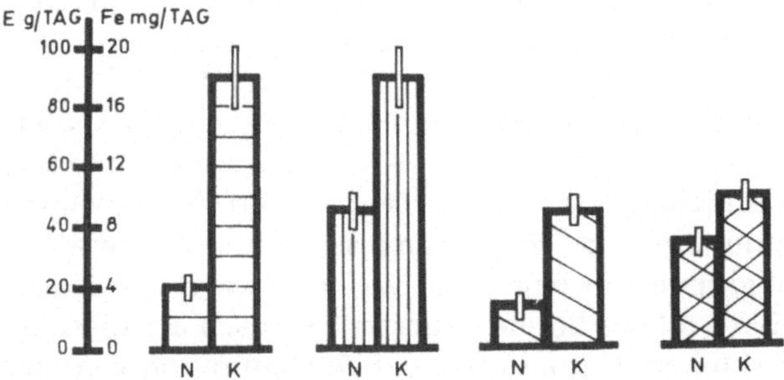

Ein weiterer Schritt war die Untersuchung der Resorption des per os verabreichten Eisens bei nephrogenen Anämien. Zwar sind die, die Eisenresorption beeinflussenden Faktoren ziemlich gut bekannt, die sich auf die Eisenresorption urämisch-anämischer Kranken beziehenden Angaben jedoch sind recht widersprüchlich. Die meisten Forscher [2, 10] fanden eine Verringerung der Eisenresorption, andere [6, 13] fanden bei ihren Untersuchungen eine normale, bzw. im Falle von Eisenmangel eine erhöhte Eisenresorption. Daraus würde sich ergeben, daß weder die Nierenkrankheit an sich, noch die Azotämie die Eisenresorption beeinflußt, daß es kein Zusammenhang zwischen der Eisenresorption und dem Erythropoetinspiegel besteht und daß auch die Erythropoese nur auf indirekten Weg, über die Veränderungen der Eisendepots die Eisenresorption beeinflußt. Letzterer ist nämlich der entscheidende, determinierende Faktor der Resorption.

Zur Untersuchung der Eisenresorption wendeten wir zwei Methoden an: Die Patienten und die Kontrollpersonen bekamen per os 500 mg Ferrosulfat (Eisengehalt: 188 mg). Im Serum geschah die Eisenbestimmung zu den folgenden Zeitpunkten: 0, 2, 4, 6, 12 und 24 Stunden nach der Einnahme. Die Ergebnisse sind aus der Tabelle 4 ersichtlich. Wir konnten feststellen, daß bei den Nierenkranken die Eisenbelastungskurve niedriger und flacher ist, als die der Kontrollgruppe.

Tabelle 4. Eisenresorptions-Kurven (500 mg FeSO$_4$ per os)

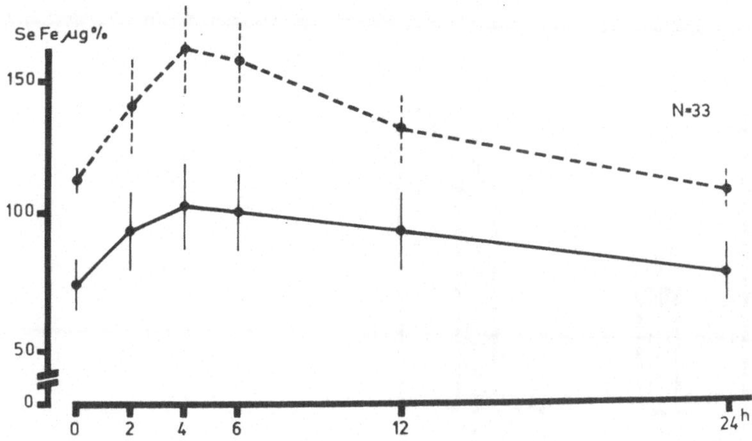

Wir untersuchten die Resorption auch mit der Ganzkörper-Monitor [3]. Die Kranken und Kontrollpersonen bekamen das Eisen in Form von Ferrichloridisotopen in einer spezifischen Konzentration von 0,25 µCi/ml. Als Maß der Eisenresorption gilt die Eisenkonzentration, die am 10. Tag nach der Verabreichung gemessen wird. Die Ergebnisse sind aus der Tab. 5 ersichtlich. Bei renalen Anämien betrug die durchschnittliche Eisenresorption 3,96%, zu der der Kontrollgruppe von 16%. Bei einer sideropenischen nicht-nierenkranken Kontrollgruppe von 8 Kranken wurde 28,33% des verabreichten Eisens durchschnittlich resorbiert. Das heißt also, daß beide Methoden zur Untersuchung der Eisenresorption eine eindeutige Herabsetzung derselben bewiesen.

Desweiteren untersuchten wir auch die Eisenausscheidung mit dem Urin bei den chronischen Nierenkranken, die an einer Anämie litten. Keiner der Kranken stand unter einer chronischen hämodialytischen Behandlung. Mehrere Abhand-

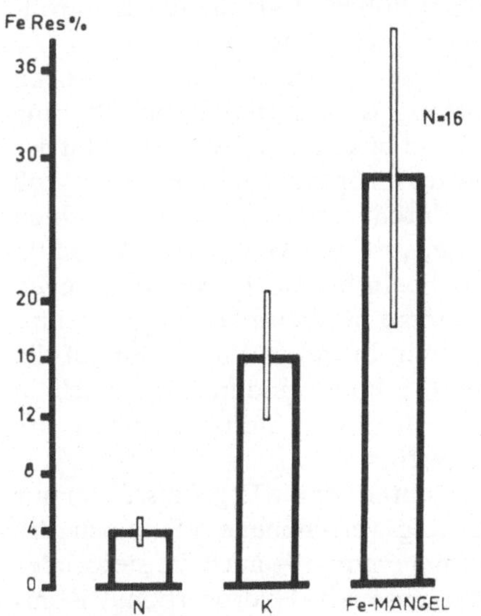

Tabelle 5. Eisenresorptionsuntersuchungen mit dem Ganzkörper-Monitor

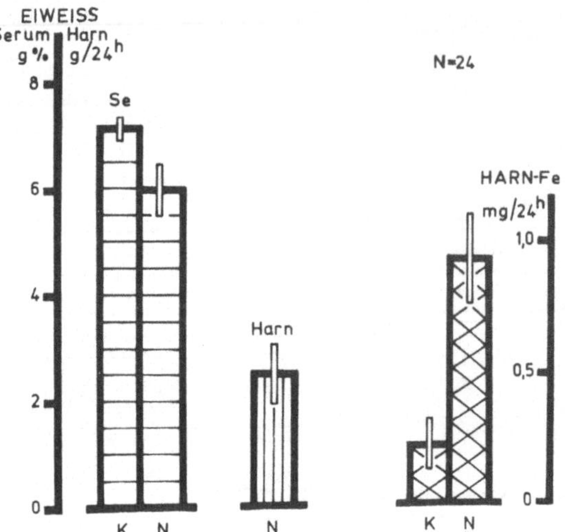

Tabelle 6. Eisen- und Eiweiß-Verlust im Harn

lungen berichten nämlich, daß der Eisenverlust der nicht dialysierten, an renaler Anämie leidenden Patienten dem der normalen Kontrollgruppe entspricht, im Gegensatz zu den hämodialysierten Kranken, bei denen der Eisenverlust gesteigert ist [2, 10]. Die Ergebnisse sind auf der Tab. 6 aufgeführt. Sie zeigt die durchschnittliche Eisenausscheidung im Urin bei 24 anämischen Nierenkranken. Der Serumeiweißspiegel (6,0 g%) war bei unseren Patienten etwas geringer als der der Kontrollgruppe (7,12g%), die durchschnittliche Eiweißausscheidung pro Tag betrug 2,5 g/24 Std. Die Eisenausscheidung war nicht groß (0,927 mg/24 Std.), jedoch signifikant höher als die der Kontrollgruppe (0,220 mg/24 Std.). Neben den bisherigen Faktoren spielt auch diese Tatsache eine Rolle beim Zustandekommen des Eisenmangels bei den an renaler Anämie leidenden Kranken. Unsere bisherigen Untersuchungen lassen auch darauf schließen, daß die Transferrinausscheidung im Urin signifikant höher ist als die der Kontrollgruppe. Diese Untersuchungen sind jedoch noch nicht abgeschlossen.

Es war der Gegenstand unserer Untersuchungen, ob bei der Urämie — neben der Möglichkeit der Ausbildung eines Eisenmangels — auch mit einer Störung des Eisentransportes gerechnet werden muß. Es ist bekannt, daß die Stabilität des Transferrin-Eisen(III)-Hydrocarbonatkomplexes im optimalen Millieu sehr groß ist [4], es ist jedoch eine Frage, ob die durch die Urämie verursachten Veränderungen im Serum nicht in irgend einer Art und Weise diese Stabilität bzw. die Bindungskapazität des Transferrins beeinflussen. In Modellösungen untersuchten wir das pH, das Phosphat und einige retinierte N-haltige Verbindungen: Carbamid, Harnsäure und das Kreatinin in ihren Wirkungen auf die totale Eisenbindungsfähigkeit des Transferrins [8]. Im Besonderen untersuchten wir das Kreatinin, da es — genau wie das Transferrin — Imidazol enthält, das über die Fähigkeit zur Eisenkomplexbildung verfügt.

Ohne daß wir auf Einzelheiten eingehen, möchten wir die Ergebnisse hier nur kurz erwähnen. Weder das in saurer Richtung verschobene pH, noch das Phosphat, das Carbamid oder die Harnsäure hemmt — auch in steigender Konzentration — die Ausbildung des Eisen-Transferrin-Hydrocarbonat-Kom-

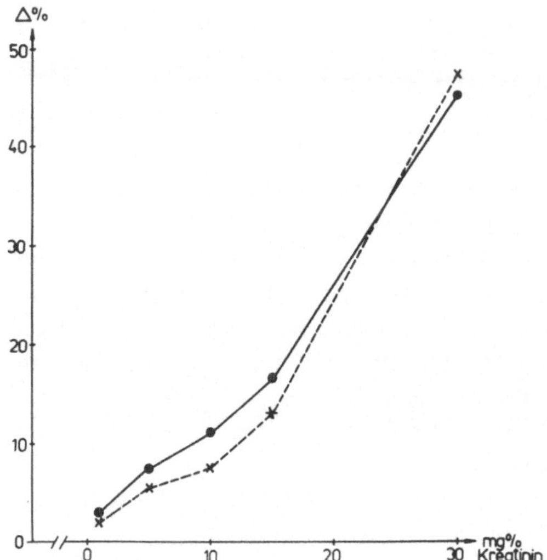

Tabelle 7. Die hemmende Wirkung des Kreatinins auf die Ausbildung des Eisen-Transferrin-Hydrocarbonat-Komplexes

plexes. Im Gegensatz dazu hat das Kreatinin in Abhängigkeit vom Maß seiner Konzentration eine hemmende Wirkung, vermutlich durch seine Komplexbildende Fähigkeit (Tab. 7). Um diesen Effekt messen zu können, untersuchten wir die Lichtdurchlässigkeit des Eisentransferrin-Hydrocarbonat-Komplexes und die Veränderungen bei den verschiedenen Kreatinin-Konzentrationen mit einem Spektrophotometer bei einer Wellenlänge von 460 nm.

Die mit unseren Mitarbeitern ausgeführten Mösbauerspektroskopischen Untersuchungen [9] beweisen auch eindeutig, daß die Gegenwart von Kreatinin die Ausbildung des Eisen-Transferrin-Hydrocarbonat-Komplexes hemmt (Tab. 8).

Mit diesen Modellversuchen haben wir nicht die Absicht, weitgehende Folgerungen für die in vivo-Verhältnisse aufzustellen, sie werfen jedoch die Frage

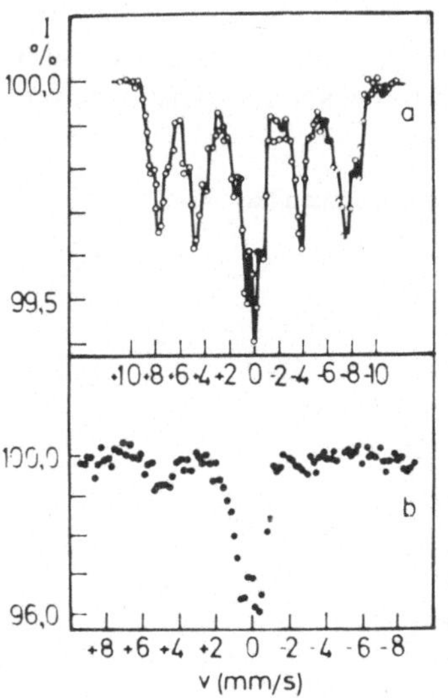

Tabelle 8. Mössbauer-spektroskopische Untersuchungen. a: Das Mössbauerspektrum des Transferrin-Eisen-Hydrocarbonat-Komplexes. b: Die Veränderungen des Spektrums in Gegenwart von Kreatinin

auf, ob das Kreatinin nicht in der Pathogenese der sich zur chronischen Nierenerkrankungen gesellenden Anämien mit seiner hemmenden Wirkung auf den Eisentransport eine Rolle spielen könnte?

In der Literatur kann man relativ wenige Angaben über die Hämsynthese bei den urämisch-anämischen Patienten finden. Es gibt Berichte, die auf Grund von Knochenmarkzüchtungen darauf hinweisen, daß das urämische Serum eine Hemmung der Hämsynthese bewirkt. Bei unseren Untersuchungen über die Hämsynthese der urämischen Kranken wollten wir auf folgende Fragen eine Antwort bekommen: Kann die Störung der Hämsynthese bei den mit Anämie und Azotämie verbundenen chronischen Nierenerkrankungen nachgewiesen werden? Wenn ja, in welcher Phase der Hämsynthese tritt sie auf, steht sie im Zusammenhang mit dem Grad des Nierenversagens (Kreatininspiegel) und der Schwere der Anämie, und gibt es Ähnlichkeiten zu den Störungen der Hämsynthese, wie sie beim Eisenmangel zu beobachten sind?

Wir untersuchten bei 33 renalen- und 20 Eisenmangelanämien des weiteren bei 20 Kontrollpersonen die Ausscheidung der δ-Aminolävulinsäure (DAL) und des Porphobilinogens (PBG) im Urin, des weiteren die Koproporphyrin(CP)- und die Protoporphyrinkonzentration (PP) der roten Blutkörperchen. Die DAL- und PBG-Ausscheidung der renalen anämischen Kranken stimmte mit der der Kontrollpersonen überein, die Konzentration von CP und PP der roten Blutkörperchen war jedoch signifikant höher (Tab. 9). Die CP-Konzentration hatte sich fast auf das vierfache erhöht, die PP-Konzentration war 3,5mal so groß wie die der Kontrollgruppe. Die auf die Hämsynthese hinweisenden Störungen stehen nicht im Zusammenhang mit dem Serumkreatininspiegel; mit dem Grad der Anämie insofern, als die CP-Konzentration der roten Blutkörperchen unter einem Hämoglobingehalt von 7 g% konsequent und besonders hoch war. Die Störungen in den späteren Phasen der Hämsynthese bei den an renalen Anämien leidenden Patienten ähnelt den Störungen wie sie bei den Eisenmangelanämien auftreten. Bei den nephrogenen Anämien scheint dafür noch ein anderer Grund und andere Erklärungen möglich, als der Eisenmangel; z. B. die Wirkung der retinierten Metaboliten auf das Enzymsystem der Hämsynthese, eine Störung des intrazellulären Eisentransportes usw., aber eine ihrer Ursachen bei der renalen Anämie könnte auch der — unserer Meinung nach bewiesene — Eisenmangel sein.

Tabelle 9. Störungen der Hämsynthese in renalen und Eisenmangelanämien (E)

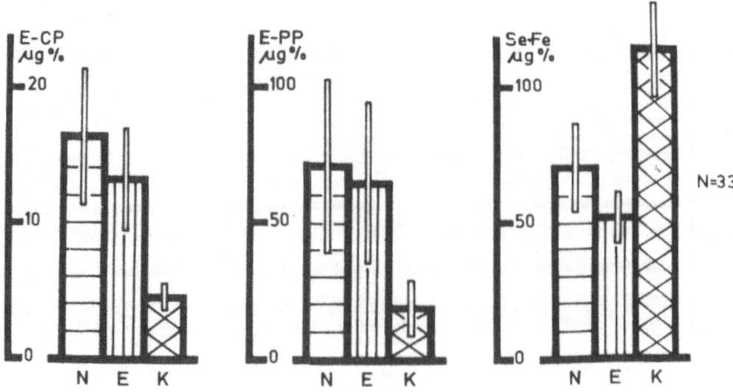

Mit dem Gesagten wollten wir auf einige noch nicht gänzlich geklärte und aktuelle Fragen der Anämien bei Nierenerkrankungen hinweisen, in erster Linie auf die Störungen des Eisenstoffwechsels, und in bezug auf die Letzteren über unsere eigenen Untersuchungen berichten.

Literatur

1. Blumberg, A.: Faktoren bei der Entstehung von Anämien. Dtsch. med. Wschr. **98,** 1040 (1973)
2. Boddy, K., Lawson, D. H., Linton, A. L., Will, G.: Iron metabolism in patients with chronic renal failure. Clin. Sci. **39,** 115 (1970)
3. Bozóky, L., Gráf, F., Gazsó, J., Jakab, I.: Some new results to the Absorption of 59Fe in man. In: Second European Congress on Radiation Protection of IRPA, Budapest 1972, Ref. 29
4. Davis, D., Saltman, P., Benson, S.: The stability constants of the iron-transferrin complex. Biochem. biophys. Res. Commun. **8,** 56 (1962)
5. Erslev, A. J.: Haematologic Disorders in Uremia. An International Conference on Pathogenesis, Diagnosis and Therapie (Klutke, R. G., ed.). Stuttgart: Thieme 1972
6. Eschbach, J. W., Coock, J. D., Finch, G. A.: Iron absorption in chronic renal diseases. Clin. Sci. **38,** 191 (1970)
7. Gráf, F., Jakab, I., Benedek, Sz., Morvai, J., Báthory, G.: A vesebetegségekhez társuló anaemia pathomechanismusának vizsgálata. Erythrokinetikai és vasanyagcsere vizsgálatok. Korányi S. Társaság Tudományos Ülései, Budapest 1970
8. Jakab, I., Bárány, B., Szász, Gy.: Retineált metabolitok szerepe az idült vesebetegségekhez társuló anaemia létrejöttében. Magy. belorv. Arch. **27,** 256 (1974)
9. Jakab, I., Vértes, A.: A transferrin-vas-komplex vizsgálata Mössbauer-spektroszkopiával. Magy. Kémiai Folyóirat **80,** 111 (1974)
10. Lawson, D. H., Boddy, K., King, P. C., Linton, A. L., Will, G.: Iron metabolism in patients with chronic renal failure on regular dialysis treatment. Clin. Sci. **41,** 345 (1971)
11. Layrisse, M., Cook, J. D., Martinez, C., Roche, M., Kohn, I. N., Walker, R. B., Finch, C. A.: Food iron absorption, a comparison of vegetable and animal foods. Blood **33,** 430 (1969)
12. Mann, D. L., Donati, R. M., Gallagher, R. I.: Erythropoietin assay and ferrokinetic measurements in anemic uremic patients. J. Amer. med. Ass. **194,** 1321 (1965)
13. Takasugi, M., Imura, S.: Iron absorption and utilisation in chronic nephritis. Amer. J. med. Sci. **56,** 254 (1967

Erythroblastenkinetik unter Eisenmangel[1]

P. Dörmer

Institut für Hämatologie der Gesellschaft für Strahlen- und Umweltforschung, München und
Lehrstuhl für Hämatologie der Universität München

Flüchtig betrachtet scheinen die Zusammenhänge zwischen Eisenmangel und Beeinträchtigung der Hämoglobinsynthese ganz einfach vom Substratmangel her verstehbar. Da sich die Erythropoese funktionell jedoch aus mehreren Kompartimenten zusammensetzt, die durch ein kompliziertes Regelsystem im Fließgleichgewicht gehalten werden, besteht über die Auswirkungen des Eisenmangels innerhalb der einzelnen Kompartimente keine volle Klarheit.

Bei Patienten mit schwerem Eisenmangel stellt sich häufig ein neues Fließgleichgewicht auf dem Niveau einer erniedrigten peripheren Erythrozytenkonzentration ein. Dabei trifft man bei grobem Überschlag auf folgende Konstellation von Parametern: Die Gesamtmasse der Erythrozyten ist auf etwa die Hälfte vermindert und die Lebensdauer des einzelnen Erythrozyten beträgt rund die Hälfte der Norm [4, 9, 12]. Eine Homöostase dieser beiden Größen besteht bei einer normalen Erythrozytengesamtproduktion. Der ferrokinetisch bestimmte Plasmaeisenturnover, ein brauchbares Korrelat der erythropoetischen Gesamtaktivität, wird in der Literatur mit normal bis um die Hälfte erhöht angegeben (Übersicht bei Finch et al. [8]). Wenn er erhöht ist, ist die erythropoetische Aktivität größer als die Erythrozytenproduktion, dann besteht folglich eine ineffektive Erythropoese mit vorzeitigem Untergang von Erythrozytenvorläufern. Bei normalem Plasmaeisenturnover wäre eine effektive Erythrozytenproduktion anzunehmen. Tatsächlich konnte von Robinson und Koeppel [13] bei der Eisenmangelernährten Ratte nachgewiesen werden, daß ein beträchtlicher Teil von Retikulozyten zugrundegeht.

Die Erythroblasten-Gesamtmasse ist meist nur mäßig vermehrt. Wenn man bedenkt, daß bei hämolytischen Anämien des Menschen eine maximale Hyperplasie auf das Achtfache der Norm gefunden wird [3], muß man die vergleichsweise geringe Hyperplasie bei schwerer Eisenmangelanämie als Beeinträchtigung des Knochenmarks werten, adäquat mit einer Matrixvergrößerung zu antworten. Im Zusammenhang mit dem normalen Plasmaeisenturnover bedeutet bereits diese mäßige Hyperplasie eine verminderte Proliferationsgeschwindigkeit des einzelnen Erythroblasten, beim erhöhten Plasmaeisenturnover käme man dagegen eher zu einer normalen Proliferationsgeschwindigkeit.

Die Bilanzbetrachtung macht verständlich, daß in der Literatur des Eisenmangels das Schwergewicht der Anämieentstehung je nach Konstellation der Meßergebnisse auf verschiedene Faktoren bezogen wird, z. B. auf die verkürzte

---

[1] Studie im Rahmen des Assoziationsvertrages EURATOM-GSF Nr. 089-72-I Biad. Unterstützt von der Deutschen Forschungsgemeinschaft: SFB 51/A—16

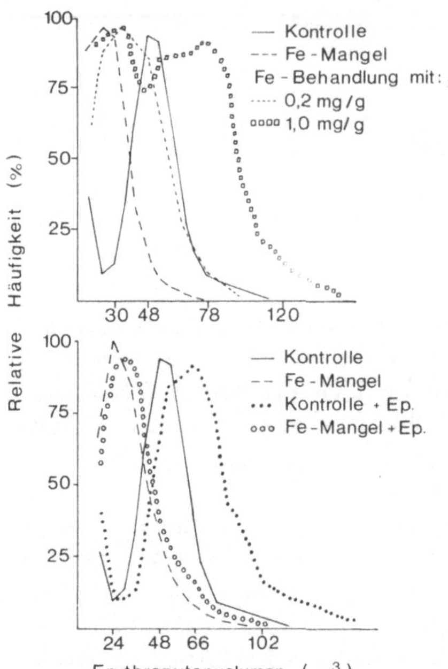

Abb. 1. Abhängigkeit der Größenverteilung von Rattenerythrozyten im Normalzustand und bei Eisenmangel von Erythropoetin- und Eisengabe (Umzeichnung nach [17])

Erythrozytenlebensdauer, die ineffektive Erythropoese oder die verminderte Proliferationsgeschwindigkeit. Stohlman und seine Arbeitsgruppe [17] haben einen weiteren Gesichtspunkt beigetragen. Sie untersuchten Erythrozytenvolumina der Ratte (Abb. 1) und stellten fest, daß Erythropoetin, das alleine zu einer Vergrößerung der Volumina führt, beim Eisenmangel nicht in der Lage ist, die mikrozytäre Verteilung zu ändern. Eine Eisentherapie hingegen ermöglicht eine dosisabhängige Makrozytose. Unter der Annahme einer konstanten Zellzyklusdauer bei gleichzeitig verminderter Hämoglobinsynthesegeschwindigkeit postulierten sie für den Eisenmangel einen zusätzlichen, zur Mikrozytose führenden Teilungsschritt [16]. Bei stimulierter Erythropoese nahmen sie andererseits an, daß die letzte Teilung übersprungen würde, was zur Makrozytose führen muß.

Makro- und Mikrozytose können sich im Verlaufe der Ausbildung einer Eisenmangelanämie ablösen, wie Aderlässe bei Gesunden durch Conrad und Crosby [2] gezeigt haben: Solange die Eisenvorräte reichen, kommt es zur Retikulozytose und Makrozytose. Mit sinkenden Eisenvorräten verschwindet die Retikulozytose, und die Zellindizes werden zunehmend kleiner. Im Lichte der Stohlmanschen Hypothesen sind hier in den einzelnen Entwicklungsphasen der Anämie ganz unterschiedliche zellkinetische Befunde zu erwarten: Einmal eine verkürzte und einmal eine verlängerte Verweildauer der Erythroblasten im Knochenmark mit unterschiedlicher Zahl von Zellteilungen.

Es ist demnach wahrscheinlich, daß die Eisenmangelanämie zellkinetisch heterogen ist, je nachdem, inwieweit ein Blutverlust an der Anämisierung beteiligt ist und wie groß dabei die Eisendepots jeweils noch sind. In eigenen Untersuchungen [7] wurden deshalb zwei Gruppen gebildet: Zur Eisenmangelanämie wurden solche Fälle gerechnet, bei denen der Eisenmangel — wodurch

auch immer bedingt — bereits so fortgeschritten war, daß die Erythroblastenver-
weildauer im Knochenmark verlängert war. Bei der Blutungsanämie war sie
hingegen normal oder verkürzt. Untersucht wurden neben 5 hämatologisch
Gesunden, 5 Patienten mit Tumor- bzw. Infektanämie, 7 Patienten mit
Eisenmangelanämie und 2 Patienten mit Blutungsanämie.

Die Methode zur Bestimmung der Proliferationsgeschwindigkeit einzelner
Erythroblasten durch die quantitative ^{14}C-Autoradiographie wurde in früheren
Publikationen eingehend erörtert [1, 5, 6]. Kurz rekapituliert, bestimmt man die
DNA-Synthesedauer einzelner Zellkompartimente autoradiographisch nach
Kurzinkubation mit Fluordesoxyuridin und ^{14}C-Thymidin und berechnet unter
Zuhilfenahme des ^{3}H-Thymidinmarkierungsindex daraus die Generationszeiten.
Kinetisch bedeutsam ist der Parameter der Geschwindigkeit der Zellproduktion
(Abb. 2): Wenn man die Zahl der Zellen in Mitose N_M kennt und die

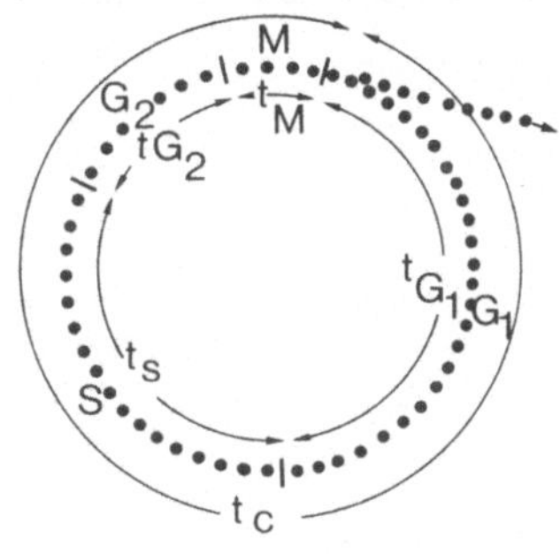

$$N_M / t_M = N_C / t_C = N_S / t_S$$

Abb. 2. Schema zur Erläuterung der Möglichkeiten, Produktionsraten im Zellzyklus zu bestimmen. Abkürzungen: M=Mitose; N_M=relative Zahl von Zellen in Mitose; t_M=Mitosedauer; N_C=relative Zahl von Zellen im Zellzyklus; t_C=Zellzyklusdauer; G_1=G_1-Phase; t_{G1}=Dauer von G_1; S=DNA-Synthesephase; t_S=S-Dauer; N_S=relative Zahl von Zellen in S., G_2=G_2-Phase; t_{G2}=Dauer von G_2

Verweildauer in Mitose t_M, dann kann man ausrechnen, wieviele Zellen pro
Zeiteinheit die Mitose passieren, d. h. wieviele Zellen neu entstehen. Diese
Zellproduktions-Geschwindigkeit ergibt sich ebenso aus der Zahl von Zellen und
der Zeit im Zellzyklus, also aus N_c/t_c, oder aus der Zahl von Zellen und der Zeit in
der DNA-Synthese, also aus N_s/t_s. N_s ist die auszählbare relative Zahl markierter
Zellen und t_s wird autoradiographisch gemessen. Auf diese Weise kann die
Zellproduktion richtig bestimmt werden, auch wenn ein Teil der Zellen in einem
Kompartiment nicht an der Proliferation teilnimmt.

In der eigenen Studie [7] weicht die relative Häufigkeit (Abb. 3) der
Erythroblasten in den einzelnen morphologischen Kompartimenten nur bei der
Blutungsanämie deutlich von der Norm ab. Es besteht die Konstellation einer
sogenannten „Reifungshemmung" mit Vermehrung in den unreifen Kompartimenten und Verminderung vor allem bei den orthochromatischen Erythroblasten. Berechnet man die Zeitdauer, in der so viele Erythroblasten neugebildet
worden sind wie im Knochenmark vorhanden waren (Abb. 4), — die sogenannte
Erythroblasten-Umsatzzeit —, dann finden wir beim Infekt bzw. Tumor ebenso
wie beim Eisenmangel einen hochsignifikant verzögerten Umsatz. Bei den
beiden Patienten mit Blutungsanämie ist der Umsatz dagegen normal bis mäßig
beschleunigt. Es interessiert dabei, ob die zeitlichen Veränderungen alle
morphologischen Kompartimente in gleicher Stärke betreffen. Abb. 5 zeigt, daß

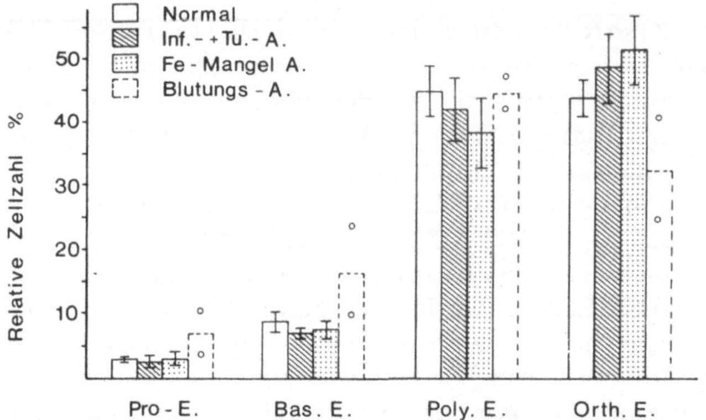

Abb. 3. Häufigkeitsverteilung der Erythroblasten in den verschiedenen morphologischen Kompartimenten bei Normalpersonen und verschiedenen Anämietypen. Mittelwerte ± Standardabweichungen (aus [7])

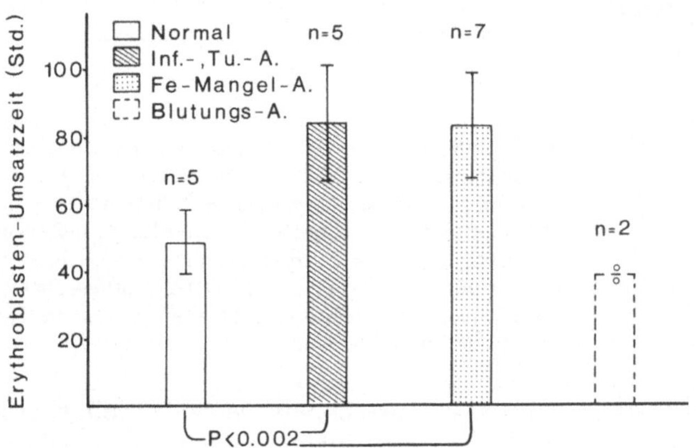

Abb. 4. Mittelwerte ± Standardabweichungen der Erythroblastenumsatzzeit bei normaler Erythropoese und verschiedenen Anämien (aus [7])

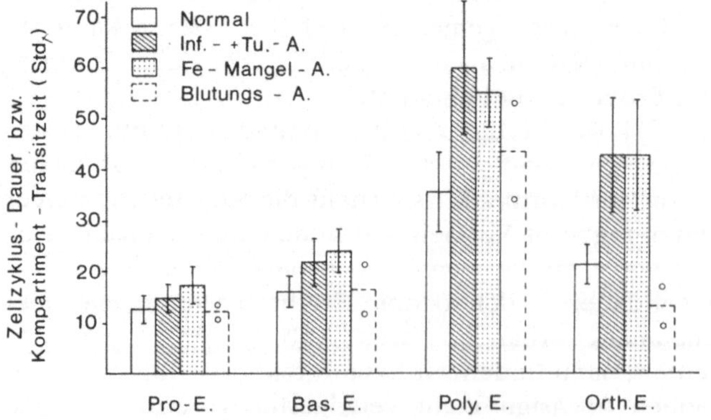

Abb. 5. Mittelwerte ± Standardabweichungen der Zellzyklusdauer in den proliferativen Erythroblastenkompartimenten und der Transitzeit durch das orthochromatische Kompartiment bei normaler Erythropoese und verschiedenen Anämieformen (aus [7])

die Verzögerung der Zellproliferation bei der Infekt- bzw. Tumor- und Eisenmangelanämie um so stärker wird, je mehr die Erythroblasten ausreifen. Für die orthochromatischen Erythroblasten ist diese Verzögerung hochsignifikant. Bei der Blutungsanämie weichen die zeitlichen Parameter nicht grob von der Norm ab, allerdings ist die Verweildauer im Kompartiment der orthochromatischen Erythroblasten eher verkürzt. Hier liegt zellkinetisch ein deutlicher Unterschied zur Eisenmangelanämie vor, der weder am niedrigen Serumeisenspiegel noch an der prozentualen Transferrinsättigung erkennbar ist.

Bestimmung der Erythroblastenteilungen

aus den relativen Neubildungsraten pro

Kompartiment = N_S/t_S rel. (Zellen/Zeit/

1000 Erythroblasten)

Kompartiment N_S/t_S rel. Schema Teilungen

Proerythrobl.	1	1
Basoph. E.	2	1
Polychrom. E.	4	1

Proerythrobl.	1	1
Basoph. E.	2	1
Polychrom. E.	12	2

Abb. 6. Schematische Erläuterung zur Ermittlung relativer Teilungshäufigkeiten in einzelnen Erythroblastenkompartimenten

Mit Hilfe von relativen Produktions-Geschwindigkeiten ist es möglich, die relative Zahl von Zellteilungen in den einzelnen morphologischen Kompartimenten zu berechnen. Wenn sich, wie im oberen Beispiel der Abb. 6, die relativen Produktions-Geschwindigkeiten für Proerythroblasten, basophile und polychromatische Erythroblasten wie 1:2:4 verhalten, so ist dies mit der Annahme je einer Zellteilung pro Kompartiment vereinbar. Ist das Verhältnis der Produktions-Geschwindigkeiten dagegen 1:2:12 wie im unteren Beispiel der Abb. 6, so muß man annehmen, daß die polychromatischen Erythroblasten sich pro Zeiteinheit zweimal teilen, Proerythroblasten und basophile Erythroblasten aber nur einmal. Bezogen werden diese relativen Häufigkeiten von Zellteilungen jeweils auf eine Zellteilung der basophilen Erythroblasten.

Die Ergebnisse (Abb. 7) lassen bei der Infekt- bzw. Tumor- und Eisenmangelanämie keine groben Abweichungen von der Norm erkennen. Für die Stohlmansche Hypothese einer zusätzlichen Zellteilung beim Eisenmangel, die zur Mikrozytose führt [16], ergibt sich kein Hinweis. Möglicherweise ist aber bei der Blutungsanämie im polychromatischen Kompartiment die Zahl der Teilungen vermindert. Dazu gibt es zwei Interpretationsmöglichkeiten, entweder ein

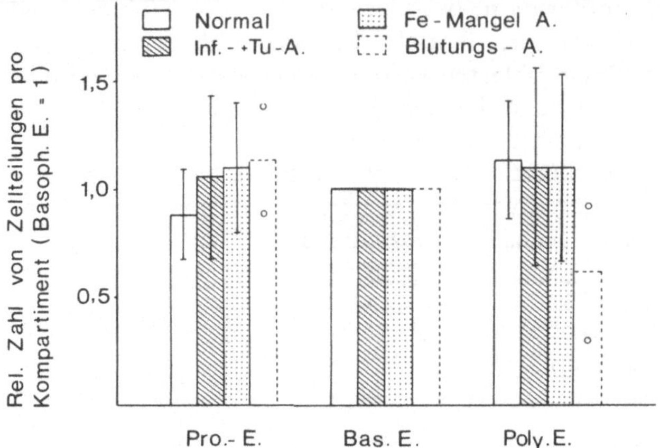

Abb. 7. Mittelwerte und Standardabweichungen der relativen Teilungshäufigkeit in den einzelnen morphologischen Erythroblastenkompartimenten der normalen Erythropoese und bei verschiedenen Anämieformen (aus [7])

teilweises Überspringen der letzten Teilungsstufe, oder ein teilweises Absterben der polychromatischen Erythroblasten.

Ein zellkinetischer Unterschied zwischen Infekt- bzw. Tumoranämie einerseits und Eisenmangelanämie andererseits ist soweit nicht erkennbar. Wenn man aber die Zellneubildungs-Geschwindigkeit mit der peripheren Erythrozytenkonzentration vergleicht (Abb. 8) und die Daten so darstellt, daß beide Parameter sich bei den Normalfällen in der Größe entsprechen, dann findet sich auch beim Infekt und Tumor kein signifikanter Unterschied, wohingegen beim Eisenmangel ein Unterschied erkennbar ist, der auf dem 1 %-Niveau signifikant ist. Wenn man davon ausgeht, daß die Erythrozytenlebensdauer in beiden Krankheitsgruppen gleichstark verkürzt ist, dann bedeutet dieser Unterschied, daß beim Eisenmangel stärker als bei Tumor und Infekt eine erythropoetische Hyperplasie an den Kompensationsbemühungen der Anämie beteiligt ist.

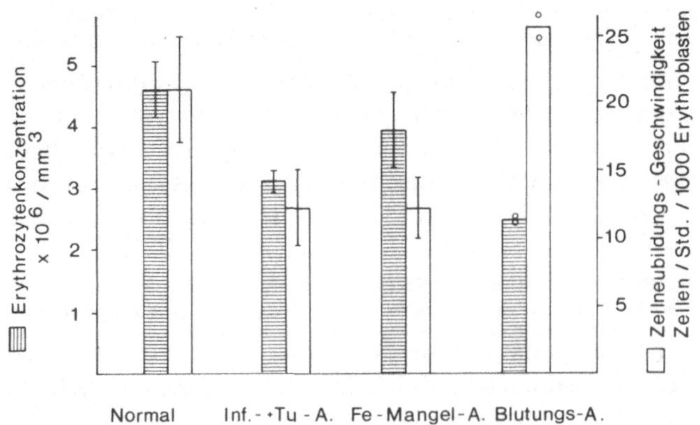

Abb. 8. Vergleich der peripheren Erythrozytenkonzentration und Geschwindigkeit der Erythroblasten-Neubildung bei verschiedenen Anämieformen im Vergleich zur gesunden Erythropoese (aus [7])

Dieses Ergebnis korreliert mit Literaturhinweisen über unterschiedliche Erythropoetinbefunde in beiden Gruppen: Beim Eisenmangel ist der Erythropoetinspiegel anämieabhängig erhöht [11] und bewirkt eine wenigstens mäßige Stimulierung der Stammzelle zur vermehrten Differenzierung und damit mäßiger Hyperplasie. Die volle Wirksamkeit von Erythropoetin an der erythropoetischen Stammzelle ist jedoch offensichtlich durch den Eisenmangel beeinträchtigt. Man kann diese Tatsache möglicherweise als Hinweis darauf werten, daß die erythropoetisch determinierte Stammzelle bereits sehr eng an den erythropoetischen Eisenstoffwechsel grenzt. Beim Infekt und Tumor ist andererseits bekannt, daß wirksames Erythropoetin vermindert gebildet wird [10, 18, 19] bzw. daß die Ansprechbarkeit der Erythroblasten auf Erythropoetin vermindert ist [18]. Damit ist auch keine Hyperplasie zu erwarten. Im übrigen lassen die anderen zellkinetischen Übereinstimmungen mit dem Eisenmangel aber vermuten, daß auch bei Tumor und Infekt der veränderte Eisenstoffwechsel im Sinne einer verminderten Eisenverfügbarkeit an der proliferativen Minderleistung beteiligt ist. Alle Patienten dieser Gruppe hatten eine deutliche Hypoferrämie.

Schließlich bleibt noch zu erörtern, welche Hinweise sich auf eine ineffektive Erythropoese ergeben. Neuere Untersuchungen der Fraktion frühmarkierten Bilirubins bei Patienten mit Eisenmangelanämie [15] ergaben eine nur mäßige Ineffektivität von 20%, wobei der Wert für die Gesunden bereits bei 8% lag [14]. Wenn man die Zeitdauer berechnet, die eine rote Vorläuferzelle vom Proerythroblasten bis zum Ausstoßen des Kernes benötigt, die sogenannte Knochenmark-Durchgangszeit (Abb. 9), und diese der Erythroblasten-Umsatzzeit gegenübergestellt, dann vergleicht man einen Kompartiment-gebundenen mit einem Kompartiment-unabhängigen zeitlichen Parameter. Für die Normalfälle besteht eine lineare Korrelation mit einem Vertrauensbereich, der in Abb. 9 schraffiert dargestellt ist. Alle bis auf einen Fall von Infekt-, Tumor- und Eisenmangelanämie liegen im oder am Vertrauensbereich. Im Gegensatz dazu findet man alle Fälle von gesicherter ineffektiver Erythropoese außerhalb des Vertrauensbe-

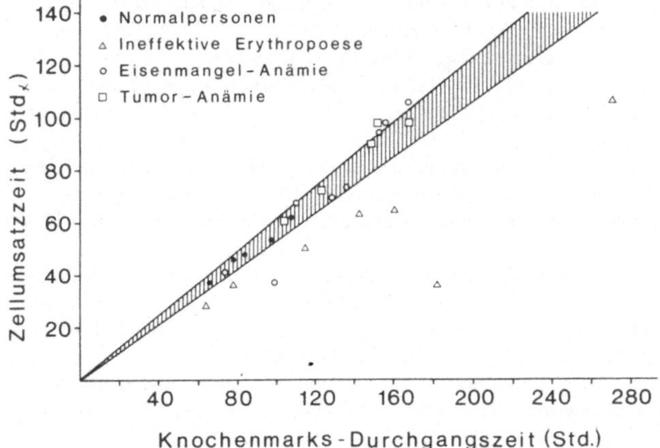

Abb. 9. Beziehung zwischen der Zeit vom Proerythroblasten bis zum Ausstoßen des Normoblastenkerns (Knochenmark-Durchgangszeit) zur Erythroblasten-Umsatzzeit. Gestrichelte Fläche = Vertrauensbereich für die normale Erythropoese (aus [7])

reichs. Hierbei handelt es sich um Patienten aus früheren Untersuchungen mit refraktärer sideroblastischer Anämie, Thalassämie und Perniziosa. Die Folgerung hieraus ist, daß innerhalb der kernhaltigen Erythrozytenvorläufer eine erhebliche ineffektive Erythropoese für Eisenmangel, Tumor und Infekt unwahrscheinlich ist. Über das Verhalten der Retikulozyten geben die Daten keine Auskunft.

Zusammenfassend ist unter Einbezug eigener Ergebnisse davon auszugehen, daß es beim Eisenmangel und bei Infekt- und Tumoranämie zu einer zunehmenden Verzögerung der Erythroblastenproliferation kommt, je weiter diese Zellen ausreifen. Verkürzte Erythrozytenlebensdauer und ineffektive Erythropoese auf dem Niveau der Retikulozyten tragen zur Anämisierung bei. Weitere kinetische Veränderungen der erkennbaren Erythropoese sind unwahrscheinlich. Wohl der entscheidende pathophysiologische Faktor ist jedoch für beide Krankheitsgruppen in der Tatsache zu suchen, daß es zu überhaupt keiner oder zu keiner dem Schweregrad der Anämie angepaßten Hyperplasie des roten Knochenmarks kommt.

Literatur

1. Brinkmann, W., Dörmer, P.: In vitro-Verfahren zur Bestimmung der DNS-Synthese-Dauer einzelner Zellen. Biochemische Voraussetzungen und Ergebnisse. Histochemie **30,** 335 (1972)
2. Conrad, M. E., Crosby, W. H.: The natural history of iron deficiency induced by phlebotomy. Blood **20,** 173 (1962)
3. Crosby, W. H.: The limits of erythropoiesis: How much can the marrow produce with total recruitment? Blood Cells **1,** 497 (1975)
4. Diez-Ewald, M., Layrisse, M.: Mechanisms of hemolysis in iron deficiency anemia. Further studies. Blood **32,** 884 (1968)
5. Dörmer, P.: Kinetics of erythropoietic cell proliferation in normal and anemic man. A new approach using quantitative ^{14}C-autoradiography. Progr. Histochem. Cytochem. **6,** no. 1. Stuttgart: Gustav Fischer 1973
6. Dörmer, P.: Quantitative autoradiography at the cellular level. In: Micromethods in molecular biology, p. 347. Berlin—Heidelberg—New York: Springer 1973
7. Dörmer, P., Lau, B.: Erythropoese bei Eisenmangel. Blut **34,** 453 (1977)
8. Finch, C. A., Deubelbeiss, K., Cook, J. D., Eschbach, J. W., Harker, L. A., Funk, D. D., Marsaglia, G., Hillman, R. S., Slichter, S., Adamson, J. W., Ganzoni, A., Giblett, E. R.: Ferrokinetics in man. Medicine (Baltimore) **49,** 17 (1970)
9. Layrisse, M., Linares, J., Roche, M.: Excess hemolysis in subjects with severe iron deficiency anemia associated and non-associated with hookworm infection. Blood **25,** 73 (1965)
10. Lukes, J. N.: Control of erythropoiesis in rats with adjuvant induced chronic inflammation. Blood **41,** 37 (1973)
11. Movassaghi, N., Shore, N. A., Hammond, D.: Serum and urinary levels of erythropoietin in iron deficiency anemia. Proc. Soc. exp. Biol. (N. Y.) **126,** 615 (1967)
12. Pollicove, M., Lawrence, J. H.: Increased hemoglobin synthesis and marrow hemolysis of immature red cells in iron deficiency anemia. Clin. Res. **11,** 104 (1963)
13. Robinson, S. H., Koeppel, E.: Preferential hemolysis of immature erythrocytes in experimental iron deficiency anemia. Source of erythropoietic bilirubin formation. J. clin. Invest. **50,** 1847 (1971)
14. Samson, D., Halliday, D., Nicholson, D. C., Chanarin, I.: Quantitation of ineffective erythropoiesis from the incorporation of (^{15}N)delta-aminolaevulinic acid and (^{15}N) glycine into early labelled bilirubin. I. Normal subjects. Brit. J. Haemat. **34,** 33 (1976)
15. Samson, D., Halliday, D., Nicholson, D. C., Chanarin, I.: Quantitation of ineffective

erythropoiesis from the incorporation of (^{15}N)delta-aminolaevulinic acid and (^{15}N) glycine into early labelled bilirubin. II. Anaemic patients. Brit. J. Haemat. **34,** 45 (1976)
16. Stohlman, F., Jr., Ebbe, S., Morse, B., Howard, D., Donovan, J.: Regulation of erythropoiesis. XX. Kinetics of red cell production. Ann. N. Y. Acad. Sci. **149,** 156 (1968)
17. Stohlman, F., Jr., Howard, D., Beland, A.: Humoral regulation of erythropoiesis. XII. Effect of erythropoietin and iron on cell size in iron deficiency anemia. Proc. Soc. exp. Biol. (N. Y.) **113,** 986 (1963)
18. Zucker, S., Friedman, S., Lysik, R.: Bone marrow erythropoiesis in the anemia of infection, inflammation and malignancy. J. clin. Invest. **53,** 1132 (1974)
19. Zucker, S., Lysik, R.: Bone marrow erythropoiesis in anemia of inflammation. J. Lab. clin. Med. **84,** 620 (1974)

Eisenstoffwechsel und Thrombozytose

W. Queißer und M. Mayer

I. Medizinische Klinik, Fakultät für Klinische Medizin Mannheim, Universität Heidelberg

Das simultane Auftreten einer Eisenstoffwechselstörung, insbesondere des Eisenmangels, und einer Thrombozytose ist dem klinischen Hämatologen zwar grundsätzlich schon lange bekannt [7], wird jedoch in der klinischen Diagnostik im allgemeinen nicht hinreichend beachtet. Schon über die Frage, von welchen Thrombozytenwerten an von einer Thrombozytose gesprochen werden kann, besteht bislang keine ausreichende Klarheit. Zudem werden Thrombozytosen mit Werten unter 1 Mio./µl als weitgehend harmlos erachtet. Zur Klärung der pathogenetischen Zusammenhänge zwischen Eisenstoffwechsel und Verhalten des thrombozytären Systems ist somit zunächst eine Definition der Thrombozytose erforderlich.

Als oberer Grenzwert der Thrombozytenzahl werden in der Literatur 360.000/µl [18], 400.000/µl [12, 14, 16], 500.000/µl [3] und von Coulter Electronics 450.000/µl genannt. Um die Frage des Normalbereiches von Thrombozyten zu prüfen, wurden von uns 100 Normalpersonen untersucht, deren Gesundheitszustand durch die folgenden anamnestischen und labortechnischen Parameter überprüft wurden: Ausschluß von Alkoholgenuß, keine Medikamenteneinnahme (außer Ovulationshemmer), Ausschluß hämatologischer Erkrankungen in den letzten Jahren. BKS, Blutbild mit Retikulozyten, automatische Serum-Zwölffachanalyse (Calcium, Phosphor, Glucose, Harnstoff, Harnsäure, Cholesterin, Bilirubin, alkalische Phosphatase, SGOT, LDH, Gesamtprotein, Albumin).

Der dabei beobachtete mittlere Thrombozytenwert lag bei 213.000±83.000/µl (95% Vertrauensbereich) (Abb. 1). Unterschiede zwischen Mann und Frau ergaben sich nicht. Somit lag der obere Grenzwert bei 296.000/µl. Eine Thrombozytose liegt demnach bereits vor, wenn die Throm-

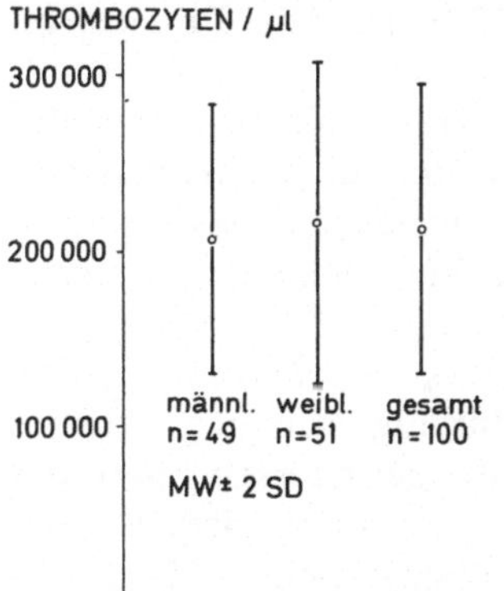

Abb. 1. Thrombozytenzahlen im Venenblut bei 100 Gesunden (*Coulter* Thrombocounter). n=Zahl der Fälle

bozytenzahl von 300.000/µl überschritten ist. Diese Aussage bedarf jedoch der
Bestätigung durch andere Arbeitsgruppen.

Die Überprüfung der Blutbilder von 7.350 Patienten unserer Klinik von
1971—1975 zeigte eine Thrombozytose bei 16,3% der Fälle. Die Häufigkeit von
reaktiven Thrombozytosen in verschiedenen Krankheitsgruppen ist in Abbildung 2 dargestellt. So lag eine Thrombozytose von über 300.000/µl bei
Eisenmangelanämie in 28%, bei Karzinomen in 25%, bei verschiedenen
Infektionen (infektiöse Lungenerkrankungen, Lungentuberkulose, Pyelonephri-
tis) in 10—19%, bei Leberzirrhose in 8%, bei Colitis ulcerosa und Morbus Crohn
in 22%, primär chronischer Polyarthritis in 42% und bei Pankreatitis in 18% der
Fälle vor. Bei Annahme von 450.000/µl als oberer Grenzwert ist, wie aus
Abbildung 2 zu ersehen ist, der Prozentsatz entsprechend geringer, wobei eine
Diskrepanz vor allem bei Eisenmangelanämie und primär chronischer Polyar-
thritis auffällt.

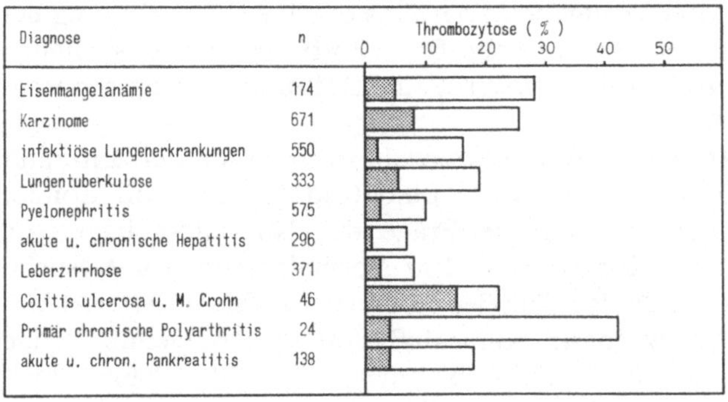

Abb. 2. Häufigkeit von reaktiven Thrombozytosen bei verschiedenen Krankheiten
☐   300.000/µl   ▨   450.000/µl

Wie aus Abbildung 3 hervorgeht, wurden vergleichbare Häufigkeiten auch
von Selroos [16] unter Annahme eines Grenzwertes von 400.000/µl beobachtet.
Die Häufigkeit von Thrombozytosen bei malignen Tumoren (Abb. 4) wurde von
Levin und Conley [12] wie auch von anderen hervorgehoben. Dabei wurde
insbesondere die Häufung bei Lungenkarzinomen [1, 12, 17] und bei Tumoren im
abdominellen Bereich [14] betont.

Bei den dargestellten Erkrankungen mit reaktiver Thrombozytose ist in der
Regel gleichzeitig eine Eisenstoffwechselstörung zu vermuten, sei es, daß eine
Blutungs- bzw. Eisenmangelanämie oder daß eine Abwanderung des Eisens in
die Eisendepots besteht. Das simultane Vorkommen beider Phänomene beweist
jedoch noch nicht deren pathogenetischen Zusammenhang. Wie oben gezeigt
(Abb. 3), führt akuter Blutverlust in 30% zu einer reaktiven Thrombozytose.
Aber auch bei Eisenmangelanämie ohne akute Blutung kommen erhöhte
Thrombozytenwerte vor [2, 6, 15]. Daraus wurde geschlossen, daß der
Eisenmangel ursächlich für den Thrombozytenanstieg verantwortlich ist. Bei
Eisenmangelzuständen finden sich jedoch auch Thrombozytopenien [4, 13]. Es

Krankheit	n	Thrombo-zytose 400 000/µl
akute Blutung	64	30 %
maligne Tumoren	139	16 %
Infektionskrankheiten	172	10 %
Colitis ulcerosa	21	38 %
Morbus Crohn	5	40 %
unspezifische Colitis	22	14 %
rheumatoide Arthritis	120	29 %
Morbus Bechterew	22	32 %
Amyloidose	22	50 %
akute Hepatitis	29	10 %
Leberzirrhose	43	16 %
Kollagenosen	62	15 %
akute Nephritis	67	18 %
chron. Nephritis ohne Urämie	150	3 %
chron. Nephritis mit Urämie	164	8 %

n = Zahl der Fälle

Abb. 3. Häufigkeit von reaktiven Thrombozytosen bei verschiedenen Krankheiten nach Selroos [16]

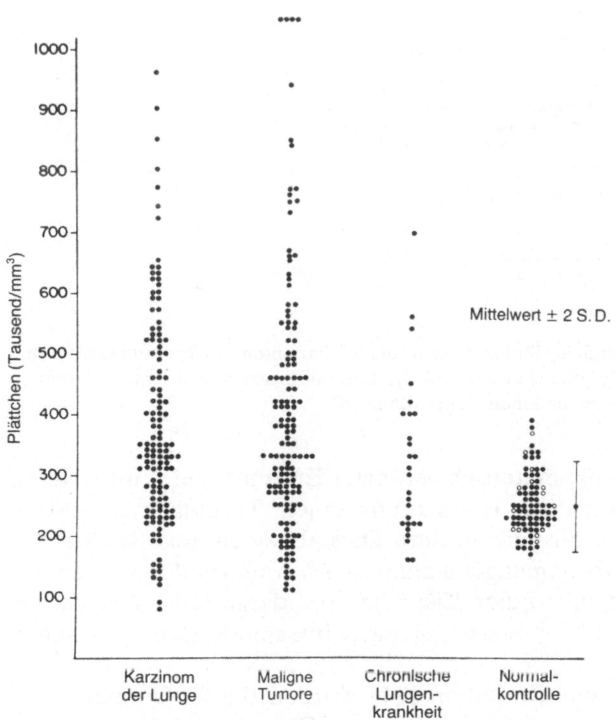

Abb. 4. Thrombozytenzahl bei 268 Patienten mit Lungenkarzinom und anderen malignen Tumoren im Vergleich zu denen von nicht malignen Lungenkrankheiten und zu Normalpersonen [12]

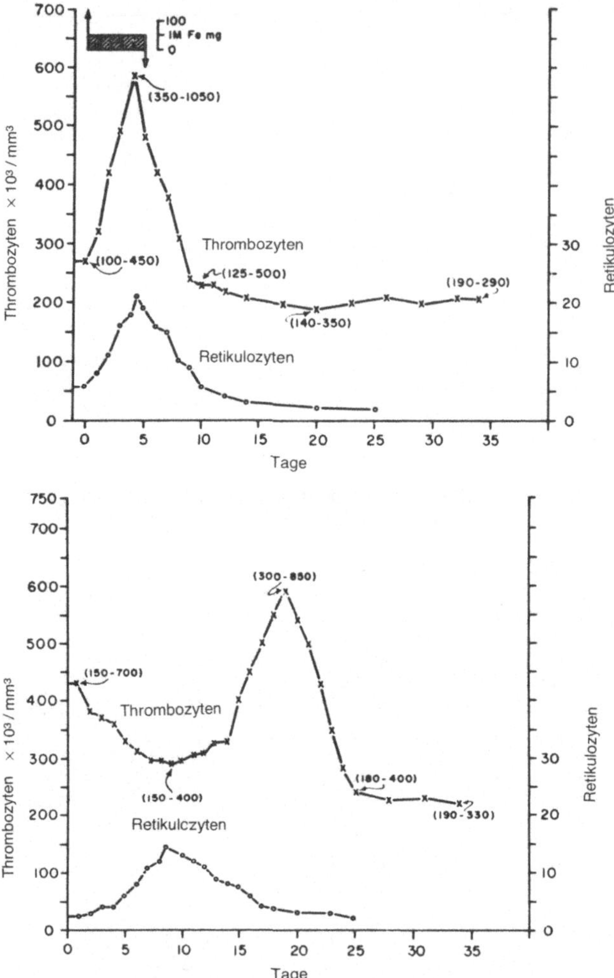

Abb. 5. Mittlere Thrombozyten- und Retikulozytenzahl bei 17 Patienten mit Eisenmangelanämie nach intramuskulärer Eisentherapie (oben) und bei 20 Kindern mit oraler Eisentherapie. Streuung der Thrombozyteneinzelwerte zu verschiedenen Zeitpunkten [6]

wurde betont, daß einerseits ein diätetisch bedingter Eisenmangel, zum anderen jedoch auch eine medikamentöse Eisenzufuhr einen Thrombozytenanstieg hervorrufen [6]. In Abbildung 5 ist die mittlere Thrombozyten- und Retikulozytenzahl bei 17 Patienten mit Eisenmangelanämie nach intramuskulärer Eisentherapie und bei 20 Patienten mit oraler Eisentherapie dargestellt. Wie daraus hervorgeht, setzt der Thrombozytenanstieg nach intramuskulärer Eisengabe früher ein als nach oraler.

Von der Arbeitsgruppe um Karpatkin [11] wurden die Zusammenhänge zwischen Blutverlust, Eisenmangel, Eisenzufuhr und Thrombozytenzahl tierexperimentell näher abzuklären versucht (Abb. 6). Chronischer Blutverlust wie auch Eisenmangeldiät führten beim Meerschweinchen nach 1—3 Monaten zu

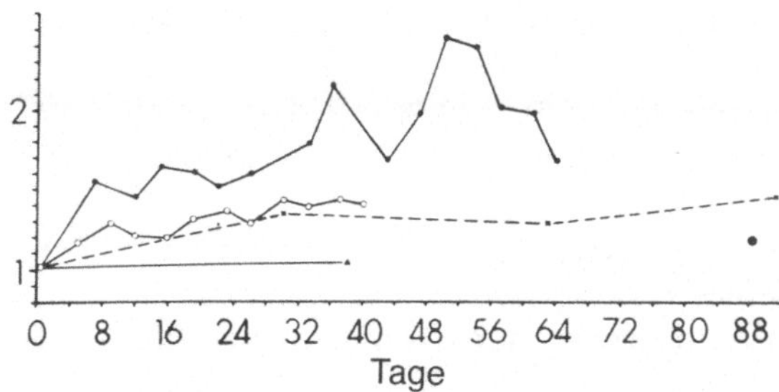

Abb. 6. Wirkung von chronischem Blutverlust (O−O), chronischem Blutverlust plus Eisenersatz (●−●), Eisenmangeldiät (×−×) auf die Thrombozytenzahl des Blutes beim Meerschweinchen. Scheinbehandelte Kontrollgruppe (▲−▲) [11]

einem 1,4fachen Anstieg der Thrombozytenzahl, chronischer Blutverlust plus Eisenersatz jedoch zu einem 2,5fachen Anstieg über den Ausgangswert. Aus Abbildung 7 geht hervor, daß nach einem akuten Blutverlust über 5 Tage die Thrombozyten auf das 1,2fache, nach akutem Blutverlust plus Eisenersatz auf das 2,1fache anstiegen, keine Reaktion zeigten die Thrombozyten nach akutem Blutverlust bei eisenarmer Diät.

Aufgrund dieser Untersuchungen am Meerschweinchen wurde hinsichtlich des Eisens ein Zweikompartmentsystem postuliert: Im „inhibitory compartment" hemmt Eisen die Anhebung der Plättchen über den Normalbereich, möglicherweise durch Beeinträchtigung des Thrombopoetins, so daß es z. B. bei chronischem Eisenmangel oder Infekt durch Fortfall der hemmenden Wirkung zu einer mäßigen Thrombozytose kommt. Im „essential component compartment" ist Eisen erforderlich, um die Thrombozytopoese maximal anzuregen.

Es wird angenommen, daß die durch Eisen hervorgerufenen Veränderungen der Thrombozytenzahl ausnahmslos auf der Beeinflussung der Thrombozytenproduktion beruhen. Eisen ist, wie weitere Untersuchungen dieser Arbeitsgruppe ergaben, an der Proteinsynthese der Thrombozytopoese beteiligt [5]. Zum anderen ist bei Eisenmangel die Einbaurate von ^{3}H-Thymidin in Knochenmarkzellen vermindert [9]. Die verminderte Bereitstellung der Desoxyribonucleoside zur DNA-Synthese soll auf einen inhibitorischen Einfluß des Eisenmangels auf das Enzym Ribonucleosid-Reductase zurückzuführen sein [8, 10]. Was die Megakaryozytopoese betrifft, so könnte die Verminderung der DNA-Synthese über eine Störung der Polyploidisierung der Megakaryozyten zu einer beschleunigten Ausreifung mit daraus resultierender Thrombozytose führen. Ein solcher, hinsichtlich des Eisenmangels noch hypothetischer Mechanismus scheint die Ursache der unter dem Spindelgift Vincristin zu beobachtenden Thrombozytose zu sein.

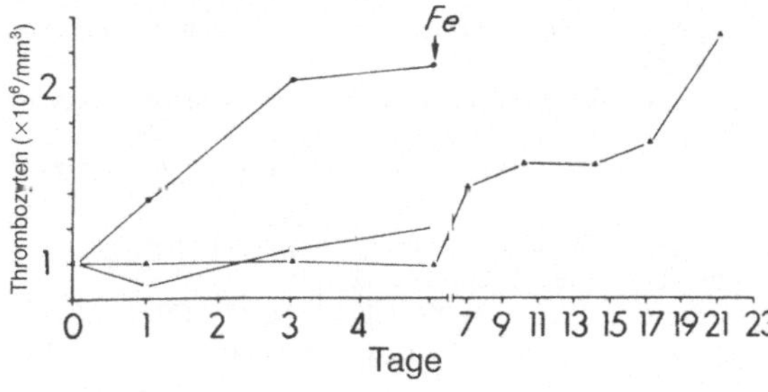

Abb. 7. Wirkung von akutem Blutverlust (O−O), akutem Blutverlust plus Eisenersatz (●−●), akutem Blutverlust bei Eisenmangeldiät (▲−▲) auf die Thrombozytenzahl des Blutes beim Meerschweinchen. Am Tage 5 wurde der Gruppe (▲) Eisen verabfolgt und diese auf Normdiät gesetzt [11]

Aus den Zusammenhängen zwischen Eisenstoffwechsel und Thrombozytose ergeben sich für die klinische Diagnostik folgende Implikationen:

Jede Thrombozytose erfordert eine klinische Abklärung, insbesondere den Ausschluß einer myeloproliferativen Erkrankung durch Knochenmarkuntersuchung.

Eine persistierende Thrombozytose nach Splenektomie spricht für das Fortbestehen einer Anämie bzw. einer Hämolyse.

Jede ungeklärte Thrombozytose erweckt den Verdacht auf Blutverlust und/oder Eisenmangel.

Jede ungeklärte Thrombozytose erfordert den Ausschluß eines Malignoms.

Zusammenfassung

1. Die Thrombozytose ist infolge divergierender Normwertangaben bisher schlecht definiert. Wahrscheinlich liegt bereits bei Thrombozytenwerten über 300.000/µl eine Thrombozytose vor.
2. Reaktive Thrombozytosen kommen bei Blutungen und echtem Eisenmangel sowie bei Erkrankungen mit Eisenstoffwechselstörungen (Infektionskrankheiten, maligne Tumoren, rheumatische Erkrankungen u. a.) gehäuft vor.
3. Durch experimentelle Untersuchungen wurde der pathogenetische Zusammenhang zwischen Blutverlust, Eisenmangel, Eisenzufuhr und Thrombozytose gesichert. Stets liegt eine Beeinflussung der Thrombozytenproduktion vor.
4. Jede ungeklärte Thrombozytose bedarf der klinischen Abklärung, wobei neben den myeloproliferativen Erkrankungen insbesondere der echte Eisenmangel und maligne Tumoren ausgeschlossen werden müssen.

Literatur

1. Cheng, S. K., Kummer, H.: Thrombozytose bei Bronchuskarzinom. Schweiz. med. Wschr. **100,** 2003 (1970)
2. Choi, S. I., Simone, J. V.: Platelet production in experimental iron deficiency anemia. Blood **42,** 219 (1973)
3. Davis, W. M., Mendez Ross, A. O.: Thrombocytosis and thrombocythemia: The laboratory and clinical significance of an elevated platelet count. Amer. J. clin. Path. **59,** 243 (1973)
4. Dincol, K., Aksoy, M.: On the platelet levels in chronic iron-deficiency anemia. Acta haemat. (Basel) **41,** 135 (1969)
5. Freedman, M. L., Karpatkin, S.: Requirement of iron for platelet protein synthesis. Biochem. biophys. Res. Commun. **54,** 475 (1973)
6. Gross, S., Keefer, V., Newman, A. J.: The platelets in iron-deficiency anemia. I. The response to oral and parenteral iron. Pediatrics **34,** 315 (1964)
7. Heilmeyer, L., Begemann, H.: Blut und Blutkrankheiten. In: Handbuch der Inneren Medizin (Bergann, G., Frey, W., Hrsg.), S. 191. Berlin—Göttingen—Heidelberg: Springer 1951
8. Herbert, V., Tisman, G.: Iron deficiency and „megaloblastoid" marrow. New Engl. J. Med. **284,** 448 (1971)
9. Hershko, C. H., Karsai, A., Eylon, L., Izak, G.: The effect of chronic iron deficiency on some biochemical functions of the human hemopoietic tissue. Blood **36,** 321 (1970)
10. Hoffbrand, A. V., Ganeshaguru, K., Hooton, J. W. L., Tattersall, M. H. N.: Effect of iron deficiency and desferrioxamine on DNA synthesis in human cells. Brit. J. Haemat. **33,** 517 (1976)

11. Karpatkin, S., Garg, S. K., Freedman, M. L.: Role of iron as a regulator of thrombopoiesis. Amer. J. Med. **57,** 521 (1974)
12. Levin, J., Conley, C. L.: Thrombocytosis associated with malignant disease. Arch. intern. Med. **114,** 497 (1964)
13. Lopas, H., Rabiner, S. F.: Thrombocytopenia associated with iron deficiency anemia. A Report of five cases. Clin. Pediat. **5,** 609 (1966)
14. Mayr, A. C., Dick, H. J., Nagel, G. A., Senn, H. J.: Thrombozytose bei malignen Tumoren. Schweiz. med. Wschr. **103,** 1626 (1973)
15. Schloesser, L. L., Kipp, M. A., Wenzel, F. J.: Thrombocytosis in iron deficiency anemia. J. Lab. clin. Med. **66,** 107 (1965)
16. Selroos, O.: Thrombocytosis. Acta med. scand. **193,** 193 (1973)
17. Silvis, S. E., Turkbas, N., Doscherholmen, A.: Thrombocytosis in patients with lung cancer. J. Amer. med. Ass. **211,** 1852 (1970)
18. Williams, W. J., Schneider, A. S.: Examination of the peripheral blood. In: Hematology (eds. Williams, W. J., Beutler, E., Erslev, A. J., Rundles, R. W.), p. 10. New York: McGraw-Hill Book Company 1972

Eisenverwertungsstörungen:
Chronische Anämie, sideroblastische Anämie und residuelle Endothelsiderose

K. Hausmann

Hämatologische Abteilung, Allg. Krankenhaus St. Georg, Hamburg

Zusammenfassung

Die Kenntnis der Eisenverwertungsstörungen wurde durch histochemische und ultrastrukturelle Befunde sowie radioimmunologisch bestimmte Serumferritinwerte wesentlich erweitert. — Bei chronischer Anämie durch Infekte und Tumoren gingen eine Hyposiderämie und eine normale ungesättigte Eisenbindungskapazität mit verstärkter Eisenretention in den Makrophagen und mäßig bis stark erhöhtem Serumferritin (500—4000 ng/ml) einher. — 117 Patienten mit sideroblastischer Anämie bildeten eine ätiologisch heterogene Gruppe. Die Eisengranula der Ringsideroblasten zeigten Nicht-Ferritineisen in den Mitochondrien. Bei der Diagnosestellung wurde vereinzelt ein normaler Eisenstatus, häufiger dagegen eine prälatente bis lantente Eisenüberladung (Ferritin bis über 2000 ng/ml) festgestellt. Manifeste Eisenüberladungen mit Leberfibrose und Ferritinwerten zwischen 4750 und 9500 ng/ml entwickelten sich meistens erst nach zahlreichen Transfusionen. — Nach i. v. Gabe von kolloidalem Eisen wurde regelmäßig eine Endothelsiderose beobachtet. Die typischen gleichförmigen Granula, die Nichtferritin-Eisen in Lysosomen entsprechen, schwanden erst im Verlauf von 1—3 Jahren vollständig. Dagegen wurde das gleichzeitig von den Makrophagen aufgenommene kolloidale Eisen schnell in Ferritin umgewandelt und bei Bedarf innerhalb von Wochen für die Hämoglobinsynthese aufgebraucht. In Abhängigkeit von der Dosis kam es zu krisenartigen Vermehrungen des Serumferritin bis maximal 4000 ng/ml. Anhaltende Blutverluste führten nach Erschöpfung des Makrophageneisens zum Rezidiv der Eisenmangelanämie mit residueller Endothelsiderose. Hierbei sank das Serumferritin auf ebenso niedrige Werte (0—12 ng/ml) wie bei unbehandelten Fällen.

Summary

Disturbancies of iron utilization: Chronic anaemia, sideroblastic anaemia, and residual endothelial siderosis. Knowledge of disturbancies of iron utilization has been considerably extended by histochemical-ultrastructural findings and the results of immunoradiometric assays for serum ferritin. — In chronic anaemia due to infections or neoplastic diseases hyposideraemia and normal unsaturated iron binding capacity were associated with increased iron retention in macrophages and slightly to highly increased serum ferritin (500—4000 ng/ml). — 117 patients with sideroblastic anaemia formed a heterogenous group of diverse aetiology. The iron granules of ringed sideroblasts contained nonferritin iron in

mitochondria. At diagnosis, a normal iron status was found in single cases. More
frequently, praelatent and latent iron overload with ferritin levels up to more than
2000 ng/ml were observed. Manifest iron overload with tissue damage was mostly
the result of numerous transfusions (ferritin 4700 bis 9500 ng/ml). — After i. v.
application of colloidal iron endothelial siderosis was a regular finding. The
typical uniform granules representing nonferritin-iron in lysosomes disappeared
in the course of 1—3 years completely. In contrast, the colloidal iron taken up
simultaneously by the macrophages was rapidly transformed into ferritin and
easily used up for haemoglobin synthesis when required. The corresponding
increase of serum ferritin up to maximal 4000 ng/ml was dose related. Continued
blood losses lead to residual endothelial siderosis after exhaustion of macropha-
geal iron and recurrence of iron deficiency anaemia. The serum ferritin fell to low
levels (0—12 ng/ml) as observed in untreated cases.

Eisenverwertungsstörungen liegen vor, wenn Speichereisen trotz einer
Anämie nicht für die Hämoglobinsynthese genutzt werden kann. Je nachdem in
welchen Verteilungsräumen und wie lange der Eisenstoffwechsel beeinträchtigt
ist, entstehen unterschiedliche Befundmuster des Bluteisenstatus und der
Verteilung des Nicht-Hämoglobineisens in Zellen und Organen. Es ist zweckmäßig, in Abhängigkeit von der Tendenz des Serumeisens zu erniedrigten oder
erhöhten Werten zwei Hauptgruppen zu unterscheiden (Tabelle 1 und 2).

Bei den in der Tabelle 1 aufgeführten Krankheiten ist die Eisenverwertung
außerhalb der Erythropoese gestört. Am längsten bekannt und am häufigsten
vorkommend ist die chronische, hyposiderämische Anämie bei Infekten,
Tumoren und Kollagenosen [4, 15, 30]. Die sehr seltene „kongenitale
Atransferrinämie" [14] soll auf einer Immunreaktion gegenüber Transferrin
beruhen [23]. Bei den mit echtem Eisenmangel einhergehenden Verwertungsstö-
rungen der Tabelle 1 gelangt Eisen durch i. v. Zufuhr, Blutung oder Hämolyse in
Zellen, in denen seine Bioverfügbarkeit wesentlich geringer ist als in den

Tabelle 1. Eisenverwertungsstörungen mit Tendenz zur Hyposiderämie (verringerte, verlangsamte
oder fehlende Bioverfügbarkeit von Speichereisen außerhalb der Erythropoese; Sideroblasten
vermindert)

Klinik, Ursachen	Lokalisation des Nicht-Hb.-Eisens
A. Ohne Eisenmangel	
1. Chronische Anämie bei Infekten, Tumoren etc.	Makrophagen-Siderose (Normo-/Hyperferriti-nämie)
2. Kongenitale Atransferrinämie	Leberzell-Siderose, Markophagen-Eisen:0
B. Mit Eisenmangel	Makrophageneisen in Knochenmark, Milz und Leber:0
1. Fe^{3+} i. v. bei schweren chronischen Blutver-lusten	Residuelle Endothelsiderose (Nichtferritin-Ei-sen?) (Hypoferritinämie!)
Nach häufigen Aderlässen bei schweren ma-nifesten Hämochromatosen	Residuelle Endothelsiderose (Ferritin und Hä-mosiderin) (Hypoferritinämie?)
2. Rezidivierende multifokale Lungenblu-tungen	Siderose der alveolären Makrophagen der Lunge
3. Hämoglobinurie/Hämosiderinurie	Siderose der Tubuli in den Nieren

Makrophagen und Leberparenchymzellen. Durch ausreichende Eisenzufuhr kann der Eisenmangel meistens beseitigt werden. Nach i. v. Substitution des schweren chronisch-hämorrhagischen Eisenmangels ist regelmäßig eine residuelle Endothelsiderose erkennbar [12]. Erst kürzlich wurden die bereits in Knochenmarkquetschpräparaten nachgewiesenen gleichförmigen Granula [10, 24] histochemisch und ultrastrukturell als Nichtferritineisen in den Lysosomen von Endothelzellen identifiziert [12]. Bei der nach intensiver Aderlaßtherapie der schweren manifesten Hämochromatose zu beobachtenden residuellen Endothelsiderose handelt es sich jedoch nach unveröffentlichten Befunden unserer Gruppe (s. unten) um lysosomales Ferritin und Hämosiderin. Weiterhin (Tabelle 1) führen rezidivierende multifokale Lungenblutungen bei idiopathischer Lungensiderose, Goodpasture-Syndrom und Lungenstauung zum Eisenmangel, obgleich in den alveolären Makrophagen massenhaft histochemisch nachweisbares Eisen enthalten ist [18]. Ein Rücktransport in die Blutbahn dürfte kaum noch möglich sein. Ähnliches gilt für die tubuläre Siderose der Nieren als Folge intravasaler Hämolyse bei paroxysmaler nächtlicher Hämoglobinurie, Marschhämoglobinurie, Herzklappenprothesen und infolge anderer Ursachen. Nicht an Haptoglobin gebundenes Hämoglobin passiert als Halbmolekül die glomeruären Filter der Nieren und wird z. T. in den Nierentubuli zurückresorbiert. Das hier abgespaltene und transformierte Eisen (Ferritin?) wird als „Hämosiderin" im Harn ausgeschieden.

Bei den in der Tabelle 2 genannten Anämien ist die Eisenverwertung mit einer Ausnahme innerhalb einer ineffektiv-hyperplastischen oder durch eine hypoplastisch-aplastische Erythropoese gestört. Zusätzlich können eine fehlregulierte, erhöhte intestinale Eisenresorption [9, 10, 16] und notwendige Bluttransfusionen Hypersiderämien und Eisenüberladungen bis in das manifeste Stadium mit Organschäden bewirken. Bei der sehr seltenen kongenitalen, hypochromen Anämie [26] soll der Transport des vom Transferrin bereits

Tabelle 2. Erythropoetisch bedingte Eisenverwertungsstörungen mit Tendenz zur Hypersiderämie, Hyperferritinämie und prälatenter bis manifester Eisenüberladung durch erhöhte intestinale Eisenresorption und/oder Bluttransfusionen

Klinik, Ursachen	Nicht-Hb.-Eisen im Erythron
A. Ineffektive Erythropoese	
1. Sideroblastische (sideroachrestische) Anämien	Ringsideroblasten (mitochondriales Nichtferritin). Ferritin in Lysosomen und im Zytosol meistens normal
2. Thalassämien	
3. Megaloblastische Anämien	
4. Dyserythropoetische Anämien	Bei Eisenüberflutung der Erythropoese Sideroblasten mit vergröberten Granula (lysosomales Ferritin) und Ferritin im Zytosol vermehrt (Überlaufphänomene)
5. Präleukämien	Ähnliche variable Befunde wie bei 1.—4.
B. Aplastisch-hypoplastische Erythropoese	In der Resterythropoese Ferritin in Lysosomen und im Zytosol vermehrt, seltener Nichtferritineisen in Mitochondrien

abgegebenen Eisens innerhalb des Zytoplasmas der Erythroblasten beeinträchtigt sein [28].

Im folgenden werden die chronische Anämie, die sideroblastischen Anämien und die residuelle Endothelsiderose ausführlicher behandelt. Eigene Beiträge wurden zusammen mit J. Drews (radioimmunologische Ferritinbestimmung), J. Düllmann und U. Wulfhekel (Histochemie und Elektronenmikroskopie), H. C. Heinrich (^{59}Fe-Gesamtkörper-Retentionsmessungen) [16], R. Kuse (Eisenstatus und Datenverarbeitung) und K. Riecken (Endoskopie, Leber-, Milz-, Dünndarm- und Magenbiopsien) erarbeitet.

1. Chronische Anämie

Pathogenese

Die Hyposiderämie bei Infekten wird heute als eine zweckmäßige Abwehrreaktion des Organismus gegenüber Krankheitserregern aufgefaßt, die für das eigene Wachstum selbst Eisen benötigen (s. Referat 6). Der Gewebszerfall bei anderen entzündlichen Reaktionen und Tumoren führt zu gleichartigen Veränderungen. In allen diesen Fällen ist die Reutilisation des Hämoglobineisens in den Makrophagen eingeschränkt [4, 6, 15, 30]. Ob noch ein Rücktransport des Serumeisens in diese Zellen durch das von Granulozyten freigesetzte Lactoferrin hinzukommt [27], bleibt noch weiter zu prüfen.

Eisenstatus

Die diagnostisch wichtigen Erniedrigungen von Hämoglobin, Erythrozyten, MCH (Hb$_E$), Serumeisen, Transferrinsättigung und Sideroblasten im Knochenmark bei chronischen Infektionen, Tumoren, Lymphogranulomatose und Polyarthritis korrelieren mit dem Schweregrad der Grundkrankheit (BSG-Beschleunigung, α_2-Globulin-Erhöhung, CRP-Test, Fieber und Gewichtsabnahme). Die Veränderungen des Eisenstatus sind im allgemeinen weniger stark ausgeprägt als bei Eisenmangelanämien. Die Abb. 1 zeigt, daß der Serumeisenspiegel bei Lymphogranulomatose im Stadium B (n=61, $\overline{X}$=10,0±7,1 µmol/l; 56±42

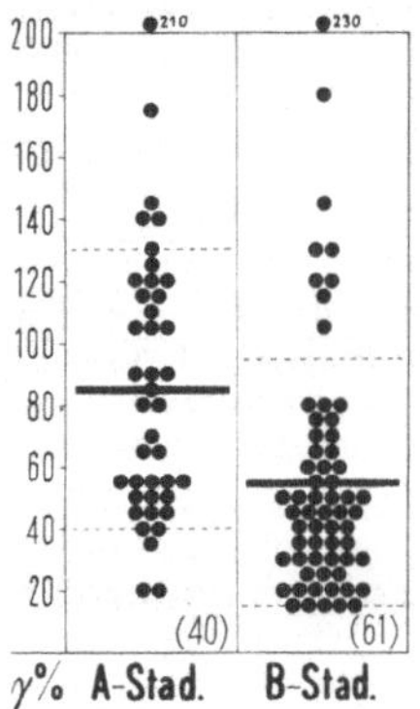

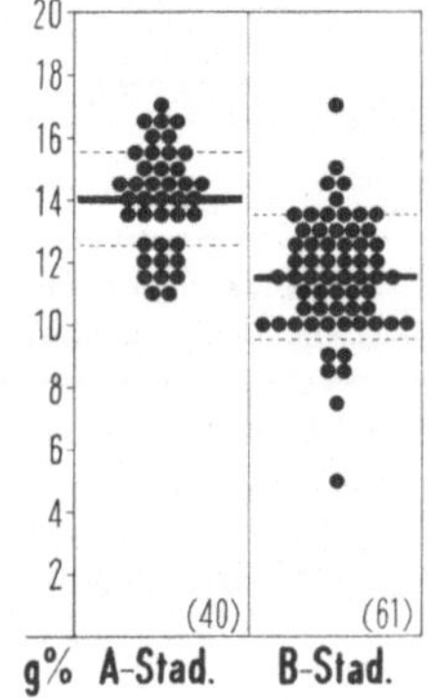

Abb. 1. Serumeisen µg/dl (100 µg/dl=17,91 µmol/l) und Hämoglobin g/dl bei 101 Patienten mit Lymphogranulomatose, davon 40 im klinischen Stadium A und 61 im klinischen Stadium B. — Arithmetischer Mittelwert, — Standardabweichung

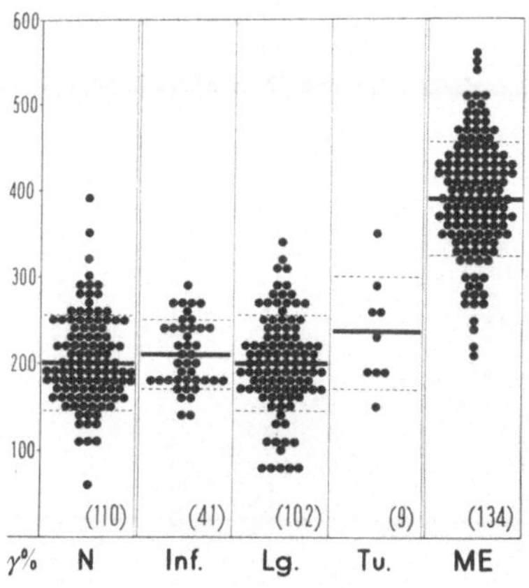

Abb. 2. Ungesättigte Eisenbindungskapazität (100/μmg/dl=17,91 μmol/l) bei 110 Normalpersonen mit normalen Eisenreserven, 41 Patienten mit chronischen Infekten, 102 Patienten mit Lymphogranulomatose, 9 Patienten mit epithelialen Tumoren und 134 Patienten mit manifester Eisenmangelanämie

μg/dl) häufiger und stärker absank als im Stadium A (n=40, $\overline{X}$=15,4±7,7 μmol/l; 86±43 μg/dl). Auch die Hämoglobinwerte (Abb. 1) streuten erheblich. Die ungesättigte Eisenbindungskapazität (Abb. 2) lag bei insgesamt 152 Fällen von Lymphogranulomatose, chronischem Infekt oder neoplastischer Erkrankung fast immer im Normbereich ($\overline{X}$=17,9—53,7μmol/l; 100—300μg/dl) im Vergleich zu den größtenteils erhöhten Werten bei Eisenmangelanämie. Die erst seit kurzem möglichen radioimmunologischen Ferritinbestimmungen im Serum [19—21] gestatten eine noch schärfere Abtrennung gegenüber Eisenmangelanämien (Abb. 3), bei denen das Serumferritin meistens auf Werte unter 19 ng/ml erniedrigt war. Bei Lymphogranulomatosen im B-Stadium mit starker Hyposiderämie und reichlich Makrophageneisen im Knochenmark wurden sogar Ferritinspiegel bei 4000 ng/ml gefunden (n=24, $\overline{X}$=1671±913 ng/ml). In einzelnen Fällen konnten eine Knochenmark- und Leberinfiltration als Mitursache dieser hohen Ferritinwerte angesehen werden. Erhöhungen wurden sonst nur an hochdosierten i. v. Eisengaben, bei hämolytischen Anämien, Leberschäden, Plasmozytomen, akuten Leukämien und Eisenüberladungen im latenten und manifesten Stadium gefunden.

Unter einer wirksamen kombinierten zytostatischen Therapie der Lymphogranulomatose wurde regelmäßig ein Rückgang des erhöhten Serumferritins festgestellt (n=19, $\overline{X}$=458±241 ng/ml). Die niedrigsten Werte im Normbereich (20—500 ng/ml) waren bei schon länger bestehender Vollremission nachzuweisen. Die einzige Hypoferritinämie war durch chronische, intestinale Blutverluste bei langjähriger Vollremission der Lymphogranulomatose bedingt (Abb. 3). Der niedrigste Wert bei erheblichen Aktivitätszeichen der Lymphogranulomatose war auf gynäkologische Blutverluste mit Erschöpfung der Eisenreserven zurückzuführen. Frühere Untersuchungen [8, 10] zeigten eine normale intestinale Eisenresorption im diagnostischen ^{59}Fe-Gesamtkörper-Retentionstest im Nüchtern-Zustand. Nur bei jüngeren Patientinnen mit stärkeren Menstruationsblutungen oder Kranken mit Blutverlusten aus anderer Ursache lagen die Messungen infolge Erschöpfung der Eisenreserven im Eisenmangelbereich.

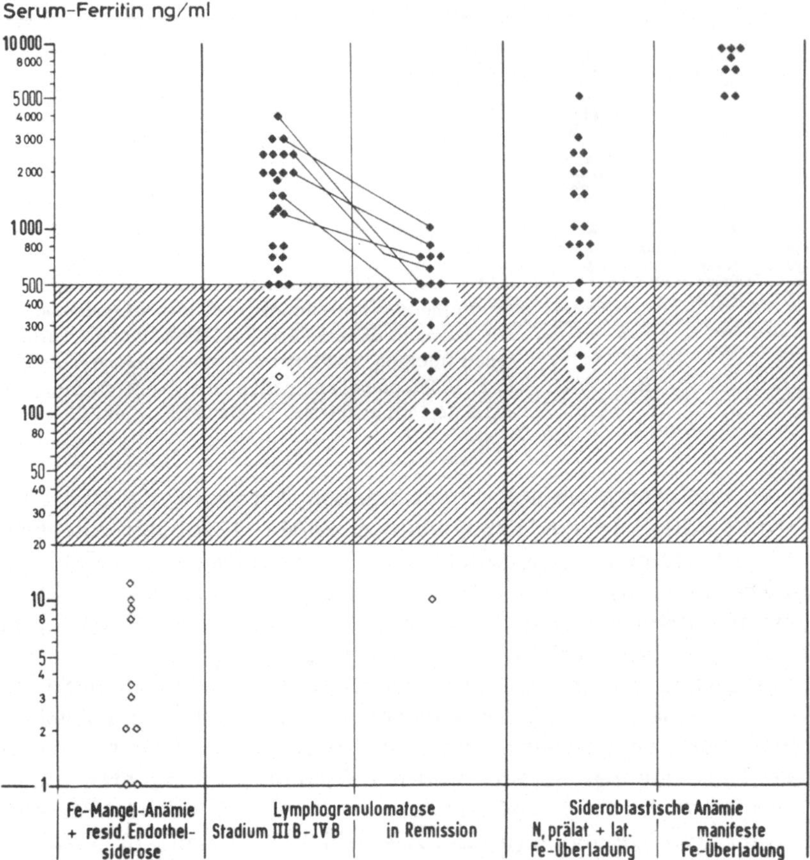

Abb. 3. Serumferritin ng/ml (Normbereich schraffiert). Weiße Punkte: Berliner Blau-Reaktion der Knochenmarkmakrophagen negativ. Schwarze Punkte: positive bis stark positive Reaktion. 10 Patienten mit rezidivierender Eisenmangelanämie und residueller Endothelsiderose nach i. v. Gabe von kolloidalem Eisen. 27 Patienten mit Lymphogranulomatose Stadium III B—IV B, 20 Patienten mit Lymphogranulomatose in Remission (Verbindungslinien zwischen beiden Gruppen: Patienten vor und nach kombinierter zytostatischer Therapie). 18 Patienten mit sideroblastischer Anämie, davon 4 mit normalem Eisenstatus, 7 mit prälatenter und 6 mit latenter Eisenüberladung. 8 Patienten mit sideroblastischer Anämie und manifester Eisenüberladung

Therapie

In den meisten Fällen erübrigt sich eine Behandlung der chronischen Anämie, die im allgemeinen nur leicht bis mäßig ausgeprägt ist und mit Besserung des Grundleidens zurückgeht. Die Eisenzufuhr bleibt wirkungslos, da Ferroeisen bei oraler Gabe nur wenig resorbiert und kolloidales Eisen i. v. nicht utilisiert wird. Kobalt hat sich wegen zu geringer Wirksamkeit und möglicher toxischer Schäden nicht durchgesetzt. Bluttransfusionen und andogene Steroide sind selten erforderlich.

2. Sideroblastische (sideroachrestische) Anämien

Pathogenese

Diese Anämieform [3, 5, 15, 22, 30], die richtiger als ringsideroblastische Anämie bezeichnet würde, ist ein Sammelbegriff für ätiologisch sehr unterschiedliche Störungen der Hämsynthese. Hierdurch kommt es zu Ablagerungen von Nichtferritineisen in den Mitochondrien der Erythroblasten [2, 3, 29] (Abb. 4). Das gemeinsame zyto- und histochemische Kennzeichen sind ringförmig um den Kern angeordnete Eisengranula. Neben der mitochondrialen Siderose wird Ferritin im Zytosol unreifer Erythroblasten und den Lysosomen der gesamten Erythropoese gefunden [29]. Die Makrophagen zeigen häufig neben diffus verteiltem Ferritineisen (Abb. 4) auch mittelgroße, relativ gleichförmige Granula, wie sie auch bei megaloblastischen Anämien beobachtet wurden [6]. Sideroblastische Anämien werden um so häufiger erkannt, je mehr sich die routinemäßige Eisenfärbung von Knochenmarkpräparaten durchsetzt und systematisch nach Ringsideroblasten gefahndet wird.

	Zahl
I. Hypochrom (m, hereditär?)	3
II. Erworben (dimorph)	
1. Idiopathisch (B II-Mägen 3)	57
2. Benzol 3, Strahlenbehandlung nach Ca 3	6
3. Panmyelopathien 7, Hämolyse 1	8
4. Primär bei akuten Leukämien	7
5. Zytostatika (Strahlenbehandlung 3)	28
Thrombozytopenie 1	
Maligne Lymphome 8	
Plasmozytome 7	
Polyzythämie, CML 7	
Akute Leukämien 5	
6. Alkohol 6, Malabsorption 0	6
7. Tuberkulostatika 0, Chloramphenicol 2	2
	117

Tabelle 3. Ätiologische Faktoren bei 117 Patienten mit sideroblastischer Anämie, die im Allgemeinen Krankenhaus St. Georg Hamburg 1966—1976 beobachtet wurden. Abkürzungen: m = männlich, B II — Mägen: frühere partielle Gastrektomie nach Billroth II, CML = chronische myeloische Leukämie

Die bei Männern beobachteten hypochromen Formen der sideroblastischen Anämie (Tabelle 3) waren vermutlich hereditär bedingt. Die bei beiden Geschlechtern vorkommende idiopathische, therapierefraktäre sideroblastische Anämie trat mit wenigen Ausnahmen erst nach dem 50. Lebensjahr mit einem Häufigkeitsmaximum zwischen dem 70. und 80. Lebensjahr auf. Das rote Blutbild war dimorph mit einer hypochromen und einer normochrom-hyperchromen Zellpopulation. Die Bestimmung des Erythrozytenprotoporphyrins ergab leicht bis stark erhöhte Werte (n = 22, $\bar{X}$ = 119 ± 115 µg%, Bereich 42—532 µg%) im Vergleich zu normalem bis leicht erhöhtem Koproporphyrin (n = 22, $\bar{X}$ = 8 ± 5,2 µg%, Bereich 4,5—28 µg%). Der Pyridoxinstoffwechsel in den Erythrozyten ähnelt nach neueren Untersuchungen [1] den Befunden bei Eisenmangelanämien. Wegen Therapieresistenz gegenüber Pyridoxin, Folsäure

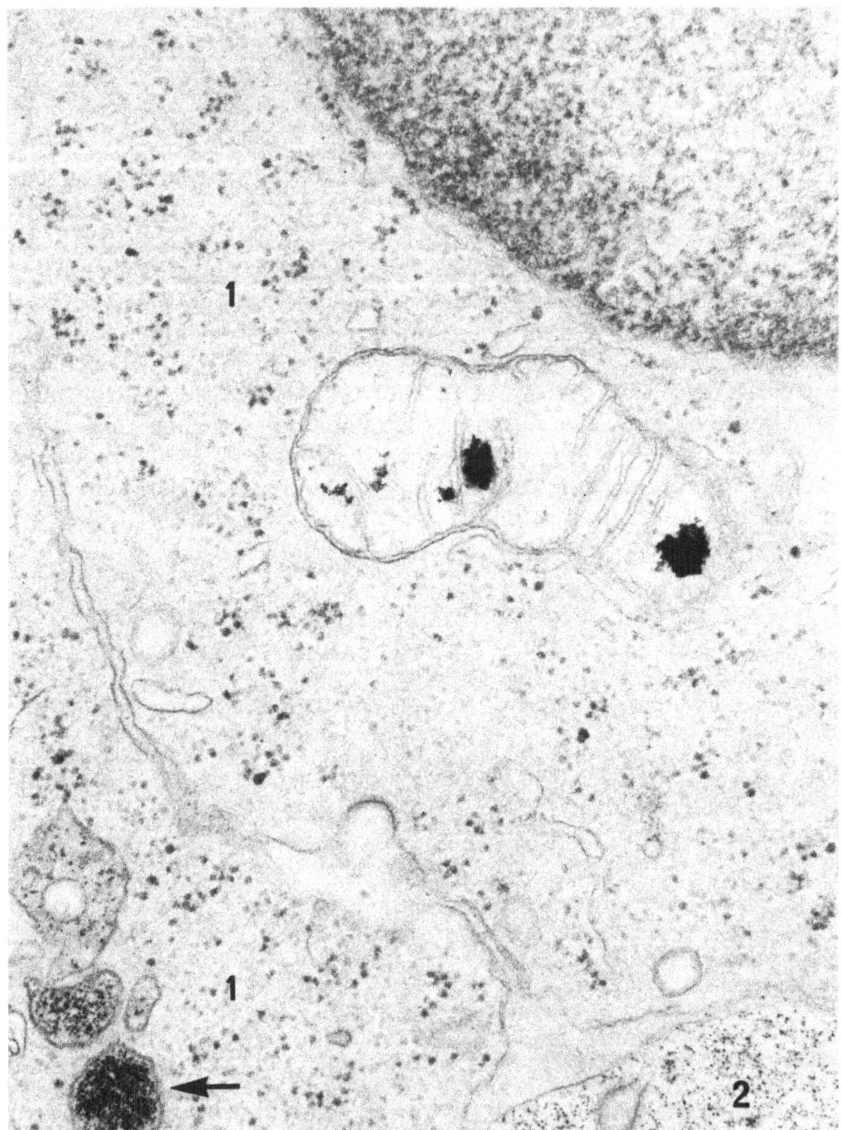

Abb. 4. Sideroblastische Anämie. Knochenmark. Anschnitt von 2 Erythroblasten (1) und eines
Makrophagenfortsatzes (2). Die Abb. ermöglicht den Vergleich von locker verteilten Ferritinmolekü-
len im Zytoplasma des Makrophagen, dicht gelagerten Ferritinmolekülen in Lysosomen des
Erythroblasten (↑) und dichtem, mitochondrialem Eisen. Verg. 50 200fach

und Vitamin C wurde die Anämie von 3 Patienten mit Magenresektion nach
Billroth II (Tabelle 3) nicht auf ein Mal-Digestions- oder Mal-Absorptions-Syn-
drom zurückgeführt, sondern zur idiopathischen Form gerechnet. Das Auftreten
von sideroblastischen Anämien bei Panmyelopathien, akuten Leukämien, nach
Exposition gegenüber Benzol, nach Strahlentherapie von Karzinomen und nach
Zytostatikagaben aus verschiedener Indikation (Tabelle 3) erweckt den Verdacht

auf eine Stammzellschädigung als Ursache der abnormen ringsideroblastischen Erythropoese. In der Langzeittherapie mit Busulfan, Melphalan, Chlorambucil oder Azathioprin mahnt ein solcher Befund zu allergrößter Vorsicht, da es sich meistens um schwere Knochenmarkschäden handelte. Nur bei leichteren Störungen waren Rückbildungstendenzen nach Absetzen der Zytostatika zu erkennen. Übergänge in akute Leukämien wurde bei insgesamt 10 Kranken der Tabelle 3 aus den Gruppen II, 1—3 beobachtet, insbesondere nach Exposition gegenüber leukämogenen Faktoren. Bei 4 weiteren Patienten erweckten geringe Zellatypien den Verdacht auf Präleukämien. Das bunte hämatologische Bild der sideroblastischen Anämien wurde erweitert durch Thrombozythämien in 6 Fällen und Knochenmarkfibrose in 10 Fällen, ohne daß solche Befunde immer eine beginnende oder bereits manifeste maligne Entartung anzeigten. Schnell reversibel waren die ringsideroblastischen Anämien bei Alkoholabusus [17] unter Alkoholkarenz und gleichzeitiger Zufuhr von Pyridoxin und Folsäure.

Eisenstatus

Vorkommen, Stadium und Progredienz der Eisenüberladung hingen vor allem davon ab, ob die intestinale Eisenresorption zuvor über längere Zeit erhöht war [9] und wie häufig oder regelmäßig Bluttransfusionen gegeben wurden. Die Abb. 5 zeigt, daß 10 Patienten anfänglich im diagnostischen ^{59}Fe-Absorptions-Gesamtkörperretentionstest nach Belastung mit 0,56 mg Ferroeisen im Nüchternzustand die gleichen Mengen ($\bar{X}=33,4\pm11,8\%$) resorbierten wie Männer mit normalen Eisenreserven ($\bar{X}=27,2\pm12,8\%$). Bei 16 Kranken lagen die entsprechenden Werte ($\bar{X}=83,7\pm14,1\%$) trotz z.T. erheblicher Eisenüberladung in stark erhöhtem Bereich ($\bar{X}=84,9\pm10,8\%$) wie bei einer Eisenmangelanämie.

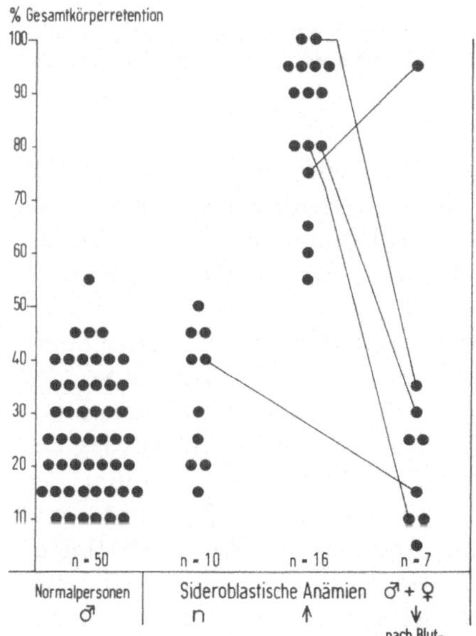

Abb. 5. Intestinale Eisenresorption (^{59}Fe-Resorptions-Gesamtkörper-Test nach Belastung mit 0,56 mg Fe^{2+} nüchtern).

50 männliche Normalpersonen mit normalen Eisenreserven. 10 Patienten mit sideroblastischer Anämie und normaler Eisenresorption bei Diagnosestellung (höchstens vereinzelt Transfusionen zuvor). 16 Patienten mit initial erhöhter Resorption. Verbindungslinien: Befunde gleicher Patienten vor und nach Bluttransfusionen

Wiederholte Bluttransfusionen führten auch ohne Normalisierung der Hb.-Werte zu einem Absinken der intestinalen Eisenresorption ($\overline{X}=20,9\pm11,5\%$). Lediglich bei einem Patienten blieb die Resorption trotz zunehmender Eisenüberladung durch Transfusionen (54 g Eisen) stark erhöht. Die Mehrzahl der Patienten mit idiopathischer sideroachrestischer Anämie (Tabelle 3) hatte vor der Diagnosestellung meistens über mehrere Monate und vereinzelt sogar bis zu 3 Jahren Eisen oral oder sogar parenteral erhalten. Starke Streuungen des Serumeisens (Normalbereich in Abb. 6 schraffiert: 14,3—32,3 µmol/l; 80—180 µg/dl) wurden bei prälatent/latenter Eisenüberladung (keine Gewebsschäden, Transaminasen nicht erhöht) ($\overline{X}=35,3\pm8,2$ µmol/l; 196,8$\pm$14,9 µg/dl) ebenso wie bei manifester Eisenüberladung (Leberfibrosen, Transaminasen erhöht) ($\overline{X}=38,4\pm10,3$ µmol/l; 214,6$\pm$57,3 µ/dl) beobachtet (Abb. 6). Die erhöhte oder vereinzelt noch im oberen Normbereich liegende

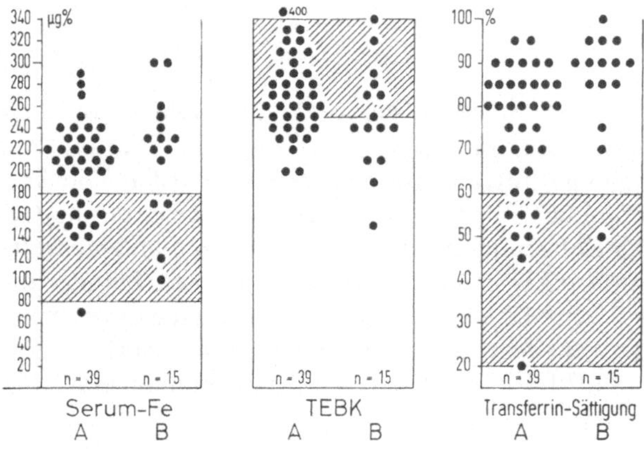

Abb. 6. Serumeisen, totale Eisenbindungskapazität (100 µm/dl = 17,91 µmol/l) und Transferrin-Sättigung (Normbereiche schraffiert) bei sideroblastischer Anämie. (A) prälatent/latente Eisenüberladung. (B) manifeste Eisenüberladung

Transferrinsättigung gab zuverlässigere Hinweise auf eine Eisenüberladung als die meist noch normale totale Eisenbindungskapazität. Niedriges Serumeisen bei manifester Eisenüberladung war auf entzündliche Komplikationen bei älteren Patienten zurückzuführen. Nach i. m. Injektion von 1 g Desferal schieden Kranke mit manifester Eisenüberladung mehr Eisen in Harn pro die (n = 13, $\overline{X}=9,5\pm6$ mg, Bereich 3,8—26 mg/die) aus als Patienten mit prälatent/latenter Eisenüberladung (n = 26, $\overline{X}=3,0\pm2,3$ mg/die, Bereich 1—10 mg/die). Bei 12 von 26 Fällen der letzten Gruppe lagen die Werte unterhalb der oberen Grenze der Norm von 2,0 mg Fe/die. Die Tabelle 4 zeigt den stufenförmigen Anstieg des arithmetischen Mittels des Serumferritin in Beziehung zum Stadium der Eisenüberladung (s. auch Abb. 3). Eine Patientin mit normalem Eisenstatus und eine Patientin mit prälatenter Eisenüberladung und stark erhöhter intestinaler Eisenresorption hatte 10 Jahre eine fleischarme Kost und 3 bzw. 10 Jahre Desferal erhalten. Die Eisenüberladung war rückläufig. Ein weiterer Kranker mit hypochromer sideroblastischer Anämie und zunächst manifester Eisenüber-

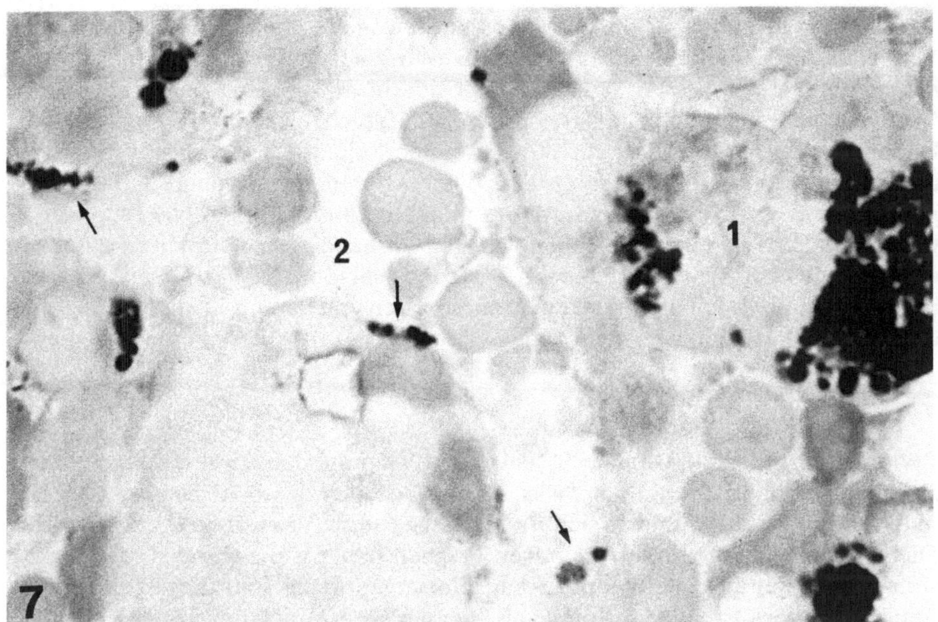

Abb. 7. Sideroachrestische Anämie mit manifester Eisenüberladung durch Transfusionen (54 g Eisen). Knochenmark. 1 Knochenmarkmakrophage mit diffuser zytoplasmatischer und grobscholliger Eisenreaktion. 2 Sinuslumen. Sinusendothelien mit gleichförmigen, z. T. sich überlagernden Eisengranula (↑). Innerhalb und außerhalb des Sinuslumen eine auffallend homogene Berliner Blau-Reaktion in blasenförmigen Abschnürungen der Makrophagen. Eponschnitt, Berliner Blau-PAS.-Reaktion. Vergr. 1300fach

ladung war nach Aderlaß-Behandlung mit Entfernung von 10 g Eisen im prälatenten Stadium. Die Patienten mit manifester Eisenüberladung hatten mit einer Ausnahme zahlreiche Transfusionen bis maximal 108 l = 54 g Eisen in 5 Jahren erhalten. Bei den Serumferritinwerten dieser Kranken in Abb. 3 handelte es sich um die Mittelwerte mehrerer Bestimmungen im Verlauf eines Jahres, jedoch wurde in 2 Fällen ein präfinales Absinken unter hochdosierten Desferal-Gaben, bis zu 8 g/die als i. v. Dauerinfusion, nicht berücksichtigt. Histochemisch wurde eine Endothelsiderose erst im fortgeschrittenen Stadium der manifesten Eisenüberladung nach zahlreichen Transfusionen gefunden. Die Abb. 7 zeigt ein solches Bild im Knochenmark. Ebenso wie bei anderen

Tabelle 4. Serumferritin (ng/ml) bei 26 Patienten mit sideroblastischer Anämie in Beziehung zum Eisenstatus bzw. dem Stadium der Eisenüberladung. Abkürzungen: n = Zahl der Patienten, $\bar{X}$ = Arithmetischer Mittelwert, s = Standardabweichung

Eisen-Status	n	Serumferritin		Serumferritin-
		$\bar{X}$	$\pm$ s	Bereich
Normal	4	322	144	175— 500
Prälatente Eisenüberladung	7	879	179	650—1200
Latente Eisenüberladung	7	2699	1080	1800—4800
Manifeste Eisenüberladung	8	7150	2210	4750—9500

Krankheiten mit Transfusionsüberladung überwog die Makrophagensiderose im Vergleich zur Endothelsiderose. Ultrastrukturell handelte es sich hierbei um Ablagerungen von Ferritin und Hämosiderin in beiden Zellformen. Die Makrophagen sind durch diffuses Eisen im Zytosol gekennzeichnet, das den Endothelzellen fehlt. Bei manifester Eisenüberladung fiel die Sulfidsilberreaktion [7] in durchschnittlich 80% der Lymphozyten im peripheren Blut stark positiv aus mit z. T. intranukleären Granula. Durch die Silberanlagerung wurde wahrscheinlich das nur in geringen Mengen vorhandene Ferritineisen zytochemisch dargestellt. Nach Angaben von Jacobs (persönliche Mitteilung) ist auch radioimmunologisch Ferritin in den Lymphozyten von Patienten mit fortgeschrittener Eisenüberladung vermehrt nachweisbar.

Therapie

Pyridoxin, Pyridoxalphosphat, Folsäure und Vitamin C sind nur in sehr seltenen Fällen [5, 22] hämatopoetisch wirksam. Nur Schäden durch Alkoholabusus [17] und Tuberkulostatika bilden sich in der Regel unter Vitaminen schnell zurück. Die Prognose der therapierefraktären Formen hängt weitgehend vom Transfusionsbedarf, der altersbedingten Komorbidität und dem Übergang in eine akute Leukämie oder Osteomyelofibrose ab (s. oben). Desferalgaben können den Tod durch eine schwere manifeste Transfusions-Eisenüberladung mit Herzschädigung vielleicht hinausschieben.

3. Residuelle Endothelsiderose

Pathogenese und Eisenstatus

Nach i. v. Gabe von kolloidalem Eisen zeigten Ausstriche und Quetschpräparate von Knochenmarksbröckeln gleichförmige Eisengranula [11, 24] (Abb. 8) in Zellen des retikuloendothelialen Systems, die auch trotz schwerer Rezidive chronisch-hämorrhagischer Eisenmangelanämien erst im Verlauf von 1—3 Jahren vollständig schwanden. Es wurde errechnet [24], daß anämisch gemachte Blutspender etwa 30% von 1.850 mg Dextraneisen innerhalb von 4 Monaten nicht für die Hämoglobinsynthese verwerteten. Histochemisch und ultrastrukturell [12] handelte es sich bei den gleichförmigen Eisengranula um von Endothelzellen inkorporiertes, aber nicht in Ferritin transformiertes Eisen, das im Gegensatz zu dem von den Makrophagen aufgenommenen und hier schnell weiter verarbeiteten Eisen [13] nur sehr langsam für die Hämoglobinsynthese verwendet werden konnte. Die nach i. v. Eisengabe entstehenden biochemischen und histochemischen Befundmuster in peripheren Blut, im Knochenmark, Leber, Milz, Lymphknoten und Dünndarm, sowie die Hemmung der intestinalen Eisenresorption [10] hingen ab von den verabreichten Gesamtmengen, der zeitlichen Aufeinanderfolge der Injektionen bzw. Infusionen, dem Eisenbedarf der Erythropoese, der Höhe der Blutverluste und dem Zeitpunkt der Untersuchungen.

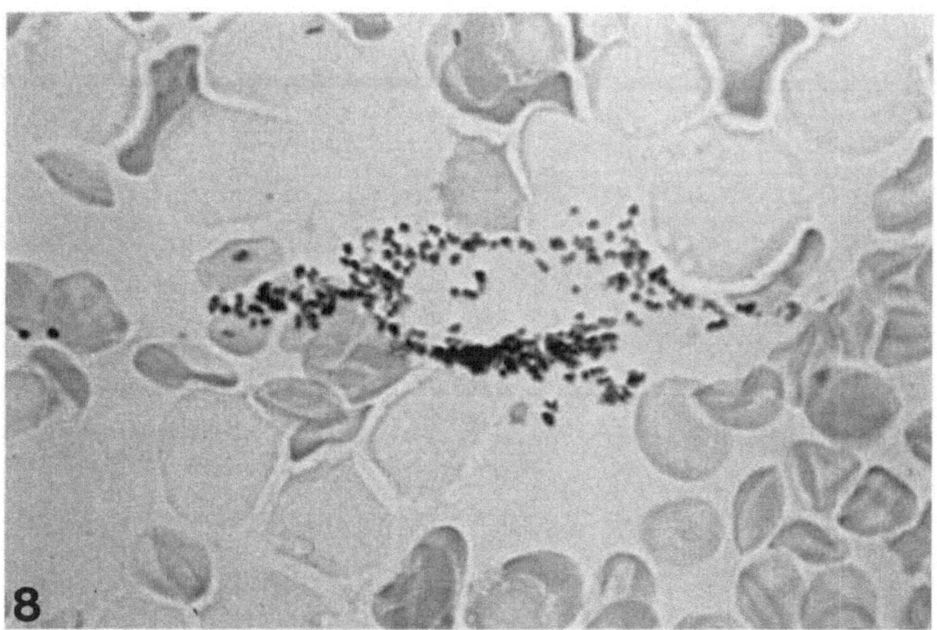

Abb. 8. Chronisch-hämorrhagischer Eisenmangel nach i. v. Eisensubstitution. Knochenmark-quetschpräparat. Isolierte Endothelzelle mit zahlreichen, gleichförmigen Granula, die den Kern aussparen. Berliner Blau-Reaktion ohne Gegenfärbung. Vergr. 1300fach

Bereits 1 Stunde nach Infusion von 500 mg kolloidalen Eisens waren gleichförmige, eisenhaltige „Phagosomen" in Makrophagen und Endothelzellen von Knochenmark, Leber und Milz nachweisbar [12]. Danach blieb das Endotheleisen mit Ausnahme der Fusion von Lysosomen und Verdichtungsprozessen im wesentlichen unverändert. Bei ausreichendem Eisenangebot erschienen innerhalb von Tagen diffus verteilte Ferritinmoleküle im Zytosol und Plasmaabschnürungen von Makrophagen, die histochemisch eine positive Berliner Blau-Reaktion erkennen ließen. Die stark polymorph werdenden Lysosomen enthielten dichte Ferritinaggregate neben zunächst noch unverändertem Eisen [12]. Die Abb. 9 zeigt eine typische Endothelsiderose und eine diffuse Berliner Blau-Reaktion des Zytoplasma von Makrophagen im Knochenmark 7 Tage nach fraktionierter Gabe von 2,0 g Eisen (Ferrisaccharat). Zur gleichen Zeit ergab auch die Stückfärbung von Biopsiematerial aus dem terminalen Duodenum regelmäßig eine stark positive Eisenfärbung in den Zottenspitzen. In ähnlichen Fällen wurde die zuvor stark erhöhte intestinale Eisenresorption (n = 16, $\overline{X}$ = 88,2 ± 2,8 %) normalisiert (n = 16, $\overline{X}$ = 19,1 ± 11,2 %) [10]. Parallel zu den histochemisch faßbaren Vorgängen und der Hämoglobinregeneration stieg das Serumferritin in Abhängigkeit von der zugeführten Eisendosis auf überproportionale Werte, in einzelnen Fällen sogar bis 4000 ng/ml, an, um dann innerhalb von insgesamt 2 Monaten wieder auf normale bis subnormale Werte abzusinken. Bei rezidivierender chronisch-hämorrhagischer Eisenmangelanämie und residueller Endothelsiderose nach Utili-

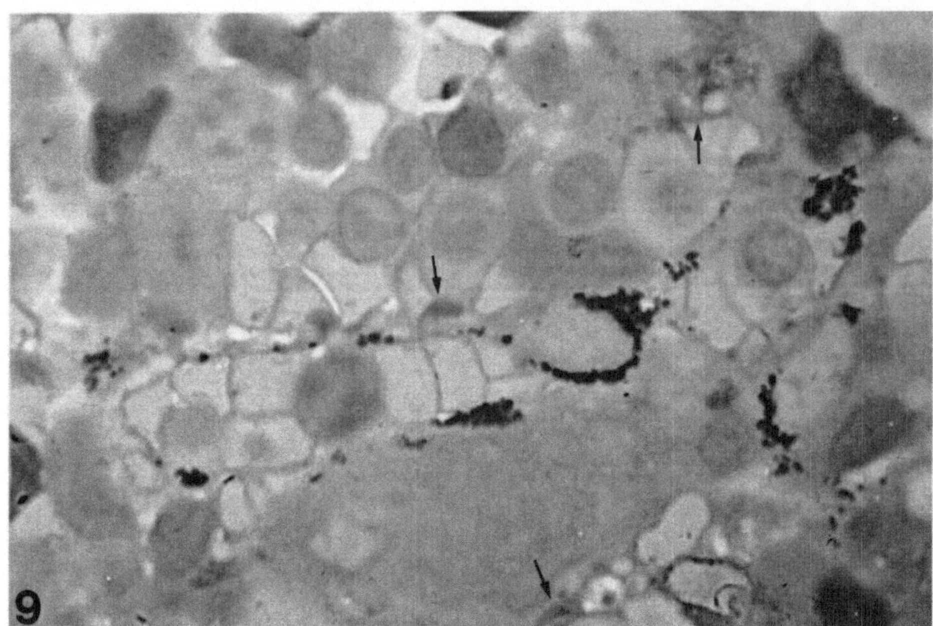

Abb. 9. Chronisch-hämorrhagischer Eisenmangel 7 Tage nach i. v. Eisentherapie (2,0 g Eisen in Form von Ferrisaccharat). Knochenmark. Im Zentrum des Bildes ein z. T. tangential angeschnittener Knochenmarksinus. Die Endothelzellen enthalten ausschließlich gleichförmige Eisengranula, während in Anschnitten des Zytoplasma von Makrophagen eine blaß-blau diffuse Eisenreaktion nachweisbar ist (↑). Epon-Schnitt. Berliner Blau-PAS-Reaktion. Vergr. 1300fach

sation des Makrophageneisens (Abb. 10) waren extrem niedrige Ferritinwerte ($n = 10$, $\overline{X} = 5{,}2 \pm 4{,}5$ ng/ml, Bereich 1—12 ng/ml) (Abb. 3) wie bei völlig unbehandelten Fällen nachweisbar. Die intestinale Eisenresorption stieg wieder an ($n = 15$, $\overline{X} = 88{,}2 \pm 10{,}5\%$) [10]. Wenn eine intermittierende Erhaltungstherapie mit i. v. Eisendosen zwischen 100 mg alle 3—4 Wochen und 500 mg pro Woche (2—20 g pro Jahr) verabreicht und die Eisenmangelanämie infolge mäßiger bis schwerer Blutverluste nicht voll kompensiert wurde, waren die durch Eisen induzierten Veränderungen einschließlich der Endothelsiderose wesentlich geringer als bei fraktionierter Stoßtherapie (2—4 g Fe in 14 Tagen) ausgeprägt. Die intestinale Eisenresorption blieb erhöht, der Serumferritinspiegel stieg nicht wesentlich oder nur in den unteren Bereich der Norm bis 100 ng/ml an. Schon früher wurde beobachtet, daß bei i. m. Verabreichung weniger Eisen in die retikuloendothelialen Eisenspeicher gelangt als bei i. v. Verabreichung.

Folgerungen für die i. v.-Eisensubstitution

Wenn die Patienten orales Eisen nicht vertragen, ist die bei i. v.-Eisenverabreichung unvermeidliche Endothelsiderose keine Kontraindikation für diese Art der Behandlung. Nur nach exzessiver i. v.-Eisengabe von 1.500 mg Dextraneisen pro Woche über 7 Jahre wurde ein Todesfall beobachtet [25]. Es handelte sich um

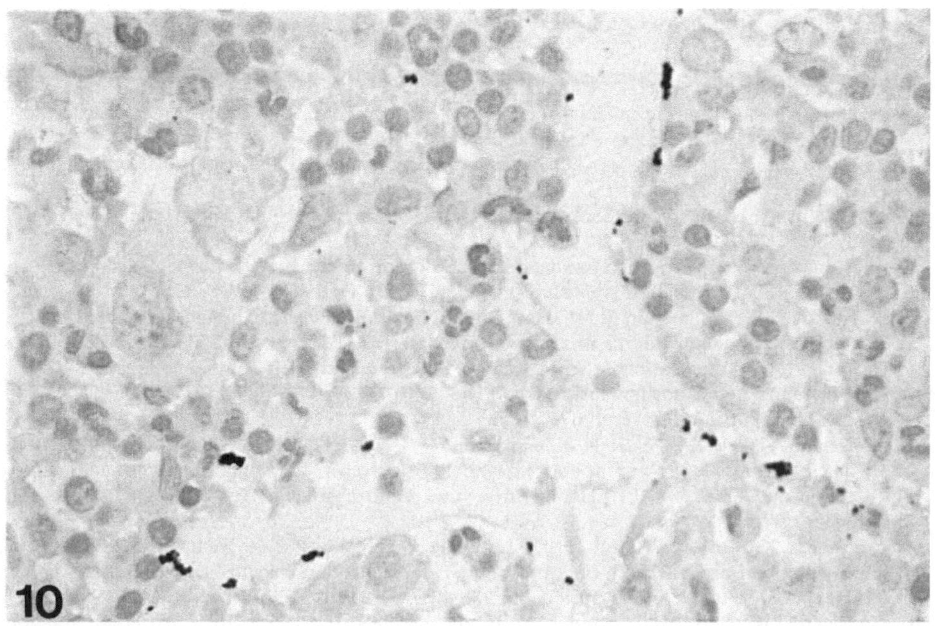

Abb. 10. Schwerer, chronisch-hämorrhagischer Eisenmangel bei hereditärer Teleangiektasie (M. Osler). Zustand nach langjähriger i. v. Eisensubstitution (Ferrisaccharat). Rezidiv der Eisenmangelanämie. Residuelle Endothelsiderose eines weiten Knochenmarksinus. Eponschnitt. Berliner Blau-Reaktion, Kernechtrot. Vergr. 500fach

einen Patienten mit Morbus Osler (hereditäre Teleangiektasie) und schweren Blutverlusten. Das Eisen war auch unabhängig vom hämatologischen Status und Blutverlusten gegeben worden, um die Zahl der Bluttransfusionen zu verringern. Die Autopsie zeigte eine schwere „Hämosiderose" von Knochenmark, Leber, Milz, Lymphknoten, Haut, Perikard und der Glomerula der Nieren, ohne daß damals schon [25] die Diagnose einer endothelialen Siderose gestellt wurde. Bei den selbst beobachteten Patienten mit Morbus Osler wurde intermittierend nicht mehr als 400 bis maximal 500 mg Eisen pro Woche i. v. verabreicht und der zusätzliche Eisenbedarf durch Transfusionen abgedeckt. Trotz mehrjähriger Behandlung mit jährlichen Dosen bis maximal 20—25 g Eisen konnten keine extreme Endothelsiderose in Knochenmark und Leber und keine Nierenfunktionsstörungen festgestellt werden. Derartige Fälle bedürfen aber regelmäßiger klinischer und histochemischer Kontrollen. Evtl. können auch Pausen mit vermehrter Gabe von Transfusionen eingeschoben werden. Die wichtigste Kontraindikation gegen eine parenterale Eisentherapie bei oraler Eisenunverträglichkeit bleibt die Möglichkeit anaphylaktischer Reaktionen, die besonders bei kachektischen Personen zum Tode führen können, aber insgesamt selten sind.

Literatur

 1. Anderson, B. B., Mollin, D. L., Child, J. A., Modell, C. B., Perry, G. M.: Red-cell metabolism of pyridoxine in sideroblastic anaemia and thalassaemia. In: Kief, H. (Ed.), Iron metabolism and its disorders. p. 241. Amsterdam—Oxford: Exerpta Medica 1975
 2. Bessis, M., Jensen, W. N.: Sideroblastic anaemia, mitochondria, and erythroblastic iron. Brit. J. Haemat. **11**, 49 (1965)
 3. Cartwright, G. E., Deiss, A.: Sideroblasts, sid0erocytes, and sideroblastic anaemia. New Engl. J. Med. **292**, 185 (1975)
 4. Cartwright, G. E., Lee, G. R.: The anaemia of chronic disorders. Brit. J. Haemat. **21**, 147 (1971)
 5. Gehrmann, B.: Pyridoxine-responsive anaemias. Brit. J. Haemat. **11**, 86 (1965)
 6. Goodman, J. R., Wallerstein, R. O., Hall, S. G.: The ultrastructure of bone marrow histiocytes in megaloblastic anaemia and the anaemia of infection. Brit. J. Haemat. **14**, 471 (1968)
 7. Hausmann, K.: Lokalisation und zytochemische Differenzierung locker gebundener Schwermetalle in Blut- und Knochenmarkzellen. Proc. 10th Congr. Europ. Soc. Haemat. II, p. 80. Basel—New York: S. Karger 1967
 8. Hausmann, K., Kuse, R., Bartels, H., Heinrich, H. C.: Zytochemie des Nicht-Hämoglobineisens, allgemeine klinische Faktoren und intestinale Eisenresorption bei Lymphogranulomatose, Tumoren und Infekten. In: Hämatologie und Bluttransfusion, Bd. **9**, S. 237. München: Lehmanns Verlag 1969
 9. Hausmann, K., Kuse, R., Bartels, H., Heinrich, H. C.: Zytochemie des Nicht-Hämoglobineisens, allgemeine klinische Faktoren und intestinale Eisenresorption bei sideroachrestischer Anämie. In: Hämatologie und Bluttransfusion Bd. **9**, S. 42. München: Lehmanns Verlag 1969
10. Hausmann, K., Kuse, R., Sonnenberg, O. W., Bartels, H., Heinrich, H. C.: Inter-relations between iron stores, general factors and intestinal iron absorption. Acta haemat. (Basel) **42**, 193 (1969)
11. Hausmann, K., Kuse, R.: Morphological types of non-haeme iron in bone marrow squash preparations and intestinal iron absorption. In: Hallberg, L., Harwerth, H. B., Vanotti, A.: Iron deficiency. p. 267. Colloquia Geigy. London & New York: Academic Press 1970
12. Hausmann, K., Wulfhekel, U., Düllmann, J., Kuse, R.: Iron storage in macrophages and endothelial cells. Histochemistry, ultrastructure and clinical significance. Blut **32**, 289 (1976)
13. Hausmann, K., Kuse, R., Meinecke, K. H., Bartels, H., Gabbe, E. E., Heinrich, H. C.: Posthaemorrhagic iron deficiency. Clinical course, 59 Fe whole body iron losses, and oral iron supplementation. Arzneimittel-Forsch. (Drug-Res.) **26**, 1884 (1976)
14. Heilmeyer, L., Keller, W., Vivell, O., Keiderling, W., Betke, K., Wöhler, F., Schultze, H. E.: Kongenitale Atransferrinämie bei einem sieben Jahre alten Kind. Dtsch. med. Wschr. **86**, 1745 (1961)
16. Heinrich, H. C.: Clinical aspects of iron absorption and turnover. In: Kief (Ed.): Iron metabolism and its disorders. p. 34. Amsterdam—Oxford: Exerpta Medica 1975
17. Hines, J. D.: Reversible megaloblastic and sideroblastic marrow abnormalities in alcoholic patients. Brit. J. Haemat. **16**, 87 (1969)
18. Hüsselmann, H., Koeffler, H., Seysen, U.: Idiopathische Lungensiderose. Blut **12**, 32 (1966)
19. Jacobs, A., Worwood, M.: Ferritin in serum. Clinical and biochemical implications. **292**, 951 (1975)
20. Jones, P. A. E., Miller, F. M., Worwood, M., Jacobs, A.: Ferritinaemia in leukemia and Hodgkin's disease. Brit. J. Cancer **27**, 212 (1973)
21. Lippschitz, D. A., Cook, J. D., Finch, C. A.: A clinical evaluation of serum ferritin as an index of iron stores. New Engl. J. Med. **290**, 1213 (1974)
22. Mac Gibbon, B. H., Mollin, D. L.: Sideroblastic anaemia in man: Observations on seventy cases. Brit. J. Haemat. **11**, 59 (1965)
23. Meuret, G., Westerhausen, M., Schubothe, H., Hoffmann, G.: Eisenstoffwechsel bei einer Autoimmun-Hypertransferrinämie. Blut **33**, 204 (1976)
24. Olsson, S., Lundvall, O., Weinfeld, A.: Availability of iron stores built up by iron dextran. Acta med. scand. **191**, 49 (1972)
25. Ross, K., Fremland, H.: Prolonged and massive administration of iron-dextran complex resulting in selective glomerular iron deposition in the kidneys. Blood **31**, 11 (1968)

26. Shahidi, H. T., Nathan, D. G., Diamond, L. K.: Iron deficiency anaemia associated with an error of iron metabolism in two siblings. J. clin. Invest. **43,** 510 (1964)
27. Van Snick, J., Masson, P. L., Heremans, J. F.: The affinity of lactoferrin for the reticulo-endothelial system (RES) as the molecular basis for the hyposideraemia of inflammation. In: Crichton, R. R. (Ed.): Proteins of iron storage and transport in biochemistry and medicine. p. 433. Amsterdam—Oxford: North-Holland Publ. Comp. 1975
28. Stavem, P., Saltvedt, E., Elgjo, K., Rootwelt, K.: Congenital hypochromic microcytic anaemia with iron overload of the liver and hyperferraemia. Scand, J. Haemat. **10,** 153 (1973)
29. Trump. B. F., Barret, L. A., Valigorsky, J. M., Jiji, R. M.: Ultrastructural studies of sideroblastic anaemia. In: Kief, H. (Ed.): Iron metabolism and its disorders. p. 251. Amsterdam—Oxford: Exerpta Medica 1975
30. Wintrobe, M. M., Lee, G. R., Boggs, D. R., Bithell, T. C., Athens, J. W., Foerster, J.: The anaemias. In: Clinical Haematology, 7th Ed., p. 693. Philadelphia: Lea & Febiger 1974

Eisenspeicherkrankheiten

G. Strohmeyer

II. Medizinische Universitätsklinik Düsseldorf

Die Einteilung der Eisenspeicherkrankheiten erfolgt aus pathogenetischen Erwägungen am besten in die primäre idiopathische Hämochromatose und in die sekundären Hämosiderosen (Tabelle 1):

Tabelle 1. Eisenspeicherkrankheiten

1. Primäre, idiopathische, familiäre Hämochromatose
2. Sekundäre Hämosiderosen
   a) Leberzirrhose mit verstärkter Eisenspeicherung
   b) Lebersiderose bei Batunegern
   c) Chronische refraktäre Anämien
   (sideroblastische-achrestische Anämien),
   hämolytische Anämien, aplastische Anämien
   d) Transfusionshämosiderosen
   e) Atransferrinämie

An dieser Stelle soll nur das Krankheitbild der primären idiopathischen Hämochromatose besprochen werden. Sie ist eine pathologisch-klinische Einheit, die durch folgende Befunde charakterisiert ist:
1. Chronische Lebererkrankung, entweder Zirrhose oder Fibrose mit erhöhter Eisenspeicherung im Lebensparenchym.
2. Die starke Eisenablagerung im gesamten Organismus führt zur morphologischen und funktionellen Schädigung vieler Organe, insbesondere Pankreas, Herz, Hypophyse, Nebenniere, Hoden und Gelenke.
3. Bei Blutsverwandten kommt es zu gehäuften Störungen des Eisenstoffwechsels mit einer Lebererkrankung.

Die 3 führenden Symptome der *primären familiären Hämochromatose* (p. H.) sind Hautpigmentierung, Diabetes mellitus und Lebererkrankung; dazu kommen noch in einem hohen Prozentsatz Hypogonadismus, Arthropathie und Herzerkrankung mit Herzrhythmusstörung [2]. Nicht alle diese Symptome sind bei allen Patienten gleichzeitig vorhanden, jedoch fehlen die 3 Hauptsymptome fast niemals. Die p. H. ist eine relativ seltene Erkrankung: in der Bundesrepublik kommen auf 100 000 Einwohner etwa 1 bis 10 Erkrankungen. Die unterschiedliche geographische Verteilung, d. h. die Häufung in Frankreich und Südafrika hängt wahrscheinlich mit exogenen Faktoren, insbesondere erhöhter Alkohol- und/oder erhöhter Eisenzufuhr zusammen. In der Bundesrepublik muß mit etwa 500 bis 5000 Hämochromatosekranken gerechnet werden. Über die eigenen Beobachtungen bei 53 Patienten soll berichtet werden.

Die *Alters- und Geschlechtsverteilung* ist typisch: 90% der Kranken sind Männer zwischen dem 40. und 60. Lebensjahr, nur sehr selten wird die

Erkrankung früher entdeckt. Bei Frauen tritt sie nur auf, wenn die natürlichen Eisenverluste durch die Menstruation aufgehört haben. Es ist eine *familiär* auftretende Erkrankung: bei 27 eigenen Kranken (51%) wurden in der Familienanamnese innerhalb von 3 Generationen bei 61 Blutsverwandten ersten Grades insgesamt 85 verschiedene Einzelsymptome der Hämochromatose entdeckt. Am häufigsten (50%) wurde ein Diabetes, bei 45% eine Lebererkrankung festgestellt, dann folgten erhöhte Eisenwerte, Herzerkrankungen und dunkles Hauptkolorit. Insgesamt haben etwa 25—50% der Verwandten Hämochromatosekranker ebenfalls Störungen des Eisenstoffwechsels [7]. Sie sind jedoch 5mal häufiger bei Zwillingen und Brüdern als bei Kindern, also seltener in der Aszendenz oder Deszendenz. Man findet meistens nur *Einzelsymptome* wie Pigmentation oder Lebervergrößerung mit Siderose und/oder Diabetes, oder ein erhöhtes Serumeisen. Ob es sich dabei um klinisch milde verlaufende Erkrankungen bei Heterozygoten handelt, ist so unklar wie der gesamte Vererbungsmodus. Wenn es sich bei der Hämochromatose primär um eine genetisch bedingte Stoffwechselerkrankung handelt, dann ist sie offensichtlich ein sehr heterogenes Syndrom, das durch Störungen an sehr verschiedenen Stellen des Eisenstoffwechsels und der Eisenresorption manifest werden kann, je nachdem welcher exogene Faktor an welcher Stelle des Stoffwechsels die Störung hervorbringt. Wahrscheinlich entsteht die Hämochromatose nicht auf dem Boden eines einzigen Enzymdefektes, der zur gestörten Rückkopplung, z. B. bei der Eisenresorption führt. Vielmehr handelt es sich wahrscheinlich bei der p. H. um eine Krankheitsgruppe, bei der die erhöhte Eisenspeicherung nur das führende Symptom ist. Der fundamentale Defekt liegt dabei in der unregulierten und unkontrollierten Eisenresorption, die nicht mehr vom Bedarf gesteuert ist.

An der Störung können *luminale* und *Mukosazellfaktoren* beteiligt sein. Zu den pathogenetisch angeschuldigten luminalen Faktoren gehören veränderte Darm- und/oder Pankreassekrete. Schon vor längerer Zeit wurden im Tierexperiment und bei einzelnen Patienten mit gestörter exokriner Pankreasfunktion Lebersiderosen beobachtet [3, 7]. In eigenen Untersuchungen zur Pankreasfunktion bei Hämochromatosen mit dem Sekretin-Pankreozymin-Test ergaben sich leichte bis mittelstarke Einschränkungen der Enzymsekretion und eine sehr starke, d. h. 4- bis 8fache Steigerung der Volumensekretion als eindrucksvollstes Ergebnis [6, 13]. Bisher ist nicht sicher erklärt, wodurch diese starke Volumensekretion ins Duodenum zustande kommt. Es wird ein verminderter Sekretinabbau in der erkrankten Leber diskutiert, die zu einer vermehrten Flüssigkeitssekretion in den Gallenkapillaren führen könnte. Bei der von uns durchgeführten Analyse der exokrinen Pankreasfunktion, die wir mit der Eisenresorption korrelierten, ergab sich, daß die Eisenresorption *nicht direkt* von der exokrinen Pankreasfunktion abhängt und nicht von ihr reguliert wird [13]. Eine erhöhte Eisenresorption läßt sich auch nicht regelmäßig durch Pankreassekrete senken, wie wir im Gegensatz zu anderen Autoren feststellen konnten. Nur bei einzelnen Patienten kommt es durch Pankreasextrakte zur Senkung der Eisenresorption, wobei wahrscheinlich eine Komplexbildung zwischen dem Enzympräparat und dem Eisen erfolgt. Auch der von Davis postulierte Magensaftfaktor und Hemmer der Eisenresorption [3, 9] („Gastroferrin"), der bei der Hämochromatose fehlen und eine erhöhte Eisenresorption zulassen soll, hat sich nicht bestätigen lassen.

Aufgrund dieser Befunde ist es unwahrscheinlich, daß die exokrine Pankreasfunktion oder bestimmte Faktoren des Magensaftes die Eisenresorption bei
Menschen direkt beeinflussen und an der Entstehung der Hämochromatose
beteiligt sind.

Über die *Mukosazellfaktoren,* die für die Eisenresorption entscheidend sein
müßten, ist nichts sicheres bekannt. Es scheint nach neueren Befunden nicht ganz
ausgeschlossen, daß evtl. eine defekte Proteinsynthese (Ferritin?, Transferrin?)
in der Mukosazelle vorliegt, die einen ungehinderten Einstrom von Eisen bei der
p. H. ermöglicht.

Eine andere, attraktive Hypothese über die Entstehung der Hämochromatose war die von Mazur [9 a] über die Beteiligung des eisenhaltigen Enzyms
Xanthinoxidase (XO) an der Freisetzung von Eisen aus dem Ferritin. Bei einem
Enzymdefekt hätte sich dann die Stoffwechselerkrankung p. H. auf eine isolierte
(genetisch determinierte?) Enzymstörung zurückführen lassen. In eigenen
umfangreichen tierexperimentellen Untersuchungen zu dieser Frage ließ sich
zeigen, daß das Enzym XO weder direkt noch indirekt an der Resorption und
Freisetzung von Eisen aus dem Ferritin der Mukosa und den Leberdepots
beteiligt ist [10 a].

Die gegenwärtigen pathophysiologischen Vorstellungen zur p. H. lassen sich
folgendermaßen zusammenfassen [2, 7, 11]:
1. Die primäre Hämochromatose ist eine familiär gehäuft auftretende, wahrscheinlich genetisch verursachte Stoffwechselstörung, bei der die Eisenresorption außer Kontrolle geraten ist.
2. Die Störung kann möglicherweise durch exogene Faktoren an mehreren
   Stellen beginnen. Das Ergebnis ist die Siderose.
3. Ein einzelner Enzymdefekt läßt sich bisher nicht nachweisen.
4. An der Entstehung sind wahrscheinlich Mukosazellfaktoren stärker (oder
   allein?) beteiligt als luminale Faktoren.
Das Ergebnis der überhöhten Eisenaufnahme in den Körper ist eine
Eisenüberflutung mit Ablagerung in vielen parenchymatösen Organen.
Wahrscheinlich sind die dabei auftretenden morphologischen und funktionellen Störungen direkte Folge der Eiseneinwirkung, obwohl sichere tierexperimentelle Ergebnisse dazu fehlen.

Klinik

Die Hepatomegalie durch Fibrose und Zirrhose mit einer Siderose ist das
konstanteste Symptom der Hämochromatose. Für die toxische Wirkung des
Eisens in der Leber spricht die Rückbildung der morphologischen Veränderungen nach Eisenentzug. Die Eisenablagerung bei der klinisch manifesten p. H. ist
massiv und trifft alle Anteile des Leberläppchens. Sie ist meistens stärker als bei
sekundären Hämosiderosen, jedoch kann im Einzelfall die Abgrenzung schwierig oder unmöglich sein (Tabelle 2).
Durch die Lebererkrankung werden wahrscheinlich die Früh- und Spätsymp-
tome hervorgerufen: leichte Erschöpfbarkeit, Gynäkomastie, Palmarerythem,
Haarausfall und Schmerzattacken im rechten Oberbauch. Laparoskopisch zeigt

Tabelle 2. Histologische Kriterien für die Diagnose und Differentialdiagnose von Eisenspeicher-krankheiten (nach Kent, Popper, Thaler)

Histologie	Erkrankung
Fe + + im RES	Hämosiderose nach Bluttransfusion
	Hämosiderose nach Hämolyse
	Hämosiderose nach Hepatitis
Fe + + im RES	
+Fe + im Parenchym	Hämosiderose bei Anämien
a) + portale Fibrose	erworben, z. B. sideroachrestische Anämien
b) + Zirrhose	angeboren, z. B. Thalassämie
	sideroachrestische Anämien
	kongenitale Atransferrinämie
Fe + + + + nur im Parenchym	
+ Fibrose oder Zirrhose	
+ Lipofuscin zentrolobulär	Idiopathische Hämochromatose
im RES Fe + → + +	
Fe + → + + + im Parenchym	
im RES (+)→+	
+ Zirrhose	Leberzirrhose + Siderose
Ø extrahepatische Siderose	

die Leber alle Grade der chronischen Lebererkrankung von der Fibrose bis zur ausgeprägten Zirrhose. Dagegen ist die Leberfunktion über lange Zeit auffällig gut kompensiert. Die Haut zeigt eine grau-braune, bronzene, metallisch glänzende Farbe. Wie beim M. Addison können auch Mundschleimhaut und Mamillen pigmentiert sein. Es handelt sich dabei um Melanin und nicht um Eisen. Auch in Hautbiopsien wird in der Regel mehr Melanin als Eisen gefunden. Daher sind Hautbiopsien aus diagnostischen Gründen nicht besonders ergiebig. Bestimmungen des melaninstimulierenden Hormons sind bisher bei der p. H. nicht gemacht worden.

Der Diabetes mellitus gehört zu den klassischen Symptomen der Hämochro-matose. Er gab der Erkrankung zusammen mit der Pigmentierung ursprünglich den Namen *Bronzediabetes*. Er ist häufig ein Frühsymptom und war bei 70% der eigenen Patienten manifest [15]. Bei 13 von 28 Patienten war er ein bis 13 Jahre (m = 5½ Jahre) *vor* Manifestation der p. H. aufgetreten. $^2/_2$ der eigenen Patienten waren insulinpflichtig, aber das Insulin wurde im Mittel nicht höher dosiert als bei anderen Diabetikern. Auffällige Insulinresistenzen, die in der Literatur mehrfach beschrieben wurden, konnten wir nur 2mal feststellen. Die Insulinresistenz hängt wahrscheinlich mit der Aktivität der Leberentzündung zusammen. Diabetesab-hängige Angiopathien verlaufen bei der p. H. etwas günstiger als bei nicht hämochromatosekranken Diabetikern.

An der hohen diabetischen Manifestationsrate von über 70% bei der p. H. sind wahrscheinlich 3 Faktoren beteiligt [4, 7, 15]:
1. Die Eisenablagerung im Pankreas.
2. Genetische Faktoren; dafür spricht die hohe Manifestationsrate.

3. Die Lebererkrankung. Sie ist wahrscheinlich ein sehr wesentlicher Faktor, da bei der Leberzirrhose die Kohlenhydrattoleranz und Insulinempfindlichkeit stark herabgesetzt sind. Es ist noch nicht systematisch untersucht, ob auch das Glucagon bei der p.H. erhöht ist. Wahrscheinlich führt die *Kombination* aller 3 genannten Faktoren zu der hohen Diabetesmanifestationsrate bei der p.H.

Von klinischer Bedeutung sind einige *extrahepatische Manifestationen* der Hämochromatose: die häufigen Herzrhythmusstörungen (supraventrikuläre Arrhythmien und Extrasystolien) können ein Frühsymptom sein. Sie werden aber im Frühstadium der Erkrankung nur sehr selten als Symptom der p. H. erkannt. Erst in den letzten Jahren wurde als Ursache der Arthropathien bei der p. H. die Eisenablagerung in den gelenknahen Geweben und in der Synovia festgestellt. Die Gelenkbeschwerden können klinisch wegen ihrer Schmerzhaftigkeit im Vordergrund stehen [5, 10].

Laborbefunde [2, 7, 12]

Neben den klinischen Befunden spielen Laboruntersuchungen die wichtigste diagnostische Rolle. Sie sind ihrer Bedeutung nach im folgenden aufgeführt:
1. Das *Serumeisen* ist in der Regel auf über 200 µg% erhöht.
2. Die *freie Eisenbindungskapazität* ist stark erniedrigt (unter 50 µg%) oder Null.
3. Der *Desferrioxamin-Test* (500 mg Desferal i. m.; 6 Stunden Urinsammlung) ergibt bei Gesunden eine Ausscheidung im 6-Stundenurin unter 1 mg. Bei Hämochromatose ist die Ausscheidung auf das 8- bis 10fache erhöht.
4. Die *Ferritinkonzentration* im Serum ist gut mit der Menge des mobilisierbaren Eisens korreliert. Mit Hilfe dieser Methode lassen sich bereits in der präzirrhotischen Phase und bei Blutsverwandten erhöhte Ferritinkonzentrationen und damit erhöhte Eisendepots nachweisen [16].
5. Die Bestimmung der *Eisenresorption* ist methodisch aufwendig und schwierig. Die genauesten Ergebnisse liefert die Bestimmung der Gesamtkörperradioaktivität nach oraler Gabe von radioaktivem Eisen mit einer Carrier-Dosis. Bei der p. H. ist die Eisenresorption erhöht. Das Ausmaß der Eisenresorption ist jedoch stark vom Grad der Eisenspeicherung abhängig.
6. *Ferrokinetische Untersuchungen* sind methodisch aufwendig. Sie sind für die klinische Routinediagnostik entbehrlich, jedoch bei wissenschaftlichen Fragestellungen erforderlich.

Mit der methodischen Verbesserung von *Hormonbestimmungen* haben sich auch die endokrinologischen Funktionsstörungen bei der p. H. besser bestimmen lassen. Sie sind klinisch gut mit den Frühsymptomen Impotenz und Hodenatrophie korreliert. Gemeinsame Untersuchungen mit Littmann ergaben:
1. Der Plasmatestosteronspiegel ist stark erniedrigt. Nach Stimulierung mit HCG kommt es zu keinem wesentlichen Anstieg. Gleichzeitig ist auch die Testosteronausscheidung im Urin ohne und mit Stimulierung erniedrigt.
2. Die spezifische Testosteronbindungsfähigkeit ist wie bei den alkoholischen Leberzirrhosen erhöht. Dadurch ist die wirksame Testosteronmenge im Blut und Gewebe vermindert.
3. Die pathogenetische Störung liegt wahrscheinlich vor allem in der Hypophyse:

nach Stimulierung mit LH-Releasing-Hormon bleibt der Anstieg von LH und FSH aus.

Verlauf und Prognose

Die Lebenserwartung bei der Hämochromatose wird von den Komplikationen der Lebererkrankung und des Diabetes mellitus bestimmt. Die Mehrzahl der Patienten stirbt an den Komplikationen der Zirrhose, wie Leberinsuffizienz und Varizenblutung. Primäre Leberkarzinome sind bei der p. H. wahrscheinlich häufiger als bei der Leberzirrhose. Einige wenige Patienten sterben an akut auftretenden, ätiologisch unklaren Schockzuständen, die man früher mit der plötzlichen Ferritinfreisetzung aus Eisendepots in Verbindung gebracht hat. Es ist nicht klar, ob diese Erklärung zutrifft.

Durch die Aderlaßbehandlung können sich eine Reihe von Befunden bessern, insbesondere die Hautpigmentation, die Leberfunktion und vereinzelt auch der Diabetes mellitus und die Herzrhythmusstörung.

Unbehandelt führt die p. H. innerhalb weniger Jahre nach Stellung der Diagnose zum Tode. Durch die Aderlaßtherapie wird eine eindeutige Verlängerung der Überlebensrate erreicht.

Therapie [1, 4, 8, 14]

Die von Balfour und Mitarb. 1942 eingeführte Aderlaßtherapie ist die wirksamste therapeutische Maßnahme. Während des ersten Jahres nach der Diagnose sollten etwa 2mal 500 ml Blut pro Woche entzogen werden (s. Tabelle 3). Auf diese Weise werden im Laufe eines Jahres rund 50 l Blut mit etwa 20—25 g Eisen entfernt. Dieser Weg des relativ schnellen Eisenentzugs wird von der Mehrzahl der Patienten gut vertragen. Es entwickelt sich oft eine leichte Anämie um 12 g% Hämoglobin, was das Ziel der Therapie ist! Im Leberpunktat läßt sich die deutliche Abnahme der Eisendepots nach einem Jahr sicher feststellen. Auch die Hautpigmentierung nimmt ab. Die Laborbefunde ändern sich meistens zunächst nur unwesentlich: Das Serumeisen bleibt über lange Zeit weiter deutlich erhöht, weil Eisen ständig aus den Depots nachströmt. Daher darf von

Tabelle 3. Therapie der Hämochromatose

---

1. Aderlässe
   Mit 500 ml Blut werden 250 mg Eisen entzogen
   Beginn: 2×500 ml pro Woche etwa 1 Jahr lang $= 50$ L Blut pro Jahr
                   2×500 ml pro Woche etwa 1 Jahr lang $= \sim 20$—25 g Eisen pro Jahr
   Ziel: Leichte Anämie: 12—13 g/dl
                   Gesamteiweiß *nicht* unter 6 g/dl
                   Abhängig vom Lebereisengehalt, Hämoglobin und Gesamteiweiß
                         3×500 ml pro Monat
                   bis 3×500 ml pro Jahr
   Aderlaßtherapie *nie* vollständig abbrechen!

---

erhöht bleibenden Serumeisenwerten nicht auf eine Unwirksamkeit der Aderlässe geschlossen werden. Lediglich absinkende Hämoglobin- und Serumeiweißwerte sind indikatorisch für eine vorübergehende Unterbrechung der Therapie. Nach einer 1- bis 2jährigen konsequent durchgeführten Aderlaßtherapie kann man den Blutentzug individuell steuern und in der Regel auch auf einen Aderlaß von 500 ml Blut pro Monat reduzieren. Die Therapie sollte aber niemals vollständig unterbrochen werden, weil der Defekt der unkontrollierten Eisenresorption weiterbesteht und die Resorption unter Aderlässen ansteigt.

Zusätzliche Maßnahmen wie eine Desferrioxaminbehandlung (Desferal) und eine eisenarme Ernährung sind nicht erforderlich, da die Aderlaßtherapie der teuren und lästigen Injektionsbehandlung mit *Desferrioxamin* so überlegen ist, daß auf den geringen zusätzlichen und dazu noch erschöpfbaren Eisenentzug unter Desferal meistens verzichtet werden kann.

Die Wirksamkeit der Aderlaßbehandlung zeigt sich an der Verbesserung der Überlebensrate. Das ließ sich durch die systematischen Untersuchungen von Bomford und Williams und im eigenen Krankengut deutlich zeigen. Von 53 selbst behandelten Patienten starben in den letzten 10 Jahren nur 3. Die Hämochromatose gehört damit wie der Hypertonus und das Ulkusleiden zu den Erkrankungen, die sich therapeutisch sicher und wahrscheinlich lebensverlängernd behandeln lassen, ohne daß die ätiologischen und pathogenetischen Grundlagen bisher hinreichend geklärt sind.

Literatur

1. Bomford, A., Williams, R.: Long term results of venesection therapy in idiopathic hemachromatosis. Quart. J. Med. **45,** 611 (1976)
2. Beutler, E., Fairbanks, V. F., Fahey, J. L.: Clinical disorders of iron metabolism. New York and London: Grune and Stratton 1975
3. Davis, A. E., Badenoch, J.: Iron absorption in pancreatic disease. Lancet **1962 II,** 6
4. Dymock, W., et al.: Observations on the pathogenesis, complications and treatment of Diabetes in 115 cases of Hemochromatosis. Amer. J. Med. **52,** 203 (1972)
5. Dymock, J. W., Hamilton, E. B. D., Laws, J. W., et al.: Arthropathy of hemochromatosis: Clinical and radiological analysis of 73 patients with iron overload. Ann. Rheum. Dis. **29,** 469 (1970)
6. Goebell, H., Bode, Chr., Lepler, U., Martini, G.-A.: Funktionsuntersuchungen des exokrinen Pankreas. Acta hepato-splenol. (Stuttg.) **18,** 437 (1971)
7. Grace, N. D., Powell, L. D.: Iron storage disorders of the liver. Gastroenterology **64,** 1257 (1974)
8. Kaltwasser, J. P., Werner, E., Becker, H.: Therapie der Hämochromatose. Therapiewoche **26,** 625 (1976)
9. Luke, C. G., Davis, P. S., Deller, D. J.: Gastric iron-binding in hemochromatosis, cirrhosis, diabetes and some disorders of iron metabolism. Gut **10,** 78 (1969)
9a. Mazur, A., Green, S., Saha, A., Carleton: Mechanism of release of ferritin iron in vivo by xanthine oxidase. J. clin. Invest. **37,** 1809 (1958)
10. Schumacher, H. R.: Hemochromatosis and arthritis. Arthr. and Rheum. **7,** 41 (1964)
10a. Strohmeyer, G. W., Miller, St. A., Scarlata, R. W., Moore, E. W., Greenberg, M. S., Chalmers, Th. C.: Effects of hypoxia on iron absorption and mobilisation in the rat. Amer. J. Physiol. **207,** 55 (1964)
11. Strohmeyer, G.: Eisen- und Kupferstoffwechsel. Klinik d. Gegenwart **10,** 147 (1972)
12. Strohmeyer, G.: Laborbefunde bei Hämochromatose. Dtsch. med. Wschr. **5,** 393 (1967). Klinische Diagnose der Hämochromatose. Dtsch. med. Wschr. **5,** 215 (1967)
13. Strohmeyer, G., Kuni, H., Borchers, H. H., Goebell, H.: Quantitative Untersuchungen zum

Einfluß der exokrinen Pankreasfunktion auf die Eisenresorption beim Menschen. Dtsch. med. Wschr. **41,** 2067 (1970)
14. Strohmeyer, G.: Die Behandlung der primären idiopathischen Hämochromatose und der sekundären Hämosiderosen. Dtsch. med. Wschr. **99,** 2295 (1974)
15. Strohmeyer, G., Gottesbüren, H., Behr, C., Sauer, H.: Diabetes mellitus bei idiopathischer Hämochromatose. Dtsch. med. Wschr. **101,** 1055 (1976)
16. Wands, J. R., Rowe, J. A., Mezey, St. E., Waterbury, L. A., Wright, J. R., Halliday, J. W., Isselbacher, K. J., Powell, L. W.: Normal serum ferritin concentrations in precirrhotic hemochromatosis. New. Engl. J. Med. **294,** 302 (1976)

Drug-Induced Panmyelopathy (Aplastic Anaemia)

H. O. Nieweg and G. S. van der Schans

Division of Haematology, Department of Medicine, University of Groningen, The Netherlands

There are many good reasons for selecting drug-induced disorders as a topic for a discussion by haematologists. The invitation of your Society to take part in a session devoted to this subject was therefore gladly accepted. The preparation of this paper was however a difficult exercise. After all the subject of drug-induced panmyelopathy is fragmented and somewhat chaotic. We are probably dealing with a variety of mechanisms and our knowledge of these is often sketchy, to say the least. For a brief review one has to select some aspects. This choice is necesarily subjective; it admittedly has been influenced by some of the problems we have encountered.

A major problem is how to establish a causal relationship of aplastic anaemia to a drug to which the patient has been exposed. This is easy only when the drug is used because of its cytostatic properties. All drugs of this group affect the process of cell division and impair bone marrow function. This also applies to a toxic chemical like benzene [1]. Aplastic anaemia can develop in every exposed individual. Studies in animals have provided useful data e. g. about stem cell depletion [2, 3, 4]. I think that we ought to exclude this group of chemicals with straight forward toxicity from the present discussion.

In the case of other types of drugs it is much more difficult to establish an etiologic role. Clinicians with a suspicious mind gradually accumulate circumstantial evidence. When an association is repeatedly reported the significance of the drug may be accepted by the medical profession.

Drugs which have acquired a reputation of being potentially harmful for the bone marrow are anti-rheumatic drugs like gold salts and phenylbutazone, anti-malarial drugs like quinacrine (Atebrine) and chloroquin, anti-epileptic drugs like the hydantoins, anti-bacterial drugs like chloramphenicol and the sulphonamides and anti-thyroid drugs. One should also mention insecticides like dichlorodiphenothane (DDT) and benzene hexachloride (Lindane) [5].

In view of the fact that Paul Ehrlich [6] was the first to describe the clinical entity of aplastic anaemia in 1888, it seems an irony of fate, that probably his greatest discovery, the organic arsenic derivates, are also included in this group.

The relationship of these chemicals to aplastic anaemia is accepted because of the collected data about exposure. We assume guilt by association. This worked well in the case of chloramphenicol. In recent years it was the main drug responsible for aplastic anaemia in the USA [7]. It was introduced in clinical medicine at the end of the 1940's. In the early fifties isolated case reports indicating its myelotoxic effects began to appear [8]. Subsequently it was found by the use of radioiron that minor degrees of depressed red cell production are not at all uncommon [92]. However, most patients who had used large amounts of this drug escaped aplastic anaemia. Clinical aplasia presumably develops only if there is an individual predisposition of the patient. One factor promoting its development is probably inherited as indicated by chloramphenicol-induced aplasia in both members of an identical twin [10]. Other data indicate that prolonged high blood levels due to liver damage may be important [10]. This is in accordance with the influence of partial hepatectomy in rats on the effects of chloramphenicol on mitochondrial function [11].

In the case of chloramphenicol severe bone marrow damage may be due to a mechanism of conditional toxicity dependent on delayed excretion.

By now physicians are apparently convinced of the dangers of chloramphenicol. Only 2 out of 69 patients with aplastic anaemia observed by us since January 1968 had been exposed to this drug.

The difficulties involved in establishing a relationship between a drug and bone marrow disease can be illustrated by the aspirin story.

More than ten years ago we drew attention to the fact that some patients with aplastic anaemia had consumed kilograms of aspirin, sometimes in combination with phenacetin and coffein. The deliberate administration of aspirin — in large doses — caused a marked decrease of the platelet count in two of these patients. Even so many clinicians hesitate to accept a causal relationship between aplastic anaemia and a widely used drug like aspirin, while they are prepared to accept a relationship in the case of more recently developed drugs.

Though provocation tests provided evidence of the danger of aspirin, this procedure is not to be recommended, therefore we have to rely mainly on historical associations in the case of each new drug and each new patient.

In the case of most of the drugs known to be associated with aplastic anaemia we also have to assume a predisposition of the individual, because most of the exposed people do not develop any sign of bone marrow impairment even after prolonged exposure. In animal toxicity studies these drugs do not induce bone marrow disease: its development is at present considered quite unpredictable. A discussion of a possible predisposition to the development of aplastic anaemia is therefore necessarily based on clinical observation. Recently we became aware of the familial incidence of this disorder.

Among our 69 patients — all ot them past the paediatric age — we have notices 16 patients with a family history of bone marrow disease. Ten of these had also used drugs. Because of the time only two examples are briefly presented.

One pari of siblings had a history of abuse of analgetics: the brother — age 65 — had used large amounts of aspirin for a year, his sister — age 79 — therefore avoided aspirin; she had used indomethacin, antipyrin, phenacetin and quinine, before she developed pancytopenia 10 years after her brother fell ill.

In another family one sister developed aplastic anaemia after treatment of a urinary tract infection with a long acting sulphonamide (Madribon). The other sister came a year later to our department with aplastic anaemia developing while she was treated for epilepsy with phenytoin and phenobarbital. Subsequently a brother developed panmyelopathy while using tolbutamide.

These people did not use the same drugs. How do these drugs like phenytoin, phenylbutazone, sulphonamide, etc. induce aplastic anaemia? We are inclined to believe the mechanism to be allergic. An indirect argument concerns the drug involved. Drugs inducing aplastic anaemia like gold salts and phenylbutazone are also associated with known antibody-mediated disorders like thrombocytopenic purpura and allergic disorders like skin rashes.

There is now additional evidence implicating the immunologic system. We have two sets of observations to offer in this regard.

Serum of patients with panmyelopathy has been incubated with normal platelet rich plasma in the presence of a membrane sulphydryl inhibitor PCMBS. Subsequently the Stypven clotting time is determined. In the presence of PCMBS, which does not penetrate into the cell [13] and presumably affects only the outer membrane, the patient serum shortens the Stypven clotting time, indicating an increase of PF3 activity [14].

This effect of patient sera on platelets could be reproduced by IgG fractions [5].

In a more recent study we applied a direct membrane immunofluorescence method to platelets which had been freed from plasma proteins by gel filtration on Sepharose 2B columns.

In positive tests we see the picture of granular membrane immunofluorescence (Fig. 1).

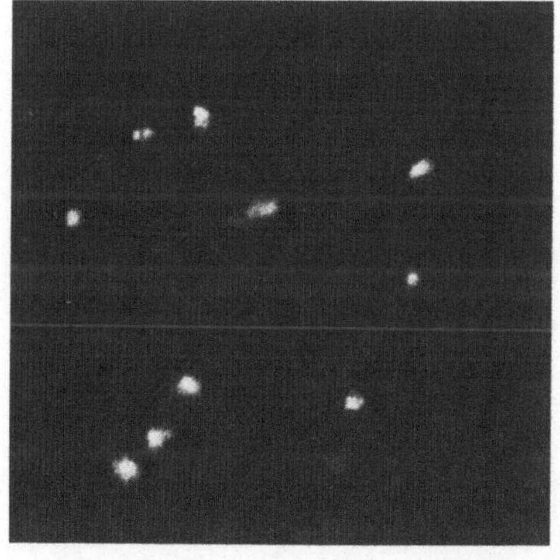

Fig. 1. Photomicrograph showing fluorescence of platelets

When platelets of normal subjects are studied by this method, we usually can not see the platelets at all. Sometimes there is a vague diffuse staining [15, 16].

We were able to detect IgG on platelets in ITP, sometimes many years after splenectomy. Complement is absent in this disorder. Using this method we could also detect immunoglobulins, IgG, IgM and sometimes IgA, on the platelets of patients with bone marrow damage, either aplastic anaemia or pure red cell anaemia.

In most of these patients complement C3 was also found.

Because the platelets were obtained from the patients themselves, we can exclude the possibility that iso-immunisation was involved in this phenomenon.

Some of the patients investigated with this membrane immunofluorescence technique had idiopathic aplasia but others had been exposed to drugs like

Table 1. Some chemicals involved in aplastic anaemia

Cytostatic drugs	meprobamate
Alkylating agents:	chlordiazepoxide
nitrogen mustard	*Analgesic and anti-rheumatic drugs*
chlorambucil	phenylbutazone and oxyphenbutazone gold
busulphan	indometacine
cyclophosphamide	acetylsalicylic acid (aspirin)
melphalan	penicillamine
Antimetabolites:	*Antimalarial drugs*
mercaptopurine	chloroqine
cytosine arabinoside	mepacrine (quinacrine)
azathioprine	trimethoprim
5-fluorouracil	pyrimethamine
methotrexate	
	Antithyroid drugs
Antibiotics:	propylthiouracil
dactinomycine (actinomycine D)	potassium perchlorate
	methimazole
Alkaloids:	
vincristine	*Antidiabetic agents*
vinblastine	chlorpropamide
colchicine	tolbutamide
Miscellaneous:	*Miscellaneous drugs*
hydroxyurea	quinidine
BCNU (1,3-bis(2-chloroethyl)-1-nitrosourea)	dinitrophenol
	acetazolamide
Antibacterial drugs	
chloramphenicol	*Insecticides*
sulphonamides	benzene hexachloride
methicillin	dichlorodiphenothane
organic arsenicals	
	Inhaled agents
Anticonvulsants and other drugs	nitrous oxide
acting on the CNS	glue solvents
phenytoin and other hydantoins	benzene
carbamazepine	carbon tetrachloride
~~chlorpromazine, promazine~~	

phenylbutazone, nitrofurantoin, phenytoin and sulphonamide. Three of the familial cases of aplasia developing after drugs were investigated. Their platelets were also found to be associated with immunoglobulins.

A topic of some theoretical and possibly clinical significance is the question of the specificity of this immunological reaction. In the best studied example of allergy to drugs, penicillin allergy, the specificity is determined by the penicillin molecule or part of it. This small molecule is considered the equivalent of a hapten conferring antigenicity on a larger carrier molecule. If these findings in classical penicillin allergy can also be applied to the mechanism of drug hypersensitivity in aplastic anaemia it would provide a principle for an in vitro test linking a drug and this blood disorder.

Specific affinity of IgG for a drug acting like a haptene can be detected by equilibrium dialysis with radioactive drugs [17]. In our hands this test system has been unsuccessful with aspirin, phenytoin, chlorpromazine, chloroquine and carbamazepine: No specific binding of these drugs was found.

Another technique is based on the culture of the patients lymphocytes with the drugs to which he has been exposed [18]. This is also not very satisfactory, for one can use it only with drugs that are water soluble and non-toxic to lymphocytes like penicillin. There are other factors limiting the potential value of this method. In a series of 7 cases of a serum sickness like disorder elicited by carbamazepine lymphocyte transformation by this drug could be found only a few months after the disease. Subsequently the reactivity of the lymphocytes to this drug decreased once again. Moreover the lymphocytes were also found to be stimulated by other drugs to which the patients had been exposed like penicillin [19].

These data make it clear that detecting immunological specificity for a drug does not necessarily prove its causal significance. Our attempt to develop an in vitro test linking a drug to aplastic anaemia were not very successful.

In the individual patient it may be quite impossible to be certain about the role of a drug to which he has been exposed. A drug may have been used for a viral infection [20]. What was the real trigger provoking the bone marrow damage: the drug or the infection? It is also quite possible that a suspected drug had been prescribed for the treatment of one of the early symptoms of aplastic anaemia. A history of the use of an antibiotic or a headache preparation in the period just before the diagnosis of aplastic anaemia is made does not by itself constitute proof that the bone marrow disorder was really drug-induced. The clinician still has to rely on guessing. The best he can do is to make an educated guess.

The fact that one often cannot detect immunologic specificity for a drug does not prove its absence, but we must keep in mind the possibility that some drugs associated with aplastic anaemia do not act as haptens like penicillin and that there is not necessarily specificity for the drug or a metabolite. Drugs may act by inducing an auto-immune reaction. The best known example of such a blood disease is the methyldopa haemolytic anaemia [21, 22]. In this connection it may be recalled that serum from patients with aplastic anaemia associated with drugs was found to damage normal platelets in the presence of the membrane SH-inhibitor PCMBS. We have suggested that drugs may induce an immunologic process by spoiling the blood cell membrane: changing the antigenicity. An alternative explanation is that PCMBS makes the blood cell more sensitive to damage by immune injury. The membrane component involved as the antigen in the test system has however not yet been determined.

Another indication for an immunological mechanism of bone marrow damage in aplastic anaemia is provided by recent work performed in the Sloan Kettering Institute [23, 24]. In idiopathic aplastic anaemia the patient's lymphocytes may have a cytotoxic effect on normal bone marrow cells in vitro. This was found in five out of nineteen patients [25]. Moreover after the use of cell separation techniques it seems possible to recover normal stem cells in the bone marrow of patients with aplastic anaemia.

Similar studies indicating a myelosuppressive role of lymphocytes in aplastic anaemia have been presented by Dutch workers [26].

Table 2. Attempted classification of drug-induced panmyelopathy

	Direct toxicity	*Conditional toxicity*	*Activation immunologic damage*
Determining factor	Dosage of drug	Individual predisposition: delayed excretion	Individual predisposition: immunologic
Involved cellular constituent	DNA/cell replication	Mitochondrial protein synthesis	Antigenic make-up plasma membrane
Examples	Cytostatic drugs benzene	Chloramphenicol?	Phenytoine, phenylbutazone, etc.

These recent data suggest therefore that in aplastic anaemia not due to catostatic drugs there is not necessarily a lack of stem cells.

Concluding this review one can say that most of the information available concerns bone marrow damage due to cytostatic drugs, which have DNA as their main target in the cell and may deplete the stem cells (see Tab. 2 and 3).

Much of our knowledge of aplastic anaemia associated with other drugs is due to careful recording of case histories. Attempts to increase our understanding of the incidental effect of the drugs on the bone marrow are hampered by a lack of suitable animal models [27]. The accumulation of familial cases suggests that genetic factors may be involved. There is increasing evidence for an immunological mechanism of bone marrow damage both in the idiopathic type and in the cases associated with drugs. These drugs have a variety of targets, but possibly they share a similar side effect on the cells. This we believe to be their influence on the outer membrane of blood cells making it either antigenic of perhaps increasing its suspectibility to immune injury. At present it cannot be decided if cell mediated immunity or a humoral mechanism perhaps involving immune complexes is the more important.

Table 3. Suggested classification of drug-induced aplastic anaemia

1. Direct toxicity
    Related to therapeutic action of drug, not dependent on individual predisposition
    Examples: cytostatic drugs, benzene
    Cellular constituent involved: DNA
2. Conditional toxicity
    Depends on predisposition of individual delayed excretion drug
    Example: chloramphenicol?
    Cellular constituent involved: mitochondrial protein synthesis?
3. Allergic reactions
    Depends on predisposition of individual
    Examples: phenytoin, phenylbutazone
    Lipid soluble drugs activating immunologic reaction by effect on antigenic make up of plasma membrane

Literature

1. Moeschlin, S., Speck, B.: Experimental studies on the mechanism of action of benzene on the bone marrow (radioautographic studies using H^3-thymidine). Acta haemat. (Basel) **38**, 104 (1967)
2. Fliedner, T. M.: Funktionelle Struktur der hämopoietischen Stammzellen-Speicher: Ihre Relevanz für das Problem der Knochenmarkinsuffizienz. In: Knochenmark-Insuffizienz. München 1975
3. Dörmer, P.: Proliferations Kinetik bei Panzytopenien. In: Knochenmark-Insuffizienz. München 1975
4. Boggs, D. R., Boggs, S. S.: The pathogenesis of aplastic anemia: a defective pluripotent hematopoietic stem cell with inappropriate balance of differentiation and self-replication. Blood **48**, 71 (1976)
5. Nieweg, H. O.: Aplastic anemia (panmyelopathy). A review with special emphasis on the factors causing bone marrow damage. In: Blood disorders due to drugs and other agents (Girdwood, R. H., ed.). Amsterdam: Excerpta Medica 1973
6. Ehrlich, P.: Über einen Fall von Anämie mit Bemerkungen über regenerative Veränderungen des Knochenmarks. Charité Ann. **13**, 300 (1888)
7. Yunis, A. A., Bloomberg, G. R.: Chloramphenicol toxicity: clinical features and pathogenesis. In: Progress in Hematology, Vol. 4 (Brown, E. B., Moore, C. V, eds.). London 1964
8. Erslev, A. J.: Hematopoietic depression induced by chloromycetin. Blood **8**, 170 (1953)
9. Rubin, D., Weisberger, A. S., Clark, D. R.: Early detection of drug-induced erythropoietic depression. J. Lab. clin. Med. **56**, 453 (1960)
10. Nagao, T., Mauer, A. M.: Concordance for drug-induced aplastic anemia in identical twins. New Engl. J. Med. **281**, 7 (1969
11. Kroon, A. M.: Een onderzoek naar de invloed van chlooramfenicol en andere antibiotica op cellen van hogere organismen. Ned. Tijdschr. Geneesk. **113**, 162 (1969)
12. Wijnja, J., Snijder, J. A. M., Nieweg, H. O.: Acetylsalicylic acid as a cause of pancytopenia from bone marrow damage. Lancet **1966 II,** 768
13. Aledort, L. M., Troup, S. B., Weed, R. L.: Inhibition of sulphydryl-dependent platelet functions by penetrating and non-penetrating analogues of parachloromercuribenzene. Blood **31**, 471 (1968)
14. Horowitz, H. I., Rappaport, H. I., Young, R., Fujimoto, M. M.: Change in platelet factor 3 as a means of demonstrating immune reactions involving platelets: its use as a test for quinidine-induced thrombocytopenia. Transfusion **5**, 336 (1965)
15. Van der Schans, G. S., Veenhoven, W. A., Metting-Scherphuis, H. E., Nieweg, H. O.: Demonstration of platelet membrane-associated immunoglobulins and complement in some blood disorders by direct membrane immunofluorescence. Abstract, Brit. J. Haemat. (in press)
16. Van der Schans, G. S., Veenhoven, W. A., Metting-Scherphuis, H. E., Nieweg, H. O.: Demonstration of platelet membrane-associated immunoglobulins and complement in some blood disorders by direct membrane immunogluorescence. Submitted for publication
17. Pinckard, R. N., Weir, D. M.: Equilibrium dialysis and preparation of hapten conjugates. In: Handbook of experimental immunology (Weir, D. M., Ed.). Oxford: Oxford University Press 1967
18. Holland, P., Mauer, A. M.: Drug-induced in-vitro stimulation of peripheral lymphocytes. Lancet **1964 I,** 1368
19. Houwerzijl, J.: Kliniek en diagnostiek van een allergische reactie uitgelokt door geneesmiddelen. Academic thesis, University of Groningen 1976
20. Levy, R. M., Sawithky, A., Florman, A. L., Rubin, E.: Fatal aplastic anemia after hepatitis: report of five cases. New Engl. J. Med. **273**, 1118 (1965)
21. Worlledge, S. M., Carstairs, K. C., Davie, J. V.: Autoimmune haemolytic anaemia associated with α-methyldopy therapy. Lancet **1966 II,** 135
22. Lo Buglio, A. F., Jandl, J. H.: The nature of alpha-methyldopa red cell antibody. New Engl. J. Med. **276**, 658 (1967)
23. Ascensao, J., Pahwa, R., Kagan, W., Moore, M. B., Good, R.: Aplastic anaemia: Evidence for an immunologic mechanism. Lancet **1976 I,** 664

24. Kagan, W. A., Acensao, J. A., Pahwa, R. H., Hansen, J. A., Goldstein, G., Valera, E. B., Incefy, G. S., Moore, M. A. S., Good, R. A.: Aplastic anemia: presence in human bone marrow of cells that suppress myelopoiesis. Proc. nat. Acad. Sci. (Wash.) **73,** 2890 (1970)
25. Kagan, W., Ascensao, J.: Suppressor cell lymphocytes and aregenerative anemia. The Third Workshop Int. Coop. Group for Bone Marrow Transplantation in Man, August 1976
26. Haak, H. L., te Velde, J.: Autoimmunity in aplastic anaemia. Abstract. Brit. J. Haemat. (1976) in press
27. Meyler, L., Peck, H. M.: Introduction. In: Drug-induced diseases, Vol. 4 (Meyler, L., Peck, H. M., eds.). Amsterdam 1972

Toxizität von Chloramphenicol und Thiamphenicol (CAP und TAP)

G. Keiser

Medizinische Abteilung des Bürgerspital, 6300 Zug, Schweiz

Die Wechselwirkungen zwischen Chloramphenicol (CAP) und Thiamphenicol (TAP) und dem Organismus wurden 1973 in einem internationalen Symposium in Sils Maria eingehend besprochen und später in einem Supplement des Postgraduate Medical Journal (Oktober 1974) publiziert. Seither sind weitere Arbeiten über die biochemische Wirkung und Toxizität von CAP und TAP erschienen. Es fällt schwer, die gesamte Literatur in einem kurzen Vortrag zusammenzufassen. Ich möchte meinen Vortrag wie folgt gliedern:

  I. Bakteriostatische Wirkung von CAP und TAP
 II. Zytotoxische Wirkung von CAP und TAP
    1. Frühtoxizität nach CAP und TAP. Wirkung auf Mitochondrien der Knochenmarkzellen, der Säugetierzellen im allgemeinen
    2. Spätschädigung, aplastische Anämie nach CAP, Grundlagen und Mechanismus, Hypothesen
      Wirkung von CAP und TAP auf das Zellwachstum
      DNA-Synthesestörung infolge CAP
III. Leukämie nach CAP
IV. Zusammenfassung und Schlußfolgerung

I. Bakteriostatische Wirkung von CAP und TAP

CAP und TAP greifen in die Proteinsynthese der Bakterien ein und wirken auf diese Weise bakteriostatisch. Zahlreiche Arbeiten belegen diese Wirkung. Aus

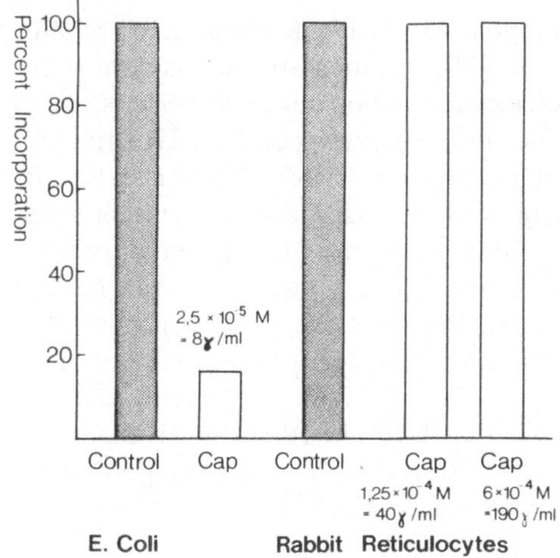

Abb. 1a. Wirkung von CAP auf die Inkorporation von ^{14}C-Phenylalanin in das ribosomale Protein (aus Zelkowitz et al. [38])

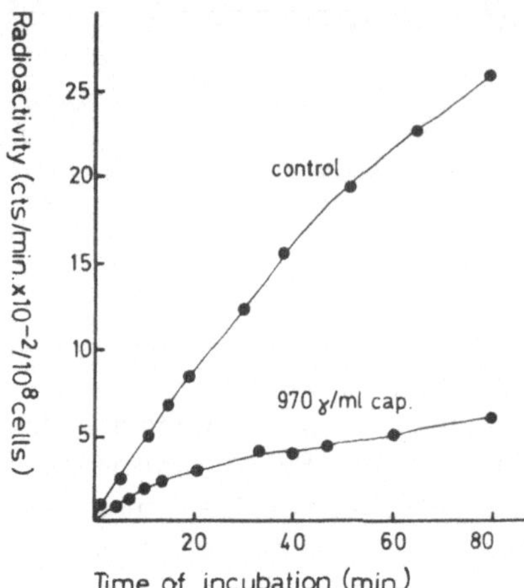

Abb. 1b. Inkorporation von ^{14}C-Leucin in ribosomales Protein der Retikulozyten (aus Gaudchaux und Herbert [11])

Abb. 1a [38] geht hervor, daß in einer Kultur von Colibakterien in Präsenz von CAP nur 10% von ^{14}C-Phenylalanin in das Protein eingebaut werden, daß aber in einer Kultur von Kaninchen-Retikulozyten die Proteinsynthese auch in Präsenz von höheren Dosen von CAP nicht gestört wird. Nur 50fache therapeutische Dosen erzeugen diesen Effekt (Abb. 1b) [11]. Wir wissen heute, daß sich CAP in der sogenannten Elongationsphase der Proteinsynthese mit der 50s-Untereinheit des bakteriellen 70s-Ribosoms bindet und auf diese Weise die Transpeptidase-Reaktion blockiert. Auf diese Weise kommt die Proteinsynthesestörung zustande.

II. Zytotoxische Wirkung von CAP und TAP

1. Frühtoxizität nach CAP und TAP. Wirkung auf Mitochondrien der Knochenmarkzellen, der Säugetierzellen im allgemeinen

CAP und TAP bewirken eine dosisabhängige reversible Knochenmarkschädigung. Diese Schädigung ist, wie Scott et al. [29] in einer Studie aus dem Jahre 1965 gezeigt haben, charakterisiert durch einen Anstieg des Serumeisens, einen Abfall der Retikulozyten, des Hämatokrits, der Leukozyten und der Thrombozyten. Diese Veränderungen bilden sich nach Absetzen des Medikamentes zurück (Abb. 2). Sie sind streng dosisabhängig und, wie spätere Untersuchungen ergeben haben, ausgeprägter nach TAP. Therapeutische (1,5 g) und subtherapeutische (0,75 g) Dosen von TAP haben, wie eigene Untersuchungen gezeigt haben [16], ein Absinken der Blutwerte zur Folge, 1,5 g CAP dagegen nicht (Abb. 3). TAP und CAP wirken vor allem auf die Erythropoese. In ferrokinetischen Untersuchungen konnten wir zeigen, daß die ^{59}Fe-Clearance nach 1,5 g TAP durchschnittlich auf 200 min, nach 0,75 g TAP auf 100 min verlängert ist, nach 1,5 g CAP beträgt die ^{59}Fe-Clearance 60 min (Abb. 4). Dagegen ist die Fe-Inkorporation in die Erythrozyten auch nach 1,5 g CAP erniedrigt, wesentlich mehr nach 0,75 g bzw. 1,5 g TAP (Abb. 5).

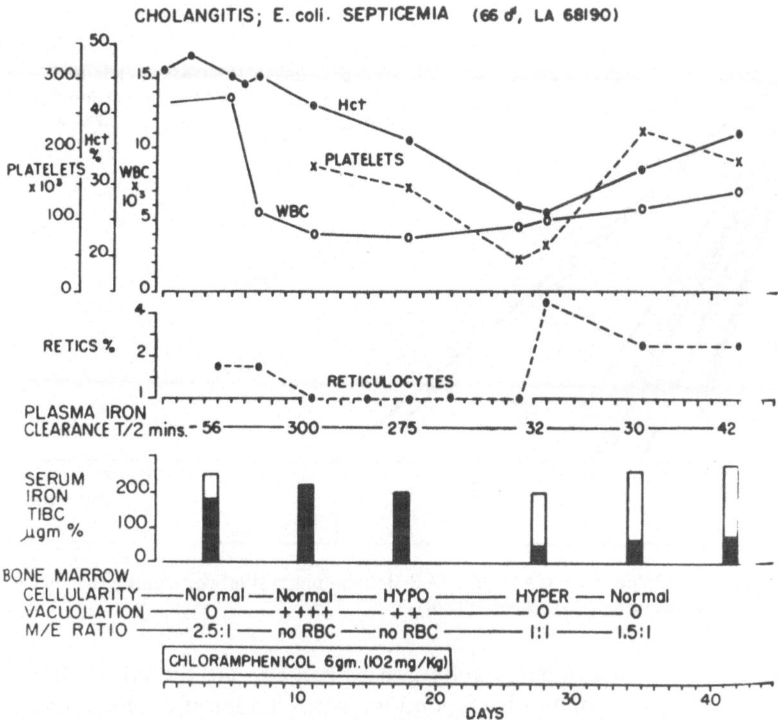

Abb. 2. Hämatologische Veränderung nach 6 g CAP/die (aus Scott et al. [29])

Lange Zeit glaubte man, — Arbeiten von Weisberger et al. [32, 33] vermochten diese Meinung lange aufrechtzuerhalten, — daß CAP die Proteinsynthese der Ribosomen des Zytoplasmas stört und auf diese Weise in die Hämatopoese eingreift. Es ist wohl in erster Linie das Verdienst von Yunis et al. [20, 36] darauf aufmerksam gemacht zu haben, daß CAP nicht in erster Linie die ribosomale Proteinsynthese, sondern biochemische Vorgänge, welche in den *Mitochondrien* ablaufen oder zumindest durch die Mitochondrien gesteuert werden, trifft. Durch therapeutische Dosen von CAP wird die Inkorporation von ^{14}C-Leucin in das Protein von Mitochondrien von Kaninchen-Knochenmarkzellen erheblich vermindert. Ribonuclease vermag diesen Effekt nicht aufzuheben (Abb. 6). Ein ähnlicher CAP-Effekt konnte in Rattenleber-Mitochondrien nachgewiesen werden [27, 36].

BLUTWERTE	TAP 3 x 500 MG N = 147 - 192	TAP 3 x 250 MG N = 14	CAP 3 x 500 MG N = 9
HB %	- 5,16	- 4	+ 1
EC	- 263'000	+ 100'000	+ 30'000
LK	- 2'350	- 1'850	+ 800
THR	- 60'166	+ 5'000	+ 10'500
RETI ‰	- 6,83	+ 0,5	+ 4
FE GAMMA %	+ 89,6	+ 51	+ 7

Abb. 3. Blutwert-Differenzen nach Behandlung mit TAP 1,5 g und 0,75 g/die und CAP 1,5 g/die (aus Keiser und Buchegger [16])

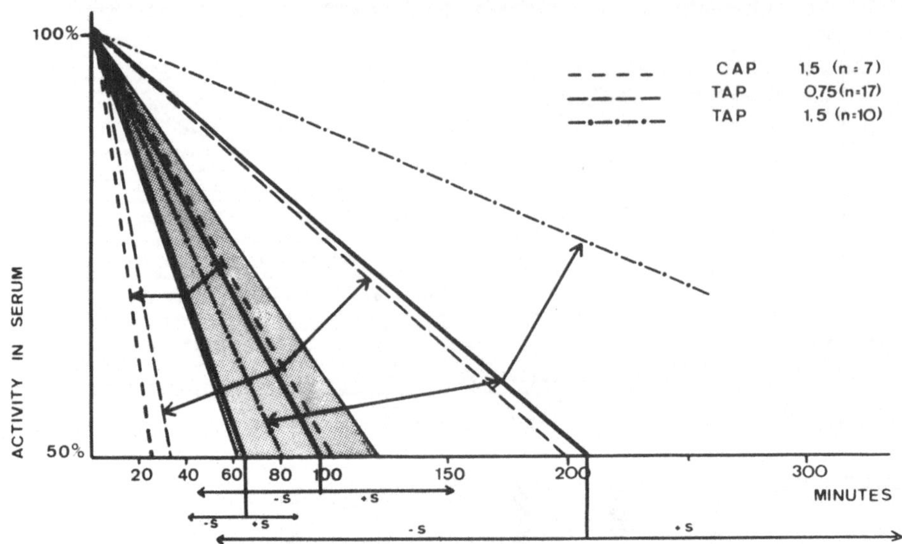

Abb. 4. ^{59}Fe-Clearance (T/2^{59}Fe) nach CAP- und TAP-Behandlung. Mittelwerte und Extremwerte, Standardabweichung (aus Keiser und Buchegger [16])

In in vivo Untersuchungen ist es gelungen zu zeigen, daß die Aktivität von Enzymen, welche in den Mitochondrien gebildet werden oder nur in Präsenz von Mitochondrien wirksam sind, nach Verabreichung von CAP oder TAP erheblich absinkt. Dies trifft z. B. für die Ferrochelatase zu, welche den Einbau des 2-wertigen Eisens in das Protoporphyrin besorgt. Im Knochenmark von Hunden, welche während 25 Tagen mit TAP behandelt wurden, ist die Ferrocholelatase-Aktivität bis zu 90% reduziert (Abb. 7) (Yunis). Firkin [8] konnte nachweisen, daß die Cytochromoxidase und das Cytochrom b in Knochenmarkzellen von

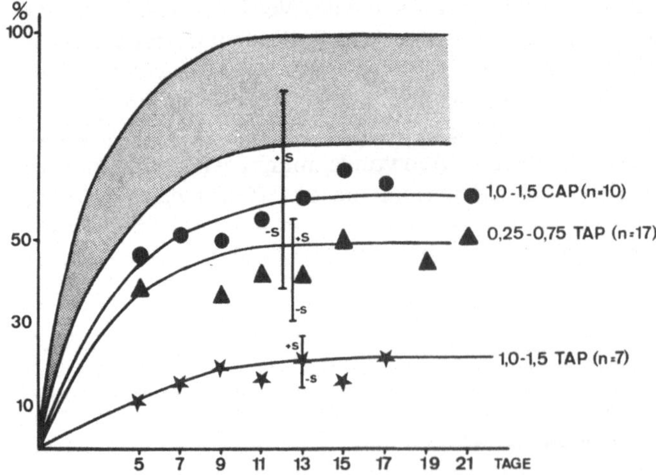

Abb. 5. ^{59}Fe-Inkorporation in Erythrozyten nach CAP- und TAP-Behandlung (aus Keiser und Buchegger [16])

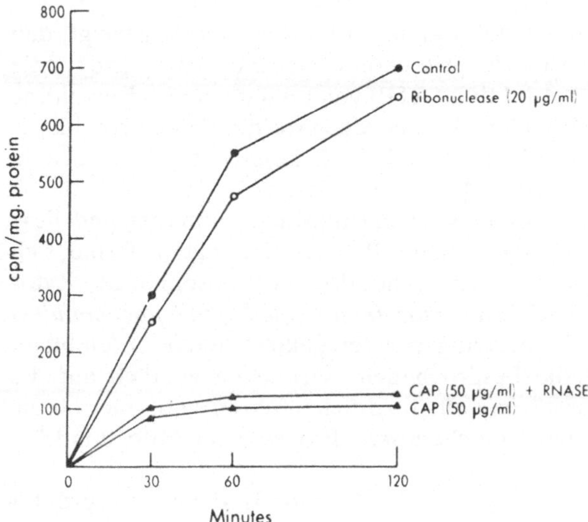

Abb. 6. Wirkung von CAP auf die Proteinsynthese von Kaninchenknochenmark-Mitochondrien (aus Martelo et al. [20])

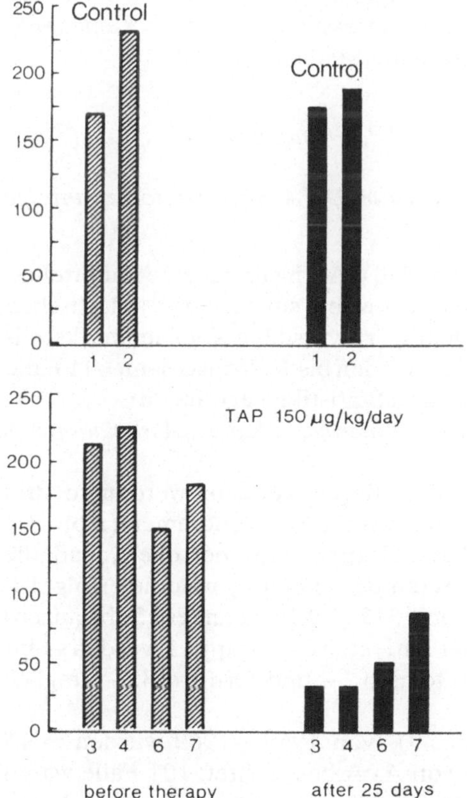

Abb. 7. Ferrochelatase-Aktivität in Hundeknochenmark vor und nach 25 Tagen Behandlung mit TAP. Zahlen 1—7 betreffen Zahlen der Hunde (aus Yunis et al. [36])

Kaninchen nach Behandlung mit CAP abfallen. Mehrfach wurde gezeigt, daß
Proteine, welche an den Membranen der Mitochondrien wirksam sind und für die
zelluläre Atmung und Energieproduktion (ATP) von fundamentaler Bedeutung
sind, durch CAP und TAP in Mitleidenschaft gezogen werden. Eine Proteinsynthesestörung nach Behandlung mit TAP und CAP konnte kürzlich auch in
Thrombozyten nachgewiesen werden [1].

Seitdem wir wissen, daß auch Mitochondrien Ribosomen enthalten und diese
in ihrem Verhalten mit den 70s-Ribosomen der Bakterien sehr ähnlich sind, sich
aber wesentlich von den größeren extramitochondrialen Ribosomen des Zytoplasmas unterscheiden, darf der *Mechanismus der unmittelbaren Knochenmarkschädigung* infolge CAP und TAP als einigermaßen geklärt gelten. Offen bleibt
höchstens die Frage, ob alle die besprochenen Wirkungen letztlich auf die
mitochondriale Proteinsynthesestörung allein zurückzuführen sind, oder ob die
beiden Antibiotika in verschiedene biochemische Prozesse der Mitochondrien
eingreifen.

Die *immunosuppressive Wirkung* von CAP und TAP ist mit größter
Wahrscheinlichkeit ebenfalls auf die mitochondriale Proteinsynthesestörung
zurückzuführen und hat wahrscheinlich nichts mit der ribosomalen extramitochondrialen Proteinsynthese zu tun, wie dies Weisberger et al. [33] postuliert
haben. Aus zeitlichen Gründen verzichte ich auf eine Analyse dieser Wirkung.
Ich möchte lediglich auf die möglichen Implikationen für die Klinik, den
Gebrauch von CAP und TAP als Immunosuppressivum, der noch keineswegs
etabliert ist, hinweisen (vergleiche Postgraduate Medical Journal [4]).

*2. Spätschädigung, aplastische Anämie nach CAP, Grundlagen und
Mechanismus, Hypothesen
Wirkung von CAP und TAP auf das Zellwachstum DNA-Synthesestörung infolge
CAP*

Zahlreiche statistische Arbeiten legen nahe, daß CAP nicht nur eine unmittelbare toxische Wirkung auf das Knochenmark ausübt, sondern zur aplastischen
Anämie (APA) (late onset effect), einer häufig irreversiblen Knochenmarkschädigung, führen kann. Nach Meyler et al. [21] wurden bis 1974 insgesamt 641 Fälle
gemeldet. Ich möchte an dieser Stelle nur drei Statistiken erwähnen:
1. Die Statistik des *Council on drugs of the American Medical Association* aus
    dem Jahre 1965 [2].
Medikamente, welche angeblich zur APA führen können, werden in drei
Gruppen eingeteilt, — diese Einteilung wurde von uns übernommen (Abb. 8):
1. Sicher toxische Substanzen. Für diese Gruppe wird postuliert, daß die
Medikation maximal 6 Monate vor Auftreten der ersten Symptome erfolgt ist.
An der Spitze dieser Gruppe steht CAP, mit 312 (CAP mit andern Substanzen)
bzw. 163 Fälle (CAP allein). $^3/_4$ bzw. $^4/_5$ aller Patienten der Gruppe 1 wurden somit
mit CAP behandelt. Gruppe 2 — evtl. toxisch — und Gruppe 3 — fraglich
toxisch —, interessieren uns hier nicht.
2. Unsere eigene *Statistik* [15, 16] (Abb. 9). Von 1959—1969 wurden in 15
Spitälern der Nordostschweiz 172 Fälle von APA beobachtet. 101 Fälle waren
medikamentös bedingt. 71 Fälle gehören entsprechend der oben erwähnten

Gruppe I	Toxische Wirkung sicher		
	Chloramphenicol	312	(163)
	Phenylbutazon	35	(17)
	Mesantoin	22	(9)
	Gold	10	(8)
	Tolbutamid	11	(6)
	etc.		
	Total	390	(203)
Gruppe II	Toxische Wirkung wahrscheinlich		
	Phenacetin	32	(3)
	Gantrisin	29	(3)
	Diphenylhydantoin	21	(3)
	Chlorpromazin	20	(3)
	Chlortrimeton	17	(2)
	etc.		
	Total	119	(14)
Gruppe III	Toxische Wirkung minimal		
	Penicillin	100	(4)
	Acetylsalicylsäure	83	(2)
	Tetracycline	91	(4)
	etc.		
	Total	274	(10)

Abb. 8. Medikamente, welche häufig zu aplastischer Anämie führen (aus Bithell und Wintrobe [2])

	Medikament allein	Medikament in Komb. mit anderem	Total	Gestorben
Gruppe I:				
Chloramphenikol	25	19	44	34 (77,2%)
Phenylbutazon	6	2	8	4 (50%)
Hydantoin/(Mesantoin)	3	3	6	1 (16,6%)
Gold	1	5	6	2 (33,3%)
Andere Medikamente	4	3	7	5
Total	39	32	71	46 (64,7%)
Gruppe II:				
Phenazetin	2	7	9	5
Phenylbutazon		2	2	1
Chloramphenikol	1	1	2	1
Andere Medikamente	5	1	6	3
Total	8	11	19	10 (52,6%)
Gruppe III:				
Penizillin	1	1	2	1
Mehrere Insektizide	1		1	1
Phenazetin/(Treupel)	1	1	2	
Andere Medikamente	6		6	4
Total	9	2	11	6 (54,5%)
Total medikamentös bedingt	56	45	101 (58,8%)	62 (61,8%)
Gruppe IV idiopathisch			71 (41,2%)	46 (64,7%)
Gesamttotal			172 (100%)	108 (62,7%)

Abb. 9. Aplastische Anämien in 15 Spitälern der Nordostschweiz (aus Keiser und Buchegger [16])

amerikanischen Arbeit zur Gruppe 1. Von diesen wurden 44, d. h. mehr als die Hälfte der Gruppe 1 mit CAP und einem andern Medikament, 25 von 39 mit CAP allein behandelt. Die Letalität ist hoch, dies wird von andern Autoren bestätigt, mehr als ³/₄ der Patienten sind gestorben, die meisten wie Abb. 10 zeigt, innerhalb drei Monaten. Die Dosis von CAP spielt für die Prognose, wie Abb. 11 zeigt, keine Rolle. Der prognostische Wert der zu Beginn der Krankheit festgestellten Blutwerte ist fragwürdig. In unserem Krankengut scheinen die Retikulozyten und Leukozyten die größte Treffsicherheit zu haben. Die *Latenz* zwischen der Verabreichung von CAP und dem Auftreten der Krankheit betrug durchschnittlich *3,1 Monate*.

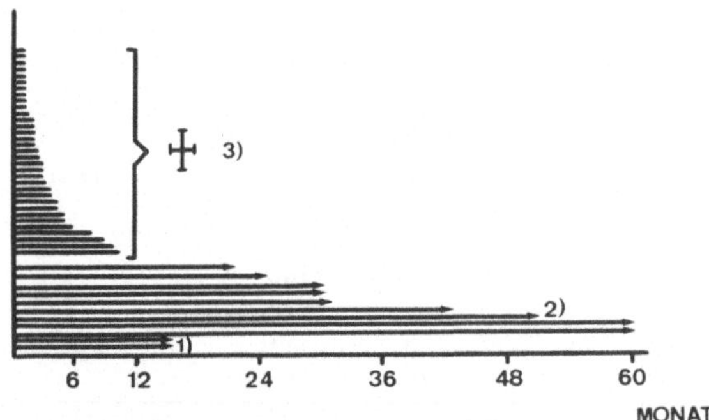

Abb. 10. Überlebensdauer bei Patienten mit CAP-bedingter APA (aus Keiser und Buchegger [16])

3. Die *Statistik aus Israel* aus dem Jahre 1975. Ich habe die Statistik gewählt, da öfters behauptet wurde, daß in Israel keine CAP-bedingten APA vorkommen, daß sozusagen die genetische Voraussetzung für diese Krankheit fehlten. Die Zahlen von Modan et al. [22] widerlegen diese Ansicht. Unter 93 Fällen von APA konnte in 75% ein verantwortliches Medikament ausfindig gemacht werden, in 23 Fällen CAP. Bei 5 dieser Patienten wurde später eine Leukämie festgestellt (ich werde darauf später zurückkommen). Wie in anderen Statistiken wurde versucht, Angaben über die Häufigkeit bzw. die Inzidenz der APA nach CAP zu machen. Sie wurde für alle medikamentös bedingten APA auf 7,8, für CAP allein auf 1,9/Mio. Bevölkerung pro Jahr berechnet. An dieser Stelle sei mir eine Bemerkung erlaubt: Angaben über die *Inzidenz* der APA nach CAP sind mit größter Vorsicht aufzunehmen. Aufgrund von verschiedenen Arbeiten [31, 3, 12] scheint sie aber mit 1 : 25 bis 50 000 wesentlich höher zu liegen als ursprünglich angenommen wurde. Berechnungen für Kalifornien und die USA ergaben zudem eine Abhängigkeit der Todesraten an APA von der Menge verkauften CAP's wie Abb. 12 zeigt [30]. Auch bei uns hat man ja den Eindruck, daß sich seit dem wesentlich vorsichtigeren Gebrauch von CAP die Zahl der APA vermindert hat. Dagegen sind trotz vermehrtem Gebrauch von TAP, — das Antibiotikum wurde z. B. in den USA und in Großbritannien eingeführt, schätzungsweise wurden bis

heute insgesamt mehr als 20 Mio. Menschen behandelt — noch *keine Fälle von TAP-induzierter APA* bekannt geworden [9].
Der Mechanismus der CAP-bedingten APA konnte noch nicht geklärt werden. Es wurden sehr viele Untersuchungen durchgeführt und es ist in der Tat, insbesondere wenn man an der Forschung selber nicht direkt beteiligt ist, schwierig, zwischen Facts und Hypothesen, Vermutungen zu unterscheiden. Ich will versuchen, diese Unterscheidung so gut als möglich vorzunehmen.

Da die APA nach CAP erst nach einer Latenz von Wochen bis Monaten auftritt, muß angenommen werden, daß durch das Antibiotikum in erster Linie der *Stammzellpool* des Knochenmarks getroffen wird. Zahlreiche Untersuchun-

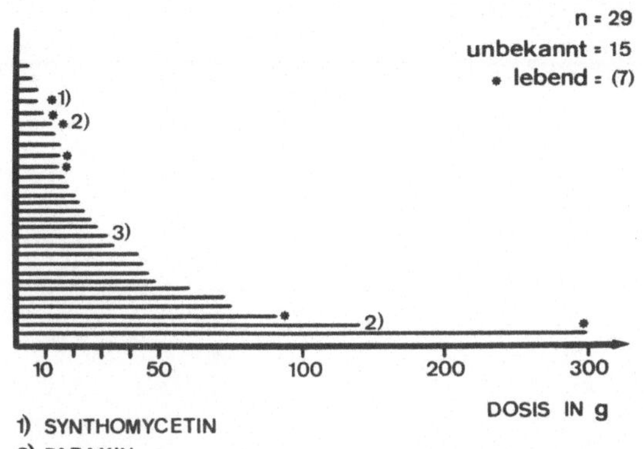

Abb. 11. Chloramphenicol-Dosis-Letalität (aus Keiser und Buchegger [16])

gen bestätigen diese Vermutung. So haben z. B. Yunis et al [35, 37] gezeigt, daß das Wachstum der colony-forming cells (CFC, granulozytäre Stammzellen) von Mäuseknochenmark durch CAP und TAP dosisabhängig gehemmt wird und dieser Effekt durch den colony stimulating factor (CSF) vermindert oder aufgehoben wird.

Bezüglich der Grundlagen, der eigentlichen *Ursache* der CAP-bedingten APA, werden in der Literatur im wesentlichen zwei Meinungen vertreten: 1. Die CAP-bedingte APA ist letztlich auf eine genetisch determinierte biochemische Prädisposition zurückzuführen, Exponent dieser Hypothese sind Yunis und Mitarbeiter. 2. Die CAP-bedingte APA ist sozusagen das Resultat einer extrem ungünstigen starken Reaktionsweise des Knochenmarks auf CAP. Diese Reaktion ist aber nicht genetisch determiniert, sondern als Variante innerhalb einer normalen Population aufzufassen. Diese Meinung wird in erster Linie von Morley et al. [23, 24, 25] vertreten.

Ad 1. Genetisch-determinierte biochemische Prädisposition

Yunis vertritt seine Auffassung wie folgt: Relativ hohe Dosen von CAP (über 100 µg/ml) führen in vitro in Hunde- und menschlichem Knochenmark zu einer DNA-Synthesehemmung. Diese Hemmung beträgt z. B. im Hundeknochenmark bei einer Konzentration von $1{,}2 \times 10^{-3}$ M CAP 70%, bei der gleichen Konzentra-

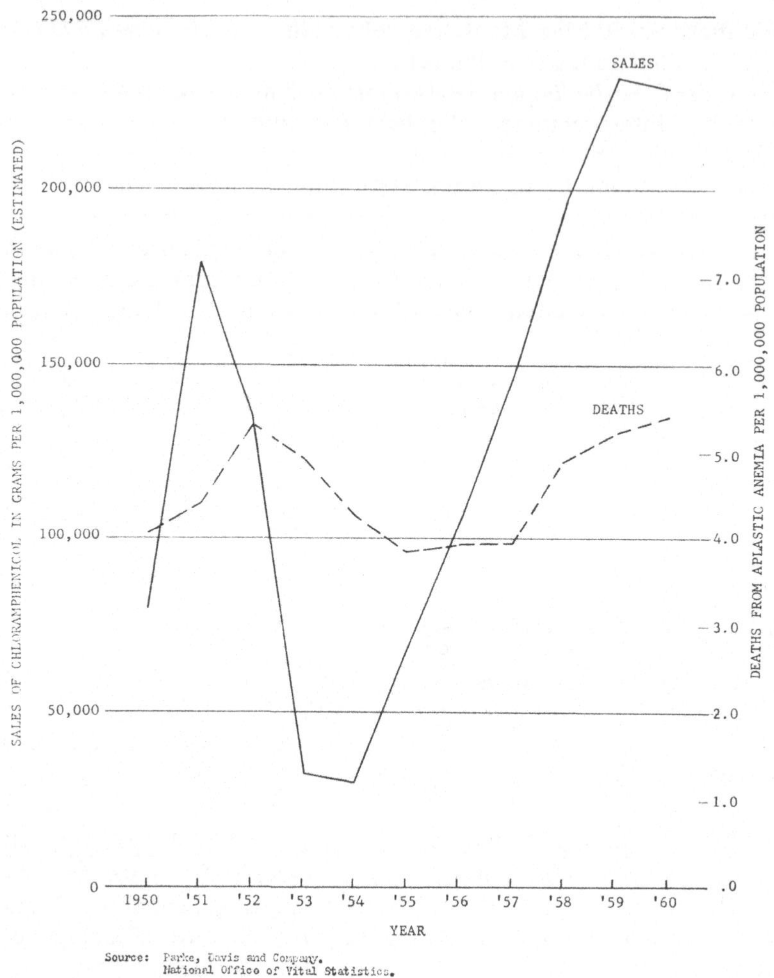

Abb. 12. Todesfälle infolge APA und Verkaufsraten von CAP in den USA 1950—60 (aus Smick et al. [30])

tion von TAP nur 20% (Abb. 13). Diese Ergebnisse wurden von andern Autoren bestätigt und dürfen als gesichert gelten. Nicht ohne Widerspruch blieb jedoch das 2. Argument von Yunis, wonach bei Patienten mit durchgemachter CAP-bedingter APA und Verwandten derselben, kleinere, fast therapeutische Dosen von CAP (25—50 µg/ml) genügen, um in vitro eine signifikante DNA-Synthesehemmung in den Knochenmarkzellen zu bewirken. Howell et al [13] haben im Gegenteil darauf hingewiesen, daß sich die CFC von zwei Patienten mit CAP-bedingter APA in vitro gegenüber CAP relativ resistent erwiesen, obwohl die Kolonienbildung gegenüber den Kontrollen sicher gedrosselt war. Abb. 14 zeigt die Anzahl der Kolonien bei diesen zwei Patienten und zahlreichen Kontrollen, Abb. 15 die Zahl der Zellen/Aggregat am 4. Kolonietag in Präsenz von CAP und ohne CAP. Auch diese Ergebnisse dürfen jedoch als

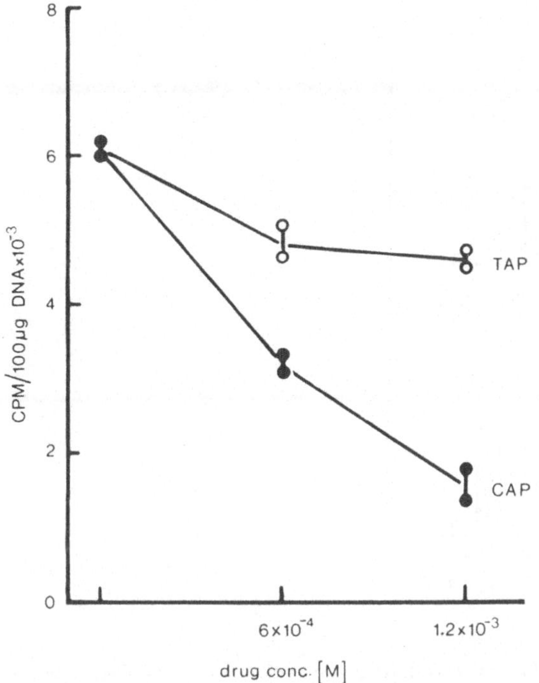

Abb. 13. Effekt von CAP und TAP auf die DNA-Synthese im Hundeknochenmark (Yunis et al. [36])

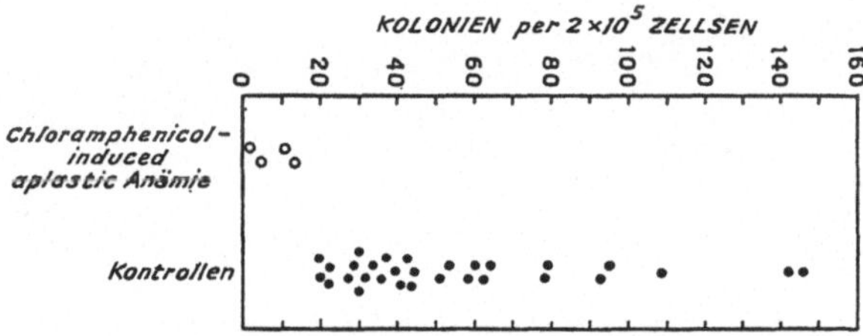

Abb. 14. Zahl der Knochenmarkkolonien bei zwei Patienten mit CAP-induzierter APA und Kontrollen (aus Howell et al. [13])

keineswegs gesichert gelten. Kern et al. [17] konnten sie bei zwei eigenen Patienten nicht bestätigen. Diese widerspruchsvollen Resultate erstaunen nicht, wenn es stimmt, daß die individuelle Streubreite der Empfindlichkeit der CFC gegenüber CAP in vitro ganz erheblich ist, was aus Abb. 16 hervorgeht. Die Abb. stammt aus einer Arbeit von Morley et al. [23—25] und illustriert wohl am besten, wie vorsichtig man bei der Interpretation derartiger Befunde sein muß. Im Durchschnitt führen nach Morley 14,3 µg/ml zu einer 50%igen Reduktion der CFC-Kolonien.

Zusammenfassend darf somit eine besondere Empfindlichkeit der CFC von Patienten mit CAP-bedingter APA nicht als Argument für einen biochemischen Defekt der betroffenen Individuen herangezogen werden. Auch das Vorkommen einer CAP-bedingten APA bei drei Paaren von eineiigen Zwillingen [21, 26] und

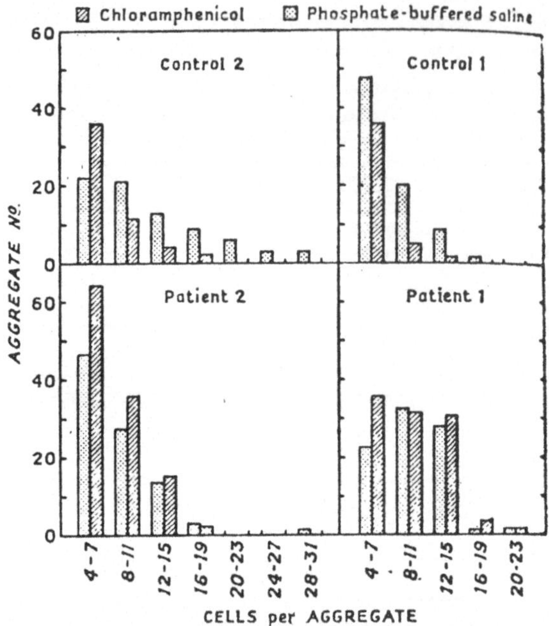

Abb. 15. Verteilung der Zellaggregat-Größen am 4. Kulturtag von zwei Patienten mit CAP-bedingter APA und Kontrollen, mit und ohne Einwirkung von Chloramphenicol (aus Howell et al. [13])

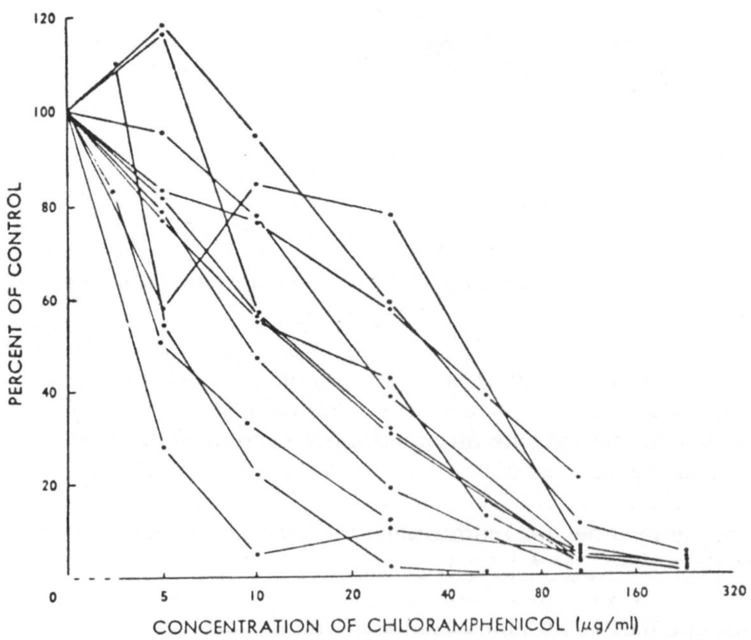

Abb. 16. In vitro-Effekt von Chloramphenicol auf das Wachstum der Kolonien (CFC). Für jeden
Patienten ist die Zahl der Kolonien als Prozent einer Kontrolle ohne CAP angegeben (aus Morley et
al. [23])

das Auftreten der nächtlichen Hämoglobinurie Marchiafava nach CAP-bedingter APA [7] stellen keine widerspruchslosen Argumente für die Hypothese einer biochemischen Prädisposition der betroffenen Individuen dar.

Ad 2. Extreme Reaktionsweise des Knochenmarks (potenzierter pharmakologischer Effekt)?

Die Annahme einer besonderen Empfindlichkeit des Knochenmarks gegenüber CAP ohne genetisch determinierten biochemischen Defekt (Morley et al.) hält einer kritischen Betrachtung kaum stand. Die bereits erwähnte erhebliche individuelle Streubreite der Empfindlichkeit der CFC gegenüber CAP in vitro stellt sozusagen das einzige stichhaltige Argument für diese Hypothese dar. Die Annahme eines nicht erkennbaren sogenannten permanenten residualen Knochenmarkschadens, der als ätiologischer Faktor bei der Entstehung der APA infolge medikamentöser Idiosynkrasie eine Rolle spielen soll, ist sehr hypothetisch. Die schönen Experimente von Morley et al. bei Mäusen, bei welchen durch Behandlung mit Busulfan ein permanenter residualer Knochenmarkschaden, charakterisiert durch Verminderung der CFU und CFC (wobei keine vermehrte Empfindlichkeit gegenüber CAP in vitro nachgewiesen werden kann), auftrat, können nicht darüber hinweg täuschen.

Die Hypothese Yunis (genetisch determinierte biochemische Prädisposition) und diejenige von Morley (extreme individuelle Knochenmarkempfindlichkeit auf CAP) beinhalten z.T. eine 3. Möglichkeit, nämlich diejenige eines *immunologischen Prozesses.* In der gleichen Richtung weisen vielleicht die Beobachtungen von Knolle [18], wonach die Erythroblastenkulturen von mit CAP vorbehandelten Tieren in Präsenz von therapeutischen Dosen von CAP eine DNA-Synthesehemmung zeigen, welche bei Vorbehandlung mit TAP nicht gefunden wurde. Die Beobachtung von Zelkowitz [39], wonach die Proteinsynthese der Retikulozyten in vitro durch Zugabe von Serum von Patienten mit CAP-induzierter APA gehemmt werden kann, konnte bis heute nicht bestätigt werden.

Das *CAP-Molekül* (Abb. 17) unterscheidet sich vom *TAP-Molekül* durch die NO_2-Gruppe in der Parastellung, welche im TAP-Molekül durch die Methylsulfon-Gruppe ersetzt ist. Es ist naheliegend anzunehmen, daß Unterschiede im biochemischen Verhalten der beiden Moleküle irgendwie mit dieser NO_2- bzw. Methylsulfon-Gruppe zusammenhängen. Dies betrifft die bereits erwähnte Differenz bezüglich der DNA-Synthesehemmung der beiden Substanzen, aber auch die *kovalente Bindung* an Strukturen der Leber- und Knochenmarkmitochondrien, welche entsprechend Untersuchungen von Krishna und Bonanomi [19] für CAP 12mal größer ist als für TAP. Es wäre aber sicher falsch, die

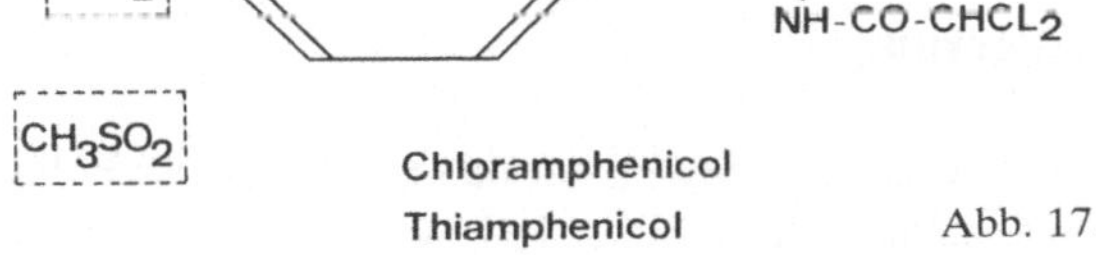

Abb. 17. Chemische Struktur von CAP und TAP

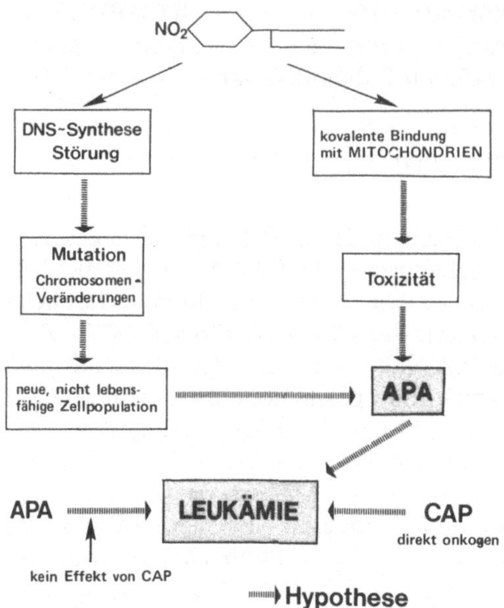

Abb. 18. Bedeutung der NO_2-Gruppe im CAP-Molekül für die APA und Leukämie

DNA-Synthesehemmung oder die ausgeprägtere kovalente Bindung eo ipso mit der Spättoxizität von CAP in Zusammenhang zu bringen. Auf zwei Punkte möchte ich aber im Rahmen dieser Diskussion abschließend hinweisen — auch dies ist Hypothese —: Eine DNA-Synthesestörung wird oft als Voraussetzung für Mutation oder Mutagenität angesehen. CAP erfüllt diese Voraussetzung im Unterschied zu TAP, mit anderen Worten, die Bedingung für die Entstehung einer neuen, wenig lebensfähigen Zellpopulation, die später vielleicht sogar maligne entarten kann, wäre gegeben. 2. Die Toxizität eines Medikamentes ist erwiesenermaßen häufig auf die kovalente Bindung der Substanz selber oder deren Metaboliten zurückzuführen (Abb. 18).

III. Leukämie nach CAP

In der Literatur sind bis heute 30 Fälle von akuter Leukämie nach CAP bekannt geworden [6, 5, 10]. 15 Fälle wurden detailliert beschrieben und sind glaubwürdig. Über die Entstehung der Leukämie nach CAP-induzierter APA gehen die Meinungen auseinnder. Diskutiert werden eine indirekte Wirkung – jede APA kann erfahrungsgemäß in eine Leukämie übergehen — und eine direkte onkogene Wirkung von CAP. Auf den fraglich genetisch biochemischen Defekt als Voraussetzung der APA und damit auch der Leukämie habe ich bereits hingewiesen (Abb. 18).

IV. Zusammenfassung und Schlußfolgerung

Zahlreiche in vitro und in vivo Untersuchungen beweisen, daß CAP und TAP die Mitochondrien von Säugetierzellen schädigen (Abb. 19). In Mitochondrien

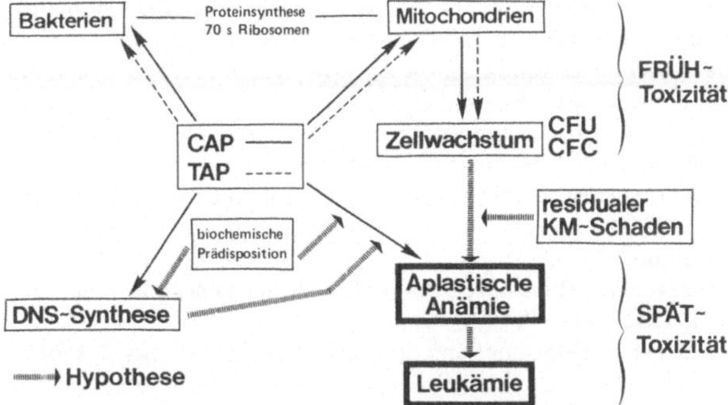

Abb. 19. Wirkung von CAP und TAP (zusammenfassende Darstellung)

ablaufende biochemische Prozesse werden getroffen, vor allem die mitochondrial gesteuerte Proteinsynthese. Sie sind Ursache der Frühtoxizität von CAP und TAP, der reversiblen dosisabhängigen Knochenmarkschädigung und wahrscheinlich auch der immunosuppressiven Wirkung von CAP und TAP. CAP kann im Unterschied zu TAP zu einer häufig irreversiblen Knochenmarkschädigung, der APA führen. Der Mechanismus dieser schweren Störung ist noch nicht geklärt. Als gesichert darf gelten, daß die APA das Resultat einer Schädigung des Stammzellspeichers, der CFU und CFC ist. Die Hypothese von Yunis, wonach eine genetisch determinierte biochemische Prädisposition sozusagen die Grundlage der CAP-bedingten APA ist, beansprucht am meisten Argumente für sich und ist wesentlich wahrscheinlicher als die Annahme einer einfachen Schädigung eines extrem empfindlichen Markes (potenzierter pharmakologischer Effekt?) oder die Hypothese eines immunologischen Prozesses. CAP unterscheidet sich von TAP durch die NO_2-Gruppe in Parastellung. Ob die DNA-Synthesehemmung und die kovalente Bindung von CAP mit dieser Gruppe irgendwie zusammenhängt, kann noch nicht entschieden werden. Auch der Zusammenhang zwischen Leukämie und CAP-induzierter APA ist nicht geklärt. Da CAP zur APA führt und Unterschiede im biochemischen Verhalten von CAP und TAP bestehen, kann die therapeutische Anwendung von CAP kaum mehr verantwortet werden. Dagegen scheint TAP nicht nur als Antibiotikum, sondern auch als Zytostatikum, insbesondere bei Polizythämien eine Zukunft zu haben.

Literatur

1. Agam, G., Gasner, S., Bessler, H., Fishman, P., Djaldetti, M.: Chloramphenicol induced inhibition of platelet protein synthesis: in vitro and in vivo studies. Brit. J. Haemat. **33,** 53—59 (1976)
2. Bithell, P. C., Wintrobe, M. M.: Drug-induced aplastic anemia. Sem. Hematol. **4,** 194—221 (1967)
3. Boettiger, L. E.: Drug-induced aplastic anemia in Sweden with special reference to chloramphenicol. Postgrad. med. J. **50** (Supplement 5) 127—31 (1974)
4. Burgio, G. R., Keiser, G.: Drug-action on biochemical systems — Immunosuppression. Postgraduate med. J. **50** (Supplement 5), 88—117 (1974)

5. Cohen, H. J., Ta-Fu Huang, A.: A marker chromosom abnormality (occurence in chloramphenicol-associated acute leukemia). Arch. intern. Med. **132**, 440—43 (1973)
6. Cohen, Th., Creger, N. P.: Acute myeloid leukemia following seven years of aplastic anemia induced by chloramphenicol. Amer. J. Med. **43**, 762—70 (1967)
7. Dacie, J. V., Lewis, S. M.: Paroxysmal nocturnal hemoglobinuria: variation in clinical severity and association with marrow hypoplasia. Brit. J. Haemat. **7**, 442 (1961)
8. Firkin, F. C.: Mitochondrial lesions in reversible erythropoetic Depression due to chloramphenicol. J. clin. Invest. **51**, 2085—92 (1972)
9. Franceschinis, R.: Persönliche Mitteilung
10. Gadner, H., Gethmann, U., Jessenberger, K., Riehm, H.: Akute Leukämie nach Chloramphenicol Exposition? Mschr. Kinderheilk. **121**, 590—594 (1973)
11. Gaudchaux, W., Herbert, E.: The effect of chloramphenicol in intact erythroid cells. J. molec. Biol. **21**, 537—553 (1966)
12. Hausmann, K., Skrandies, G.: Aplastic anemia following chloramphenicol therapy in Hamburg and surrounding districts. Postgrad. med. J. **50** (Supplement 5), 131—136 (1974)
13. Howell, A., Andrews, T. M., Watts, R. W. E.: Bone marrow cells resistant to chloramphenicol in chloramphenicol-induced aplastic anemia. Lancet **1975 I**, 65—69
14. Keiser, G.: Erworbene Panmyelopathien, Schweiz. med. Wschr. **100**, 1938—48 (1970)
15. Keiser, G., Walder, H. R.: Die idiopathische und die medikamentös bedingte erworbene aplastische Anämie. Schweiz. med. Wschr. **100**, 697—702 (1970)
16. Keiser, G., Buchegger, U.: Hematological side effects of chloramphenicol and thiamphenicol. Helv. med. Acta **37**, 265—78 (1974)
17. Kern, P., Heimpel, H., Heit, W., Kubanek, B.: Bone marrow cells resistant to chloramphenicol in chloramphenicol-induced aplastic anemia. Lancet **1975 I**, 1190
18. Knolle, P.: Side reactions of chloramphenicol in mouse erythroblasts. Int. J. Pharmacol. **9**, 258—70 (1974)
19. Krishna, G., Bonanomi, L.: Covalent binding of chloramphenicol as a biochemical basis for chloramphenicol-induced bone marrow damage. Drug. Interact., (P. L. Morselli, S. Garattini and S. N. Cohen, eds.). Raven Press New York (1974)
20. Martelo, O. J., Manyan, D. R., Smith, U. S., Yunis, A. A.: Chloramphenicol and bone marrow mitochondria. J. Lab. clin. Med. **74**, 929—940 (1969)
21. Meyler, L., Polak, B. C. P., Wesseling, H., Schut, D., Herxheimer, A.: Blood dyscrasias attributed to chloramphenicol. Postgrad. med. J. **50** (Supplement 5) 123—25 (1974)
22. Modan, B., Segal, S., Shani, M., Sheba, Ch.: Aplastic anemia in Israel: evaluation of the etiological role of chloramphenicol on a community-wide basis. Amer. J. med. Sci. **270**, 442—45 (1975)
23. Morley, A., Furness, M., Higgs, D.: Inhibition of growth of marrow cells by chloramphenicol. Aust. J. exp. Biol. med. Sci. **52**, 847—50 (1974)
24. Morley, A., Blake, J.: Haemopoetic precursor cells in experimental hypoplastic marrow failure. Aust. J. exp. Biol. med. Sci. **52**, 909—14 (1974)
25. Morley, A., Trainor, K., Remes, J.: Residual marrow damage: possible explantation for idosyncrasy to chloramphenicol. Brit. J. Haemat. **32**, 525—31 (1976)
26. Nagao, T., Mauer, A. M.: Concordance for drug-induced aplastic anemia in identical twins. New. Engl. J. Med. **281**, 7—11 (1969)
27. Nijhof, L., Kroon, A. M.: The interference of chloramphenicol and thiamphenicol with the biogenesis of mitochondria in animal tissues. A possible clue to the toxic action. Postgrad. med. J. **50** (Supplement 5), 52—59 (1974)
28. Ratzan, R., Moore, M. A. S., Yunis, A. A.: Effect of chloramphenicol and thiamphenicol on the in vitro colony-forming cell. Blood **43**, 363—370 (1974)
29. Scott, J. L., Finegold, S. M., Welkin, G. A., Lawrence, J. S.: A controlled double-blind study of the hematologic toxicity of chloramphenicol. New. Engl. J. Med. **272**, 1137—1142 (1965)
30. Smick, K. M., Condit, Ph. K., Proctor, R. L., Sutcher, V.: Fatal aplastic anemia. An epidemiological study of its relationship to the drug chloramphenicol. J. chron. Dis. **17**, 899—914 (1964)
31. Wallerstein, R. O., Condit, T. K., Kaspar, C. K., Brown, J. W., Morrison, S. R.: Statewide study of chloramphenicol-therapy and fatal aplastic anemia. J. Amer. med. Ass. **208**, 2045—2050 (1969)

32. Weisberger, A. S.: Mechanism of action of chloramphenicol. J. Amer. med. Ass. **209,** 97—103 (1969)
33. Weisberger, A. S., Daniel, T. M.: Supression of antibody synthesis by chloramphenicol analogues. Proc. Soc. exp. Biol. (N.Y.) **131,** 570—75 (1969)
34. Yunis, A. A.: Drug-induced bone marrow injury. Advanc. intern. Med. **15,** 357—376 (1969)
35. Yunis, A. A.: Chloramphenicol induced bone marrow suppression. Sem. Hemat. **10,** 225 (1973)
36. Yunis, A. A., Manyan, D. R., Arimura, G. K.: Comparative metabolic effects of chloramphenicol in mammalian cells. Postgrad. med. J. **50** (Supplement 5), 60—65 (1974)
37. Yunis, A. A., Gross, M. A.: Drug-induced inhibition of myeloid colony growth: protective effect of colony-stimulating factor. J. Lab. clin. Med. **86,** 499—504 (1975)
38. Zelkowitz, L., Armimura, G. K., Yunis, A. A.: Chloramphenicol and protein synthesis in mammalian cells. J. Lab. clin. Med. **71,** 596—609 (1968)
39. Zelkowitz, L.: Persönliche Mitteilung

Arzneimittelinduzierte megaloblastäre Anämien

W. Wilmanns

Robert-Bosch-Krankenhaus Stuttgart, Zentrum für Innere Medizin, Abt. Hämatologie,
Immunologie u. Onkologie[1]

Es ist allgemein bekannt, daß megaloblastäre Anämien durch Störungen der
DNA-Synthese — in erster Linie des Folsäure- und Vitamin B_{12}-Stoffwechsels
— hervorgerufen werden. Dieses gilt auch für arzneimittelinduzierte megaloblastäre Anämien. Die meisten dieser Anämien lassen sich durch Gaben von
Folsäure oder Leucovorin kompensieren. Deshalb wird seit langer Zeit bei der
Mehrzahl der verantwortlichen Medikamente ein Eingriff in den Folsäurestoffwechsel als die wesentliche Ursache angenommen. Ein derartiger Zusammenhang ist aber bisher nur bewiesen für die als Folsäureantagonisten definierten
Medikamente. Nach unserem gegenwärtigen Wissensstand lassen sich die
Arzneimittel, unter deren Behandlung megaloblastäre Anämien auftreten
können, in folgende Gruppen einteilen:

1. *Folsäure-Antagonisten,* deren Beeinflussung des Proliferationsstoffwechsels auf einer Hemmung der Dihydrofolat-Reductase beruht: Amethopterin
(Methotrexat), Pyrimethamin (Daraprim), Trimethoprim als Bestandteil von
Eusaprim und Bactrim sowie Triamteren als Bestandteil verschiedener Diuretika.

2. *Andere Inhibitoren der DNA-Synthese:* 5-Fluoruracil und 5-Fluordesoxyuridin, Cytosin-Arabinosid (Alexan), Hydroxyharnstoff (Litalir), 6-Mercaptopurin (Purinethol) und Azathioprin (Imurek).

3. *Andere Medikamente,* deren Auswirkung auf das hämatopoetische System
durch Gaben von Folsäure oder Leucovorin kompensiert werden können, bei
denen aber bisher keine Beeinflussung des Folsäurestoffwechsels bewiesen
werden konnte: Diphenylhydantoin, Primidon und Phenobarbital. Es handelt
sich bei diesen zuletzt genannten Medikamenten um Barbiturate und Antikonvulsiva, die bei der Epilepsiebehandlung eingesetzt werden.

Folsäure-„C_1"-Stoffwechsel als Grundlage zum Verständnis der Entstehung arzneimittelinduzierter megaloblastärer Anämien

Da dem Stoffwechsel von Folatverbindungen für das Verständnis auch der
arzneimittelbedingten megaloblastären Anämien eine besondere Bedeutung
beigemessen wird, sollen zunächst anhand der Abb. 1 die wichtigsten Stoffwechselzusammenhänge erläutert werden [7]. Im Zentrum steht die Tetrahydrofolsäure (FH_4) als Coenzym für die Aktivierung von Einkohlenstoffeinheiten auf den
Oxidationsstufen von Formaldehyd und Formiat und deren Übertragung auf

---

[1] Jetzige Adresse: Med. Klinik III, Klinikum Großhadern, Ludwig-Maximilian-Universität
München

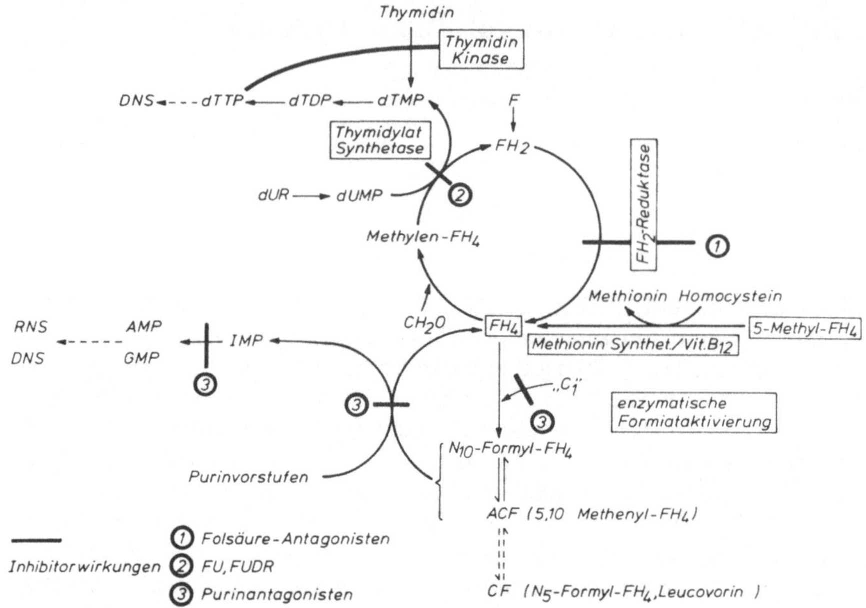

Abb. 1. Bedeutung des Folsäurestoffwechsels für die Purinnucleotid- und Thymidylat-Synthese

verschiedene Akzeptoren. Im Zusammenhang mit der Purinnucleotidsynthese ist besonders bemerkenswert, daß die Kohlenstoffatome 2 und 8 des Purinringes von Formylgruppen gebildet werden. Eine besondere Schlüsselstellung hat die Tetrahydrofolsäure bei der Bildung von Thyminmethylgruppen und somit bei der DNA-Synthese. Dabei erfolgt die Reduktion von „aktiviertem Formaldehyd" zur Methylgruppe durch die Wasserstoffatome der Tetrahydrofolsäure, wobei Dihydrofolsäure (FH_2) entsteht. Deshalb ist bei dieser Reaktion im Gegensatz zu allen anderen Reaktionen Tetrahydrofolsäure in Substratkonzentration erforderlich. Ein Mangel an Tetrahydrofolsäure wirkt sich somit in erster Linie auf die DNA-Synthese aus. Die Folge ist „unbalanced growth" bzw. zytoplasmatisches Wachstum. Morphologische Äquivalente sind im mikrobiellen Bereich Riesenfäden von Bakterien und in der Humanmedizin die Megaloblasten im Knochenmark, gekennzeichnet durch Größenzunahme der Zellen zugunsten eines stark basophilen Zytoplasmas und Vermehrung von RNA-haltigen Nukleolen in den Zellkernen und Veränderung des RNA/DNA-Quotienten zugunsten der RNA. Die bei der Thymidylat-Synthese gebildete Dihydrofolsäure wird unter Vermittlung des Enzyms Dihydrofolat-Reductase wieder reduziert, und dadurch wird normalerweise eine genügende Konzentration der für den Proliferationsstoffwechsel wichtigen Tetrahydrofolsäure aufrechterhalten. Nicht unmittelbar benötigte Folat-Verbindungen werden im Organismus als 5-Methyl-Tetrahydrofolsäure gespeichert. Aus dieser wird in einer Vitamin B_{12}-abhängigen Reaktion die Methylgruppe auf Homocystein übertragen, wobei Methionin und wiederum freie Tetrahydrofolsäure entstehen. Hier ist eine wichtige Verknüpfung zwischen Folsäure- und Vitamin B_{12}-Stoffwechsel [10].

Folat-Antagonisten

Unter Folat-Antagonisten versteht man solche Verbindungen, die infolge einer gewissen strukturellen Ähnlichkeit zur Folsäure das Enzym Dihydrofolat-Reductase hemmen. Die bekannteste und klinisch wichtigste Substanz ist das zur Leukämie- und Tumorbehandlung, aber auch zur medikamentösen Immunsuppression eingesetzte Amethopterin (Methotrexat). Das Medikament gelangt mittels eines aktiven Transportmechanismus in die Zelle [9]. Dort wird es an die Dihydrofolat-Reductase gebunden, und zwar etwa 10000- bis 20000mal so stark wie das natürliche Substrat des Enzyms Dihydrofolsäure [11]. Wegen dieser starken Affinität des Folsäure-Antagonisten zum Enzymprotein kann durch die Gabe von Folsäure der Hemmeffekt nicht kompensiert werden. Dieses ist aber möglich, durch Injektion von Leucovorin [6]. Diese Verbindung wird auch als Citrovorumfaktor und Folinsäure bezeichnet. Es handelt sich um 5-Formyl-Tetrahydrofolsäure, aus der durch enzymatische Abspaltung der Formylgruppe freie Tetrahydrofolsäure gebildet werden kann. Eine unter Behandlung mit Folsäure-Antagonisten auftretende Zellproliferationsstörung und insbesondere die megaloblastäre Anämie ist daher stets eine Indikation zur Behandlung mit Leucovorin.

Die Zelle verfügt noch über 3 weitere Möglichkeiten, den Hemmeffekt der Folsäureantagonisten zu kompensieren:

1. Die Induktion neuer Dihydrofolat-Reductase [1, 12]. Die Hemmung der Zellproliferation durch Methotrexat ist somit weitgehend abhängig von der Relation neu gebildeter Dihydrofolat-Reductase zur Konzentration freien Methotrexats in der Zelle. Hiervon ist es abhängig, ob die Dihydrofolat-Reductase in Relation zur Dauer des Zellteilungszyklus lange genug gehemmt bleibt.

2. Die Freisetzung von Tetrahydrofolsäure aus 5-Methyl-Tetrahydrofolsäure in der Vitamin B_{12}-abhängigen Methionin-Synthetase-Reaktion, auf die bereits eingegangen wurde [10].

3. Die Verwertung von Thymidin mittels der Thymidin-Kinase über den sogenannten „salvage pathway". Biochemische Zeichen sind ein Aktivitätsanstieg der Thymidin-Kinase und ein vermehrter Einbau von ^{3}H-Thymidin bei gehemmten Desoxyuridin-Einbau. Dieses läßt sich erklären durch den Fortfall der Endprodukthemmung von Thymidintriphosphat (TTP) auf die Thymidin-Kinase [12].

Die für Kompensationsvorgänge verantwortlichen komplexen Stoffwechselvorgänge machen es verständlich, daß die toxischen Auswirkungen einer Methotrexat-Behandlung, deren Folge sowohl eine Panmyelophtise als auch eine megaloblastäre Anämie sein können, nach klinischen Daten nicht vorhersehbar sind. Mit dem Leucovorin steht uns allerdings ein Medikament zur Verfügung, das normale proliferierende Zellen, so auch das Knochenmark, auch bei hoher Methotrexat-Dosierung vor toxischen Auswirkungen zu schützen vermag.

Hierdurch ist das große Interesse verständlich, das Methotrexat sich seit der ersten erfolgreichen Behandlung kindlicher Leukämien durch Farber bis heute bei Klinikern und Biochemikern erhalten hat. Man muß sich nur vergegenwärtigen, daß zur Leukämie-Behandlung zunächst Einzeldosen zwischen 0,05 und 0,1 mg pro kg eingesetzt wurden und daß heute bei der adjuvanten Chemotherapie des osteogenen Sarkoms 250 mg pro kg Körpergewicht über eine Dauer von 4 Stunden infundiert werden, wobei dann allerdings anschließend eine sogenannte „Rescue"-Therapie mit Leukovorin erfolgt [6, 8]. Dieses bedeutet bei einem 70 kg schweren Patienten eine Einzeldosissteigerung auf 23 g, d. h. eine Steigerung auf das fünf- bis zehntausendfache der ursprünglich verabreichten Dosis. Methotrexat, Leucovorin und 5-Methyl-FH_4 gelangen mittels des gleichen Transportsystems in die Zelle [9]. Das Grundkonzept der hoch dosierten Methotrexat/Leucovorin-„Rescue"-Therapie ist der erheblich stärkere Austausch zwischen intrazellulärem Methotrexat und dem im Anschluß an die Methotrexat-Infusion verabreichten Leucovorin in normalen Zellsystemen, so auch im Knochenmark. Hierdurch ergibt sich eine selektive zytotoxische Wirksamkeit auf die Tumorzellen, was für das Knochensarkom bewiesen ist.

Es bleibt darauf hinzuweisen, daß bei gestörter Nierenfunktion mit schwereren toxischen Auswirkungen einer Methotrexat-Behandlung auf das Knochenmark und andere rasch regenerierende Gewebe gerechnet werden muß, denn Methotrexat wird in relativ kurzer Zeit unverändert durch die Nieren ausgeschieden [15]. Daher sind Serumkonzentrationsbestimmungen nach einer anfänglichen niedrigen Dosis geeignet, die möglichen toxischen Auswirkungen auf den Organismus abzuschätzen.

Entsprechend der in Abb. 1 gezeigten Stoffwechselzusammenhänge wird bei Inkubation von Leukämiezellen bzw. normalen Knochenmarkzellen mit Methotrexat eine konzentrationsabhängige Hemmung der Einbaurate von ^3H-Desoxyuridin und eine Steigerung der ^3H-Thymidineinbaurate sowie eine Kompensation dieser Folgeerscheinungen durch den Citrovorumfaktor beobachtet (Abb. 2) [14, 16]. Ein gleichartiges entgegen gesetztes Verhalten der Desoxyuridin- und Thymidineinbaurate wird auch unter der Einwirkung von Uracyl-Antagonisten (5-Fluoruracil und 5-Fluordesoxyuridin) beobachtet [16]. Jedoch wird der Effekt dieser Antimetaboliten nicht durch den Citrovorumfaktor kompensiert, da sie die Thymidylat-Synthetase hemmen (Abb. 1). Megaloblastäre Markumwandlungen werden häufig auch unter Behandlung mit Cytosin-Arabinosid (Alexan) beobachtet [14, 16]. Hier ist die Ursache nicht eine Beeinflussung des Folsäurestoffwechsels, sondern eine Hemmung der DNA-Polymerase bzw. der Cytidindiphosphat-Reductase. Dementsprechend fallen unter der Einwirkung von Cytosin-Arabinosid die Einbauraten von Desoxyuridin und Thymidin gleichzeitig ab (Abb. 2).

Bestimmungen der ^3H-Desoxyuridin- und Thymidineinbaurate, der Thymidin-Kinase und — wenn genügend Zellen zur Verfügung stehen — der Dihydrofolat-Reductase werden im eigenen Labor routinemäßig durchgeführt. Sie begünstigen je nach der untersuchten Zellpopulation die Beurteilung therapeutischer Effekte auf Leukämiezellen und toxischer Nebenwirkungen auf das normale Knochenmark. Diese Untersuchungen sind nicht nur von wissenschaftlicher, sondern auch von praktisch klinischer Bedeutung. Denn toxische Nebenwirkungen hängen weniger von einer momentan erreichten intrazellulären Methotrexatkonzentration und somit von der Einzeldosis als von der Dauer, in der eine genügende Methotrexatkonzentration zur Hemmung der Dihydrofolat-Reductase aufrecht erhalten wird, ab.

Abb. 3 zeigt die DNA-Synthese in den Knochenmarkzellen eines Patienten

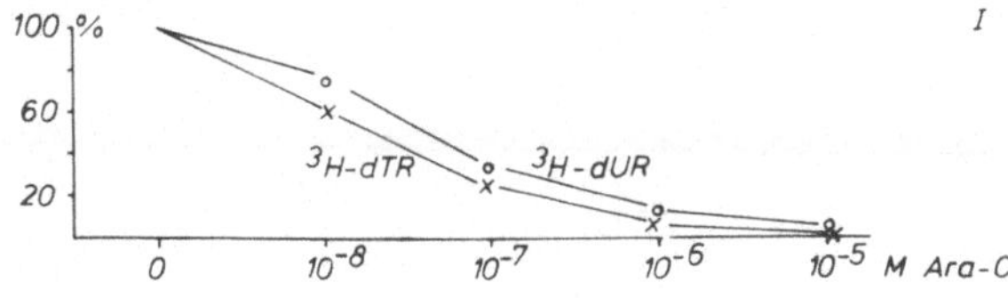

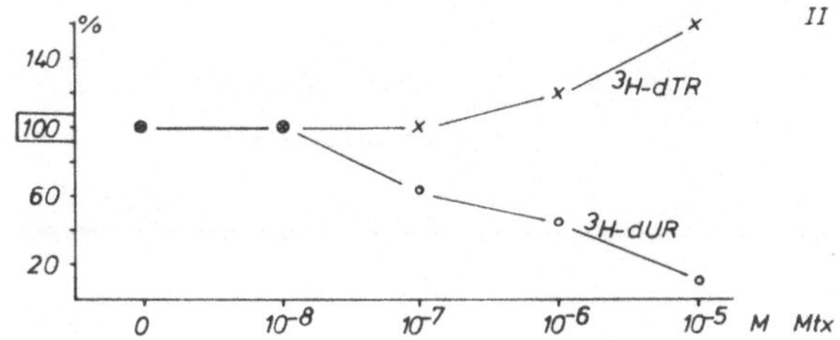

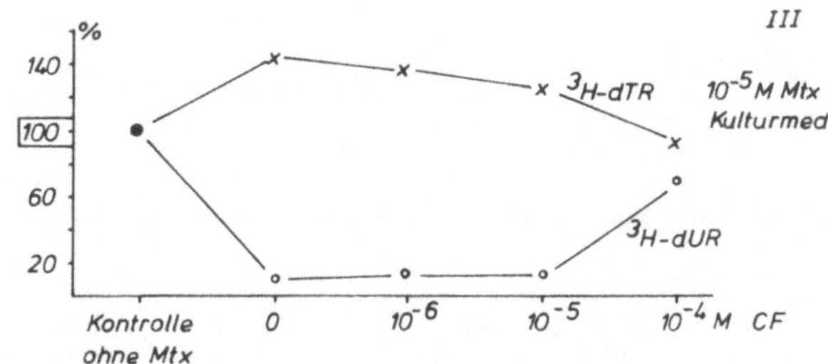

Abb. 2. Einbauraten von ³H-Thymidin (dTR) und ³H-Desoxyuridin (dUR) in menschliche Leukämiezellen unter Einwirkung von
I. Cytosin-Arabinosid (Ara-C)
II. Methotrexat (Mtx)
III. Methotrexat (Mtx) und Citrovorum-Faktor (CF)

mit osteogenem Sarkom, der im Anschluß an die Operation (Beinamputation) eine adjuvante Chemotherapie mit Methotrexat in einer Dosis von 200 mg pro kg Körpergewicht über 6 Stunden infundiert und folgenden intramuskulären Leucovorin-Injektionen erhielt. 30 Stunden nach Beginn der Methotrexat-Infusion wurden im Knochenmark einige Megaoblasten nachgewiesen, und es fällt auf, daß trotz der nachfolgenden Leucovorin-Behandlung die Desoxyuridin-Einbaurate bis zu einem Zeitraum von 60 Stunden gehemmt blieb. Hier kam es in der Folgezeit zu einer schweren Panzytopenie mit septischen Komplikationen.

Neben dem bisher diskutierten „klassischen" Folsäureantagonisten Methotrexat gibt es noch andere Folsäureantagonisten mit niedermolekularer Struktur. Die wichtigsten sind in Abb. 4 zusammengestellt. Daraus ist ersichtlich, daß alle Verbindungen wie die Folsäure einen Pteridin- bzw. wenigstens einen Pyrimidin-Ring enthalten, in dem nicht nur an C 2 — wie bei der Folsäure —, sondern auch an C 4 eine Aminogruppe angehängt ist. Es handelt sich um das Pyrimethamin (Daraprim) und Trimethoprim als Bestandteil von Eusaprim und Bactrim.

Diese Verbindungen zeichnen sich dadurch aus, daß sie die Dihydrofolat-Re-

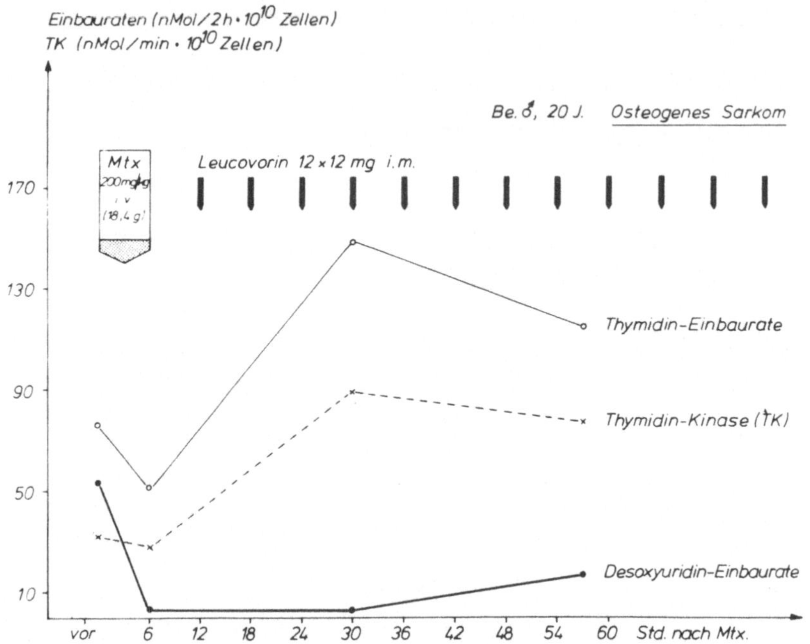

Abb. 3. DNA-Synthese im Knochenmark unter hoch dosierter Methotrexat/Leucovorin-Rescue-Therapie bei osteogenem Sarkom

Abb. 4. Chemische Struktur von Folsäureantagonisten

ductase in Mikroorganismen in einer sehr niedrigen Konzentration von 10^{-8} M bis 10^{-9} M hemmen, wohingegen zur Hemmung des Enzyms im Säugetierorganismus sehr viel höhere Konzentrationen erforderlich sind [2] (Abb. 5). Insbesondere ist Pyrimethamin ein starker Inhibitor der Dihydrofolat-Reductase in Plasmodien, was bekanntlich zur Behandlung der Toxoplasmose und der Malaria ausgenutzt wird. Trimethoprim hemmt vor allem die Dihydrofolat-Re-

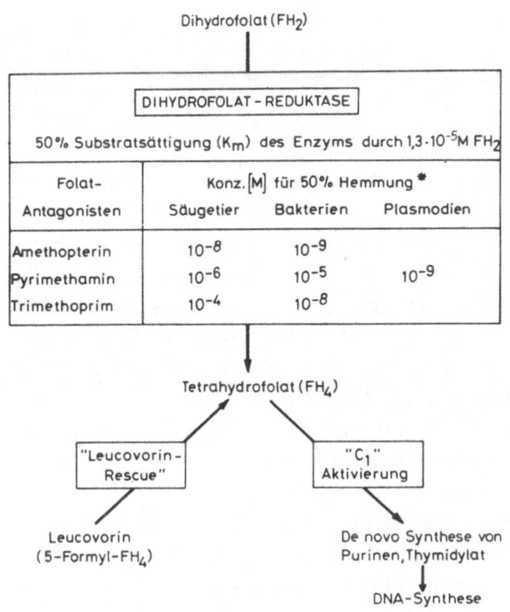

Abb. 5. Bedeutung der Dihydrofolat-Reductase und ihre Hemmung durch Folat-Antagonisten

ductase in Bakterien, und zwar besonders in gramnegativen [2]. Pyrimethamin hemmt die menschliche Dihydrofolat-Reductase noch in einer Konzentration von etwa 10^{-6} M, was einer etwa 10mal so großen Affinität zum Enzymprotein im Vergleich zum physiologischen Substrat Dihydrofolsäure entspricht [5]. Die gleiche Hemmung wird durch Trimethoprim nur noch in einer Konzentration von etwa 10^{-4} M erreicht. Das entspricht einem Verhältnis von etwa 1:10000 bis 1:100000, wenn man den Hemmeffekt auf die menschliche mit der bakteriellen Dihydrofolat-Reductase vergleicht. Dementsprechend sind megaloblastäre Anämien unter Behandlung mit Pyrimethamin (Daraprim) eine relativ häufige Komplikation [13], wohingegen sie äußerst selten unter Behandlung mit Bactrim bzw. Eusaprim beobachtet werden. Hier müssen schon weitere prädisponierende Faktoren — wie ein schwerer Folsäuremangel oder eine Folsäurestoffwechsel-störung — hinzukommen. Bei eigenen Untersuchungen konnte eine Beeinflussung des DNA-Stoffwechsels in Knochenmarkzellen und eine Erhöhung der Ausscheidung von Formiminoglutaminsäure nach Histidin-Belastung unter Behandlung mit Daraprim relativ häufig, aber niemals unter Behandlung mit Bactrim bzw. Eusaprim beobachtet werden [13].

Purin-Antagonisten

Aus dem in Abb. 1 gezeigten Stoffwechselschema ist ersichtlich, daß Purin-Antagonisten an verschiedenen Stellen die de novo-Synthese von Purinnucleotiden —

204   W. Wilmanns

u. a. auch die enzymatische „C_1"-Aktivierung sowie die Umwandlung von Inosinsäure (IMP) in Adenyl- und Guanylsäure (AMP und GMP) — hemmen [14]. Die Reaktionen sind im Stoffwechselschema im einzelnen nicht angeführt. Sie sind auch von unerheblicher Bedeutung für die klinischen Auswirkungen. Da sich die Purinbasen der DNA und RNA in ihrer Struktur nicht voneinander unterscheiden, werden die DNA- und die RNA-Synthese gleichermaßen beeinflußt. Dementsprechend werden megaloblastäre Anämien nur relativ selten beobachtet. Sie treten aber zuweilen auf [3], weshalb die Beachtung entsprechender hämatologischer Werte erforderlich ist. Hierzu gehört nicht nur die Erkennung einer zunehmenden Anämie, sondern schon vorher können eine Zunahme des Hämoglobingehaltes des einzelnen Erythrozyten, des Erythrozytendurchmessers und des MCV Hinweise auf eine megaloblastäre Markumwandlung sein. Diese Kriterien betone ich besonders, da Purin-Antagonisten in erster Linie zur Langzeittherapie bei akuten Leukämien in der Remission als 6-Mercaptopurin (Purinethol) und im Rahmen der medikamentösen Immunsuppression als Azathioprin (Imurek) eingesetzt werden. Ein wesentlicher Effekt der Azathioprin-Wirkung beruht auf der Freisetzung von 6-Mercaptopurin. Abb. 6 zeigt die hämatologischen Daten eines Patienten, der wegen einer immunologisch bedingten Colitis ulcerosa über eine Dauer von mehr als 1 Jahr mit Azathioprin in einer Dosis von 150 mg täglich behandelt wurde. Bei diesem Patienten waren ein Anstieg des Hb_E-Wertes auf 42,3 pg und des MCV auf 108 μ^3 Anlaß zur Knochenmarkpunktion. Dabei zeigten 91% der roten Vorstufen eine megaloblastäre Reifungsstörung. Eine Anämie war zu diesem Zeitpunkt noch nicht aufgetreten. Die megaloblastäre Reifungsstörung verschwand nach Absetzen des Azathioprins.

		29.1.	21.2.	18.3.	19.4.	15.5.	8.8.	29.11.	11.2.	13.7.
Therapie:	Azulfidine (g)	4 g								
	Prednisolon (mg)	60 mg								
	Azathioprin (mg)	150 mg								
peripheres Blut:	Hb (g%.)	11,3	10,9	13,4	13,6	13,4	14,2	14,1	14,6	15,4
	Ery ($\times10^6$/mm³)	3,7	3,6	3,9	4,3	3,9	4,1	3,9	3,5	4,9
	Leuko ($\times10^3$/mm³)	11,1	5,7	5,0	4,2	4,6	3,6	3,0	3,9	13,5
	Hb_E (pg)	30,1	29,4	33,0	31,8	34,0	35,8	34,6	[42,3]	31,1
	MCV (μ^3)	90	95	99	98	101	103	[105]	[108]	95
	Retikulozyten (‰)		26		10			26		
	Thromboz. ($\times10^3$/mm³)				211		570	298		
Knochenmark:	Erythropoese %	17						45,5	45	24
davon	Megaloblasten %	0						[24]	[91]	0

1974 (29.1.–29.11.) — *1975* (11.2.) — *1976* (13.7.)

Abb. 6. Megaloblastäre Reifungsstörung unter Behandlung mit Azathioprin

Medikamente mit möglicher, aber nicht bewiesener Auswirkung auf den Folsäurestoffwechsel

Neben den bisher beschriebenen Medikamenten mit definierten Angriffspunkten auf den Folsäure- bzw. Nucleinsäurestoffwechsel gibt es noch eine Reihe weiterer, unter deren Einwirkung megaloblastäre Reifungsstörungen und die Kompensation der dadurch hervorgerufenen Anämien durch Gaben von Folsäure beschrieben worden sind. Es handelt sich in erster Linie um Derivate von Diphenylhydantoin, Primidon und Phenobarbital. Derartige Anämien sind aber extrem selten, und die ursächlichen Faktoren sind bis heute weitgehend unbekannt. Wenn derartige Anämien durch Gaben von Folsäure korrigierbar sind, so kann auch unabhängig von der medikamentösen Behandlung ein Folatmangel vorgelegen haben. Daher gestattet auch die von einigen Autoren beobachtete Erhöhung der Ausscheidung von Formiminoglutaminsäure nach Histidin-Belastung keine Aussage über einen Zusammenhang mit den genannten Medikamenten.

Gemeinsam mit Hamfelt habe ich in diesem Zusammenhang früher untersucht, ob verschiedene Enzyme des Folsäure-„C_1"-Stoffwechsels durch Diphenylhydantoin, Primidon bzw. Phenobarbital gehemmt werden. Wir konnten keinen Hemmeffekt in therapeutisch wirksamen Konzentrationen nachweisen [5].

Nach unserem derzeitigen Wissensstand sind folgende Zusammenhänge, die aber keinesfalls bewiesen sind, in Betracht zu ziehen. [4]:
1. Koinzidenz mit Folsäuremangel.
2. Eine Beeinflussung der Folsäure-Absorption im Darm.
3. Verdrängung von Folat-Derivaten aus der Bindung an Plasmaproteine.
4. Wirkung auf Enzyme des Folsäurestoffwechsels, die bisher nicht nachgewiesen werden konnte.
5. Wirkung auf die Bildung von Desoxyribosiden.
6. Andere, bisher noch nicht bekannte Ursachen.

Zusammenfassung

Arzneimittelinduzierte megaloblastäre Anämien sind auf eine Störung der DNA-Synthese zurückzuführen. Eine dominierende Rolle spielt dabei der Folsäurestoffwechsel. Besonders klar definiert sind die kausalen Zusammenhänge für die sogenannten Folsäure-Antagonisten, die als Inhibitoren der Dihydrofolat-Reductase wirksam sind. Dabei haben wir zu unterscheiden zwischen Folsäure-Antagonisten, die wie Amethopterin die Dihydrofolat-Reductase in menschlichen Zellen und in Mikroorganismen gleichermaßen hemmen, und niedermolekularen Verbindungen, die bevorzugt das Enzym in Mikroorganismen hemmen. Zu den letzteren gehören Pyrimethamin und Trimethoprim. Verschiedene biochemische Parameter — Einbauraten von ^{3}H-Desoxyuridin und ^{3}H-Thymidin, Thymidin-Kinase und Dihydrofolat-Reductase —, für deren Untersuchung allerdings ein Speziallabor erforderlich ist, begünstigen die Beurteilung möglicher toxischer Nebenwirkungen. Megaloblastäre Anämien treten außerdem unter einer Behandlung mit anderen Inhibitoren der DNA-Synthese auf. In erster Linie sind zu nennen Cytosin-Arabinosid und Uracil-Analoge. Selten ist das Auftreten megaloblastärer Reifungsstörungen unter Behandlung mit 6-Mercaptopurin und Azathioprin. Da es sich hierbei um Medikamente handelt, die zur Langzeittherapie eingesetzt werden, ist die frühzeitige Erkennung einer megaloblastären Reifungsstörung durch die Beachtung von Hb_E, MCV und Erythrozytendurchmesser besonders wichtig. Die Entstehungsursachen der unter Behandlung mit Diphenylhydantoin, Primidon und Phenobarbital selten beobachteten megaloblastären Anämien sind trotz der Möglichkeit ihrer Kompensation durch Gaben von Folsäure bisher noch unbekannt.

Literatur

1. Bertino, J. R.: The mechanism of action of the folate antagonists in man. Cancer Res. **23,** 1286 (1963)
2. Burchall, J. J.: Comparative biochemistry of dihydrofolate reductase. In: Folate antagonists as chemotherapeutic agens (Bertino, J. R. Ed.). Ann. N. Y. Acad. Sci. **186,** 143 (1971)
3. Christoph, R., Pirnay, D., Hartl, W.: Megaloblastäre Anaemie unter Azathioprin-Behandlung bei rheumatoider Arthritis. Med. Welt (N.F.) **22,** 1824 (1971)
4. Girdwood, R. H.: Drug-induced anaemias. Drugs **11,** 394 (1976)
5. Hamfelt, A., Wilmanns, W.: Inhibition studies on folic acid metabolism with drugs suspected to act on the myeleproliferative system. Clin. chim. Acta **12,** 144 (1965)
6. Hryniuk, W. M., Bertino, J. R.: Treatment of leucemia with large doses of methotrexate and folinic acid: clinical biochemical correlates. J. clin. Invest. **48,** 2140 (1969)
7. Jaenicke, L., Wilmanns, W.: Der Stoffwechsel der Folsäure und der Einkohlenstoffeinheiten. Klin. Wschr. **41,** 1029 (1963)
8. Jaffe, N., Frei, E. III, Traggis, D., Bishop, Y.: Adjuvant methotrexate and citrovorum-factor treatment of osteogenic sarcoma. New Engl. J. Med. **291,** 994 (1974)
9. Niethammer, D., Huennekens, F. M.: Transport of folic acid, 5-methyl tetrahydrofolic acid and methotrexate through the membrane of lymphocytes. In: erythrocytes, thrombocytes, leucocytes (Gerlach, E., Moser, K., Deutsch E., Wilmanns, W., eds.). p. 504. Stuttgart: Thieme 1973
10. Sauer, H., Wilmanns, W.: Cobalamin dependent methionine synthesis and methyl-folate-trap in human B_{12} deficiency. Brit. J. Haemat. **36,** 191 (1977)
11. Werkheiser, W. C.: Specific binding of 4-amino folic acid analogues by folic acid-reductase. J. biol. Chem. **236,** 888 (1961)
12. Wilmanns, W.: Dihydrofolatreduktase und Thymidinkinase im Knochenmark unter der Einwirkung von Folsäureantagonisten. Klin. Wschr. **45,** 987 (1967)
13. Wilmanns, W.: Toxische Knochenmarkschäden unter zytostatischer Therapie. Therapiewoche 19, **48,** 2383 (1969)
14. Wilmanns, W.: Antimetabolite. Internist (Berl.) **12,** 127 (1971)
15. Wilmanns, W., Martin, H.: Wirkung und Verteilung von Methotrexat im menschlichen Organismus bei der Leukämiebehandlung. Klin. Wschr. **46,** 281 (1968)
16. Wilmanns, W., Wilms, K.: DNA synthesis in normal and leucemic cells as related to therapy with cytotoxic drugs. Enzyme **13,** 90 (1972)

Arzneimittelinduzierte immunhämolytische Anämien[1]

H. Schubothe, D. Maas, S. Weber

Abteilung für klinische Immunpathologie der Medizinischen Universitätsklinik Freiburg

Das Thema umfaßt zwei Krankheitskategorien, die klinisch und serologisch klar von einander abgegrenzt werden müssen. Bei der einen handelt es sich um mehrere Varianten *heteroimmunhämolytischer* Anämien, bei der anderen um *autoimmunhämolytische* Anämien.

Die Inzidenz drogeninduzierter immunhämolytischer Anämien hängt prinzipiell davon ab, wie häufig, zum Teil auch in welcher Dosis Risikopharmaka verordnet und eingenommen werden. Bezogen auf immunhämolytische Anämien aller Art (ohne die isoimmunhämolytische Neugeborenenanämie) ist eine zeitweilige Inzidenz bis zu 18% (Garratty et al., 1975) beschrieben worden. Meist liegt sie niedriger. In unserem Beobachtungsgut von insgesamt 189 immunhämolytischen Anämien betrug sie während des letzten Jahrzehnts 9 (=4,8%).

Die induzierenden Medikamente sowie der Mechanismus der Antikörperbildung und des gesteigerten Blutabbaus sind nicht nur in den beiden Hauptkategorien verschieden, sondern auch in den Varianten, die wir von den heteroimmunhämolytischen Anämien kennen.

1. Drogeninduzierte heteroimmunhämolytische Anämien

In dieser Kategorie werden Heteroantikörper gegen das zugeführte Arzneimittel gebildet. Serologische Befunde sprechen für zwei grundsätzlich verschiedene Erythrozyten-Schädigungsmechanismen.

1.1 Der Immunkomplextyp

Synonyma sind „Stibophentyp" (benannt nach Harris' [1954, 1956] Erstbeschreibung eines solchen Hämolysemechanismus bei einem mit Stibophen behandelten Patienten) sowie „Unschuldig-Anwesenden-Typ" (Schwartz, 1965; Dameshek, 1965). Aus Tabelle 1 sind die Risikopharmaka des Immunkomplextyps drogeninduzierter heteroimmunhämolytischer Anämien zu entnehmen.

Die Bildung drogenspezifischer Antikörper kann bei diesem Krankheitstyp von der Arzneimitteldosis unabhänig sein. Teilweise genügen kleine Dosen. Die Tatsache, daß nur sehr wenige der exponierten Menschen einer solchen

---

[1] Kurzfassung. Eine ausführliche Publikation erscheint in der Zeitschrift „Blut"

Tabelle 1. Als Induktoren heteroimmunhämolytischer Anämien vom Immunkomplextyp beschriebene Pharmaka

340	Isoniazid	1965	Noramidopyriniummethansulfonat
516	Paraaminosalicylsäure	2770	Chlorpromazinhydrochlorid
1145	Chlorpropamid	2785	Antazolinhydrochlorid
1158	Phenacetin	2948	Salazosulfapyridin
1579	Stibophen	3545	Chinin
1652	Sulfadimidin	3546	Chinidin
1653	Sulfisomidin	4839	Rifamycin
1961	Aminophenazon	4978	Insulin (?)

Geordnet nach der Größe der chemischen Summenformel. Ordnungszahlen nach Negwer (1971)

Immunisierung anheimfallen, setzt eine individuelle Disposition voraus. Möglicherweise sind schon die Entstehung des Vollantigens und/oder die Induktionsphase des Immunprozesses primär pathologisch. Auch die Wirkungsphase des Immunvorgangs ist intravital nicht lückenlos geklärt. Eine direkte Reaktion des pharmakonspezifischen Antikörpers mit Antigenen der Patientenerythrozyten läßt sich nicht nachweisen. Bisherige Untersuchungsbefunde machen wahrscheinlich, daß zirkulierende Drogen-Antikörper-Komplexe erythrozytotrop werden können und daß sie durch nichtimmunologischen Kontakt Komponenten des Komplementsystems auf die Blutzelloberfläche übertragen, eine hämolysierende Kaskade auslösen oder die Erythrozyten subhämolytisch verändern, sie jedenfalls nur „indirekt" treffen. Das Problem der zweifellos existierenden selektiven Zytotropie ist noch ungelöst.

Abb. 1 zeigt, wie man sich diesen Mechanismus vorstellen kann. Er führt zu einer Komplementhämolyse der meisten Erythrozyten. Diejenigen Zellen, die von der unmittelbaren akuten Lyse nicht erfaßt und nur subhämolytisch alteriert

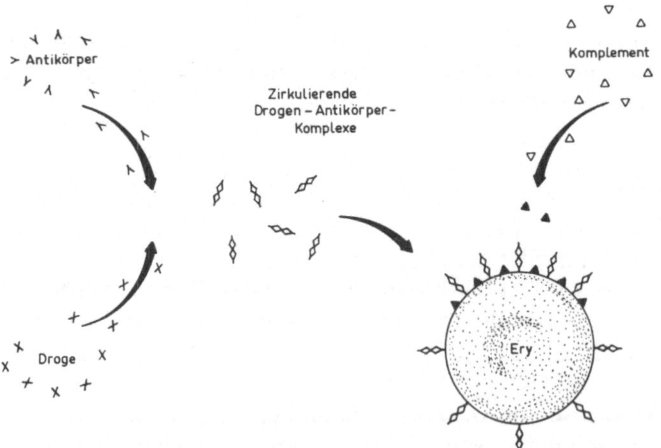

Abb. 1. Möglicher Mechanismus selektiver Affinität von Antikörper-Drogen-Komplexen zu Erythrozytenoberflächen mit gleichzeitiger Aktivierung von Komplement und Fixierung von Komplementkomponenten an die Blutzellen. Immunkomplextyp drogeninduzierter Heteroimmunhämolyse Variante I. Modifiziert nach Garratty (1972)

werden, ergeben dann in vitro sowohl mit Antischwerkettenserum wie auch mit Antikomplementserum einen positiven Coombstest.

Daneben kommt eine zweite Variante vor, bei der der Coombstest nur mit Antikomplementserum positiv ausfällt. Hier ist möglicherweise einer jener aus der Komplementforschung bekannten Mechanismen wirksam, wo erythrozyten-distanzierte Antikörper-Antigen-(hier Drogen-)Reaktionen das Komplement-system auf einem Nebenweg aktivieren und Komplementkomponenten auf „unschuldiganwesende" Erythrozyten übertragen (Thompson u. Rowe, 1968; Thompson u. Lachmann, 1970; Lachmann u. Thompson, 1970; Rother et al., 1974; Rother et al., 1976). Abb. 2 zeigt ein Schema dieser Variante.

Die klinischen Symptome der drogeninduzierten heteroimmunhämolyti-schen Anämie vom Immunkomplextyp treten in schweren Fällen nach der krankheitsauslösenden Pharmakongabe perakut bis subakut auf: Anaphylaktoi-de Zeichen, intravasale Hämolyse, Hämoglobinurie und (oft schwere) Anämie. Nierenversagen ist eine häufige Komplikation. Der direkte Antiglobulintest ist anfangs kurze Zeit positiv, und zwar bei der 2. Variante nur mit Antikomple-mentserum, bei der 1. auch mit Anti-IgG- oder Anti-IgM-Serum, welchen Immunglobulinklassen die bisher erfaßten Antikörper angehörten. Die Antikör-perspezifität und ihr Titer werden durch Simultaninkubation von Patientenserum (-Verdünnung), frischem kompatiblem Normalserum, Drogenlösung in „thera-peutischer" Konzentration und Standardtesterythrozyten bzw. Patientenery-throzyten mit den Parametern: Hämolyse und/oder Agglutination und/oder positivem Antiglobulintest bestimmt. Manche Pharmaka, z.B. Rifamycin, scheinen teilweise nur schwache oder unterschwellige hämolytische Reaktionen auszulösen. Nach Arzneimittelstop endet der hämolytische Prozeß bald. Das Nierenversagen ist ebenfalls auf eine Immunkomplexpathogenese verdächtig.

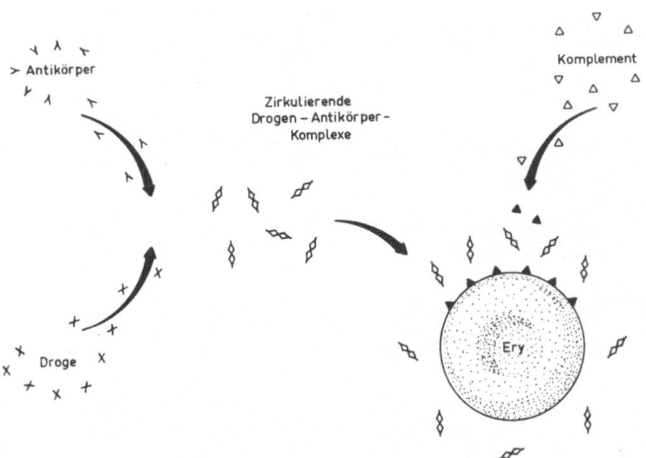

Abb. 2. Möglicher Mechanismus der Aktivierung von Komplement durch frei zirkulierende Drogen-Antikörper-Komplexe und Fixierung von Komplementkomponenten an Erythrozytenober-flächen ohne gleichzeitige Bindung von Drogen-Antikörper-Komplexen. Immunkomplextyp drogen-induzierter Heteroimmunhämolyse Variante II. Modifiziert nach Garratty (1972)

1.2 Der Haptentyp

Als Synonymon findet man in der Literatur auch das Wort „Penicillintyp". Es leitet sich davon ab, daß Penicillin der Hauptrepräsentant jener Arzneimittel ist, die diesen Typ heteroimmunhämolytischer Anämien induzieren können. Die bisher beschriebenen Risikopharmaka sind aus Tabelle 2 zu entnehmen.

Tabelle 2. Als Induktoren heteroimmunhämolytischer Anämien vom Haptentyp beschriebene Pharmaka

590	Carbromal[a]	2590	Penicilline
1760	Tolbutamid	3970	Tetracyclin
2561	Cefalotin		

[a] Apathogen, ohne hämolytische Anämie

Geordnet nach der Größe der chemischen Summenformel. Ordnungszahlen nach Negwer (1971)

Besonders gefährdend sind tagelange intravenöse Gaben hoher Penicillindosen. Danach bilden ca. 3% der Patienten Penicillinantikörper (Petz, 1971), von diesen erkranken aber nur wenige an einer hämolytischen Anämie. Hohe Titer und hohe Spezifität werden als Grund dieser Selektion diskutiert.

Der pathogenetische Schwerpunkt dieser Krankheitsgruppe ist für Penicillin gut fundiert: Ein Teil des zirkulierenden Pharmakons verbindet sich — wahrscheinlich kovalent — mit Oberflächenstrukturen der Patientenerythrozyten. Anders als beim Immunkomplextyp läßt sich hier ein konjugiertes Hapten erfassen. Die Penicilloylgruppe scheint die wichtigste Antigendeterminante zu sein. So ist die Antikörper-Drogen-Reaktion fest an die rote Blutzelle gebunden. Damit ist die Möglichkeit einer Erythrozytenschädigung plausibel, ebenso der obligat positive direkte Coombstest mit Anti-IgG, gelegentlich mit Anti-IgM

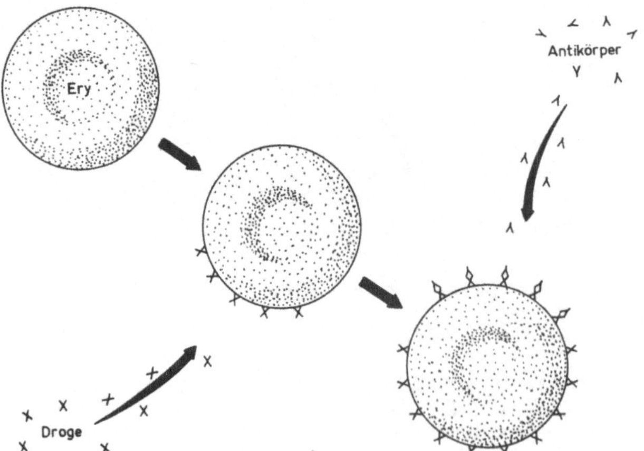

Abb. 3. Möglicher Mechanismus der Konjugierung einer Droge mit Erythrozytenoberflächenstrukturen und Reaktion drogenspezifischer Antikörper mit zellständigen Determinanten ohne Beteiligung des Komplementsystems. Haptentyp drogeninduzierter Heterohämolyse Variante I. Modifiziert nach Garratty (1972)

bzw. Anti-IgA (Bird et al., 1975 a, b). Abb. 3 zeigt das theoretische Schema des Mechanismus. Da bei dieser Variante kein Komplement im Spiel ist, können die durch Vermittlung der Droge antikörperbeladenen Erythrozyten nur extravasal sequestriert werden. Klinisch entwickelt sich die Anämie meist protrahiert und ist nicht so schwer wie bei akuten intravasalen Komplementhämolysen. Nach Arzneimittelstop klingt sie erst im Lauf mehrerer Wochen ab. Der direkte Coombstest kann monatelang positiv bleiben.

In wenigen Fällen sind nach Penicillintherapie auch akute intravasale Hämolysen mit Hämoglobinurie und schwerer Anämie sowie ein zusätzlich mit Antikomplementserum positiver direkter Antiglobulintest beschrieben worden (Bird, et al., 1975 a, b; Ries et al., 1975). Bei diesen Patienten muß der Hämolysemechanismus entweder nach dem Immunkomplextyp oder nach einer in Abb. 4 skizzierten zweiten Variante des Haptentyps mit gleichzeitiger Aktivierung des Komplementsystems und Fixierung von Komplementkomponenten an die Patientenerythrozytenoberfläche erfolgt sein. Die beiden Fälle von Bird et al. (1975 a, b) sind wegen der verhältnismäßig geringen hämolyseauslösenden Penicillindosen auf den Immunkomplextyp verdächtig. Bei dem von Ries et al. (1975) publizierten Fall diskutieren die Autoren entweder den Immunkomplextyp oder eine Kombination desselben mit dem Haptentyp der Variante I. Wir möchten auch die Variante II des Haptentyps zur Diskussion stellen. In vitro scheint dieser Reaktionsmodus jedenfalls nach eigenen bisher unveröffentlichten Untersuchungen mit einem hochtitrigen chininspezifischen Antiserum möglich zu sein.

Nierenversagen wurde beim Haptentyp bisher seltener als beim Immunkomplextyp beobachtet. Spezifität und Titer der drogenspezifischen Antikörper werden beim Haptentyp nicht mit dem oben erwähnten Simultantest, sondern mit einem Zweistufentest bestimmt: Zunächst werden Testerythrozyten bei geeignetem pH-Wert in einer Lösung des betreffenden Arzneimittels inkubiert,

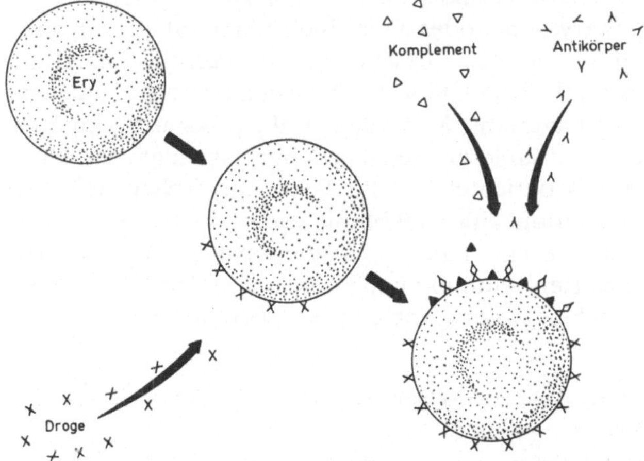

Abb. 4. Möglicher Mechanismus der Konjugierung einer Droge mit Erythrozytenoberflächenstrukturen und Reaktion drogenspezifischer Antikörper mit zellständigen Determinanten unter gleichzeitiger Aktivierung von Komplement und Fixierung von Komplementkomponenten an die Blutzelloberfläche. Haptentyp drogeninduzierter Heteroimmunhämolyse Variante II

deren Konzentration die der „therapeutischen" erheblich überschreitet, mit dem Ziel, Drogen-Erythrozyten-Konjugate zu erzeugen. In einem zweiten Testabschnitt werden die so präparierten und drogenfrei gewaschenen Erythrozyten im Patientenserum (mit oder ohne frischem Normalserum) inkubiert und danach auf Hämolyse und/oder Agglutination und/oder positiven Antiglobulintest beurteilt. Für den Nachweis von Penicillin- und Cephalotinantikörpern haben Spath et al. (1971, 1973) eine optimale Methode ausgearbeitet.

Nach einer Cephalotintherapie sind bisher nur wenige Fälle drogeninduzierter hämolytischer Anämie beschrieben worden (Gralnick et al., 1971; Lemole et al., 1972). Häufig bewirken Cephalosporine jedoch einen apathogenen, wahrscheinlich „falschpositiven" direkten Coombstest durch nichtimmunologische Anlagerung von Plasmaproteinen an die Oberfläche der mit dem Antibiotikum besetzten roten Blutzellen (Gralnick et al., 1971; u. a.).

2. Drogeninduzierte autoimmunhämolytische Anämien

Sie sind auch als „Methyldopatyp" bezeichnet worden, da sie unter Langzeittherapie mit diesem Arzneimittel zuerst beobachtet worden sind. In dieser Krankheitsgruppe induziert das Pharmakon nach mehrmonatiger Einnahme die Produktion antierythrozytärer *Autoantikörper* der IgG-Klasse. Sie sind oft rhesusspezifisch, bleiben allerdings meist apathogen. Drogenspezifische Heteroantikörper entstehen in der Regel nicht. Die bisher beschriebenen Risikopharmaka zeigt Tabelle 3. Unter ihnen sind die immunpathologischen Nebenwirkungen des Methyldopas an der weitaus größten Patientenzahl untersucht worden: Methyldopa (Hunter et al., 1971; u. a.), Levodopa (Henry et al., 1971) und Chlorpromazin (Dubois et al., 1972; u. a.) sind auch als mögliche Induktoren (meist apathogener) antinukleärer Antikörper und LE-Zellfaktoren bekannt. Nach Chlorpromazin-Langzeittherapie sind klinisch manifeste drogeninduzierte Fälle von systemischem Lupus erythematodes ohne eine Anämie, aber auch ohne Prüfung des Erythrozytenantiglobulintests beschrieben worden (Fabius et al., 1971; Dubois et al., 1972; u. a.). Bei der Chlorpromazin-induzierten (Hadnagy, 1976) und den Methyldopa-induzierten (Worlledge et al., 1966; u. a.) autoimmunhämolytischen Anämien wird andererseits über keine systematische klinische und serologische Diagnostik berichtet, welche die hämolytischen Anämien mit Sicherheit als Teilmanifestation eines inkompletten systemischen Lupus erythematodes ausschließen läßt. So muß die Frage einer etwaigen Überschneidung der beiden drogeninduzierten Autoimmunprozesse in vielen Fällen offen bleiben. Das ändert jedoch nichts an der Beobachtung, daß die Pharmaka der

Tabelle 3. Als Induktoren antierythrozytärer Autoantikörper ohne oder mit autoimmunhämolytischen Anämien beschriebene Pharmaka

| 925 | Levodopa | 2364 | Acidum mefenamicum |
| 1166 | Methyldopa | 2770 | Chlorpromazinhydrochlorid |

Geordnet nach der Größe der chemischen Summenformel. Ordnungszahlen nach Negwer (1971)

Tabelle 3 antierythrozytäre Autoantikörper induzieren können. Interessant ist, daß Chlorpromazin auch als Induktor einer heteroimmunhämolytischen Anämie vom Immunkomplextyp beschrieben worden ist (Lindberg, Nordén, 1961).

Die Inzidenz eines positiven direkten, z. T. auch indirekten Antiglobulintests vom IgG-Typ unter Methyldopatherapie liegt bei einer Auswertung von 2024 Fällen des Schrifttums im Durchschnitt bei 12%, die Inzidenz einer gleichzeitigen autoimmunhämolytischen Anämie bei 0,4% (Ohst, 1969). Bei den übrigen Medikamenten der Tabelle 3 dürften die analogen Zahlen niedriger liegen. Hier fehlen systematische oder prospektive Studien. Die Häufigkeit der pathologischen Immunreaktion nimmt zu, je höhere Dosen von Methyldopa gegeben werden. Da der Autoantikörperbildung aber notwendigerweise eine (reversible) partielle Immuntoleranzstörung zugrunde liegen muß, ist die Annahme einer dispositionellen Komponente auch hier nicht zu umgehen.

Drogeninduzierte autoimmunhämolytische Anämien entwickeln sich allmählich und können Hämoglobinwerte unter 8 g/dl erreichen. Nach Arzneimittelstop klingen sie (auch ohne Kortikoidtherapie) in ein bis zwei Monaten ab. Der direkte Antiglobulintest kann trotz hämatologischer Remission bis zu einem Jahr und länger positiv bleiben. An solchen Verläufen sieht man, wie eine pathogene in eine apathogene Autoantikörpervariante übergeht und wie lange es dauert, bis eine drogeninduzierte Immuntoleranzstörung wieder vollständig ausgeglichen ist.

Literatur[2]

1. Bird, G. W., McEvoy, M. W., Wingham, J.: Acute haemolytic anaemia due to IgM penicillin antibody in a 3-year-old child: a sequel to oral penicillin. J. clin. Path. **28**, 321 (1972a)
2. Bird, G. W., Wingham, J., Gunstone, R. F., Smith, A. G.: Letter: Acute haemolytic anaemia due to IgM and IgA penicillin antibody. Lancet **1975 II** 462
3. Dameshek, W.: Autoimmunity: theoretical aspects. Ann. N. Y. Acad. Sci. **124,** 6 (1965)
4. Dubois, E. L., Tallman, E., Wonka, R. A.: Chlorpromazine (Thoracine) induced systemic lupus erythematosus (SLE). Case report and review of the literature. J. Amer. med. Ass. **221,** 595 (1972)
5. Fabius, A. J. M., Gaulhofer, W. K.: Systemic lupus erythematosus induced by psychotropic drugs. Acta rheum. scand. **17,** 137 (1971)
6. Fischer, J. T.: Medikamentös bedingte immunhämolytische Anämien. Dtsch. med. Wschr. **98,** 2407 (1973)*
7. Furlong, M. B. Jr.: Drug-induced immune hemolytic anemia. Postgrad. Med. **56,** 193 (1974)*
8. Garratty, G.: Drug related problems. In: A Seminar on problems encountered in pre-transfusion tests. p. 33—58. Washington/D. C.: American Association of blood banks 1972
9. Garratty, G., Petz, L. D.: Drug-induced immune hemolytic anemia. Amer. J. Med. **58,** 398 (1975)*
10. Gralnick, H. R., McGinnis, M. H., Elton, W., McCurdy, P.: Hemolytic anemia associated with cephalotin. J. Amer. med. Ass. **217,** 1193 (1971)
11. Hadnagy, Cs.: Coombs-positive haemolytic anaemia provoked by chlorpromazine. Lancet **1976 I,** 423

---

[2] Differenzierte Literaturangaben in einer ausführlichen Publikation („Blut" 1979). Übersichtsarbeiten sind mit einem Sternchen bezeichnet

12. Harris, J. W.: Studies on the mechanism of drug-induced hemolytic anemia (Abstract). J. Lab. clin. Med. **44,** 809 (1954)
13. Harris, J. W.: Studies on the mechanism of a drug-induced hemolytic anemia. J. Lab. clin. Med. **47,** 760 (1956)
14. Henry, R. E., Goldberg, L. S., Sturgeon, F., Ansel, R. D.: Serologic abnormalities associated with L-Dopa therapy Vox Sang. **20,** 306 (1971)
15. Hunter, E., Raik, E., Gordon, S.: Incidence of positive Coombs' test, LE cells, and antinuclear factor in patients on alpha-methyldopa („Aldomet") therapy. Med. J. Aust. **2,** 810 (1971)
16. Lachmann, P. J., Thompson, R. A.: Reactive lysis: the complement-mediated lysis of unsensitized cells. II. The characterization of activated reactor as C56 and the participation of C8 and C9. J. exp. Med. **131,** 643 (1970)
17. Lemole, G. M., Fadali, A. M. A., Molthan, L.: Cephalotin-induced tachycardia following aortic-valve replacement. J. Amer. med. Ass. **221,** 593 (1972)
18. Lindberg, L. G., Nordén, A.: Severe hemolytic reaction to chlorpromazine. Acta med. scand. **170,** 196 (1961)
19. Maas, D., Schubothe, H., Weber, S.: Arzneimittelallergische hämolytische Anämien. Fol. haemat. (Lpz.) **101,** 372 (1974)*
20. Müller, U.: Medikamentös-allergische Schäden des Blutes. Schweiz. med. Wschr. **105,** 1065 (1975)*
21. Negwer, M.: Organisch-chemische Arzneimittel und ihr Synonyma, 4. Aufl. Berlin: Akademie-Verlag 1971
22. Ohst, R.: Untersuchungen über die Häufigkeit des Auftretens Alpha-methyldopa-induzierter Autohämantikörper. Dissertation Freiburg 1969
23. Petz, L. D.: Immunologic reactions of humans to cephalosporins. Postgrad. med. J. **47** (Suppl.) 64 (1971)
24. Petz, L. D., Garratty, G.: Drug induced haemolytic anaemia. Clin. Haematol. **4,** 181 (1975)*
25. Ries, C. A., Rosenbaum, T. J., Garratty, G., Petz, L. D., Fudenberg, H. H.: Penicillin-induced immune hemolytic anemia. Occurence of massive intravascular hemolysis. J. Amer. med. Ass. **233,** 432 (1975)
26. Rother, U., Hänsch, G., Menzel, J., Rother, K.: Deviated lysis: Transfer of complement lytic activity to unsensitized cells I. Z. Immun.-Forsch. **148,** 172 (1974)
27. Rother, U., Hänsch, G., Rother, K.: Deviated lysis: Transfer of complement lytic activity to unsensitized cells II. Z. Immun.-Forsch. **151,** 424 (1976)
28. Schubothe, H.: Durch Arzneimittel induzierte immunhämolytische Anämien (chemisch-allergische hämolytische Anämien). In: Hdb. d. Inneren Med. Bd. II, **2,** S. 458. Berlin—Heidelberg—New York: Springer 1970*
29. Schwartz, R. S.: Mechanism and chemotherapy of immunologic diseases. Postgrad. Med. **37,** 87 (1965)
30. Spath, P., Garratty, G., Petz, L. D.: Studies on the immune response to penicillin and cephalotin in humans. I. Optimal conditions for titration of hemagglutinating penicillin and cephalotin antibodies. J. Immunol. **107,** 854 (1971)
31. Spath, P., Garratty, G., Petz, L. D.: Nachweismethoden und klinische Bedeutung hämagglutinierender Penicillin- und Cephalosporinantikörper. Med. Lab. **26,** 249 und 272 (1973)
32. Thompson, R. A., Rowe, D. S.: Reactive haemolysis — a distinctive form of red cell lysis. Immunolgy **14,** 745 (1968)
33. Thompson, R. A., Lachmann, P. J.: Reactive lysis: the complement-mediated lysis of unsensitized cells. I. The characterisation of the indicator factor and its identification as C7. J. exp. Med. **131,** 629 (1970)
34. Worlledge, S. M., Carstairs, K. C., Dacie, J. V.: Autoimmune haemolytic anaemia associated with alpha-methyldopa therapy. Lancet **1966 II,** 135
35. Worlledge, S. M.: Immune drug-induced hemolytic anemias. Semin. Hemat. **10,** 327 (1973)*
36. Worlledge, S. M.: Immune drug-induced haemolytic anaemias. In: R. A., Girwood (ed.): Blood diseases to drugs and other agents. p. 11. Amsterdam: Elsevier 1974*

Erythrozytenzyme und Arzneimittel

G. W. Löhr, H. Arnold und K. G. Blume

Medizinische Universitätsklinik Freiburg/Br.

Es ist allgemein bekannt, daß Patienten unterschiedlich auf dasselbe Medikament reagieren. Meistens wird die Dosierung von Arzneimitteln anhand der Parameter Alter, Geschlecht, Körpergewicht oder Oberfläche und Konstitution des Patienten ermittelt. Man trifft jedoch innerhalb von Bevölkerungsgruppen, ja manchmal sogar in einer Sippe, eine spezifische Variabilität in der Reaktionsweise auf Pharmaka, die entweder eine verstärkte oder aufgehobene Wirkung und vor allem neuartige Nebenwirkungen zeigen, deren weitere Analyse auf eine genetische Belastung hinweist. Aus dieser Beobachtung entwickelte sich das noch relativ junge Gebiet der *Pharmakogenetik*. Im allgemeinen erwartet man auf eine Gabe von bestimmten Arzneimitteln oder Chemikalien eine unimodale Variabilität in Form einer Gaußschen Glockenkurve. Kommt es aber plötzlich zu einer bimodalen Verteilung der Reaktionen auf ein Arzneimittel, so spricht dieses für genetisch bedingte Variationen, die dann durch Familien-Untersuchungen erhärtet werden müssen. Gerade für den Genetiker ist die diskontinuierliche Verteilung von besonderem Interesse (s. Abb. 1).

Metabolisierung, Entgiftung und Ausscheidung von Arzneimitteln werden durch Enzyme katalysiert. Die Hauptursache für eine verschiedene Sensitivität oder Resistenz gegenüber Drogen ist die Variabilität der genetischen Informationen für die Synthese von Enzymproteinen. Die Abb. 2 zeigt die Zusammenhänge zwischen dem genetischen Code und der Bildung eines aktiven Enzymproteins beim Normalen, Heterozygoten und atypisch Homozygoten. Meistens werden nur die atypisch Homozygoten betroffen, da der Rest an normalem Enzym beim

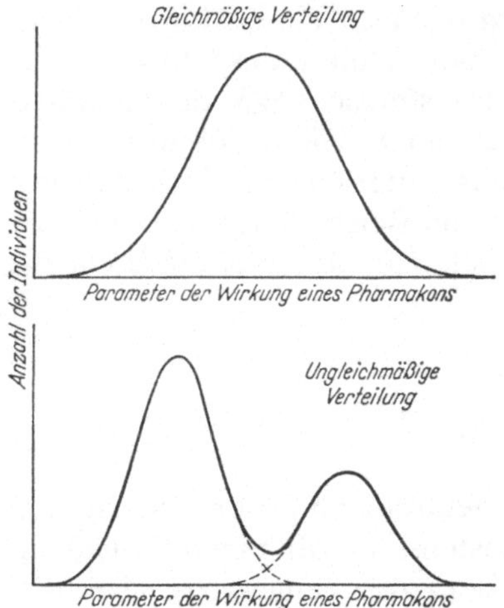

Abb. 1. Gleichmäßige und ungleichmäßige Verteilung der Werte

Heterozygoten für eine normale Funktion ausreicht. Es gibt jedoch auch Ausnahmen. Bei enzymatisch gesteuerter Reaktion kann man folgende Möglichkeiten der Störung unterscheiden:

1. Es findet keine Proteinsynthese statt, das betreffende Enzym fehlt völlig.
2. Das Enymprotein wird in verringertem, nicht ausreichenden Maße gebildet (stark verminderte Enzymaktivität).
3. Das Enzymprotein wird im Überschuß synthetisiert (stark erhöhte Enzymaktivität).
4. Das synthetisierte Enzym ist defekt und dadurch mehr oder weniger gegenüber der Norm in seiner Aktivität, seiner Subtrataffinität, seinem Verhalten gegenüber Effektoren und Inhibitoren und in seinen physikochemischen Eigenschaften (Stabilität, Elektrophorese) verändert.

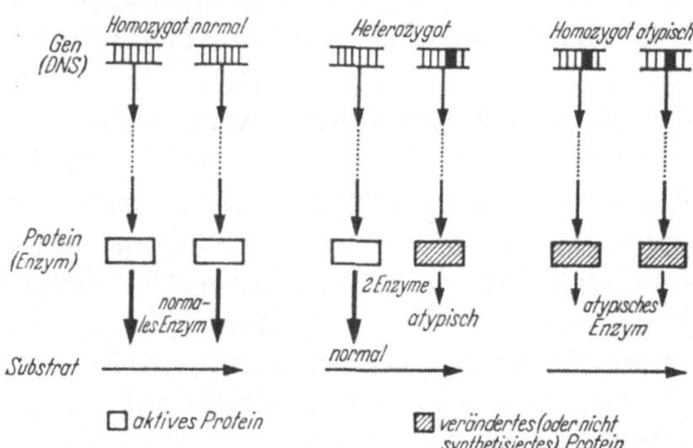

Abb. 2. Gen-Dosis-Effekt in der Synthese von Enzymvarianten

Pharmakogenetische Phänomene, die sich in einer Resistenz gegenüber Arzneimitteln äußern, sind z. B. die erbliche Cumarin-Resistenz, der intraokulare Druckanstieg nach lokaler Dexamethason-Applikation, das Fehlen der anaphylaktischen Reaktion auf Dextran bei Ratten, der Atropin-Esterase-Mangel bei Kaninchen und die Akatalasie in Japan [19]. Dagegen sind Beispiele für eine erhöhte Sensitivität gegen Medikamente der Pseudocholin-Esterase-Polymorphismus, die Unverträglichkeit von Acetophenetidin, die Defizienzen der Erythrocytenenzyme Glucose-6-Phosphatdehydrogenase, der 6-Phosphogluconatdehydrogenase, der Glutathionperoxidase, der Glutathionsynthetase, der Glutathionreductase, der Defekt der N-Acetyltransferase, sowie die hämolytischen Reaktionen auf Medikamente bei bestimmten Hämoglobinvarianten. Diese Liste ließe sich noch erweitern, soll aber aus Zeitgründen nicht ausführlich besprochen werden. Ich nenne nun einige typische Beispiele für hämolytische Anämien bei Störung im Glutathionstoffwechsel; zur Orientierung dient die Abb. 3.

Glucose-6-Phosphatdehydrogenase-Defizienz

Dieser 1956 in den USA [11, 3] und 1957 in Deutschland [39] entdeckte und weltweit verbreitete Enzymdefekt befällt mindestens 100 Millionen Individuen in der Weltbevölkerung. Die G-6-PD-Defizienz ist keineswegs genetisch

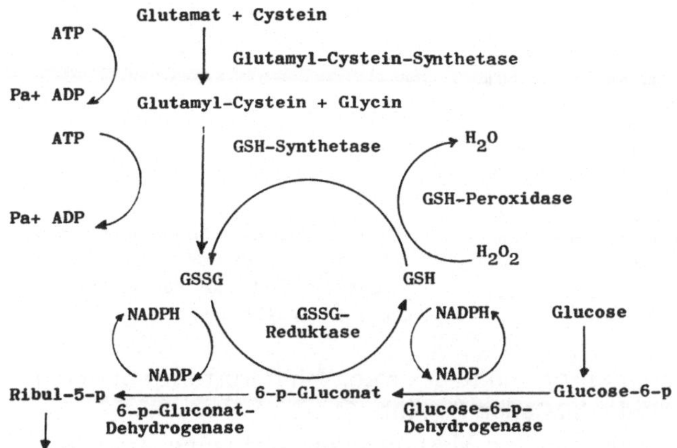

Abb. 3. Glutathionstoffwechsel

einheitlich, es sind inzwischen über hundert verschiedene Varianten beschrieben worden [7]. So dominiert bei 10—20% aller US-amerikanischen Neger, die stammesgeschichtlich ihren Ursprung in West-Afrika haben, die Mutante Gd(A⁻), die nach Einnahme von zahlreichen Antimalaria-Mitteln eine drogeninduzierte hämolytische Krise entwickeln. Bei den mediterranen und asiatischen Populationen ist dagegen der pathologische Phänotyp Gd(B⁻) das häufigste Defekt-Enzym, das nach populationsgenetischen Untersuchungen bei 3—10% aller Inder, Iraner, Griechen und Iraker, 25% aller Sardinier sowie 40—60% der sephardischen Juden vorkommt.

Ähnlich wie bei einem Teil der Hämoglobinopathien, kommt die G-6-PD-Defizienz häufig in den Ländern vor, in welchen die tropische Malaria epidemisch verbreitet ist [34] (s. Abb. 4). Der Erreger, das Plasmodium falciparum, kann nicht wachsen und sich vermehren, wenn das oxidierte Glutathion (GSSG) in den Zellen vermehrt ist [26]. Das erklärt das häufige Vorkommen der G-6-PD-Defizienz, was also eine positive Selektionschance bedeutete. In den letzten Jahren verschwindet sie allerdings durch eine Reihe von Chinolin-haltigen Antimalaria-Mitteln.

In der Abb. 5 sind die Hämolyse-erzeugenden Medikamente zusammengestellt. Nach Einnahme dieser Drogen sowie bei dem mediterranen Typ Gd(B⁻) nach dem Genuß von Vicia fava und anderen Leguminosen entwickelt sich eine stürmische hämolytische Krise mit dem Auftreten von Heinzschen Innenkör-

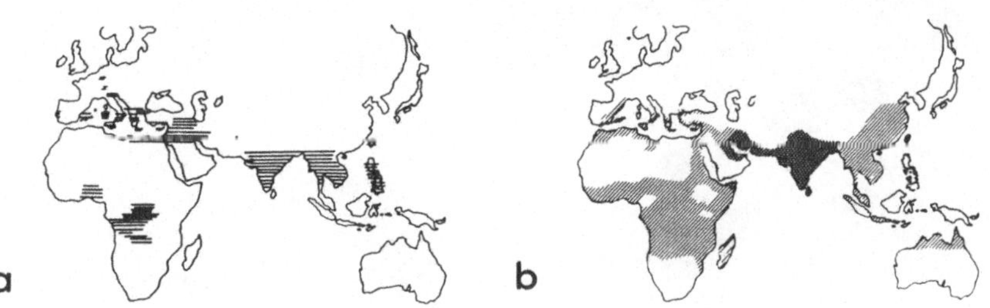

Acetanilid	3,5 g	Nitrofurantoin	400 mg
Phenylhydrazin	30 mg	Furazolidon	400 mg
Sulfanilamid	3,6 g	Furaltadon	1,0 g
Sulfacetamid	–	Primaquin	30 mg
Sulfapyridin	4,0 g	Pamaquin	30 mg
Sulfamethoxypyridazin	2,0 g	Pentaquin	30 mg
Salicylazosulfapyridin	6,8 g	Chinocide	30 mg
Thiazosulfon	–	Naphthalin	–
Diaminodiphenylsulfon	200 mg	Neosalvarsan	600 mg
Trinitrotoluol	–	Chloramphenicol	1,0 g
Nitrofurazon	1,5 g	Favabohnen	–

Die angegebenen Mengen waren die entsprechenden Tagesdosen

Abb. 5. Pharmaka und andere Substanzen, die bei Glucose-6-Phosphatdehydrogenase-Defizienz nachweislich Hämolyse erzeugt haben

pern, die denaturierte Oxidationsprodukte des roten Blutfarbstoffes mit Glutathion, also gemischte Disulfide darstellen (s. Abb. 6).

Zur Diagnostik stehen verschiedene Methoden zur Verfügung, am einfachsten und billigsten, bei uns aber nicht erhältlich, ist ein Screening-Test nach Beutler, der die Fluoreszenzeigenschaften des bei der G-6-PD-Reaktion entstehenden NADPH ausnutzt [4]. Exakter ist der photometrische Enzymtest [6].

Die WHO hat 1967 Richtlinien zur Bestimmung und Charakterisierung der verschiedenen genetisch bedingten Varianten der G-6-PD ausgearbeitet und empfohlen, wobei die Enzymaktivität, das pH-Optimum, die Affinität gegenüber dem natürlichen Substrat G-6-P und dem Koenzym NADP, die Affinität für 2-Desoxyglucose-6-posphat, die elektrophoretische Wanderungsgeschwindigkeit im Stärke-Gel und die Thermostabilität zu messen sind. Mit diesen Methoden sind über 100 verschiedene Mutanten beschrieben worden, die im allgemeinen nach ihrem Entdeckungsort benannt sind, ein Beispiel gibt die Abb. 7. Auch in Deutschland beobachten wir nun immer mehr hämolytische Anämien auf dem Boden von G-6-PD-Defizienzen, importiert durch die mediterranen Gastarbeiter-Familien.

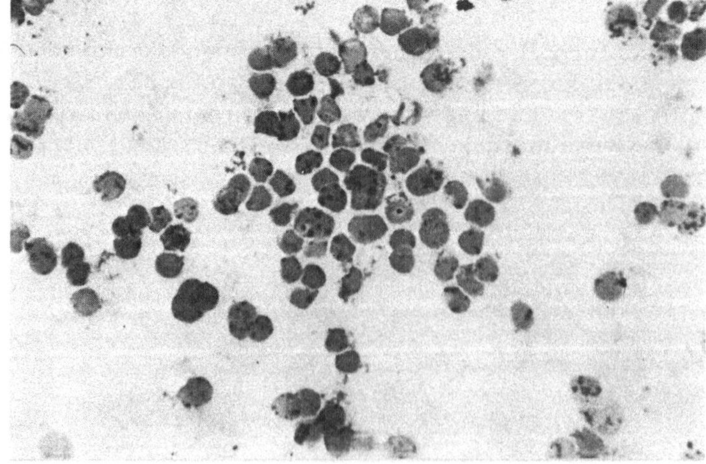

Abb. 6

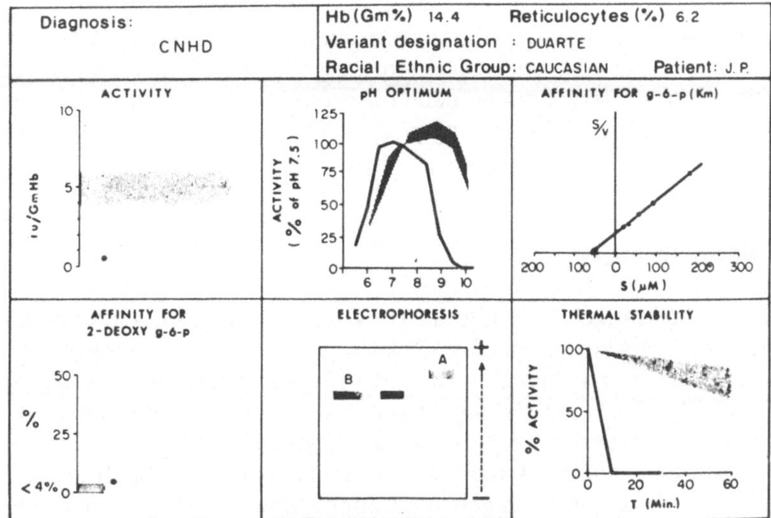

Abb. 7. Klinische und enzymatische Charakteristiken einer Glucose-6-Phosphatdehydrogenase-Mutante

Die 6-Phosphogluconat-Dehydrogenase-Defizienz

Sie ist außerordentlich selten und wurde erstmals 1964 beschrieben [28]. Nur wenige weitere Fälle sind zusätzlich bekannt geworden [10, 37, 38]. Nur in einigen Fällen fand sich eine hämolytische Anämie mit vermehrter Instabilität des reduzierten Glutathions (GSH) und Heinz-Körper-Bildung, sowie eine Verschlechterung nach Sulfonamiden. In einem Fall scheint der Defekt ganz ohne klinische Relevanz gewesen zu sein.

Die Glutathion-Peroxidase-Defizienz

Dieser Defekt scheint etwas häufiger zu sein. Die erste Mitteilung berichtet über ein Neugeborenes mit schwerem Ikterus und einer hämolytischer Anämie mit Heinz-Körpern [20]. Das Enzym ist bei Neugeborenen weniger aktiv als bei älteren Kindern und Erwachsenen [20]. Es katalysiert den Abbau von spontan und medikamentös entstehenden Peroxiden mit Hilfe von reduziertem GSH, wobei GSSG und Wasser entsteht. Das GSSG wird durch die Glutathionreductase wieder zu GSH reduziert. Das Enzym ist Selen-haltig [16] und seine Aktivität korreliert zum Selen-Gehalt des Blutes [21].

Üblicherweise geht die Hämolyse bei den betroffenen Neugeborenen im Lauf der ersten Monate zurück und nach etwa 6 Monaten sind sie klinisch asymptomatisch. Nur bei verstärktem oxidativen Streß durch die Medikamente Acetyl-salicyl-säure, Furantoin, Sulfisoxazol und ähnliche in höherer Dosis kommt es zu hämolytischen Episoden, anscheinend auch bei heterozygoten Erwachsenen [35]. Im Hinblick auf die anfällige Bestimmungsmethode des

Enzyms, wobei wir den gekoppelten photometrischen Test verwenden [22], und die Abhängigkeit der Enzymaktivität von einem exogenen Faktor (Selen), ist bei der Interpretation von Meßergebnissen nach unserer Erfahrung große Vorsicht geboten. Wegen der starken Schwankungen des Selen-Gehaltes der Nahrung führen auch Familienuntersuchungen gelegentlich in die Irre.

Glutathion-Synthesestörungen

Hier kann sowohl ein Mangel an γ-Glutamyl-cystein-Synthetase, wie auch an Glutathion-Synthetase vorkommen. Die Defizienz des ersten Enyms wurde erstmals 1972 [25], die des zweiten Enzyms 1961 [36] und später von mehreren Autoren publiziert [9, 33]. Der Erbgang ist wahrscheinlich autosomal rezessiv. Bei allen diesen Kranken war der GSH-Gehalt der Erythrozyten stark erniedrigt, die Heinz-Körperbildung nach Inkubation mit Acetyl-phenylhydrazin (APH) deutlich erhöht, nach Exposition gegen Saubohnen oder 8-Aminochinolinen traten hämolytische Anämien auf, nach eigenen Beobachtungen auch nach Einnahme von Latschenkieferöl [30], sowie nach Radium-Einlagen und Röntgenbestrahlung [40]. Der Defekt der Glutathion-Synthetase kann auch zu einer 5-Oxoprolinurie führen, da möglicherweise der Aufstau von γ-Glutamyl-cystein zu einer vermehrten Bildung von 5-Oxoprolin führt [41].

Glutathion-Reductase-Defizienz

Dieses Enzym besteht aus zwei gleichgroßen Untereinheiten, die je ein Flavin-Adenin-Dinucleotid als prothetische Gruppe enthalten. Das Enzym hat die physiologische Aufgabe, oxidiertes Glutathion mit Hilfe von NADPH oder NADH immer wieder zu GSH zu reduzieren. So ist es wichtig für die Integrität nicht nur des GSH-Pools, sondern auch für den Hexose-Monophosphat-Zyklus. Eine partielle Defizienz der Erythrozyten-GR wurde in Verbindung mit verschiedenen Bluterkrankungen, wie hämolytischen Anämien und Panmyelopathien beschrieben [15, 12, 29]. Populationsgenetische Studien zeigten einen scheinbar dominanten Erbgang der GR-Aktivität [8]. Panmyelopathien mit Chromosomenaberrationen wurden von uns zusammen mit T. Schroeder beobachtet. Hochspannungselektrophoresen auf Zelluloseacetat zeigten bei einigen Probanden nur eine statt zwei Enzymbanden. Später stellte sich heraus, daß fast alle diese angeblichen Enzymdefizienz-Träger in Wirklichkeit nur einen Mangel des Co-Enyms FAD hatten, der nach Zusatz von FAD zum Hämolysat oder nach oraler Gabe von Riboflavin zu einer Restaurierung der Enzymaktivität führte [18, 5]. Trotzdem blieben einige wenige Fälle übrig, die sich durch Riboflavin nicht normalisieren ließen [31, 1].

Die von uns mitgeteilten hämatologischen Erkrankungen auf dem Boden von genetischen Enzymdefizienzen der Erythrozyten, die erst nach der Einnahme von Pharmaka klinisch manifest werden, zeigen die *Bedeutung des reduzierten Glutathions* für den Stoffwechsel, für die Arzneimittelmetabolisierung und Entgiftung. Darüber hinaus wirkt das GSH noch bei der zellulären Proteinsynthese und bei der Freisetzung von Neuro-Transmittersubstanzen an den Endplatten mit [27]. Eine Übersicht hierüber ist 1975 erschienen [2].

Studien von Cohen und Hochstein sowie anderen haben gezeigt, daß eine Reihe von oxidierenden Substanzen, wie 8-Aminochinoline, Sulfonamide, Nitrofurane usw.., organische Peroxide bilden, wobei die Gegenwart von Oxyhämoglobin essentiell ist [14]. Diese Peroxide bzw. deren Radikale belasten nun immer wieder den GSH-Pool der Zellen, der zunächst durch Aktivierung des Hexosemonophosphat-Zyklus NADPH und damit GSH nachschiebt; er wird also stimuliert. Erst Überschreiten einer kritischen Peroxidbildung bzw. Störung der GSH-Bildung durch die Enzyme des Hexosemonophosphat-Shunts und der Glutathion-Synthese bzw. -Reduktion können zu einem schnellen und kritischen Zusammenbruch des GSH-Pools der Zellen führen, wobei dann auf die Sulfhydride der Membranproteine und der Enzyme zurückgegriffen wird: Die Zellen hämolysieren und bilden mit dem oxidativ denaturierten Hämoglobin gemischte Glutathion-Disulfide.

Eine weitere wichtige Funktion des GSH ist die Entgiftung und der Abbau von zugeführten halogenierten aromatischen Kohlenwasserstoffen, wie Brombenzol, Chlorbenzol sowie einer Reihe von aromatischen und aliphatischen Verbindungen, einschließlich Naphthalin und Anilin. Hierbei wirken die in der Leber lokalisierten Enzyme Glutathion-S-Transferase, γ-Glutamyltranspeptidase, weitere Peptidasen und Acetylasen mit, wobei dann sogenannte Mercaptursäuren gebildet und in der Niere ausgeschieden werden [13]. Reduziertes Glutathion spielt außerdem bei der Reduktion von Dehydroascorbinsäure eine essentielle Rolle, und es ist von Interesse, daß es bei der Entwicklung des Linsenkataraktes, welcher durch verschiedene Medikamente, die Naphthalin, Naphthochinon u. a. Chinone, sowie auch durch Galaktoseinfusionen bei der erblichen Galaktosämie hervorgerufen werden kann, in der Linse steil abfällt. Weiter spielt der γ-Glutamylzyklus bei dem Transport von Aminosäuren in die Zellen und durch die Zerebrospinal-Blutbarriere eine wichtige Rolle (s. Abb. 8) [32].

Zusammengefaßt können genetische Varianten der Enzymproteine der Erythrozyten zum Auftreten von Nebenwirkungen und Krankheitsbildern nach Einnahme von bestimmten Medikamenten führen, welche meistens den GSH-Pool des Organismus betreffen.

Methämoglobin-Reductase-Defizienz

Medikamente können aber auch direkt in die Sauerstoff-Transportfunktion der Erythrozyten eingreifen. Ein Hämoglobin-Molekül besitzt vier Eisenatome. Durch spontane Oxidation in Gegenwart von Sauerstoff und Peroxiden wird ständig ein Teil des zweiwertigen Eisens zur dreiwertigen Form oxydiert, wobei Methämoglobin entsteht, welches für die reversible Bindung von Sauerstoff ausfällt. Durch zwei Enzymsysteme wird das spontan physiologischerweise gebildete dreiwertige Methämoglobineisen dauernd wieder reduziert; hierfür ist etwa 10% des Erythrozytenstoffwechsels erforderlich. Normalerweise liegt der Gehalt an Methämoglobin unter 1% des Gesamtblutfarbstoffes. Man erkennt es an seinen spektralen Eigenschaften mit einem Gipfel bei 630 nm und einer schokoladenbraunen Farbe. Schon bei Normalpersonen kann der Gehalt an Methämoglobin durch toxische Einwirkung ansteigen, z. B. durch aromatische Amine, Nitrite, Sulfonamide, Phenacetin, Lidocain u. a. Von diesen toxischen Methämoglobinämien müssen wir die genetischen unterscheiden, bei denen die Reduktion von Methämoglobin zu Hämoglobin gestört bzw. die Oxidierbarkeit des Hämoglobinmoleküls zu Methämoglobin erblich verstärkt ist. Es handelt sich hierbei einmal um genetische Defekte des Hämoglobinmoleküls selbst, die sogenannten Hämoglobin-M-Krankheiten, zum anderen um Defekte im Enzymsystem der Methämoglobinreductasen.

Seit den ersten Beobachtungen eines autosomal-rezessiven Methämoglobin-Reductasedefektes 1948 [17] sind über 300 Fälle publiziert worden [24]. Klinisch haben die Patienten von Geburt an eine schmutzig-graue Zyanose, welche oft zu der Fehldiagnose eines angeborenen Herzfehlers führt. Die Patienten sind dabei aber leistungsfähig, ihre Lebenserwartung nicht verkürzt. Bei den meisten Betroffenen liegt der Methämoglobingehalt bei 10 bis 25%, bei einzelnen über 30 bis 40% des Gesamtblutfarbstoffes. Erst oberhalb dieser Konzentration tritt eine mäßige Dyspnoe mit Kopfschmerzen und Schwindelgefühl auf, bei gut einem Zehntel aller Fälle wurden Debilität und andere neurologische Störungen mitgeteilt. Gefährdet sind jedoch diese nur wenig beeinträchtigten Methämoglobin-Reductasemangelträger durch Pharmaka, wie Amine, Primaquin, Chloroquin, Diaminodiphenylsulfon, Nitrite, Sulfonamide, Phenacetin u. a., die hier schnell zu einer schweren Zunahme der Methämoglobinämie führen. Bei den heterozygoten Trägern des Methämoglobinreductasemangels bestehen Restaktivitäten von über 60% der Norm, es entwickelt sich normalerweise keine Methämoglobinämie; diese kann jedoch nach den oben erwähnten Medikamenten auftreten. Erst die Homozygoten mit Restaktivitäten von 0 bis 20% sind Zyanotisch. Die Diagnose wird durch einen optischen Test gestellt [23].

Neugeborene haben physiologischerweise eine Methämoglobinreductaseaktivität von nur 50 bis 60%, die normalerweise zur Blutfarbstoffreduktion ausreichend ist. Gefährdet sind Neugeborene aber durch nitrathaltiges Trinkwasser, welches besonders bei Coliinfektionen des Darmes zu Nitrit reduziert und dann resorbiert wird und eine Methämoglobinämie auslösen kann.

Ich hoffe, daß es mir gelungen ist, zu zeigen, daß pharmakogenetische Nebenwirkungen unerwartet und häufig auftreten können. Dieses liegt nicht primär am Medikament, sondern an dem Webfehler des „Empfängerorganismus", der entweder in den Operator- oder Repressorgenen bzw. in den Strukturgenen heterozygot oder homozygot vorliegen kann. Unerwartete Nebenwirkungen darf man also nicht einfach als zufällig betrachten und ad acta legen, sondern man muß ihnen konsequent nachgehen, Verteilungskurven innerhalb der Familien, Rassen, Populationen und Spezies anlegen, Interspezies-Untersuchungen anstellen, um den Defekt aufzuklären. Alle medikamentösen Neuentwicklungen sollten auch nach guter Verträglichkeit in einer bestimmten Population nicht ohne weiteres exportiert werden, sondern in genetisch fremden Populationen müßten wieder vorsichtige Pilot-Studien durchgeführt werden. Erkannte Gefahren sind nur halbe Gefahren; das ist eine alte Weisheit!

Es ist wunderbar, daß der Mensch, der seit Anbeginn seiner Entwicklung keineswegs darauf angelegt und enzymatisch dafür ausgestattet war, mit so zahlreichen Fremdstoffen fertig zu werden, diese zum großen Teil bewältigt. Dies hat ihn in der Evolution allen anderen Spezies überlegen gemacht. Bleiben wir deshalb optimistisch!

Literatur

1. Benöhr, H. Ch., Waller, H. D.: Eigenschaften der Glutathionreduktase von Erythrozyten Gesunder und Enzymmangelträger. Klin. Wschr. **51,** 1177 (1973)
2. Benöhr, H. Ch., Waller, H. D.: Glutathion (Bedeutung in Biologie und Medizin). Klin. Wschr. **53,** 789 (1975)
3. Beutler, E.: The glutathione instability of drug sensitive red cells. A new method for the in vitro detection of drug sensitivity. J. Lab. clin. Med. **49,** 84 (1957)
4. Beutler, E.: A series of new screening procedures for pyruvate kinase deficiency, glucose-6-phosphate dehydrogenase deficiency, and glutathione reductase deficiency. Blood **28,** 553 (1966)
5. Beutler, E.: Effect of flavin compounds on glutathione reductase activity: in vivo and in vitro studies. J. clin. Invest. **48,** 1957 (1969)
6. Beutler, E.: Red cell metabolism. A manual of biochemical methods. New York: Grune & Stratton 1971
7. Beutler, E., Yoshida, A.: Human glucose-6-phosphate dehydrogenase variants: a supplementary tabulation. Ann. hum. Genet. **37,** 151 (1973)
8. Blume, K. G., Gottwik, M., Löhr, G. W. und Rüdiger, H. W.: Familienuntersuchungen zum Glutathion-Reduktasemangel menschlicher Erythrozyten. Humangenetik **6,** 163 (1968)
9. Boivin, P., Galand, C., Andre, R., Debray, J.: Anémies hémolytiques congénitales avec deficit isolé en glutathion réduit par déficit en glutathion synthétase. Nouv. Ref. franç. Hématol. **6,** 859 (1966)
10. Brewer, G. J., Dern, R. J.: A new inherited enzymatic deficiency of human erythrocytes: 6-Phosphogluconate dehydrogenase deficiency. Amer. J. hum. Genet. **16,** 472 (1964)
11. Carson, P. E., Flanagan, C. L., Ickes, C. E., Alving, A. S.: Enzymatic deficiency in primaquine sensitive erythrocytes. Science **124,** 484 (1956)
12. Carson, P. E., Brewer, G. J., Ickes, C.: Decreased glutathione reductase with susceptibility to hemolysis. J. Lab. clin. Med. **58,** 804 (1961)
13. Chasseaud, L. F.: Glutathione S-Transferases. In: Glutathione (Flohe, L., Benöhr, H. Ch., Sies, H., Waller, H. D., Wendel, A., Hrsg.) p. 90. Stuttgart: Thieme 1974
14. Cohen, G., Hochstein, P.: Generation of hydrogen peroxide in erythrocytes by hemolytic agents. Biochemistry **3,** 895 (1965)
15. Desforges, J. F., Thayer, W. W., Dawson, J. P.: Hemolytic anemia induced by suloxone therapy, with investigatio into the mechanism of its production. Amer. J. Med. **27,** 132 (1959)
16. Flohe, L., Günzler. W. A., Schock, H. H.: Glutathione peroxidase: a seleno-enzyme. FEBS Letters **32,** 132 (1973)
17. Gibson, Q. H.: The reduction of methemoglobin in red blood cells and studies on the cause of idiopathic methemoglobinemia. Biochem. J. **42,** 13 (1948)
18. Glatzle, D., Weber, F., Wiss, O.: Enzymatic test for the detection of reboflavin deficiency. NADPH-dependent glutathione reductase of red blood cells and its activation by FAD in vitro. Experientia (Basel) **24,** 1122 (1968)
19. Goedde, H. W.: Pharmakogenetik: Variabilität von Arzneimittelwirkung und Stoffwechselreaktionen. Internist (Berl.) **15,** 27 (1974)
20. Gross, R. T., Bracci, R., Rudolph, N., Schroeder, E., Kochen, J. A.: Hydrogen peroxide toxicity and detoxification in the erythrocytes of newborn infants. Blood **29,** 481 (1967)
21. Gross, S.: Hemolytic anemia in peremature infants: Relationship to vitamin E, selenium, glutathione peroxidase, and erythrocyte lipids. Sem. Hematol. **13,** 187 (1976)
22. Günzler, W. A., Kremers, H., Flohe, L.: An improved coupled test procedure for glutathione peroxidase in blood. Z. klin. Chem. klin. Biochem. **12,** 444 (1974)

23. Hegesh, E., Calmanovici, N., Avron, M.: New method for determining ferrihemoglobin reductase (NADH-methemoglobin reductase) in erythrocytes. J. Lab. clin. Med. **72,** 339 (1968)
24. Jaffe, E. R., Hsieh, H.-S.: DPNH-Methemoglobin reductase deficiency and hereditary methemoglobinemia. Sem. Haematol. **8,** 417 (1971)
25. Konrad, P. N., Richards, F., Valentine, W. N., Paglia, D. E.: γ-Glutamyl-cysteine synthetase deficiency. A cause of hereditary hemolytic anemia. New Engl. J. Med. **286,** 557 (1972)
26. Kosower, N. S., Kosower, E. M.: Molecular basis for selective advantage of glucose-6-phosphate dehydrogenase-deficient individuals exposed to malaria. Lancet **1970 II,** 1343
27. Kosower, E. M., Kosower, N. S.: Manifestations of changes in the GSH — GSSG status of biological systems. In: Glutathione (Flohe, L., Benöhr, H. CH., Sies, H., Waller, H. D., Wendel, A., eds.). Stuttgart: Thieme 1974
28. Lausecker, C., Heidt, P., Fischer, D., Hartleyb, H., Löhr, G. W.: Anémie hémolytique constitutionelle avec déficit en 6-phosphogluconate dehydrogenase. Arch. franç. Pediat. **22,** 789 (1965)
29. Löhr, G. W., Waller, H. D.: Eine neue enzymopenische hämolytische Anämie mit Glutathion-Reduktasemangel der Erythrozyten. Med. Klin. **57,** 1521 (1962)
30. Löhr, G. W., Baum, P., Kamm, G.: Toxische hämolytische Anämien. Med. Klin. **58,** 2111 (1963)
31. Löhr, G. W., Blume, K. G., Rüdiger, H. W., Arnold, H.: Genetic Variability in the enzymatic reduction of oxidized glutatione. In: Glutathione (Flohe, L., Benöhr, H. C., Sies, H., Waller, H. D., Wendel, A., eds.). Stuttgart: Thieme 1974
32. Meister, A.: Biosynthesis and utilisation of glutathione; the γ-glutamyl cycle and its function in amino acid transport. In: Glutathione (Flohe, L., Benöhr, H. Ch., Sies, H., Waller, H. D., Wendel, A., eds.). p. 56. Stuttgart: Thieme 1974
33. Mohler, D. N., Majerus, P. W., Minnich, V., Hess, C. E., Garrik, M. D.: Glutathione synthetase deficiency as a cause of heredi tary hemolytic disease. New Engl. J. Med. **283,** 1253 (1970)
34. Motulsky, A. G.: Hereditary red cell traits and malaria. Amer. J. trop. Med. **13,** 147 (1964)
35. Necheles, T. F., Steinberg, M. H., Cameron, D.: Erythrocyte glutathione peroxidase deficiency. Brit. J. Haemat. **19,** 605 (1970)
36. Oort, M., Loos, J. A., Prins, H. K.: Hereditary absence of reduced glutathione in the erythrocytes. A new clinical and biochemical entity? Vox Sang. (Basel) **6,** 370 (1961)
37. Parr, C. W., Fitch, L. I.: Hereditary partial deficiency of human erythrocyte phosphogluconate dehydrogenase. Biochem. J. **93,** 28c (1964)
38. Scialom, C., Bernard, J.: Anémie hémolytique congénital non sphérocytaire avec déficit incomplet en 6-phosphogluconate dehydrogenase. Nouv. Rev. franç. Hémat. **6,** 452 (1966)
39. Waller, H. D., Löhr, G. W., Tabatabai, M.: Hämolyse und Fehlen von Glucose-6-phosphat-Dehydrogenase in roten Blutzellen. (Eine Fermentanomalie der Erythrozyten.) Klin. Wschr. **35,** 1022 (1957)
40. Waller, H. D., Gerok, W.: Schwere strahleninduzierte Hämolyse bei hereditärem Mangel an reduziertem Glutathion in Blutzellen. Klin. Wschr. **42,** 948 (1964)
41. Wellner, P., Sekura, R., Meister, A., Larsson, A.: Glutathione synthetase deficiency, an inborn error of metabolism involving glutamyl cycle in patients with 5-oxoprolinuria (pyroglutamic aciduria). Proc. nat. Acad. Sci. (Wash.) **71,** 2505 (1974)

Hämoglobinopathien und Arzneimittel

E. Kleihauer und E. Kohne

Department für Kinderheilkunde der Universität Ulm

Einleitung

Die faszinierenden Aspekte zum Thema Hämoglobinopathien und Arzneimittel liegen weniger in toxischen Schädigungen des roten Blutfarbstoffs, sondern vielmehr in den vor wenigen Jahren begonnenen Versuchen, die Struktur eines pathologischen Hämoglobins durch Pharmaka so zu verändern, daß es sich wie eine harmlose anomale Variante verhält. Dieses Prinzip einer Pharmakotherapie molekularer Erkrankungen konnte mit Erfolg bei dem Sichelzellenhämoglobin (Hb S) verwirklicht werden. Das Anbinden einer chemischen Substanz an die Polypeptidketten vermag die normalerweise bei Sauerstoffentzug auftretende Aggregation der Hb S Moleküle und damit die Sichelzellenbildung zu verhindern. Die Anwendung in der Praxis hat nur noch das Problem der Toxizität der in Frage kommenden Substanzen zu überwinden.

Im Zusammenhang mit toxischen Hämoglobinschäden sind die oxidativen Vorgänge in den letzten Jahren näher erforscht worden, so daß sich auch hier einige interessante Gesichtspunkte ergeben.

Gliederung

Im vorliegenden Beitrag sollen zur verständlichen und vollständigen Darstellung folgende Themen besprochen werden:
1. Definition und Charakterisierung von anomalen und pathologischen Hämoglobinen.
2. Grundsätzliche Wirkung von chemischen Substanzen auf Hämoglobine.
3. Die oxidativen Schäden: Grundlagen pathogener Effekte.
4. Pathologische Hämoglobine:
   a) Beziehungen zwischen pathogenetischem Prinzip und negativen Effekten von Medikamenten,
   b) Wirkungsprinzip positiver Effekte von Medikamenten.

Definition anomaler und pathologischer Hämoglobine

Genetisch determinierte Mutanten des normalen Blutfarbstoffs sind durch eine veränderte Primärstruktur, d. h. durch eine veränderte Sequenz der Aminosäuren in den Polypeptidketten charakterisiert. Die Möglichkeit, daß sich Tippfehler bei der Codierung einschleichen, sind vielfältig. Die nachgewiesenen Formen

Tabelle 1. Formen der durch Sequenzanalyse nachgewiesenen Mutationen. Zeichenerklärung: $+$ = Mutationen, die
eine Verlängerung, $++$ = Mutationen, die eine Verkürzung
der Polypeptidketten bewirken

Defekte in der Primärstruktur	Beispiele
Substitution	Hb S, Hb C
Deletion $++$	Hb Freiburg
Insertion $+$	Hb Grady
Fusion zweier Ketten	Hb Lepore
Rahmenverschiebung $+$	Hb Wayne
Mutation des Stop-Codons	
Verlängerung der Polypeptid- ketten $+$	Hb Tak
Verkürzung der Polypeptid- ketten $++$	Hb McKees Rocks

sind in Tabelle 1 zusammengestellt. Der Defekt kann alle am Hämoglobinmole-
kül ($HbA_1 = \alpha_2\beta_2$; $HbA_2 = \alpha_2\delta_2$; $HbF = \alpha_2\gamma_2$) beteiligten Polypeptidketten betreffen. Je nach Lage des Strukturdefektes unterscheidet man zwischen harmlo-
sen und pathologischen Varianten [11]. Harmlos, d. h. nicht krankmachend sind
z. B. Hb D, Hb I und Hb K. Die pathologischen Varianten, d. h. solche, die
Krankheit erzeugen, lassen sich entsprechend der Pathogenität in vier Hauptgruppen unterteilen:
1. Varianten mit erhöhter Aggregationsneigung (u. a. Hb S und Hb C),
2. Varianten mit veränderter O_2-Transportfunktion (erhöhte oder erniedrigte
   O_2-Affinität),
3. Varianten mit erhöhter Oxidierbarkeit (beschleunigte Methämoglobinbildung),
4. Varianten mit verminderter Strukturstabilität (instabile Varianten).

Diese genannten Gruppen von pathologischen Varianten sind es, die im
Zusammenhang mit negativen oder positiven Effekten von Medikamenten
Bedeutung haben.

Neben den genetisch determinierten Varianten gibt es erworbene Anomalien, die im weitesten Sinne Artefakte darstellen und keine krankmachende
Wirkung entfalten. Sie besitzen aber oft andere Eigenschaften als der entsprechende normale Blutfarbstoff, und somit können sie zu Modellen z. B. für
Weiterentwicklungen auf dem Gebiet der Pharmakotherapie pathologischer
Hämoglobine werden. Erworbene Anomalien entstehen u. a. durch Enzymwir-
kung (z. B. Hb Koelliker [8]), durch Medikamente oder Chemikalien (z. B.
acetyliertes Hämoglobin durch Acetylsalicylsäure [7]) und durch Anlagerung
von Zucker (z. B. das HbA_{Ic}). Letzteres soll eine prognostische Bedeutung für
den Diabetes mellitus haben [5]. Zur *Charakterisierung anomaler Varianten* muß
eine Batterie von Methoden theoretisch und praktisch beherrscht werden
(Elektrophorese, Chromatographie, chemisch-physikalische und funktionelle
Teste). Die Kenntnis spezifischer klinischer Symptome ist ebenso wichtig wie die
Fähigkeit der Interpretation der Ergebnisse von Meßdaten aus dem Labor. Am
Ende der Charakterisierung der anomalen Varianten steht ihre Zuordnung:

Chemisch gesehen bedeutet das die Definition des Strukturdefektes. Auf molekularpathologischer Ebene beinhaltet das die Entscheidung, ob ein struktureller und/oder funktioneller Defekt vorliegt. Letztlich muß die klinische Symptomatik mit der Molekularphathologie des Defektes erklärt werden können.

Grundsätzliche Wirkung von chemischen Substanzen auf Hämoglobine

Die Wirkungsmechanismen sind prinzipiell unterschiedlich: Einerseits kann eine chemische Substanz zum Verlust von Struktur und/oder Funktion führen, andererseits sind auch positive Effekte auf die Struktur- und Funktionsbeziehungen im Hämoglobinmolekül bekannt geworden. Schließlich gibt es Wirkungen, die zwar Veränderungen struktureller und funktioneller Art bewirken, die jedoch keine direkten klinischen Konsequenzen, sondern eine mehr theoretische Bedeutung haben.

Negative Effekte: Die chemische Denaturierung des Blutfarbstoffs kann entweder über einen so massiven Eingriff am Molekül erfolgen, daß die Proteinstruktur direkt desintegriert wird. Andererseits kann der Denaturierungsvorgang aber auch über eine Sequenz von oxidativen Vorgängen (Methämoglobin- und Hämichrombildung) eingeleitet werden, wobei Einzelschritte bis zu einem gewissen Grade reversibel sind. Trifft der chemische Schaden allgemein Proteinstrukturen, dann kann das Ergebnis auch die Zerstörung des gesamten Erythrozyten sein. Ist vorwiegend das Hämoglobin betroffen, dann ist das nachweisbare Produkt das Heinzsche Innenkörperchen.

Positive Effekte. Diese Art der Wirkung von chemischen Substanzen bzw. Medikamenten auf das Hämoglobinmolekül hat eine recht unterschiedliche molekulare Basis. So kann die direkte Verbindung von Wirkungsgruppen (z. B. Acetyl oder Cyanat) mit dem Globinmolekül begünstigende strukturelle und funktionelle Veränderungen verursachen (s. unten). Dagegen entfalten Pyridoxalphosphat und Dipyridamol indirekt Wirkungen über das 2,3-Diphosphoglycerat (DPG) auf den O_2-Transport. Ein Beispiel für ein anderes Wirkungsprinzip ist die Aktivierung des Glutathionstoffwechsels über eine Enzyminduktion durch Flavinadenindinucleotid. Das dabei vermehrt anfallende Glutathion ist ein potentes Schutzsystem für die Abwehr oxidativer Schäden am Hämoglobinmolekül.

Gleichgültige Effekte: Als Beispiel für Änderungen von Struktur und Funktion ohne direkt meßbare Folgen sind die Wirkungen von Blei und Tolbutamid auf das Hämoglobinmolekül und die bereits erwähnten Produkte nach Einwirkung von Acetat mit der Erhöhung des Artefaktproduktes HbA_3 und Glucose mit der quantitativen Zunahme von HbA_{Ic}.

Die oxidativen Schäden:
Grundlagen pathogener Effekte

Das Prinzip dieser besonderen Form der Defektsetzung liegt in der Schädigung von Bestandteilen des Erythrozyten (Membran, Hämoglobin, Enzyme) durch aktivierte Derivate (Radikale) des Sauerstoffs. Aktivierter Sauerstoff entsteht im Zellstoffwechsel [2] während der Reduktion von Sauerstoff zu Wasser in Form der Superoxidradikale ($O_2^-\cdot$) und der Hydroxylradikale ($OH\cdot$). Außerdem wird bei einer Dismutasereaktion unter Beteiligung von zwei Molekülen Superoxid neben Peroxid (O_2) eine weitere Form des aktivierten Sauerstoffs gebildet, die man als „Singlet"-Sauerstoff (O_2^*) bezeichnet. Schließlich können aus der Reaktion von Peroxid mit Superoxid freie Hydroxylradikale ($OH\cdot$) entstehen.

Die Bildung aktivierten Sauerstoffs erfolgt in den Erythrozyten unter normalen Bedingungen während der laufenden Methämoglobinbildung, außerdem auch bei der Interaktion zwischen Hämoglobin und Schwermetall (z. B. Eisen, Kupfer) sowie bei Stoffwechselprozessen an der Membran. Alle Formen einer vermehrten Methämoglobinbildung, sei es durch oxidierende Medikamente oder durch strukturelle Labilität der Polypeptidketten im Kontaktbereich der Hämgruppen (Hb M-Anomalien, instabile Hämoglobine, Varianten mit erhöhter Oxidierbarkeit) gehen mit einer vermehrten Produktion von aktiviertem Sauerstoff einher. Das gilt auch für jene Degradationsprozesse, von denen die überschüssigen und instabilen Polypeptidketten bei der Thalassämie betroffen sind [12]. Schließlich ist noch die Anwendung von hyperbarem Sauerstoff und die Röntgenbestrahlung zu nennen. Der Angriffspunkt für den aktivierten Sauerstoff ist beim Hämoglobin im wesentlichen die Hämregion, wobei das Häm über bestimmte Prozesse vom Globin abgespalten wird. Hämfreies Globin ist instabil und denaturiert rasch intrazellulär. Das Ergebnis sind Heinzkörper, die zu der bekannten Störung der Integrität des Erythrozyten führen.

Schutzmechanismen gegen oxidative Schäden an der roten Blutzelle sind der Pentosephosphat-Shunt, das Glutathion-System (Glutathin-Peroxidase und -Reductase), die Katalase, die Superoxiddismutase und das α-Tocopherol. Defizienzen in diesen Schutzsystemen sind klinisch durch das Krankheitsbild der Medikamenten-induzierten hämolytischen Heinzkörperanämie gekennzeichnet.

Die Beziehung zwischen pathogenetischem Prinzip von Strukturvarianten und negativen Effekten von Medikamenten

Wenn sich die Darstellung negativer Effekte von chemischen Substanzen auf das Hämoglobinmolekül in der Auflistung von Stoffklassen mit Angaben der Wirkungsweise erschöpft, ist der Zweck verfehlt. Es soll deshalb in diesem Abschnitt versucht werden, aus dem pathogenetischen Prinzip für die verschiedenen Gruppen pathologischer Hämoglobine bestimmte chemische Substanzen dann als negativ wirksam zu definieren, wenn sie die pathopysiologischen Charakteristika der anomalen Varianten stärker zum Ausdruck bringen. Daraus müßten sich zwangsläufig auch Ansätze zu einer Aufhebung des pathogenetischen Prinzips pathologischer Hämoglobine ergeben, was wiederum Ausgangspunkt für eine Pharmakotherapie auf molekularer Ebene sein könnte.

1. Varianten mit erhöhter Aggregationsneigung

Beispiel: Hb S.

Pathogenetisches Prinzip: Aggregation von Hämoglobinmolekülen intrazellulär bei O_2-Mangel. Daraus folgt: rigide Erythrozyten, gestörte Rheologie, periphere Infarkte, Sequestration und Hämolyse von Erythrozyten.

Negative Effekte: Alle jene Medikamente und Gase, die die O_2-Affinität herabsetzen und direkt oder indirekt zu einem O_2-Mangel oder zu einer minderen Oxygenierung des Hämoglobins führen. Beispiele: U. a. Medikamente, die Narkosen erzeugen, solche die das DPG erhöhen und solche, die eine Verschlechterung der Mikrozirkulation verursachen.

2. Varianten mit veränderter O_2-Transportfunktion

Beispiele: Varianten mit erhöhter oder erniedrigter O_2-Affinität.

Pathogenetisches Prinzip: (a) Varianten mit erhöhter O_2-Affinität verursachen eine Polyglobulie, (b) Varianten mit erniedrigter O_2-Affinität sind entweder harmlos oder sie verursachen eine Zyanose als Folge der starken Deoxygenierung des Blutfarbstoffs. Die theoretisch zu erwartende Anämie ist bisher in ausgeprägter Form nicht beobachtet worden.

Negative Effekte: Alle Medikamente, die die bestehende veränderte O_2-Affinität verstärken oder (a) eine Polyglobulie oder (b) eine Anämie verursachen.

3. Varianten mit erhöhter Oxidierbarkeit

Beispiele: Hb Tübingen, Hb Freiburg, Hb M-Anomalien.

Pathogenetisches Prinzip: Der Strukturdefekt führt zu einer gesteigerten Methämoglobinbildung (Oxidation). Diese kann ein auslösendes Moment für eine Instabilität sein; andererseits kann eine primäre Instabilität zu einer erhöhten Oxidierbarkeit führen. In allen Teilprozessen können oxidative Schäden über die Methämoglobinbildung und Instabilität verstärkend wirksam werden.

Negative Effekte: Alle Medikamente, die zu einer vermehrten Oxidation oder zur Denaturierung bzw. Hämolyse direkt oder über die Bildung von aktiviertem Sauerstoff führen. Einen verstärkenden Effekt haben auch Defekte im Bereich der protektiven Einrichtungen, die aktivierten Sauerstoff inaktivieren.

4. Varianten mit verminderter Strukturstabilität

Beispiele: Hb Köln, Hb Zürich.

Pathogentisches Prinzip: Das Gerüst der Proteinstruktur des Moleküls hat so schwerwiegende Konstruktionsfehler, daß es zusammenbricht. Dies entweder spontan (Hb Köln) oder unter der Wirkung von oxidierenden Substanzen (Hb Zürich). Auch hier verstärkt allein die Degradation des Blutfarbstoffs den Strukturdefekt über den Mechanismus des aktivierten Sauerstoffs.

Negative Effekte: Alle Medikamente, die zur Oxidation und Denaturierung (Heinzkörperbildung) führen.

Wirkungsprinzip positiver Effekte von Medikamenten

Die Bedeutung positiver Effekte gewinnt zunehmend an Interesse, seitdem Versuche unternommen werden, die Aggregation von Hb S und damit die Sichelbildung durch chemische Substanzen zu verhindern [3, 9]. Da allein in Amerika gut 2 Millionen Menschen Träger des Hb S-Gens sind, hat diese Fragestellung nicht nur theoretische Inhalte.

Wie bei den negativen Effekten lassen sich positiv beeinflussende Wirkungen von Medikamenten wiederum nur aus dem pathogenetischen Prinzip einer anomalen Variante erklären.

1. Varianten mit erhöhter Aggregationsneigung: Im Mittelpunkt der Überlegungen steht das Sichelzellenhämoglobin. Im Prinzip kann die Aggregationsneigung verringert werden, entweder durch eine Erhöhung der O_2-Affinität oder durch Strukturveränderungen in jenen Molekülbereichen, die als Kopplungsstellen für die längsgerichtete Aggregation bedeutungsvoll sind. Eine Reihe von Substanzen ist bislang untersucht worden; einige davon werden hier genannt.

a) Harnstoff [9]: Die Wirkung besteht wahrscheinlich in einer Sprengung intramolekularer Bindungen mit dem Effekt einer mehr zur Dissoziation neigenden Molekularstruktur.

b) Cyanat [10]: Diese Substanz (CNO^-) führt zur Carbamylierung des NH_2-Terminus der Polypeptidketten, bevorzugt der α-Ketten mit gleichzeitiger Erhöhung der O_2-Affinität. Es werden also strukturelle und funktionelle Effekte wirksam.

c) Weitere wirksame Substanzen sind Stickstofflost [4], Cysteamin [6], Oxymetholon [1] und verschiedene Aminosäuren.

Die klinische Anwendung steht wegen der Toxizität der Substanzen ganz in den Anfängen, aber das Prinzip, wie es funktionieren muß, ist erkannt.

2. Varianten mit veränderter O_2-Affinität: Die durch Anomalien mit erhöhter Sauerstoffaffinität verursachte Polyglobulie kann theoretisch durch Substanzen beeinflußt werden, die entweder die O_2-Affinität direkt oder indirekt über eine Erhöhung des DPG (z. B. durch Dipyridamol) herabsetzen. Das umgekehrte Prinzip, d. h. die Erhöhung der O_2-Affinität, müßte dann bei den Varianten mit erniedrigter O_2-Affinität zur Anwendung kommen. Als Substanzen stehen theoretisch Cyanat und Salicylate zur Verfügung. Erfahrungen liegen bisher nicht vor, besonders weil die Notwendigkeit einer solchen Therapie bisher nicht gegeben war.

3. Varianten mit erhöhter Oxidierbarkeit: Hier liegen ausreichende Erfahrungen durch die Methämoglobinämien mit der Anwendung von reduzierenden

Substanzen vor, wie z. B. Methylenblau oder Ascorbinsäure. Die Anwendung bei instabilen Hämoglobinen ist riskant, da die oxidoreduktiven Eigenschaften dieser Substanzen den Anfall an aktiviertem Sauerstoff erhöhen.

4. Varianten mit verminderter Strukturstabilität: Es sind bislang keine Ansätze erkennbar, durch welche intramolekularen Eingriffe die Stabilität verbessert werden kann. Theoretisch sollte das jedoch möglich sein. Ein anderer Weg einer günstigen Beeinflussung könnte darin bestehen, den bei diesen Varianten vermehrt anfallenden aktivierten Sauerstoff zu inaktivieren, z. B. durch Zufuhr von α-Tocopherol. Auch hierüber liegen keine Erfahrungen, außer bei der Thalassämie [12], vor.

Zusammenfassung: Die relativ breite Darstellung der Grundlagen war notwendig, um die wenigen klar definierten Prinzipien einer Wirkung von Medikamenten auf pathologische Hämoglobinvarianten über ihre Molekularpathologie zu erklären und anschaulich machen zu können. Der wesentliche praktische Aspekt der Kenntnis der Zusammenhänge liegt in der Verhütung von Medikamenten-induzierten „Zwischenfällen". Der faszinierende theoretische Aspekt ist der einer künftig möglichen Pharmakotherapie pathologischer Hämoglobine.

Literatur

1. Alexanian, R., Nadell, J.: Oxymetholone treatment of sickle cell anemia. Blood **45,** 769 (1975)
2. Carrell, R. W., Winterbourn, C. C., Rachmilewitz, E. A.: Activated oxygen and haemolysis. Brit. J. Haemat. **30,** 259 (1975)
3. Cerami, A., Manning, J. M.: Potassium cyanate as an inhibitor of sickling of erythrocytes in vitro. Proc. nat. Acad. Sci. (Wash.) **68,** 1180 (1971)
4. Charache, S., Dreyer, R., Zimmerman, I., Hsu, C.-K.: Evaluation of extracorporeal alkylation of red cells as a potential treatment for sickle cell anemia. Blood **47,** 481 (1976)
5. Gabbay, K. H.: Glycosylated hemoglobin and diabetic control (Editorial). New Engl. J. Med. **295,** 443 (1976)
6. Hassan, W., Beuzard, Y., Rosa, J.: Inhibition of erythrocyte sickling by cystamine, a thiol reagent. Proc. natl. Acad. Sci. (Wash.) **73,** 3288 (1976)
7. Klotz, I. M., Tam, J. W. O.: Acetylation of sickle cell hemoglobin by Aspirin. Proc. nat. Acad. Sci. (Wash.) **70,** 1313 (1973)
8. Marti, H. R., Beale, D., Lehmann, H.: Haemoglobin Koelliker: A new acquired haemoglobin appearing after severe haemolysis: $\alpha_2^{\text{minus Arg}} \beta_2$ Acta haemat. (Basel) **37,** 174 (1967)
9. Nalbandian, R. M.: Sickling urea and cyanate. New Engl. J. Med. **286,** 278 (1972)
10. Nigen, A. M., Njikam, N., Lee, Ch. K., Manning, J.: Studies on the mechanism of action of cyanate in sickle cell disease. J. biol. Chem. **249,** 6611 (1974)
11. Perutz, M. F., Lehmann, H.: Molecular pathology of human haemoglobin. Nature (Lond.) **219,** 902 (1968)
12. Rachmilewitz, E. A., Lubin, B. H., Shohet, S. B.: Lipid membrane peroxidation in β-thalassemia major. Blood **47,** 495 (1976)
13. Rumen, N. M.: Inhibition of sickling in erythrocytes by amino acids. Blood **45,** 45 (1975)

Klinik und Prognose des malignen Melanoms

H.-J. Heite[1]

Universitäts-Hautklinik, Freiburg

Unter der Bezeichnung „malignes Melanom" (mM) verstehen wir einen neuroektodermalen Tumor, der von den pigmentierten Zellen der Haut und Schleimhaut ausgeht. Gelegentlich werden in Deutschland Synonyma gebraucht wie „Melanomalignom" oder „Melanoblastom", die sich jedoch nicht so eingebürgert haben wie die internationale Bezeichnung „malignant Melanoma". Die Bezeichnung „Melanosarkom" ist vergeben für den malignen blauen Naevus, das extrem seltene Sarkom, das vom blauen Naevus ausgeht.

Das mM kann an jeder Stelle der Haut oder Schleimhaut entstehen. Eine ältere Einteilung von Allan und Spitz [1] klassifiziert die malignen Melanome nach der Entstehungsart

in Anlehnung an einen Naevuszellnaevus,

auf einem Morbus Dubreuilh (einer Lentigo maligna),

auf klinisch unveränderter Haut.

Die derzeit akzeptierte Entstehungstheorie nimmt einen Ursprung aus der Neuralleiste an, wobei die pigmentbildenden Zellen im fetalen Körper „schwärmen" und aufgrund ihrer Dermatotropie sich in die Haut einlagern, vorzugsweise zwischen den Basalzellen. Eine Unterscheidung zwischen einem melanozytogenen und einem naevozytogenen mM, wie es Mishima [11] aufgrund elektronenoptisch unterschiedlicher Melanosomen propagierte (Abb. 1), fand keine allgemeine Anerkennung, da die elektronenoptischen Befunde bisher nicht bestätigt werden konnten.

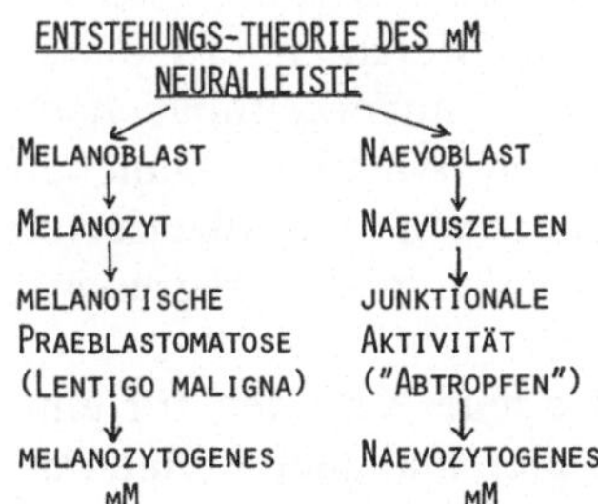

Abb. 1. Zur Erläuterung der Theorie von Mishima mit einer Unterscheidung zwischen melanozytogenem und naevozytogenem malignen Melanom

Das mM hat eine relativ geringe Morbidität von 1—2 auf 10 000 pro Jahr und daher eine relativ niedrige Mortalität von ca. 2% (Schnyder, 1970 [12]; Smogy et al., 1971 [13]; UICC, 1973 [14]). Es handelt sich also um einen relativ seltenen Tumor, bei dem es nicht leichtfällt, eine größere Fallzahl kritisch zu überblicken.

---

[1] Leiter der Zentralen Dokumentations- und Koordinations-Stelle der „Arbeitsgemeinschaft Malignes Melanom" der Deutschen Forschungsgemeinschaft

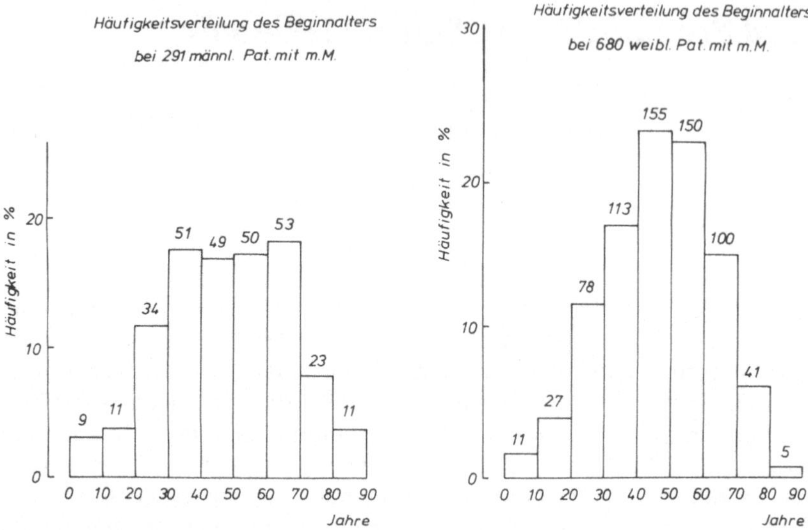

Abb. 2. Häufigkeitsverteilung des Beginnalters bei 291 männlichen und 680 weiblichen Patienten mit malignem Melanom

Das Beginnalter des mM kann zwischen jugendlichen und senilen Altersklassen in ungewöhnlich breiter Variation schwanken. Die Häufigkeitsverteilung des Beginnalters (Abb. 2) zeigt eine nahezu symmetrische glockenförmige Kurve; die nach rechts gerichtete Schiefe typischer Alterskrankheiten ist beim mM kaum ausgeprägt.

Die flächenhafte Größe eines mM-Herdes der Haut bei der Diagnose und der Behandlungsbeginn unterliegen einer sehr starken Variation, wobei die Frauen im allgemeinen bereits bei kleineren Herden zum Arzt finden. Die Fläche beträgt, wenn der Patient den Arzt aufsucht, beim Mann etwa 200—600 mm^2 und bei der Frau etwa 100—350 mm^2 (Abb. 3a und b).

Die Oberflächengestalt wechselt ebenfalls außerordentlich (Abb. 4). Bei einer dermatologischen Analyse können wir in einem Melanomherd plane, streng im Hautniveau liegende Anteile finden; ferner unverkennbar flach erhabene neben ausgesprochen exophytisch-tumorösen Anteilen. Daneben finden wir eine intakte Hautoberfläche neben erodierten und ulzerierten Bereichen. Von besonderer Bedeutung ist, daß es auch narbig-regressive, weißlich-atrophische Anteile geben kann.

Für die Diagnose und Differentialdiagnose sind einige Kriterien für eine beginnende Malignität von Wichtigkeit. Bei 92,7% aller maligner Melanome geben die Patienten ein eindeutiges Wachstum an und bei 60% eine eindeutige Farbänderung, sei es ein Schwärzerwerden, sei es eine weißliche Aufhellung. Es kann daher zweckmäßig sein, den Symptomenkatalog der Abb. 5 nach Art einer Checkliste abzufragen. Die Häufigkeit der Zunahme an Fläche, an Erhabenheit und an braunschwarzem Farbton und ihre möglichen Kombinationen sind in Abb. 6 grafisch dargestellt. Man erkennt, daß die Häufigkeit aller drei Symptome 40%, die Häufigkeit einer gleichzeitigen Zunahme an Erhabenheit und Fläche etwa 28% beträgt.

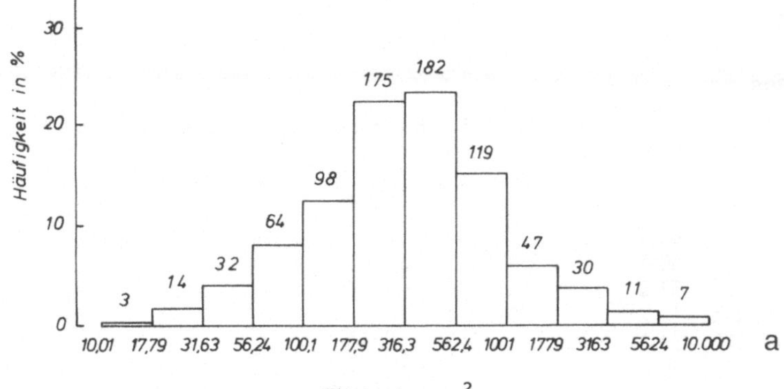

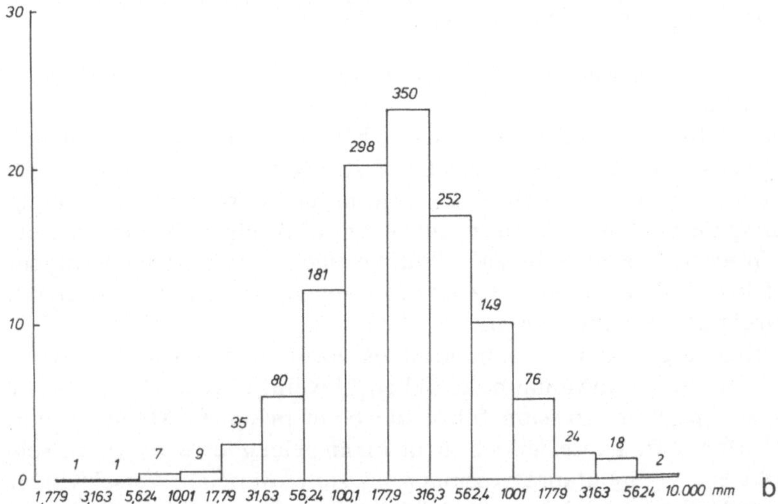

Abb. 3. Häufigkeitsverteilung der Fläche des Primärherdes bei 782 männlichen (a) und 1483 weiblichen Patienten (b) mit malignem Melanom

Die subjektiven Beschwerden beim mM, die nur selten in ausgesprochenen Schmerzen bestehen und die meist wenig charakteristisch sind, sind in Abb. 7 in ihrer Häufigkeit zusammengestellt. Beachtenswert ist, daß nahezu 40% der Patienten über keinerlei subjektive Beschwerden klagen.

Von erheblicher Bedeutung ist die Wachstumsart, die vor einigen Jahren von Clark-Mihm (1969) [2] und McGovern (1970) [10] zur Grundlage einer weit verbreiteten neuen Klassifikation des mM geführt hat. Viele Primärherde eines malignen Melanoms zeigen nämlich zwei wohl voneinander zu unterscheidende Wachstumstypen (Abb. 8): Anfangs kann ausschließlich eine Wachstumsrichtung I parallel zur Hautoberfläche viele Monate oder sogar Jahre vorhanden sein, bevor der Melanomherd sich in Wachstumsrichtung II senkrecht zur Hautoberfläche, also exophytisch-endophytisch, ausbreitet. Dieses Einteilungsprinzip hat dazu geführt — und das ist der Verdienst der Gruppe Clark-Mihm —, daß neben dem Lentigo-maligna-Melanom (LmM), dem Melanom auf Morbus Dubreuilh,

PLAN IM HAUTNIVEAU
FLÄCH ERHABEN
EXOPHYTISCH-TUMORÖS
ERODIERT-ULCERIERT
NARBIG WEISSLICH-ATROPHISCH

Abb. 4. Mögliche Oberflächenstrukturen beim malignen Melanom der Haut

ZUNAHME AN FLÄCHE	82 %
ZUNAHME AN ERHABENHEIT	80 %
DUNKLERWERDEN DES FARBTONES	52 %
AUFHELLUNG EINZELNER BEZIRKE	15 %
EROSIV-ULCERÖSE VERÄNDERUNG	39 %
BLUTUNG	54 %
SATELLITENHERDE	9 %
TRANSIT-METASTASEN	2 %
REGIONÄRE LY'KNOTENSCHWELLG.	11 %

Abb. 5. Symptomenkatalog, der zweckmäßigerweise nach Art einer „Checkliste" bei Verdacht auf malignes Melanom abgefragt wird

ein „superficial spreading Melanoma" (= ssM) vom primär nodulär wachsenden Melanom (= nM) abgetrennt wird.

Sowohl das LmM als auch das ssM wachsen Monate, unter Umständen viele Jahre, parallel zur Hautoberfläche — das LmM streng plan im Hautniveau, das ssM flach erhaben —, beide jedoch ohne ausgesprochen exophytische Anteile. Erst von einem späteren Zeitpunkt an erfolgt ein knopfförmiges, exophytisch-endophytisches Wachstum senkrecht zur Hautoberfläche. Beide Melanomtypen können ferner lokale Zeichen einer Regression zeigen, was durch Ausprägung weißlicher, narbig-atrophischer Anteile deutlich wird.

Offenbar überwiegen hier — zumindestens vorübergehend und in einem kleinen lokalen Bereich — die immunologischen Abwehrkräfte des Körpers, was zu einer lokalen Spontanregression führt, die beim malignen Melanom eine Zeitlang umstritten war, heute jedoch nicht mehr geleugnet wird. Auch sehr vereinzelte vollständige Spontanregressionen bis zum klinischen Verschwinden des Turmors werden berichtet. Es sei aber sogleich angefügt, daß die vollständige Spontanregression des Primärherdes keineswegs den Schluß auf eine etwaige Ausheilung rechtfertigt. Die Diagnose eines malignen Melanoms anhand von Transit- oder Lymphknotenmetastasen bei kryptogenem Primärtumor ist nichts Seltenes und jedem Dermatologen bekannt.

Diese Einteilung der mM nach Clark-Mihm (1969) und McGovern (1970) wurde zwar nicht überall in der Welt anerkannt; sie hat jedoch eine sehr weite Verbreitung gefunden.

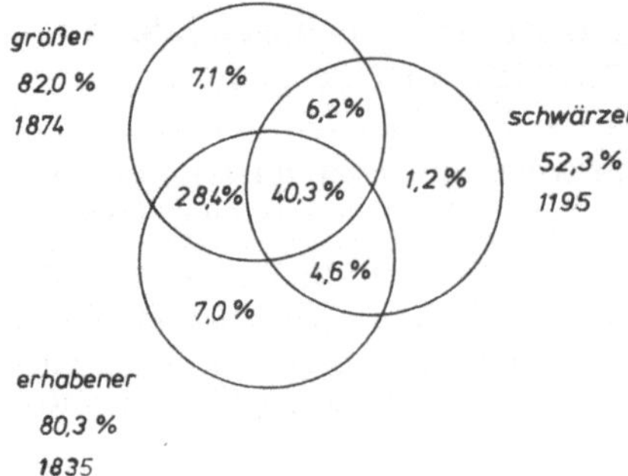

Abb. 6. Häufigkeit des Vorkommens einer Zunahme an Fläche, an Erhabenheit und an braun-schwarzem Farbton sowie aller möglicher Kombinationen (Darstellung nach Art der Mengenlehre)

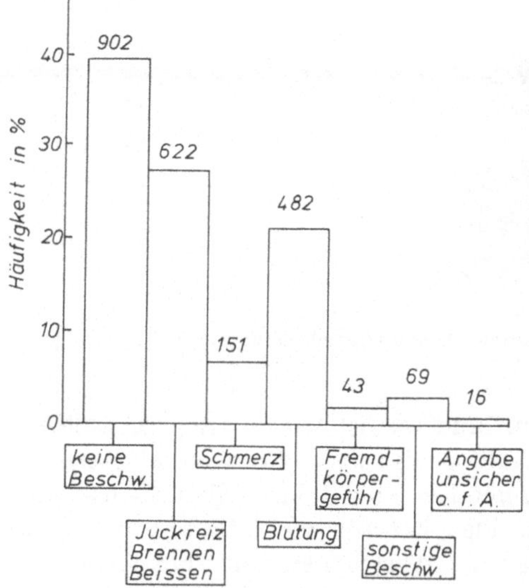

Abb. 7. Häufigkeitsverteilung der subjektiven Beschwerden im Primärherd bei 2285. Pat mit mM.

Ein besonderes weiteres Verdienst der Gruppe Clark-Mihm (1969) ist die Normierung der histologischen Invasionstiefe durch 5 Stufen oder „level" (Abb. 9):

level 1 = Intraepithelial,
level 2 = In die Papillar-Subpapillarschicht eindringend,
level 3 = Die Papillarschicht-Subpapillarschicht füllend
level 4 = Bis in das Corium eindringend,
level 5 = Bis ins subkutane Fettgewebe reichend.

Vielfach wird heute die Forderung erhoben, daß der Histologe, der Melanomhistologie betreibt, nicht allein die Diagnose stellen oder bestätigen soll; es wird zusätzlich erwartet, daß er einen Beitrag zur Klassifizierung in die drei Melanomtypen leistet und ferner eine Aussage über den „level" der Invasionstiefe macht.

Die Prognose des mM gilt allgemein als ungewöhnlich schlecht; man spricht

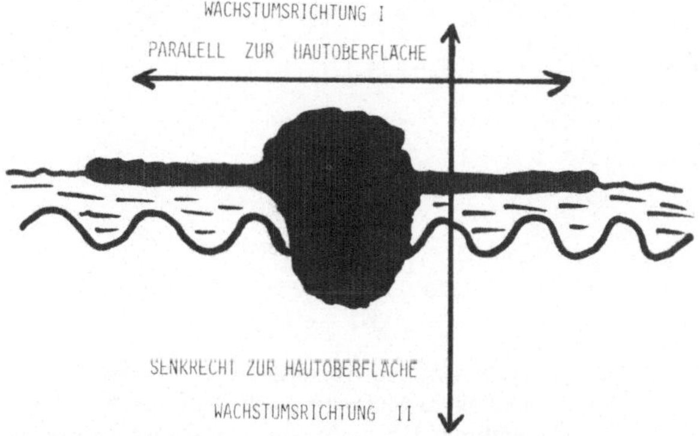

Abb. 8: Unterschiedliche Wachstumstendenz bei verschiedenen Melanomtypen. Wachstumsrichtung I: parallel zur Hautoberfläche, Wachstumsrichtung II: senkrecht zur Hautoberfläche

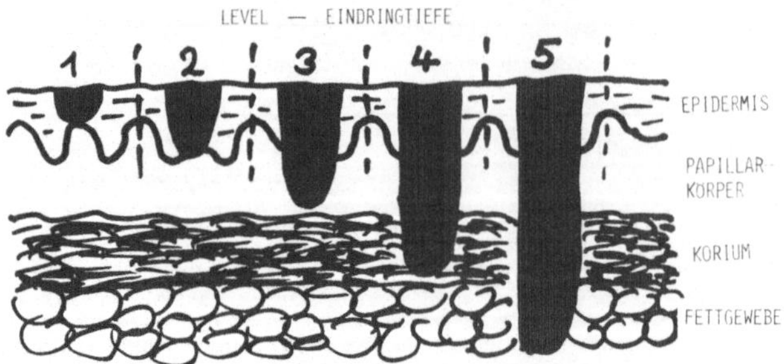

Abb. 9. Normierung der histologischen Invasionstiefe eines malignen Melanoms in 5 Level-Typen

von dem bösartigsten aller Tumoren, und es ist zu überlegen, welches Erfolgskriterium für die Prognose des mM geeignet ist. Bei vielen bösartigen Tumoren ist es üblich, die Prognose anhand einer 5-Jahres-Überlebens- oder Erscheinungsfreiheitsquote anzugeben. Das hat für viele Malignome seine Berechtigung. Bekanntlich verlaufen die sog. „Absterbekurven", bei denen man auf der Abszissenachse die Nachbeobachtungszeit und auf der Ordinatenachse den Anteil der jeweils noch lebenden Patienten aufträgt, ausgesprochen s-förmig und schwenken nach einigen Jahren in die Asymptote eines definitiven Überlebensprozentsatzes ein. Man hat dies als sog. „Stabilisierung" der Absterbekurve bezeichnet. Da viele häufig vorkommenden Karzinome, z. B. des Magens, der Bronchien, des Uterus usw., zufällig übereinstimmend nach etwa 4—5 Jahren diese Stabilisierung zeigen, hat sich die 5-Jahresheilung stärker eingebürgert, als ihr angemessen ist.

Beim malignen Melanom ergibt sich sowohl für die Überlebenskurve wie für die Erscheinungsfreiheitskurve ein anderes Bild. Die 5-Jahresüberlebenskurve (Abb. 10) zeigt, getrennt dargestellt für die beiden Geschlechter, eine eher gradlinig abwärtsführende Linie. Wenn man nicht wüßte, daß solche Kurven s-förmig verlaufen, läge die Interpretation als grade abwärtsziehende Linie näher. Erst nach 8 Jahren Nachbeobachtung (Abb. 11) erreicht man einigermaßen befriedigend die Asymptote eines definitiven Überlebensprozentsatzes.

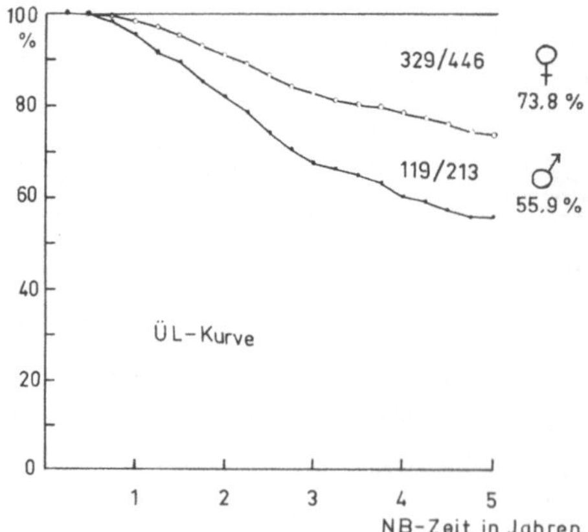

Abb. 10. Die Absterbekurve bei Patienten mit malignem Melanom nach 5jähriger Nachbeobachtung. Ein befriedigendes Einschwenken in die Asymptote eines definitiven Überlebensprozentsatzes ist noch nicht erreicht

Will man also die Prognose des malignen Melanoms anhand eines bestimmten Krankheitskollektivs beurteilen, dann muß man etwa 8 Jahre nachbeobachten. Natürlich kann man bereits früher, etwa nach 3 oder 5 Jahren, einen therapeutischen Vergleich anstellen, jedoch muß man sich dann darüber klar sein, daß die dabei verglichenen Überlebens-Quoten keineswegs der definitiven Heilungsquote entsprechen; denn letztere darf man erst nach etwa 8 Jahren vorsichtig abschätzen.

Analoge Kurven kann man auch für das Kriterium der Dauer der klinischen Erscheinungsfreiheit zeichnen, wobei sich allerdings bereits etwa nach 6 bzw. 7 Jahren (Abb. 12) das Einschwenken in die Asymptote eines definitiven Erscheinungsfreiheitsprozentsatzes ablesen läßt.

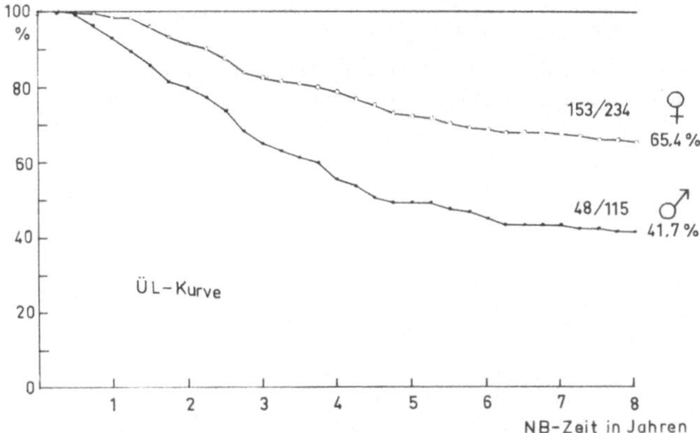

Abb. 11. Absterbekurve beim malignen Melanom nach 8jähriger Nachbeobachtung. Erst nach 8 Jahren erreicht die Kurve eine einigermaeßen befriedigende „Stabilisierung"

Interessant ist der Vergleich der Überlebens- und der Erscheinungsfreiheitskurven (Abb. 13a und b): bei beiden Geschlechtern — allerdings auf unterschiedlichem prognostischen Niveau — findet man zwischen dem ersten und dem achten Nachbeobachtungsjahr ungefähr 20% von Melanomkranken, die zwar noch leben, aber bereits Metastasen haben. Daraus kann der Schluß gezogen werden, daß jene erschütternd eindrucksvollen Melanomverläufe, bei denen Jugendliche bereits innerhalb weniger Monate durch das mM dahingerafft werden, zu den Ausnahmen gehören. Protrahierte Verläufe mit Todesfällen nach 5 und 8 Jahren sind keineswegs ungewöhnlich und eher die Regel denn die Ausnahme. Es kann ferner als eine besondere Eigenart des malignen Melanoms angesehen werden, daß die Prognose in sehr weitem Spielraum variiert. Demgegenüber verlaufen viele andere Malignome viel einheitlicher, geradezu normiert.

Ferner ist bedeutungsvoll, daß die Zahl der die Prognose maßgeblich beeinflussenden Faktoren beim mM recht groß ist. Das erschwert die Beurteilung therapeutischer Maßnahmen. Dadurch wird verständlich, daß die Therapie bis vor kurzem im Grundsätzlichen umstritten war und daß sich Anhänger einer chirurgischen bzw. radiologischen Therapie streitig und unversöhnlich gegenüberstanden.

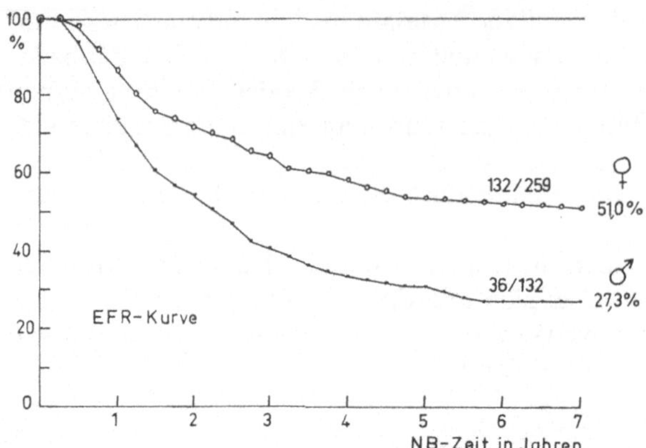

Abb. 12. Erscheinungsfreiheitskurve beim malignen Melanom nach 7 Nachbeobachtungsjahren. Die Asymptote einer definitiven Erscheinungsfreiheits-Quote wird in befriedigender Weise erreicht

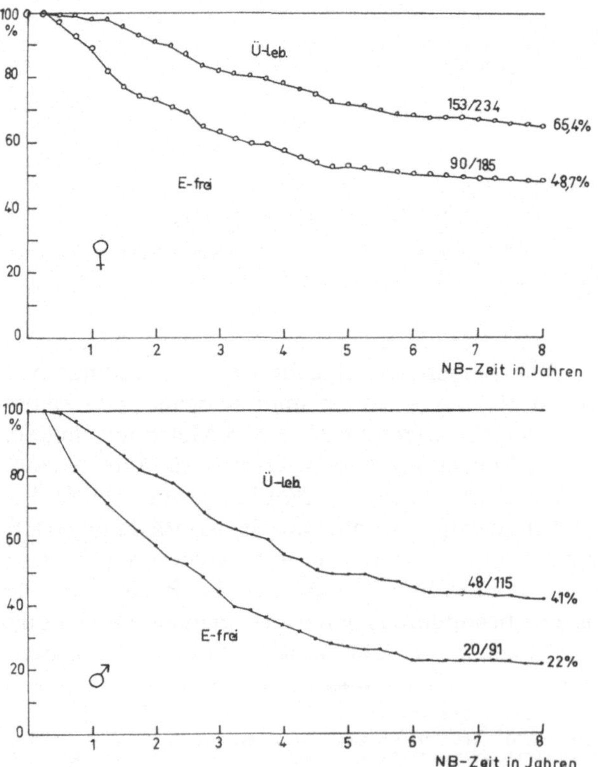

Abb. 13. Vergleich der Überlebenskurve mit der Erscheinungsfreiheitskurve, getrennt für beide Geschlechter (a und b). Zwischen dem 2. und dem 8. Nachbeoachtungsjahr findet sich übereinstimmend ein Anteil von 18—22 % der Patienten, die zwar Rezidive und/oder Metastasen besitzen, aber noch leben. Die Kurven zeigen, daß protrahierte Verlaufsformen über das 5. Nachbeoachtungsjahr hinaus keineswegs selten vorkommen

Wir wissen heute, daß von maßgeblichem Einfluß auf die Prognose etwa die folgenden Faktoren sind, der Größe ihres Einflusses nach geordnet:

das Stadium,

das Geschlecht,

die histologische Eindringtiefe („level"),

mM-Flächengröße;

ferner auch:

der Melanomtyp,

die Lokalisation,

das Beginnalter.

Will man bei einem therapeutischen Vergleich, etwa zur Klärung der alten Streitfrage, ob Operation oder Bestrahlung besser sei, zu einem fundierten Urteil kommen, muß man entweder homogene oder strukturgleiche mM-Kollektive ausreichender Größe miteinander vergleichen; zur Erzielung homogener Kollektive muß man das verfügbare Melanomklientel nach den o. g. Einflußfaktoren, also vielfältig aufgliedern. Strebt man ein strukturgleiches Krankengut an, dann muß man zu jedem einzelnen Patienten einen sog. „Symptomdoppelgänger" heraussuchen; d.h. einen Patienten, der hinsichtlich des Stadiums, des Geschlechts, der histologischen Eindringtiefe und schließlich auch in puncto Lokalisation, Melanomgröße usw. mit dem vorgegebenen Patienten übereinstimmt. Das ist ein sehr mühsames Unterfangen, das erst neuerdings mittels Computer für die praktische Forschung lösbar geworden ist (Heite et al., 1977).

Die Erfüllung der Bedingungen ausreichender Größe sowie der Homogenität bzw. Strukturgleichheit sollte in einer wissenschaftlich fundierten Untersuchung nachgewiesen werden. An diesen Forderungen scheitern die meisten Autoren beim mM, da ihnen entweder die ausreichende Fallzahl oder der Nachweis der Strukturgleichheit versagt bleiben muß; denn kein Arzt, auch nicht in einem langen Leben und als Chef einer großen Klinik, kann ein ausreichend großes Melanomkrankengut kritisch überblicken. Dieses Problem ist nur durch eine Gemeinschaftsarbeit mehrerer Kliniken zu lösen. Damit wird allerdings zunächst nur die erste Bedingung, die ausreichende Fallzahl, leicht erfüllt. Die zweite Bedingung, der Nachweis der Strukturgleichheit etwaiger zu vergleichender Kollektive, kann nur erreicht werden, wenn das Krankengut ausreichend intensiv dokumentiert wird, d. h. auch in ihrer Feinstruktur müssen die Krankheitsfakten nach dem gleichen logischen Gliederungsgesichtspunkt aufgezeichnet werden. Dadurch wächst aber die Zahl der einzelnen Sachverhalte, der sog. medizinischen Daten, so stark an, daß Ordnung, Übersicht und Auswertung nicht mehr mit konventionellen Methoden der Handauszählung, Strichlisten usw., sondern nur noch durch elektronische Datenverarbeitung realisierbar sind.

Voraussetzung für eine Computerverarbeitung ist das Verschlüsseln der medizinischen Sachverhalte in maschinenlesbare Daten, auf deren Problematik hier nicht näher eingegangen werden soll (vgl. Heite, 1970 [5], 1976 [6]). Es ist nun ein glücklicher Umstand, daß durch die Bereitstellung eines detaillierten Dokumentationsplanes der befunderhebende Arzt gezwungen wird, die verschiedenen Sachverhalte einheitlich, nämlich nach vorgegebenen logischen Gliederungsgesichtspunkten zu protokollieren. Durch die einheitliche Benützung des gleichen dokumentationsgerechten Melanom-Krankenblattes in verschiedenen Kliniken werden automatisch die Technik der Datensammlung lenkend koordiniert (Heite, 1976 [6]) und die erhobenen Daten verschiedener Kliniken vergleichbar gemacht. Das ist der Grund, weshalb in den letzten Jahren zahlreiche Gemeinschaftsstudien über therapeutische Probleme beim malignen Melanom begonnen wurden.

Die, soweit ich sehe, erste größere Melanom-Gemeinschaftsstudie wurde von mir 1962 inauguriert und mit Unterstützung der Deutschen Forschungsgemeinschaft bis heute durchgeführt. An ihr beteiligen sich z. Zt. 11 bundesdeutsche Universitäts-Hautkliniken. Die Studie orientierte sich an einem von mir 1962 entwickelten Melanomkrankenblatt (Heite [4]) und hat bis Ende 1972 die Daten von ca. 2600 Krankheitsfällen an mM gesammelt. Die Entwicklung dieser Datenbank, beschränkt auf jene mM-Patienten, die bisher mindestens 5 Jahre nachbeobachtet werden konnten, zeigt Abb. 14. Dabei wurde insbesondere eine sehr sorgfältige dermatologische Analyse des Primärherdes durchgeführt (vgl. Abb. 15), anhand derer man semiquantitativ exophytische, flach erhabene und plan im Hautniveau liegende Anteile erfassen und prognostisch vergleichen kann.

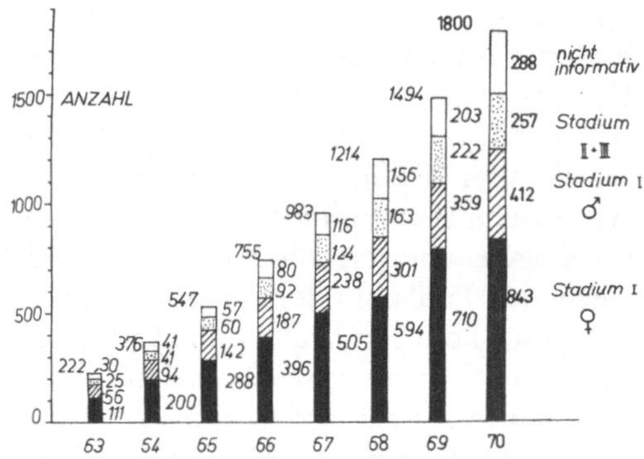

Abb. 14. Wachstum und Struktur der in der Arbeitsgemeinschaft „Malignes Melanom" der DFG erfaßten Melanompatienten, soweit sie 5 Jahre und länger nachbeobachtet werden konnten

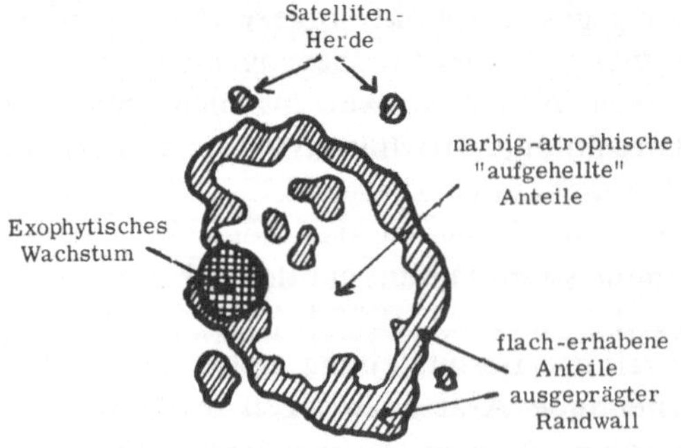

Abb. 15. Beispiel der dermatologischen Analyse eines Primärherdes zur Vorbereitung einer computerlesbaren Befundbeschreibung

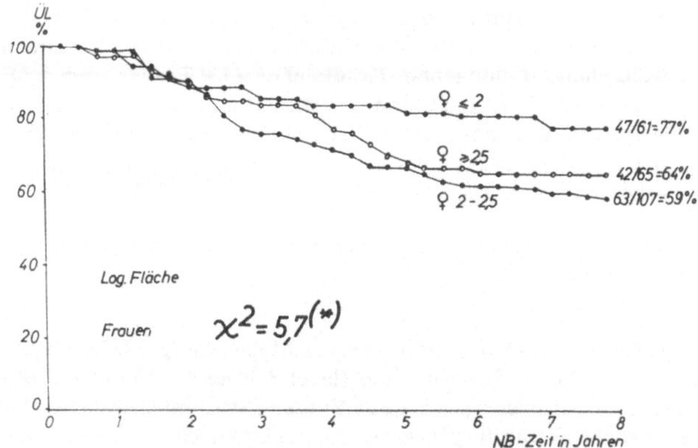

Abb. 16. 8-Jahres-Absterbekurve von malignen Melanomen bei Frauen mit unterschiedlicher Flächenausdehnung. Der Unterschied der erreichten Überlebensquoten reicht nicht ganz zur Signifikanz auf dem 5%-Niveau aus

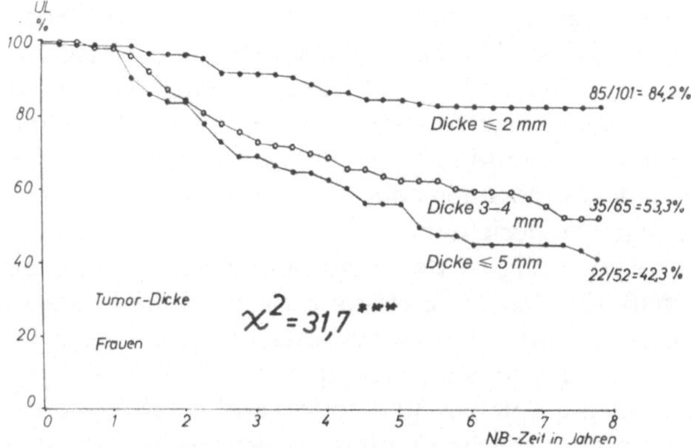

Abb. 17. 8-Jahres-Überlebenskurven bei Frauen mit unterschiedlicher Melanom-„Dicke". Die Unterschiede in den Überlebensraten erweisen sich als hoch signifikant

Bei solchen Auswertungen fällt als erstes der fundamentale Unterschied zwischen den beiden Geschlechtern auf, wie er schon in den vorhin dargestellten Absterbekurven vor Augen geführt wurde. Ferner läßt sich zeigen, daß die Melanomfläche wohl von erkennbarem Einfluß auf die Prognose ist (Abb. 16), daß jedoch die Melanomdicke, d. h. die Entfernung vom oberen bis zum unteren Pol von ungleich größerer prognostischer Einflußgröße ist (Abb. 17).

Es läßt sich ferner zeigen, daß der „level" von erheblichem Einfluß ist, z. B. an einem weitgehend homogenen Krankengut von 73 Frauen mit ssM und ausschließlicher Lokalisation an den Beinen und rein chirurgischer Therapie (Abb. 18). Vergleicht man demgegenüber den Einfluß der Melanomklassifikation nach Clark-Mihm, natürlich innerhalb des gleichen Levels, so ergibt sich, daß die Klassifikationsunterschiede wesentlich geringer, ja sogar vielleicht bedeutungslos sind (Abb. 19).

LEVEL	EFR	R/M	%EFR	SU
2	23	3	88	26
3	18	7	72	25
4	7	15	32	22

$$\chi^2 = 17{,}8\ ^{+++}$$

EFR = Erscheinungsfreiheit.

R/M = Rezidive und/oder Metastasen

Abb. 18. Prüfung des prognostischen Unterschiedes der verschiedenen histologischen Eindringtiefen (level) bei einem weitgehend homogenen Krankengut (73 Frauen mit ssM, ausschließlicher Lokalisation in den Beinen, alleiniger chirurgischer Therapie) anhand der Erscheinungsfreiheits-Quote. Trotz des kleinen Zahlenmaterials ist der Unterschied hoch signifikant

LEVEL	1-2	3	4-5	$\chi^2=$
ssM	89/100 89 %	61/80 76,2%	28/53 50,9%	8,0
nM	2/3 66,7%	25/39 64,1%	19/40 47,5%	2,4
$\chi^2 =$		1,9	0,3	

Abb. 19. Vergleich des Einflusses von Melanomtyp (ssM/nM) und der histologischen Eindringtiefe (level 3/level 4—5) anhand der 5-Jahres-Überlebensrate bei 315 Frauen (Stadium I). Anhand der statistischen Testgröße χ^2 erweist sich der Unterschied zwischen den level als beachtlich; zwischen den Melanomtypen als nicht signifikant

Ordnet man die erkannten prognostischen Faktoren nach der Größe ihres Einflusses, so ergibt sich etwa folgende Reihenfolge: Stadium, Geschlecht, Eindringtiefe. Von geringerem Einfluß sind Melanomfläche, Melanomklassifikation und Lokalisation (Abb. 20). Man sollte heute grundsätzlich von jeder prognostischen und therapeutischen Studie fordern, daß wenigstens Stadium, Geschlecht und Eindringtiefe in ihrem Einfluß berücksichtigt werden, wenn es gilt nachzuweisen, daß anhand eines homogenen oder strukturgleichen Krankengutes von therapeutischen Erfolgen zu berichten.

Von besonderer klinischer Bedeutung ist der Einfluß eines exophytischen Wachstums, da dessen Ausmaß für das unbewaffnete Auge ohne weiteres erkennbar ist. In Abb. 21 ist die 5-Jahres-Überlebensrate bei 352 Frauen im Stadium I aufgeschlüsselt nach der Invasionstiefe und danach, ob die exophytischen Anteile im Primärherd kleiner gleich 30% oder größer gleich 80% betragen. Man erkennt, daß die prognostischen Unterschiede zwischen Herden

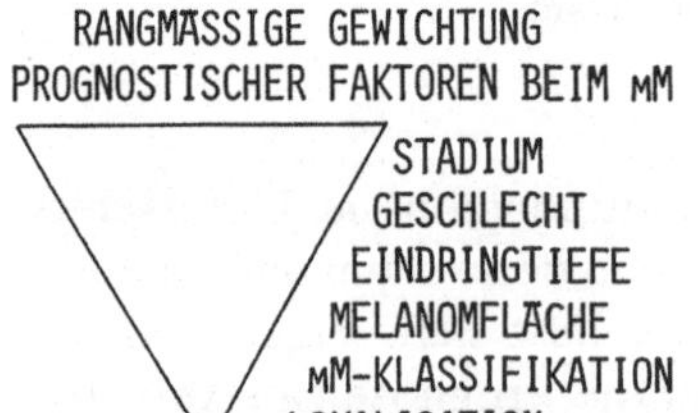

Abb. 20. Rangmäßige Gewichtung der Einflußgröße prognostischer Faktoren beim malignen Melanom

EXOPHYTISCHE ANTEILE	INVASIONS-TIEFE			χ^2
	PAPILLAR-KÖRPER	OBERES CORIUM	TIEF.COR + SUBCUT	
≤ 30 %	50/56 89,3%	47/59 79,7%	28/ 44 63,6%	9,75 **
≥ 80 %	18/27 66,7%	24/40 60,0%	73/126 57,9%	0,73
$\chi^2 =$	6,22**	4,5*	4,3*	

Abb. 21. Prüfung des Einflusses exophytischer Anteile im Primärherd auf die 5-Jahres-Überlebensrate im Vergleich zur histologischen Invasionstiefe (level). Die Unterschiede zwischen Melanomherden mit flächenmäßig kleinem und großem exophytischem Anteil sind durchweg signifikant bis hoch signifikant

mit kleinem und großem exophytischen Anteil stets signifikant bis hoch signifikant sind. Die prognostischen Unterschiede zwischen Melanomherden mit geringerer oder größerer Invasionstiefe sind dagegen nur bei geringem exophytischen Anteil signifikant. Das bedeutet, daß das exophytische Wachstum stets, die Invasionstiefe dagegen nur unter bestimmten Bedingungen die Prognose beeinflußt.

Von praktischer Bedeutung ist ferner die Frage, ob die alte Vorstellung berechtigt ist, daß eine Irritation des Primärherdes einer Metastasierung Vorschub leistet und damit zu einer schlechteren Prognose führt. Daran waren nicht selten Zweifel geäußert worden, da man eine Umkehrung des Kausalzusammenhanges für möglich hielt: nicht die Probeexzision selbst sollte die echte „Causa" für die Metastasierung und schlechtere Prognose sein; sondern die makroskopische Entwicklung des Herdes, die Zunahme an Größe, die Erhabenheit und auch die subjektiven Beschwerden führten den Patienten zum Arzt; die sich ankündigende Verschlimmerung würde damit die diagnostische Maßnahme der Probeexzision auslösen. Es läßt sich aber am Beispiel der Abb. 22a und

♂ IRRITATION	BIS PAPILLAR-KÖRPER	BIS MITTE CORIUM	TIEFES CORIUM SUBCUTIS	♀ IRRITATION	BIS PAPILLAR-KÖRPER	BIS MITTE CORIUM	TIEFES CORIUM SUBCUTIS
KEINE	24/29 82,7%	22/30 73,3%	16/28 57,1%	NEIN	61/70 87,1%	71/80 88,7%	63/95 66,3%
JA	9/18 50 %	10/26 38,5%	19/48 39,6%	JA	32/38 84,2%	22/37 59,5%	54/95 56,8%
$\chi^2 =$	5,88*	7,0***	1,6	$\chi^2 =$	0,16	13,3***	1,8

Abb. 22. Einfluß einer fehlenden oder vorhandenen Irritation des Primärherdes auf die 5-Jahres-Überlebensquote bei malignen Melanomen, aufgeteilt nach den beiden Geschlechtern und nach der histologischen Invasionstiefe.
a) Bei 179 Männern
b) Bei 415 Frauen
Bei mäßiger histologischer Eindringtiefe ist der Unterschied zwischen den Überlebensraten hoch signifikant

b zeigen, daß — natürlich unter Berücksichtigung der beiden Geschlechter und der Eindringtiefe —, die 5-Jahres-Überlebensrate hoch signifikant schlechter bei ausgeprägter Irritation ist. Es besteht ferner eine Wechselwirkung zwischen der Eindringtiefe des mM und dem Irritationseinfluß. Offenbar ist die zusätzliche Irritation bei den prognostisch ungünstigen malignen Melanomen mit level VI und V von geringerer Bedeutung, als bei mM-Formen, die nur bis ins Corium eindringen.

Wir müssen also an der bisherigen Lehrmeinung festhalten, daß das maligne Melanom der Haut ein „Noli me tangere" ist, und Irritationen jeglicher Art, auch Probeexzisionen, strikt zu vermeiden sind.

Wenn wir demgegenüber den Unterschied zwischen zwei verschiedenen therapeutischen Maßnahmen ins Auge fassen, z. B. anhand der 5-Jahres-Überle-

MM-TYP	LEVEL	REIN CHIR.	RADIOL. CHIR.	χ^2
ssM	1+2	51/54 94,4%	62/67 92,5%	<1
	3	46/57 80,7%	62/75 82,7%	<1
	4+5	24/34 70,6%	30/47 63,8%	<1
NM	3	11/19 57,9%	17/26 65,4%	<1
	4+5	17/24 70,8%	20/35 57,1%	1,2

Abb. 23. Vergleich rein chirurgischer und kombiniert chirurgisch-radiologischer Therapie bei einem hinsichtlich Geschlecht, Melanomtyp und level homogenen Krankengut von 438 Patienten mit malignem Melanom. Wie auch immer man das Kollektiv aufgliedert, niemals finden sich eindrucksvolle oder gar signifikante Unterschiede

bensrate bei 438 Frauen (s. Abb. 23) — selbstverständlich aufgegliedert nach level und Melanomtyp —, so ergeben sich, wie auch immer man das Krankengut in weitgehend homogene Kollektive aufgliedert, keine signifikanten Unterschiede. Man erkennt, wie unerwartet gering der Einfluß unserer konventionellen therapeutischen Maßnahmen ist.

Damit kommen wir zu dem erschütternden Ergebnis, daß wir zwar zahlreiche prognostische Faktoren erkennen können, ihr Einfluß sich als signifikant bis hoch signifikant erweist, daß aber die konventionellen Therapieformen von ungewöhnlich geringem Einfluß sind. Die früher kontrovers geführte Diskussion, ob „Stahl" und/oder „Strahl" die bessere Behandlung darstellte, war also ein Streit, der an dem wirklichen Problem des malignen Melanoms vorbeiging.

Literatur

1. Allen, A. C., Spitz, S.: Malignant Melanoma. Cancer (Philad.) **6**, 1 (1953)
2. Clark, W. H., From, L., Bernardino, A., Mihm, M. C.: The histogenesis and biological behavior of primary malignant melanomas of the skin. Cancer Res. **29**, 705—726 (1969)
3. Heite, H.-J.: Über die klinische Arzneimittelprüfung — ihre ärztliche und methodische Problematik. Münch. med. Wschr. **104**, 1613—1619 (1962)
4. Heite, H.-J.: Berichte über Symposien der Arbeitsgemeinschaft „Malignes Melanom". Hautarzt **14**, 554—561 (1963); **17**, 44+87 (1964); **21**, 231—238 (1970)
5. Heite, H.-J.: Über maschinenlesbare Dokumentation medizinischer Sachverhalte. In: Statistische Methoden II. Walter, E. (Hrsg.), S. 89—111. Berlin—Heidelberg—New York: Springer 1970
6. Heite, H.-J.: Die Arbeitsgemeinschaft „Malignes Melanom" der DFG — das Modell einer durch Dokumentationsprogramm gelenkten Gemeinschaftsforschung. Der niedergelassene Arzt **6**, 128—132 (1976)
7. Heite, H.-J.: Die Erkennung prognostischer Faktoren beim malignen Melanom — ein dokumentologisches Problem. Z. Haut- u. Geschl.-Kr. **51** (Suppl. 2), 11—29 (1976
8. Heite, H.-J.: Erkennung und Bewertung prognostischer Faktoren beim malignen Melanom der Haut. Langenbecks Arch. Chir. **342** (Kongreßbericht 1976), 517—523 (1976)
9. Heite, H.-J., Köhler, C. O., Wiebelt: Use of the Melanoma Data Bank for Controlled Clinical Trial by the Method of Matched Pairs (so-called „Symptom-Twins") Arch. Derm. Res. **261**, 101 (1978)
10. McGovern, V. J.: The classification of melanoma and its relationship with prognosis. Pathology **2**, 85—98 (1970)

11. Mishima, Y.: Macromolecular Differentiation of Melanocytic and Nevocytic Malignant Melanomas. Cancer (Philad.) **20,** 632—649 (1967)
12. Smogy, J., Hostyonova, E.: Development of Mortality from Malignant Melanoma in Slovakia compared with Bohemia and some Selected Countries. Neoplasma (Bratisl.) **13/6,** 649—656 (1971)
13. Schnyder, U.: Zur Prognose des Malignen Melanoms. Schweiz. med. Wschr. **100,** 963 (1970)
14. UICC.: Clinicla Oncology; Ed. by the Committee on Prof. Educ. of UICC. Berlin—Heidelberg —New York: Springer 1973

Histologische Klassifikation und Beurteilung des malignen Melanoms[1]

O. P. Hornstein

Dermatologische Universitätsklinik, Erlangen

Maligne Melanome sind bösartige Neoplasien, die sich vom neuroektodermalen Melanin-bildenden Zellsystem der Haut ableiten. Lange Zeit galten sie wegen ihrer scheinbaren Unberechenbarkeit und ihres Auftretens auch schon bei jüngeren Erwachsenen als eine der bösartigsten Geschwülste überhaupt, eine jedoch mehr auf Einzelbeobachtungen und kleinen Fallzahlen als auf langfristiger Nachbeobachtung eines großen Kollektivs beruhende Lehrmeinung. Zu der allgemeinen Unsicherheit trug auch die Tatsache bei, daß Melanom-Patienten vom Dermatologen *oder* Chirurgen *oder* Radiologen unterschiedlich behandelt wurden [26, 27, 46, 58, 61], wobei dem Pathologen oft nur noch die undankbare Aufgabe der postmortalen Vollstreckung oder Widerrufung vorangegangener klinischer Diagnosen blieb. Diesen fehlte nicht selten — besonders bei den rein radiologisch behandelten Tumoren — die histologische Sicherung, so daß schon deshalb manche vergleichenden „Erfolgsstatistiken" a priori fragwürdig waren [27, 45, 58, 60, 61].

Für die schwierige klinische Differentialdiagnose des malignen Melanoms kommt eine sehr große Zahl verschiedenartiger, meist pigmentierter Hautveränderungen in Betracht. Reduziert sich auch der engere Kreis der möglichen klinischen Fehldiagnosen meist auf 6—7 prigmentierte oder unpigmentierte Hauttumoren (verschiedene Basaliomformen, Naevuszellnaevus, sog. juveniles Melanom, seborrhoische Keratose, pgimentierte aktinische Keratose, Histiozytom, sog. Granuloma teleangiectaticum, thrombosierte Hämangiome), so gehört doch die zuverlässige Früherkennung eines malignen Melanoms zu den schwierigsten klinisch-diagnostischen Aufgaben des Dermatologen. Auch für den erfahrenen Dermato-Histopathologen kann die Unterscheidung sicherer Melanome von Pseudo-Melanomen (sog. „juveniles Melanom", „aktivierter Junktionsnaevus") oder die Erkennung eines amelanotischen malignen Melanoms sehr schwierig sein.

Mehrere ältere Klassifikationsversuche der malignen Melanome [Lit. s. 1—3, 46, 60, 61] und auch neuere Studien über die mögliche prognostische Bedeutung verschiedener histologischer Kriterien [4, 15, 18, 19, 24, 31, 66, 68] haben bisher keine praktische Bedeutung erlangt. Die Situation hat sich jedoch wesentlich geändert, seit sich in den letzten Jahren eine neue und relativ einheitliche Klassifikation der malignen Melanome international weitgehend durchgesetzt hat [6—11, 28, 32, 33, 35, 37—40, 42—44, 47, 51, 52, 59, 62, 64, 67] und seit eine einheitliche Verbundforschung verschiedener klinischer Zentren mit langfristiger Nachbeobachtung großer Patientenzahlen organisiert worden ist, wie sie 1962 an der Freiburger Hautklinik als „Arbeitsgemeinschaft Malignes Melanom" inauguriert wurde [26, 35] und seither in bisher wahrscheinlich unerreichter dokumentarischer Gründlichkeit mit Unterstützung der DFG praktiziert wird.

---

[1] Mit Unterstützung durch die Deutsche Forschungsgemeinschaft (Hö 195/11)

Histogenese des Melanin-bildenden Zellsystems

Eine kurze Erwähnung der wichtigsten Ergebnisse dürfte dem besseren Verständnis der malignen Melanome der Haut förderlich sein. Während der embryonalen Entwicklung wandern zur Bildung von Melaninpigment befähigte Zellen der Neuralleiste in die Haut, wo sie sich in der unteren Epidermis (und Dermis) als Melanozyten ansiedeln (Abb. 1). Manche Autoren vertreten derzeit die „dualistische" Hypothese zweier strukturell und metabolisch eigenständiger Stammlinien von melaninbildenden Zellen (Melanoblasten und Naevoblasten), wobei hauptsächlich aus den letzteren die „Naevuszellnaevi" (NZN, „Pigmentzellnaevi") hervorgehen [11, 30, 33, 48—52].

Bei der Naevogenese kommt es stufenweise, nach einer initialen Proliferation Epidermis-ständiger Naevozyten (junktionales Stadium des Naevuszellnaevus), infolge Mitwucherung von Dermisständigen Naevozyten zum sog. Compound-Naevus, der nach einer zeitlich begrenzten Wachstumsperiode in einen ruhenden dermalen Naevuszellnaevus übergeht und sich teilweise rückbilden kann [48, 50]. Demgegenüber können sich aus epidermalen Melanozyten sog. „Blaue Naevi" (dermale Melanozytome) entwickeln (Abb. 1). Andere Autoren führen die morphologischen Unterschiede der Naevuszellen mehr auf Einflüsse der epidermalen oder dermalen Umgebung zurück und unterscheiden 3 Zelltypen — A oberflächlich, Tyrosinase-positiv; C tief, Tyrosinase-negativ, „neuroid"; B als Zwischenform von A und C—, wobei der Zelltyp C von Schwannschen Zellen abgeleitet wird [41, 46].

Ontogenetisch gesehen sind die Melanin-bildenden Zellen jedenfalls Wanderzellen, die auch nach Erreichung ihrer terminalen Position (Haut, Auge, Meningen) keine festen Zellverbände bilden, da sie im Gegensatz zu den epidermalen Keratinozyten keine interzellulären Haftstrukturen (Desmosomen) besitzen. Durch ihre den epidermalen Zellverschiebungen angepaßte Verformbarkeit (mit Abgabe von Melaningranula an benachbarte Epidermiszellen) können die Melanozyten ihre biologische Lichtschutzfunktion optimal erfüllen. Lockere Struktur und Anpassungsfähigkeit bleiben aber auch den malignen Melanozyten erhalten und machen deren frühzeitige Einschleusung in benachbarte Lymph- und Blutgefäße verständlich.

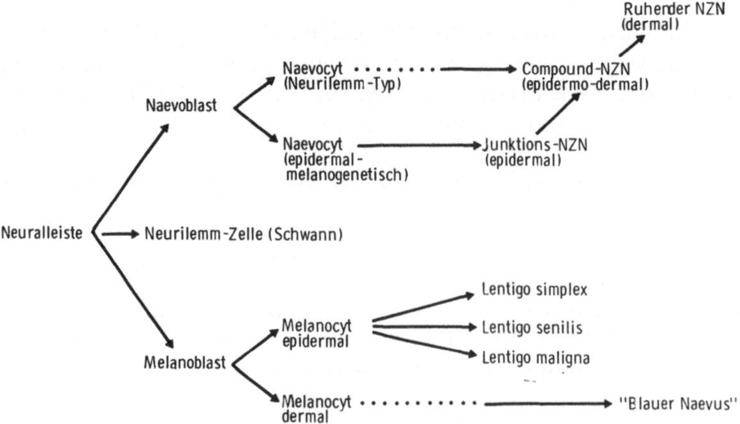

Abb. 1. Histogenese der Pigmentzellnaevi (modifiziert nach Mishima)

Die Entwicklung der heutigen Melanom-Klassifikation

Bis Ende der 60er Jahre wurden die malignen Melanome meist nach Kriterien eingeteilt, die entweder auf dem vorherrschenden Zelltyp (globoidzellig — spindelzellig) oder auf 3 hauptsächlichen Entstehungsarten beruhten: a) Melanome auf unveränderter Haut, b) auf einem Naevuszellnaevus, c) auf einer umschriebenen prämalignen Melanose (Morbus *Dubreuilh-Hutchinson,* „Lentigo maligna"). Eine beträchtliche, außerhalb der Dermatologie noch heute nachwirkende Verwirrung hat die in den 50er Jahren besonders von Allen [1—3] vertretene These hervorgerufen, daß Melanome vorzugsweise aus „aktivierten" junktionalen Naevuszellnaevi hervorgehen würden. Die praktischen Konsequenzen dieser in der Dermatologie seit fast 20 Jahren widerlegten [10, 15, 16, 33, 35, 39, 40, 43, 50, 67], von vielen Onkologen aber noch hartnäckig geglaubten These führten einerseits zur „prophylaktischen" Exzision möglichst vieler Naevuszellnaevi, andererseits zur Devise „wait and see" bei beginnenden echten oder vermeintlichen Melanomen. Wegen des Zeitverlusts verschlechtert sich natürlich die Prognose, was besonders in den USA in den 50er Jahren zur Propagierung ultraradikaler Operationen (mit Exartikulation ganzer Extremitäten) oder zur hochdosierten („kaustischen") Strahlentherapie mit Inkaufnahme schwerer örtlicher Strahlennekrosen geführt hatte [Lit. s. 27, 61].

Die heutige klinische und histologische Klassifikation maligner Melanome geht weniger vom Zelltyp als *von der primären Wachstumsrichtung und vom weiteren Wachstumsverhalten des Tumors* aus. Sie wurde zunächst von der Bostoner Arbeitsgruppe um Clark [9, 10, 47] und etwa gleichzeitig von australischen Pathologen um McGovern [40, 42, 43] entwickelt. Nach der Clarkschen Einteilung werden 3 klinisch, histologisch und prognostisch differente Hauttypen unterschieden:

1. Lentigo maligna-Melanom (LMM = auf umschriebener präblastomatöser Melanosis entstehend)
2. Superficial spreading Melanom (SSM = primär oberflächlich spreitend und horizontal wachsend)
3. Noduläres Melanom (NM = primär knotig und vertikal wachsend)

In Abb. 2 ist der Versuch dargestellt, die *verschiedenen Melanomtypen* mit den jeweiligen Ursprungszellen in *histogenetische Korrelation* zu setzen. Unter der Voraussetzung, daß die teils ultrastrukturell, teils histochemisch begründete Unterscheidung von Naevozyten und Melanozyten richtig ist [48—52], spricht manches für eine Entstehung des SSM und des primären NM aus epidermalen Naevozyten, während sich das LMM aus Melanozyten — über die Vorstufe der Lentigo maligna, vielleicht auch der benignen Lentigo senilis — entwickelt. Ob aus einem „aktivierten" junktionalen NZN ein primäres NM hervorgehen kann, wird bestritten [10, 15, 16, 19]. Grundsätzlich ist zu unterscheiden zwischen dem erwiesenen Neuwachstum („de novo") von malignen Naevo- oder Melanozyten im Bereich bzw. über einem präexistenten gutartigen NZN [10, 15, 16] und der nicht erwiesenen malignen Transformation gutartiger Naevuszellen in der Dermis. In aller Regel endet der Junktions-NZN als ruhender dermaler NZN (vgl. Abb. 1 und 2, nach oben gerichteter Pfeil).

Sowohl die Lentigo maligna als auch das SSM tendieren zunächst zur radialen oberflächlichen Ausbreitung, bevor das invasive knotige Wachstum einsetzt, während das NM ohne ein präinvasives Oberflächenstadium von Anfang an in die Dermis vertikal eindringt.

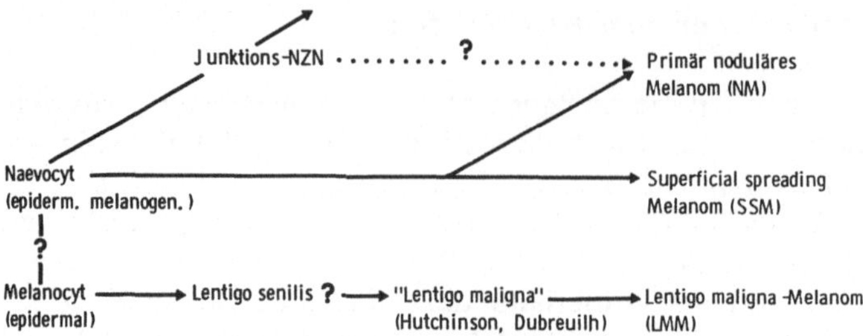

Abb. 2. Histogenese des malignen Melanoms (modifiziert nach Mishima). Fragliche bzw. umstrittene Entwicklung des primären NM aus Junktions-NZN

Bestimmen also die primäre Wachstumsrichtung und die Oberflächenstruktur der Melanome ihre Klassifikation, so sind die Stadien der dermiswärts gerichteten Invasion für die histologische Beurteilung der Prognose von besonderer Relevanz. Die Einteilung in histologische „Levels of invasion" — und damit die genauere Differenzierung des Primärtumors — geht auf Clark et al. zurück [9, 10, 47]. Zwar gilt auch weiterhin die klassische klinische Stadieneinteilung (I = Primärtumor, II = regionale bzw. lymphonodale Metastasierung, III = hämatogene bzw. generalisierte Metastasierung), doch unterscheidet man jetzt zusätzlich je nach histologischer Eindringtiefe 5 „Mikrostadien" des Primärtumors [7, 8, 10, 22, 28, 32, 33, 37—39, 42, 43, 47, 62, 67]. Dieses „Staging" gilt für alle 3 Melanomtypen und räumt dem Histopathologen bei der Abschätzung der Prognose und der Festlegung der Therapie ein entscheidendes Wort ein.

Im *Mikrostadium 1* stehen die wuchernden atypischen Melanozyten noch im junktionalen (band-, girlanden- oder nesterförmigen) Zusammenhang mit der Epidermis, die jedoch akanthotisch verbreitert sein kann. Diesem Mikrostadium entspricht sowohl die „Lentigo maligna" [5, 12—14, 28, 32, 33, 37—40, 42, 43, 47, 52, 67] als auch die Frühphase des SSM im Sinne eines sog. „Melanoma in situ" [7, 8, 10, 28, 32, 35, 37—39, 42, 43, 52, 59].

Im *Mikrostadium 2* beginnen die Melanomzellen das gefäßführende Stratum papillare zu infiltrieren, ohne es ganz auszufüllen. Die Gefäße des subpapillaren Plexus liegen noch unterhalb der Melanomnester. Entlang von Haarfollikeln und Schweißdrüsenausführungsgängen können einzelne Melanomzellen zwar bereits tiefer vordringen, gehören aber noch zum Mikrostadium 2, solange sie dem Epithel unmittelbar benachbart bleiben.

Ist der Papillarkörper vollständig infiltriert und sind auch die subpapillaren Gefäße deutlich tumorös umringt, so ist das *Mikrostadium 3* erreicht. Die oberflächliche Grenze des Stratum reticulare wird durch Tumorzellnester eingedellt, aber nicht infiltriert. Nicht selten ist aber die Invasionstiefe des Tumors wegen der begleitenden melanophagenreichen Entzündung nur schwer zu erkennen, so daß die Abgrenzung zum Mikrostadium 4 fließend ist.

Eine eindeutige, breitbasige oder fingerförmige Infiltration des Stratum reticulare entspricht dem *Mikrostadium 4,* ein Einbruch in die Subcutis — unter Überschreitung der tiefkutanen Gefäßschicht — dem *Mikrostadium 5.*

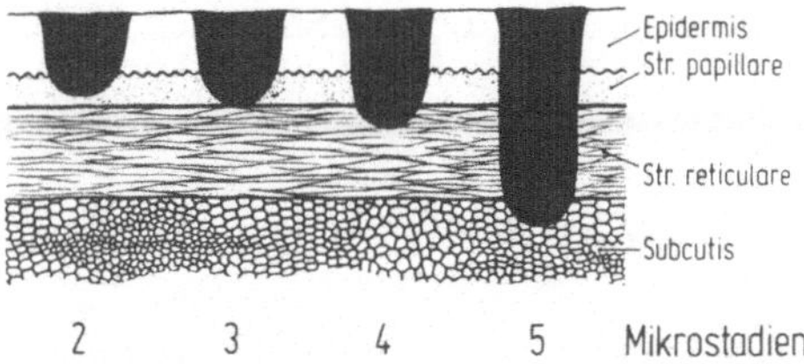

Abb. 3. Schematische Zeichnung der invasiven Mikrostadien des malignen Melanoms

Die praktischen diagnostischen Schwierigkeiten liegen hauptsächlich in der Unterscheidung der Mikrostadien 3 und 4, da Entzündung, akanthotische Epidermiswucherung und Ulzeration die Grenzen verwischen können. Die von australischen Pathologen [40, 44] vorgeschlagene Einteilung der Invasionslevel (I = intraepidermal, II = Stratum papillare, III A = obere Hälfte Stratum reticulare, III B = untere Hälfte Stratum reticulare, IV = Fettgewebe) hat sich anscheinend nicht international durchsetzen können. Bei einem kürzlich im Rahmen des XI. Kongreßes der Internat. Akademie für Pathologie von Cochran und Clark veranstalteten Kursus über melanozytäre Tumoren wurde als Mikrostadium 4 sogar nur die Infiltration des Stratum reticulare durch Einzelzellen, nicht durch Zellnester definiert. Wesentlicher erscheint uns die erkennbare Lagebeziehung der Tumorzellen zu den subpapillaren Gefäßen, da bei deren Überwucherung oder infiltrativer Zerstörung das Risiko der Metastasierung steil ansteigt.

Gleichzeitig mit der endophytischen Invasionsrichtung pflegt der Tumor auch nach außen zu wachsen und zu ulzerieren. Die exophytische Wachstumstendenz kann zu pilzförmigen, schmalbasig aufsitzenden Tumorknoten führen, die manchmal das Niveau der umgebenden Haut trotz fortgeschrittenen Stadiums kaum unterschreiten. Auf diese *gestielten Melanome* läßt sich die stratigraphische Definition verschiedener „Levels of invasion" nicht anwenden und auch die histologische Klassifikation des Melanomtyps kann Schwierigkeiten bereiten. Aus diesen und anderen, schon genannten Gründen wird heute zunehmend empfohlen, auch die Tumordicke, d. h. den Abstand von der Oberfläche senkrecht bis zur Basis des Melanoms, mikroskopisch zu messen [7, 8, 22, 28, 32, 64]. Auch bei der Indikation zur „prophylaktischen Lymphonodektomie" hat diese Methode Bedeutung, da Meßwerte von $\geq 1,5$ mm für, Meßwerte von $< 0,76$ mm gegen den Eingriff sprechen [8, 64].

Worin liegt die prognostische und auch therapeutische Bedeutung des Invasionsstadiums des Primärtumors?

Diese Frage läßt sich mit dem Lymphgefäßreichtum der Haut, der hohen Dissoziationsfähigkeit der Melanomzellen und ihrer raschen lymphovasalen Verschleppung und lymphonodalen Absiedelung beantworten. Die Mehrzahl der Autoren sieht heute im Mikrostadium 3 eine gewisse prognostische Grenze [7, 8, 22, 28, 32, 38, 39, 40, 42, 43, 47, 62, 64, 67], nach deren Überschreitung das Metastasierungsrisiko deutlich zunimmt, während es zuvor nur minimal, im Mikrostadium 1 = 0% ist. Jedoch gibt es keine starren, für jeden Melanomtyp und jede Melanomlokalisation eindeutigen Grenzen der Mikrostadien, woraus sich die bereits erwähnten Unterschiede der Auffassungen, besonders bezüglich Level 3 oder 4, erklären. Auch ist der Melanom*typ* für das Invasions*tempo* insofern von Bedeutung, als das primäre NM schneller als das erst sekundär vertikal wachsende SSM das Mikrostadium 3 erreicht. So fanden Kühl-Petzoldt und Kalkoff [39] bei histologischen und prognostischen Vergleichsuntersuchungen beider Melanomtypen an 414 chirurgisch behandelten weiblichen Patienten, daß die 5-Jahres-Überlebensquote im Mikrostadium 3 beim SSM noch 81%, beim primären NM nur noch 58% betrug.

Klinisch-histologischer Vergleich der Melanomtypen

Die *„Lentigo maligna"* (Morbus Dubreuilh-Hutchinson) ist eine Melanosis circumscripta *praeblastomatosa,* die sich vorwiegend bei älteren Menschen und in lichtexponierter Lokalisation (Gesicht, Hals, Hände), seltener vor dem 50. Lebensjahr und/oder an bedeckten Körperpartien entwickelt [6, 12—15, 25, 33, 35, 39, 45, 52, 60, 61]. Der melanotische Fleck liegt stets im Hautniveau, breitet sich langsam zentrifugal aus, ist unregelmäßig und zunehmend unscharf begrenzt sowie scheckig hell- bis schwarzbraun pigmentiert (Abb. 4). Erst nach einer

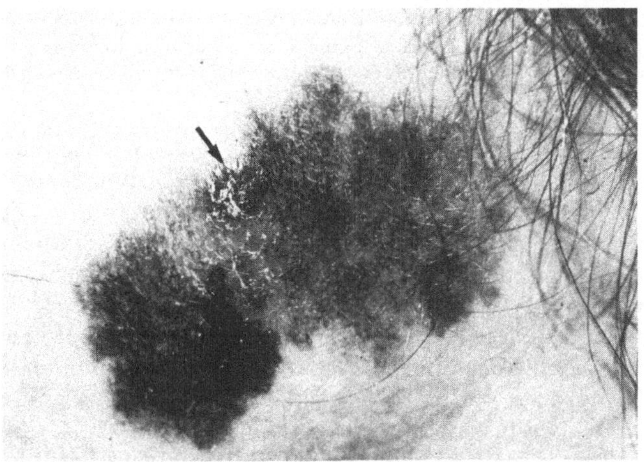

Abb. 4. Lentigo maligna der Schläfenregion. Am oberen Pol (Pfeil) beginnendes malignes Melanom

chronischen, manchmal viele Jahre oder selbst Jahrzehnte dauernden Phase der flächigen Progredienz entwickeln sich ein oder mehrere erhabene, tastbare Knötchen als eindeutiger Beginn des Tumorstadiums.

Histologisch findet man im Initialstadium der L. m. meist nur eine Atrophie der Epidermis mit starker Pigmentvermehrung der basalen und suprabasalen Zellen (Abb. 5) entsprechend dem „stade éphélide" [14]. Elektronenoptisch sind die Melanozyten auffällig groß, sie besitzen zahlreiche und lange Dendriten und ovale oder gelappte Kerne mit „unruhiger" Kernmembran [5, 50—52]. Die ausgedehnte Golgi-Zone ist von zahlreichen Prämelanosomen und Melanosomen aller Reifungsstadien umgeben. In den Keratinozyten liegen die Melaningranula nicht komplex aggregiert, sondern einzeln [5]. Später bilden sich schmalzapfige Epidermissprossungen mit bandförmiger Vermehrung stark polymorpher, deutlich atypischer und vakuolisierter Melanozyten [5, 14, 15, 21, 33, 35, 37, 39, 40, 47, 50, 52, 57]. In dieser Phase besteht meist eine begleitende Entzündung im Papillarkörper mit Melanin-speichernden Makrophagen, doch proliferieren die Melanozyten zunächst nur intraepidermal (Abb. 6). Umschrie-

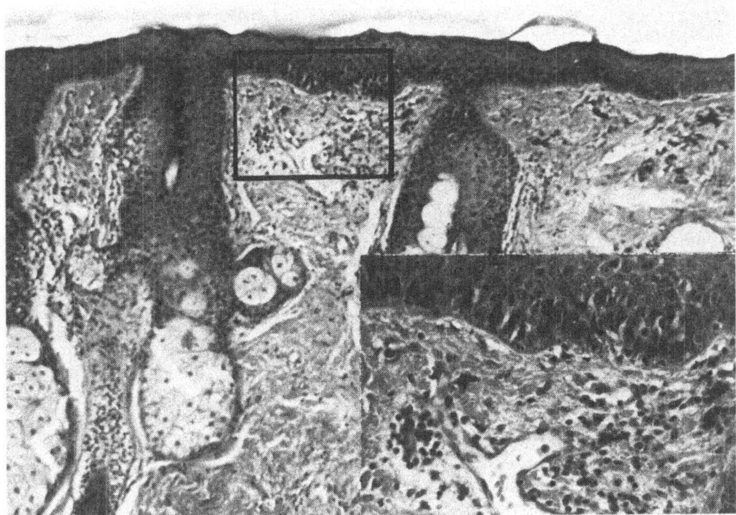

Abb. 5. Frühstadium („stade éphélide") der Lentigo maligna. Rechts unten Ausschnitt mit mehrreihiger Vermehrung langgestreckter basaler Melanozyten und geringer Entzündung

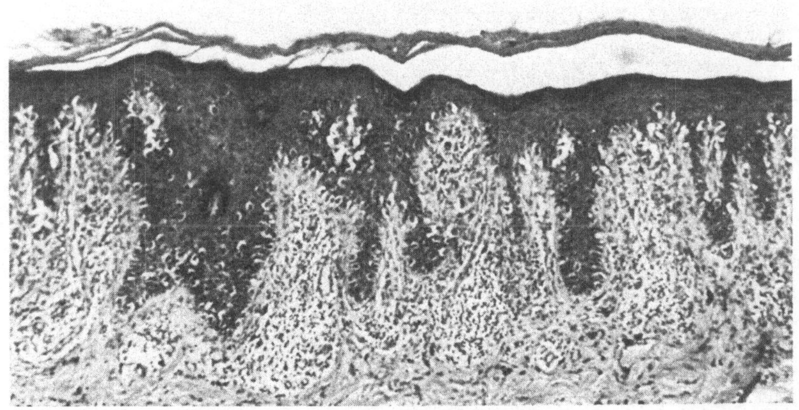

Abb. 6. Lentigo maligna. Schmalzapfige basale Epidermissprossung mit bandförmiger Melanozyten-vermehrung und deutlicher Entzündung im Paillarkörper

bene Melanozytennester entwickeln sich nicht innerhalb der Epidermis, sondern „schwalbennestartig" an ihrer Unterseite [10, 11, 35, 39, 42, 43, 52], wobei die ovalen Nester in der Längsrichtung parallel der Epidermis-Dermis-Grenze liegen.

Erst mit der freien Ablösung von der Epidermis und mit der Infiltration des Papillarkörpers ist der Umschlag in das invasive Stadium des malignen Melanoms vollzogen (Abb. 7). Auch hier bleibt die Atrophie und basale Melanozytose der Epidermis am Rand oder über dem Tumor noch einige Zeit erhalten (Abb. 8). Dies ist ein wichtiges Unterscheidungsmerkmal gegenüber dem primären NM, zumal in diesem Stadium beide Melanomtypen infiltrierend knotig wachsen

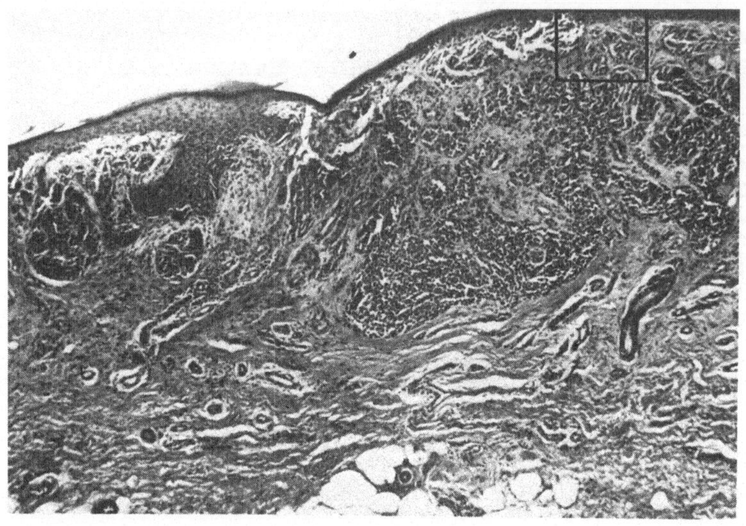

Abb. 7. Lentigo maligna-Melanom. Atrophische Epidermis mit band- und nesterförmiger Melanozytose. Infiltration von naevoiden Melanomzellen in die Dermis (Mikrostadium 4)

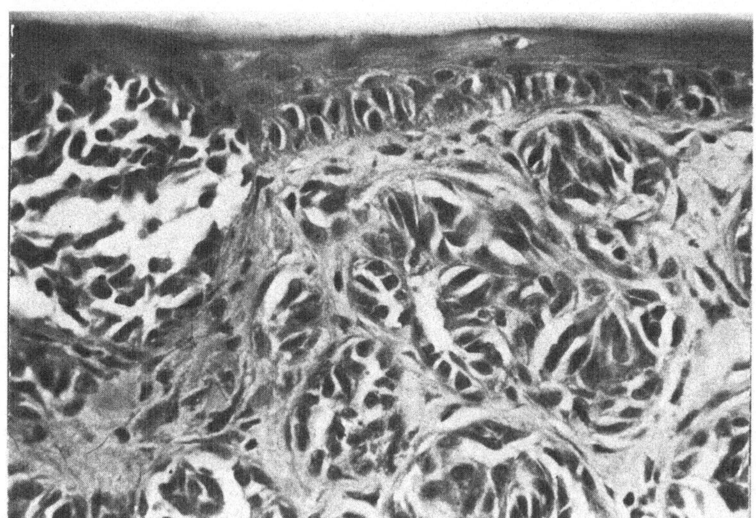

Abb. 8. Lentigo maligna-Melanom, Ausschnitt aus Abb. 7. Basale atypische Melanozytose und „Schwalbennestbildung" der atrophischen Epidermis. Spindelzellig-pleomorphe Melanomzellnester im angrenzenden Papillarkörper

(Abb. 9). Wegen der Altersatrophie des dermalen Bindegewebes können die Mikrostadien 4 und 5 ziemlich schnell erreicht werden. Jedoch sind am invasiven Melanomstadium sicherlich auch immunologische und tumorzelleigene Einflüsse beteiligt, welche eine Erklärung für das unterschiedliche Malignitätsverhalten des LMM liefern.

Das *oberflächlich spreitende Melanom (SSM)* beginnt als dunkler, zunächst

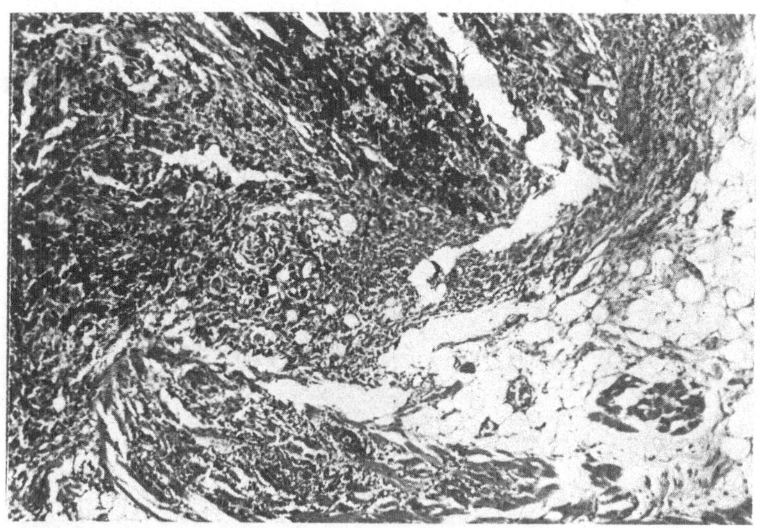

Abb. 9. Lentigo maligna-Melanom, die untere Dermis und das angrenzende Fettgewebe infiltrierend (Mikrostadium 5)

homogen gefärbter und flacher Tumor, der vor Erreichen einer Größe von etwa 5 mm Durchmesser klinisch nicht leicht von einem junktionalen NZN zu unterscheiden ist [9, 10, 35, 37—39, 47, 59]. Er wächst schneller als die L. m., ist winkelig, zungenförmig oder kleinbogig scharf begrenzt und (besonders an den Rändern) leicht erhaben (Abb. 10a und 10b). Charakteristisch ist die große Variabilität der Färbung, die neben unterschiedlichen Brauntönen auch rötliche, bläulich-violette und besonders blaugraue Färbungen umfaßt. In den zentralen Partien können Aufhellungen und partielle Rückbildungen vorkommen, sie sind ein Hinweis auf mögliche zytotoxische Immunreaktionen [23]. Nach einer verschieden langen, oft mehrjährigen, vorwiegend zentrifugalen Wachstumsperiode setzt unter stärkerer exophytischer Knotenbildung das invasive Tumorstadium ein.

Histologisch ist bei diesem Melanomtyp besonders in den Randpartien die Epidermis fast in ihrer gesamten Breite von atypischen, einzelnen oder zu rundlichen Nestern gruppierten Tumorzellen durchsetzt. Die Epidermis gerät oft frühzeitig in eine reaktive Akanthose und wird von dichten Trauben kleiner und größer, oft bläschenförmig aufgehellter Tumorzellen umringt und durchsetzt (Abb. 11). Dadurch kommt eine entfernte Ähnlichkeit mit dem Morbus Paget der Mamille zustande, weshalb auch von „Pagetoidem Melanom" gesprochen wird [10, 37, 40, 42, 43, 52, 59].

Sowohl histologisch als auch histochemisch und elektronenmikroskopisch läßt sich das SSM — auch in seinem Frühstadium — ziemlich eindeutig vom LMM differenzieren [52]. Die Zellen erscheinen mehr abgerundet und kaum verzweigt, sie zeigen große, oft bläschenförmige und von groben Chromatinbrökkeln erfüllte Kerne sowie ein helles, manchmal feinvesikulöses Zytoplasma mit sehr unterschiedlichem Melaningehalt. Die Tyrosinase-Aktivität ist stärker als beim LMM [21, 48—51]. Die Zellen der vertikal infiltrierenden Tumorkompo-

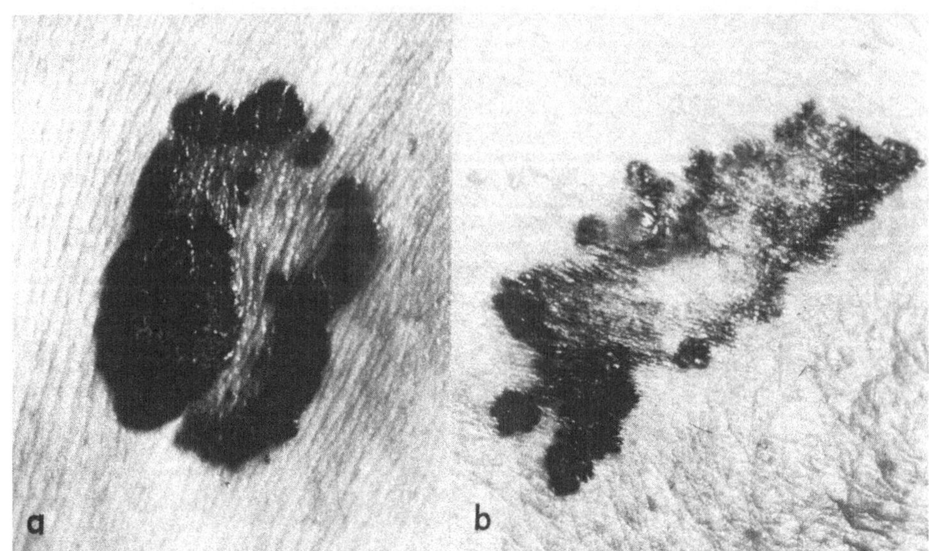

Abb. 10a. Oberflächlich spreitendes Melanom (Superficial Spreading Melanoma SSM), kleinbogig unregelmäßig begrenzt, flach erhaben. Tendenz zur zentralen Rückbildung und Depigmentierung

Abb. 10b. Oberflächlich spreitendes Melanom (SSM). Winkelige und Pseudopodien-ähnliche Ausläufer, knötchenförmig erhabene Ränder, unterschiedliche Farbtöne, angedeutete zentrale Rückbildung

nente sehen anders aus als die intraepidermal randwärts wachsenden Zellen. Sie sind relativ häufig globoid- bzw. epitheloidzellig, manchmal mehr spindelzellig, mitunter auch kleinzellig (naevoid), wobei die 3 Komponenten im gleichen Tumor knotig nebeneinander vorkommen können. Dies ist ein wichtiger Unterschied zum benignen sog. juvenilen Melanom, dessen Zellballen in den verschiedenen Naevusabschnitten ein relativ einheitliches Aussehen bewahren. Im Unterschied zum LMM sind die intraepidermalen Nester des SSM meist rundlich, weniger polymorph und mehr „pagetoid", nicht auf die Epidermisbasis beschränkt.

Ultrastrukturell fehlen den Zellen des malignen Melanoms — im Unterschied zu Pagetzellen — desmosomale Strukturen. Die Melanosomen des SSM sind einheitlich sphäroid, fein granuliert, manchmal abnorm groß (500—700 nm).

Die vakuoläre Auflockerung der SSM-Zellen kann bis zu ausgeprägter „Ballonierung" gehen (Abb. 12), die vereinzelt und herdförmig aber auch beim NM zu beobachten ist. Manchmal nimmt die nukleäre und zytoplasmatische Atypie und Polymorphie der Tumorzellen geradezu bizarre Ausmaße an (Abb. 13). Die Melanomzellen gelangen mit dem akanthotischen Epithelstrom bis in die Hornschicht und in die Follikelostien. Sie können sich aber auch entlang den epidermalen Adnexen (Follikelepithel, duktales Schweißdrüsenepithel) in die Tiefe ausbreiten, wobei die Frage offen ist, ob die im Adnexepithel erscheinenden atypischen Melanozyten auf invasivem Weg oder durch Induktion, d.h. durch maligne Transformation präexistenter Melanozyten, entstehen [30]. Eine als Induktionsphänomen deutbare Vermehrung von Melanozyten wird fast regelmäßig in der perifokalen Epidermiszone von malignen Melanomen angetroffen [57, 69].

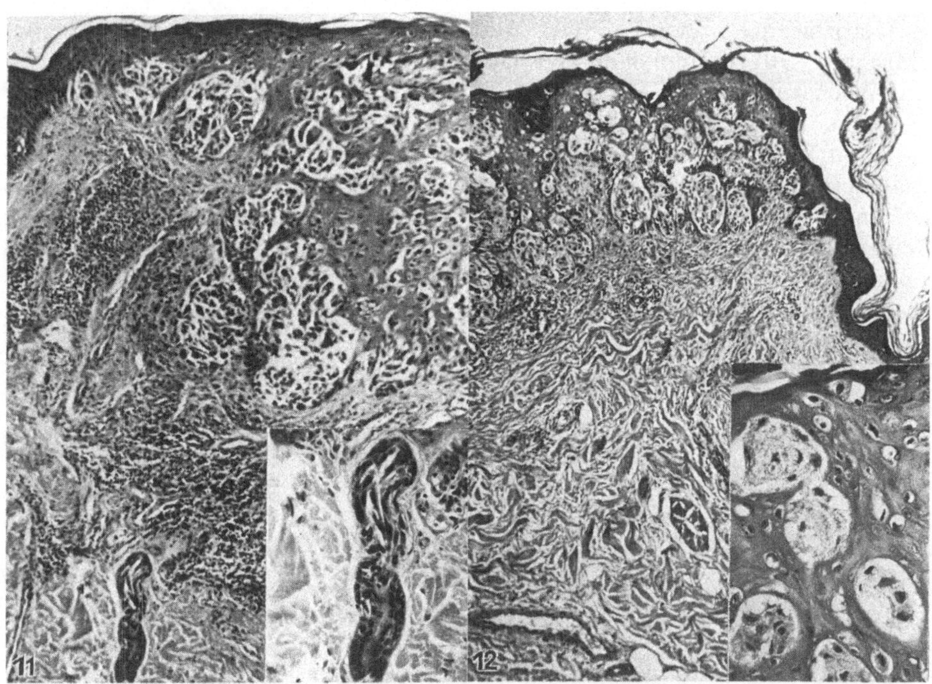

Abb. 11. Oberflächlich spreitendes Melanom (SSM), in hellen Nestern die akanthotische Epidermis durchsetzend. Ausbreitung einzelner Melanomzellen in einem Schweißdrüsenduktus (Ausschnitt)

Abb. 12. SSM von ausgesprochen „pagetoider" Zellkonfiguration. Stellenweise degenerative „Ballonierung" von malignen Melanozyten (Ausschnitt)

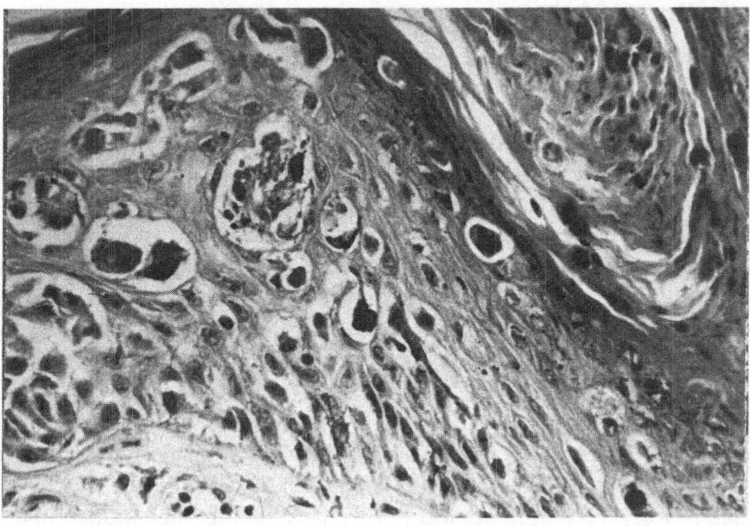

Abb. 13. SSM, Durchsetzung der Epidermis mit hochgradig polymorphen Melanomzellen

Der Einbruch in den Papillarkörper erfolgt beim SSM weit früher als beim LMM und stellt zusammen mit der häufig vorkommenden akanthotisch-papillären Wucherung der Epidermis das histologische Korrelat der klinischen Tastbarkeit der flachen Tumoranteile dar [39]. Auch neigt das SSM frühzeitig, der stärkeren Infiltration der Epidermis entsprechend, zur Ulzeration. Die dicht konfluierenden, oft schwammig aufgelockerten, wenig kohärenten Zellverbände breiten sich im ödematösen Bindegewebe unter Zerstörung der präexistenten Gewebsstrukturen aus. Ödem, stark erweiterte, strotzend hyperämische Kapillaren und Venolen, auch herdförmige Hämorrhagien finden sich besonders in den oberflächennahen Bezirken des Tumors, aber auch an der Basis. Tumorzelleinbrüche in erweiterte und gestaute Lymphgefäße sind in den Randzonen des Tumors, aber auch unmittelbar subepidermal häufig nachzuweisen (Abb. 14). Im

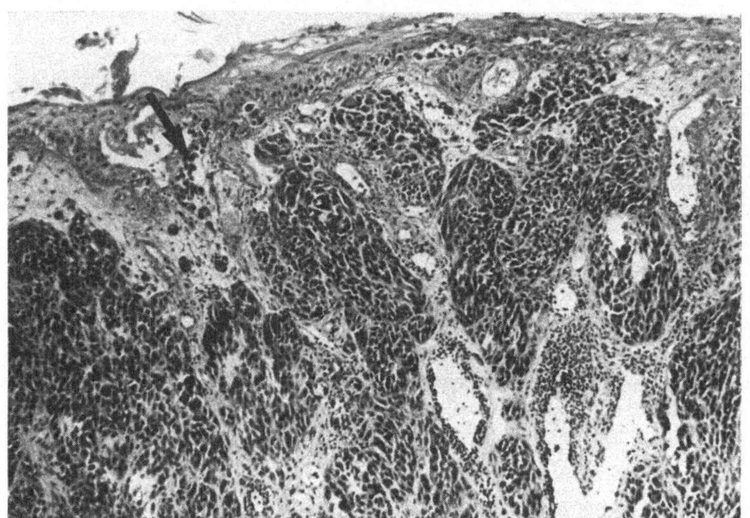

Abb. 14. SSM, invasives nodöses Stadium. Ektatische Lymph- und Blutgefäße. Intravasaler Tumorzelleinbruch unmittelbar subepidermal (Pfeil)

Zentrum des Melanoms werden die spärlichen Stromagefäße oft bis zur Unkenntlichkeit überwuchert, infiltriert und zerstört, so daß hier nur selten distinkte intravasale Geschwulstthromben zu sehen sind und meist nur hämorrhagische Tumornekrosen oder Hämorrhagien auf die Destruktion der kleinen Gefäße hinweisen. Die Wachstumsdynamik der Tumorzellen infiltriert und komprimiert die Gefäße gleichermaßen, was darauf schließen läßt, daß nur ein Teil der intravasalen Geschwulstzellthromben Anschluß an die ableitenden Lymphbahnen gewinnt [31, 55, 65]. Es ist jedoch bemerkenswert, daß oft gerade an der Basis und an den Rändern des Tumors die Lymphgefäße stark erweitert sind (Abb. 15).

Das *primär knotig wachsende Melanom (NM)* ist zunächst von einem beginnenden NZN kaum zu unterscheiden und daher in seiner Frühphase klinisch nur verdachtsweise zu diagnostizieren. Es entsteht eine flach kalottenförmige, dann feinhöckerige Geschwulst mit zunächst intakter, bald ulzerierender

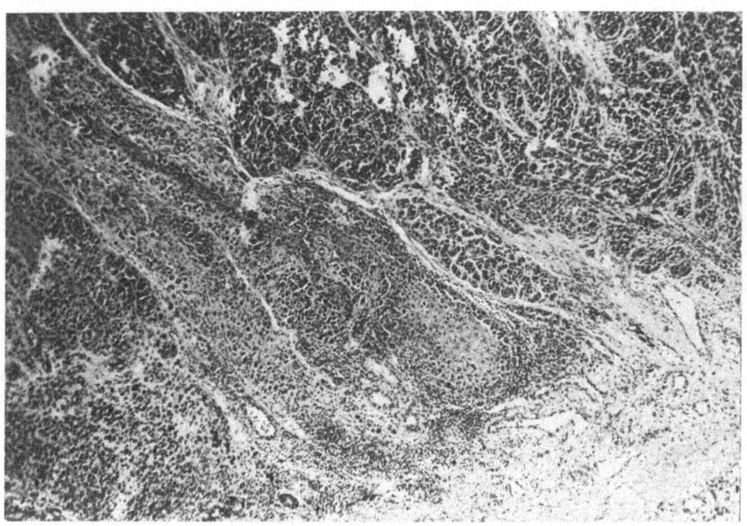

Abb. 15. SSM, knotig invasiv wachsend (Mikrostadium 4). Erweiterte Lymphgefäße zwischen und unter den Tumorausläufern

Oberfläche (Abb. 16). Klinisch suspekt sind unterschiedliche Pigmentierung, unregelmäßig bogige Begrenzung, fehlende (oder ausfallende) Haare im Tumor (Unterscheidungsmerkmal zum NZN!), ein glänzend gespannter Epithelüberzug, ferner die frühe Blutungs- und Erosionsneigung. Besonders schwierig sind die amelanotischen Formen zu erkennen, die jedoch bei genauer Betrachtung meist einzelne bläulich-bräunlich schimmernde Bezirke erkennen lassen. Dagegen ist ein entzündlich geröteter Hof beim NM — und auch bei den anderen Melanomtypen — nur ausnahmsweise oder erst bei fortgeschrittenem, ulzerösem Zerfall zu sehen. Dies entspricht der histologischen Erfahrung, daß die zellig-entzündliche „Stromareaktion" beim malignen Melanom oft auffällig gering ausgeprägt ist [2, 4, 19, 22, 24, 45, 56, 66].

Wesentlich für das primäre NM ist die scharfe und unmittelbare Abgrenzung der knotigen Melanomnester von der seitlichen Epidermis, die auch beim Bestehen einer reaktiven Akanthose weitgehend frei von Tumorzellen bleibt (Abb. 17). Für die histologische Unterscheidung eines primären NM von den beiden anderen, erst sekundär nodös wachsenden Melanomtypen ist also die Untersuchung der Randzonen ausschlaggebend. Jedoch sollten möglichst mehrere Randbezirke untersucht werden, bevor man sich zur Diagnose eines primären NM entschließt. Eine wesentliche Hilfe kann für den Histo-Pathologen die Kenntnis des klinischen Befundes sein, wobei schon eine Zeichnung mit besonderer Berücksichtigung der Randpartien, besser ein Nahphoto die adäquate histologische Aufarbeitung des Operationsmaterials erleichtert. Gerade bei der histologischen Melanomdiagnose sind auch die klinisch-makroskopischen Gesichtspunkte (einschließlich der Anamnese) sehr wesentlich.

Die besondere Gefährlichkeit des primären NM beruht auf seinem frühzeitigen expansiv-infiltrativen Wachstum in Richtung Dermis. Eine Kompression und Verlegung der kutanen Lymphbahnen kann zur Erweiterung der den Tumor

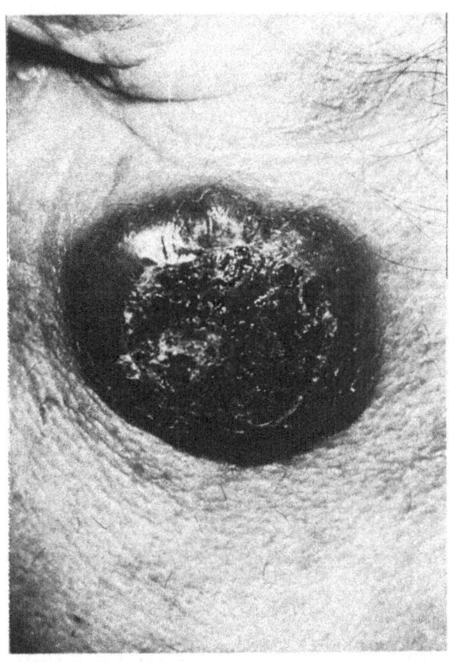

Abb. 16. Primär nodöses Melanom (NM).
Kalottenförmiger, zentral ulzerierter pigmentierter Tumor, Ränder feinhöckerig, Randepi-
thel glänzend gespannt

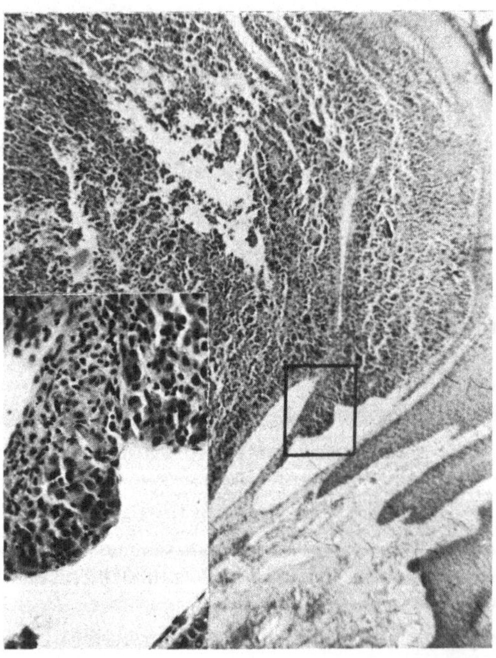

Abb. 17. Primäres NM, Randzone mit Lymphangiektasien und beginnendem Tumorzelleinbruch
(Ausschnitt)

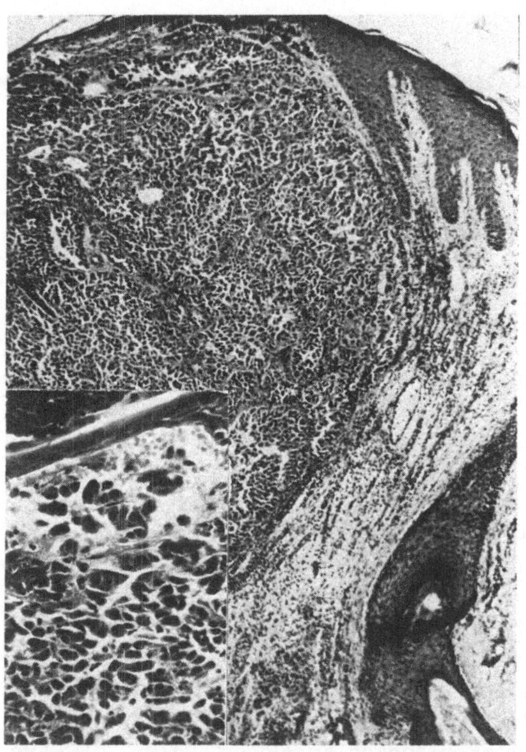

Abb. 18. Primäres NM, Randzone. Prä-ulzeröses Stadium mit Tumorzelleinbruch in subepidermale Gefäßektasie (Ausschnitt)

umsäumenden oberflächlichen Lymphgefäße führen (Abb. 18). Dabei wird die Invasion in die Lymph- und Blutgefäße durch die zelleigene, infolge ödematöser Auflockerung oft noch verstärkte Inkohärenz der Melanomzellen erleichtert, wobei bereits banale äußere Traumen und mechanische Druckeinwirkung auf den Tumor diese Vorgänge noch begünstigen.

Die enge *Beziehung der Tumorvaskularisation zur Prognose* gilt für die 3 genannten Melanomtypen und in besonderem Maße für das gestielte exophytische Melanom. Gemeinsam mit Weidner [31] fanden wir bei der histologischen Analyse von 100 Melanomen, deren Tumorschnittfläche in verschiedene „Kompartimente" unterteilt wurde (Abb. 19), Tumorzelleinbrüche in Blut- oder Lymphgefäße in 37%, ektatische Kapillaren, Venolen oder Lymphgefäße in 69%, eine Vermehrung der kleinen Gefäße in 76% (Tabelle 1). Am häufigsten wurden Vermehrungen und Erweiterungen der kleinen Gefäße unterhalb des Melanoms angetroffen, am zweithäufigsten im oberen Pol des Tumors. Bei einer Aufteilung in Fälle mit günstiger und ungünstiger Prognose (5-Jahres-Zeitraum) waren die genannten histologischen Kriterien mit ungünstiger Prognose besonders häufig (nahezu signifikant) korreliert. Dieses Resultat bestätigt indirekt den häufig postulierten, negativen Einfluß von exogener Traumatisierung und unsachgemäßer Behandlung (Probeexzision) auf das Schicksal des Melanompatienten.

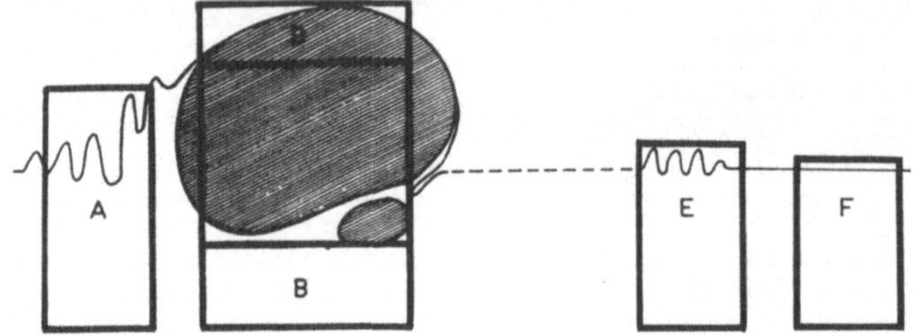

Abb. 19. Schematische Darstellung der „Kompartimentierung" der Tumor- und Umgebungsschnitt-
fläche für vergleichende histologische Detail-Analyse [aus Hornstein und Weidner, Virchows Arch.
Abt. A. Path. Anat. **359**, 67—76 (1973)]

Tabelle 1. Vaskularisation des malignen Melanoms (100 Fälle). Hinsichtlich der Kompartimente
A–F. vgl. Abb. 19 [aus Hornstein und Weidner, Virchows Arch. Abt. A. Path. Anat. **359**, 67—76
(1973)]

Der Weg der lymphogenen Metastasierung ist gekennzeichnet durch kleine,
nur histologisch nachweisbare „In-transit-Metastasen" in den abführenden
Lymphgefäßen [29, 55, 65], ferner durch oberflächliche, auch klinisch sicht- oder
tastbare „Satelliten-Metastasen" in der Umgebung des Primärtumors [56],
schließlich durch umschriebene Absiedelung in einen oder mehrere regionale
Lymphknoten [54, 65, 67]. Bei sorgfältiger histologischer Untersuchung des
Operationspräparates des Primärtumors findet man mitunter in tumorfernen
kutanen oder subkutanen Lymphbahnen kleine Melanomzellnester an zarte
Klappen von erweiterten Lymphgefäßen locker angelagert (Abb. 20). Die
Erweiterung dieser Gefäße läßt auf Lymphstauungen (infolge proximaler
Verstopfung durch Tumorzellen?) schließen und macht die Entstehung von
„epidermotropen" Satelliten-Metastasen infolge retrograder Umlenkung des
Lymphstroms plausibel [29, 55, 56, 65]. Die Metastasierung in die Lymphknoten
kann gleichzeitig mit, oder bereits vor, oder erst nach der Aussaat in den
peritumoralen Streubereich erfolgen, auch wenn sie erst später klinisch nachweisbar bzw. tastbar wird.

In den regionalen Lymphknoten siedeln die Tumorzellen als „Mikrometastasen" meist zunächst in den Randsinus (Abb. 21), von wo sie in die Intermediärsinus weiterverschleppt werden (Abb. 22) und dann den ganzen Lymphknoten
infiltrieren können. Als „Mikrometastase" werden kleine Tumorzellnester mit
einem Durchmesser von etwa 200 μm definiert [65]. Manchmal findet man solche
mikroskopisch kleine Absiedelungen nur in einem einzigen Lymphknoten des

Tabelle 1. Allgemeine Häufigkeiten (Zahl der Fälle)

		A–F	A	B	C	D	E	F
I	Weite Lumina (Kapillaren, Venolen, Lymphgefäße)	69	30	57	34	43	9	7
II	Lymphangiektasien	46	—	—	—	—	—	—
III	Quantitativ vermehrte kleine Endgefäße	76	40	58	18	28	12	17
IV	Quantitativ vermehrte Arteriolen	28	13	25	3	—	4	—
V	Tumorzelleinbrüche in Blut- oder Lymphgefäße	37	—	—	—	—	—	—
VI	Extravasate, Nekrosen	42	—	—	—	—	—	—

axillaren oder inguinal-parailiakalen Lymphknotenpakets [54, 65]. Es ist noch ungeklärt, welchen Anteil Mikrometastasen an der Entstehung von lymphonoda-len Makrometastasen haben und was mit den Mikrometastasen im Lymphknoten geschieht. Möglicherweise können sie im Rahmen einer zellulären Immunreak-tion von spontan oder therapeutisch immunstimulierten T-Lymphozyten oder Makrophagen zerstört werden, während sie umgekehrt unter ungünstigen immunsuppressiven Bedingungen sich leicht ausbreiten können.

Bei Männern mit malignen Melanomen am Stamm ist die Prognose schlechter als bei Melanomlokalisation an den Extremitäten oder im Kopfbereich [20, 22,

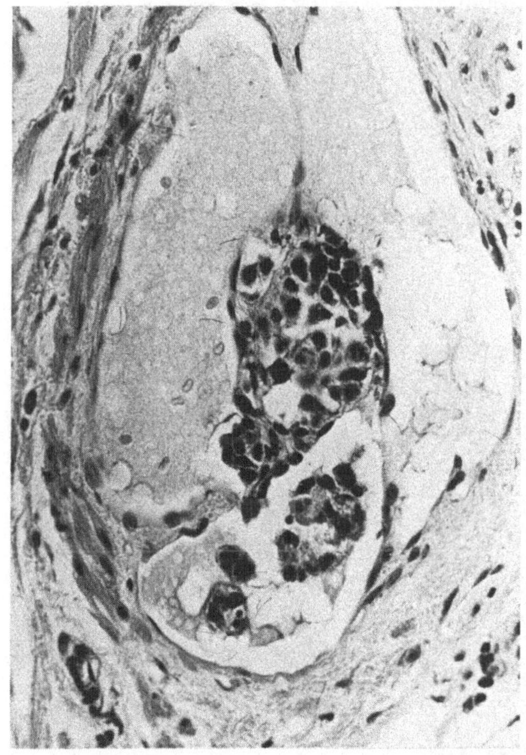

Abb. 20. Kleiner Tumorzellembolus an den Klappen eines erweiterten Lymphgefäßes unterhalb und seitlich des primären Melanoms („in transit-Metastase")

25, 62, 63, 67]. Einer der Gründe für die auffällig ungünstige Prognose der am Rumpf lokalisierten Melanome dürfte in regionalen Besonderheiten der Lymph-drainage und in der möglichen Absiedelung in mehr als eine Lymphknotenregion (axillar beidseits, ggfls. axillar und inguinal) zu suchen sein [67].

Häufig sind zum Zeitpunkt der Operation des Primärtumors noch keine klinischen Zeichen der regionalen Lymphknotenmetastasierung vorhanden, während umgekehrt eine tastbare Metastasen-verdächtige Lymphknotenvergrö-ßerung auch nur entzündlich bedingt sein kann. Unter 104 Patienten mit verschiedenen Melanomlokalisationen, die neben der Exzision des Primärtumors

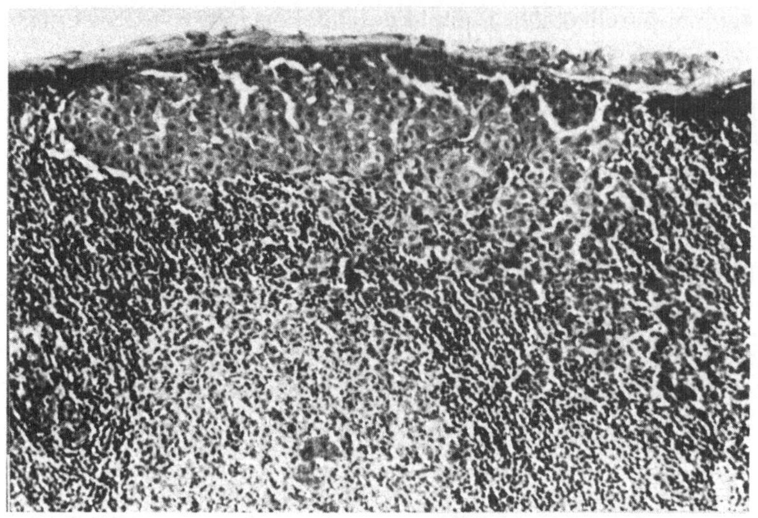

Abb. 21. Lymphonodale Mikrometastase (Lokalisation: Randsinus) eines malignen Melanoms

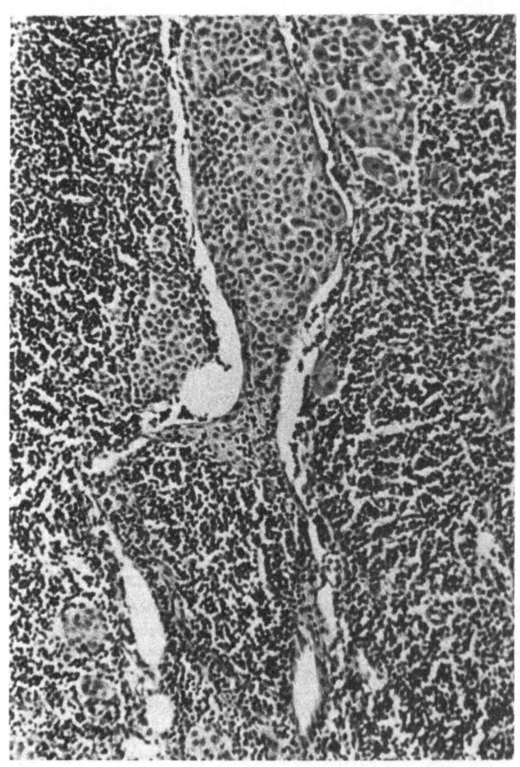

Abb. 22. Lymphknotenmetastase eines malignen Melanoms mit Ausbreitung im Intermediärsinus

einer prophylaktischen regionalen Lymphonodektomie unterzogen worden waren, fanden wir bei einem Drittel der Fälle keine Übereinstimmung im klinischen und histologischen Lymphknotenbefund, wobei jedoch ein histologisch positiver Lymphknotenbefall bei unverdächtigem klinischen Tastbefund häufiger als umgekehrt vorkam [67]. Nur in 12 oder 104 Fällen stimmte der Tumor-verdächtige Tastbefund mit der Histologie überein (Tabelle 2).

Tabelle 2. Klinischer und histologischer Befund der regionalen Lymphknoten bei 104 lymphonodektomierten Melanom-Patienten (Erlangen, 1976)

	Histologie	
	+	Ø
Klinischer Tastbefund Ø	25	57
+	12	10
Nichtübereinstimmung:	35	= 33,7%

Manche Melanome lassen bereits makroskopisch eine ungleichmäßige Pigmentierung der Tumorschnittfläche und histologisch eine Zusammensetzung aus mehreren knotigen Tumorbezirken erkennen, die sich voneinander im dominierenden Zelltyp, im Melaningehalt und in anderen zytologischen Eigenschaften der Tumorzellen deutlich unterscheiden. Dies spricht für das Vorhandensein verschiedener Zellklone im gleichen Tumor, wobei diese Klone entweder gleichzeitig oder nacheinander aus malignen Zellmutanten entstehen, sich gegenseitig verdrängen können und ein grobes Mosaik von zytologisch differenten, aneinanderstoßenden und sich durchdringenden Zellknoten bilden. Mit dieser klonalen Variabilität des Primärtumors lassen sich auch manche histologische Unterschiede im Pigmentgehalt und vorherrschenden Zelltyp der Lymphknotenmetastasen im Vergleich zum Primärtumor erklären. Auch die für das maligne Melanom fast charakteristische immunologische Vielfalt von Tumor-assoziierten Antigenen und deren Wandelbarkeit im Krankheitsverlauf stellen ein immunologisches Korrelat zu diesen zellmorphologischen Befunden dar (Abb. 23).

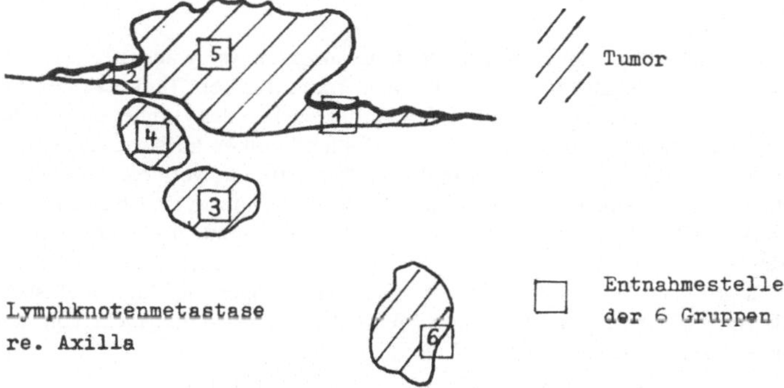

Abb. 23. Histologisches Schema eines Primärtumors (exophytisches SSM) und der Lymphknoten-Metastase mit Einzeichnung der karyometrisch untersuchten 6 Kompartimente (gem. mit Jackels)

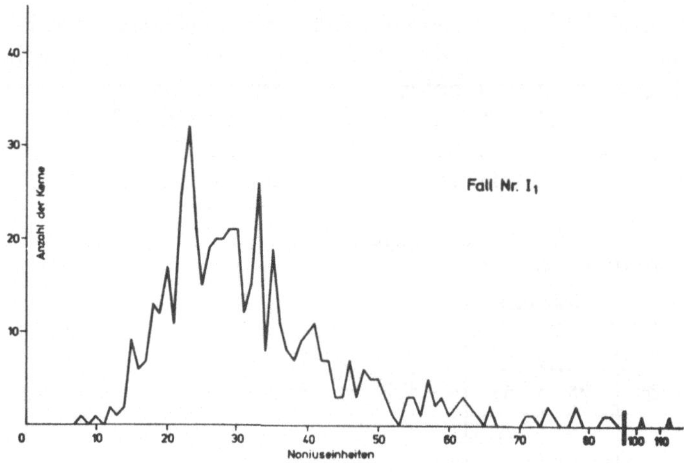

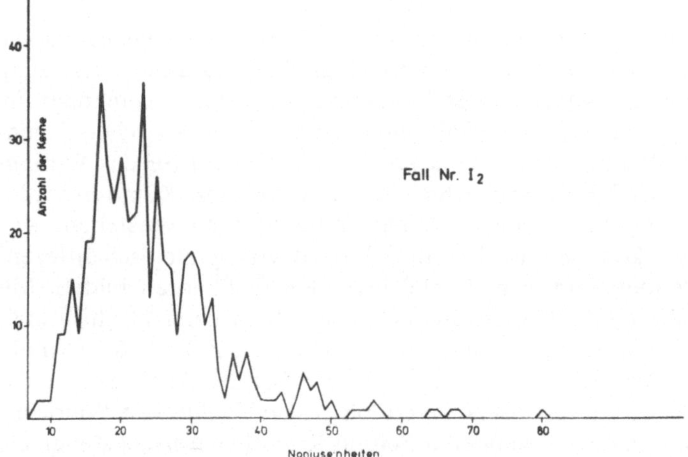

Abb. 24. Gleicher Fall wie Abb. 23. Deutlich verschiedene Häufigkeitsverteilung der Kernflächen der Kompartimente 1 und 2 (gem. mit Jackels)

Wir haben gemeinsam mit Jackels [34] durch Kernflächenmessungen in verschiedenen Arealen von primären Melanomen den histologischen Eindruck eines multiklonalen Tumorwachstums karyometrisch bestätigen können, wobei z. B. in diametralen Randbezirken des Tumors erhebliche Unterschiede der Kerngrößenmaxima auffielen (Abb. 24). In 2 Fällen konnten auch die regionalen Lymphknotenmetastasen mit mehreren „Kompartimenten" des Primärtumors vergleichend untersucht werden (jeweils 500 Zellkernmessungen pro Kompartiment), wobei Äquivalenzbereiche der Kerngrößenverteilung zwischen Metastase und bestimmten Kompartimenten des Primärtumors gefunden wurden. In beiden Fällen handelte es sich um Melanome mit deutlicher exophytischer Wachstumstendenz, wobei aufgrund der karyometrischen Vergleichsmessungen die Tumormetastase wahrscheinlich von der oberen Hälfte des exophytischen Melanomknotens —und nicht von den untersten Tumorausläufern — ausgegangen war (Abb. 23 und 25).

Dieser überraschende Befund läßt darauf schließen, daß für den Pathomechanismus der lymphogenen Frühmetastasierung des Melanoms der intratumo-

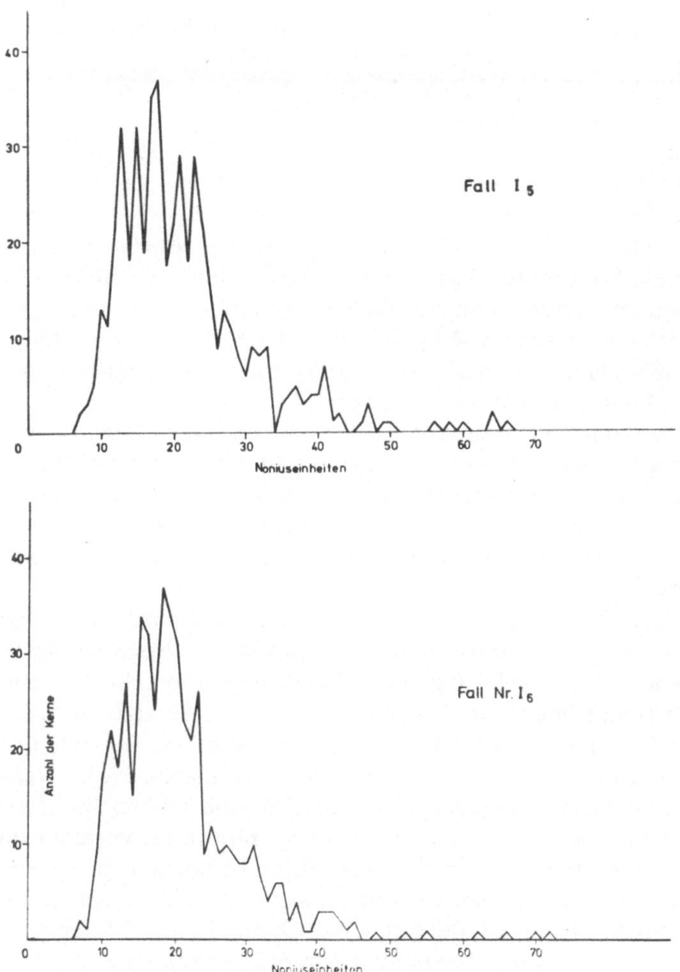

Abb. 25. Gleicher Fall wie Abb. 23. Weitgehende Übereinstimmung der Kernflächenverteilung von Kompartiment 5 (exophytischer Tumorpol) und Kompartiment 6 (Lymphknotenmetastase). (gem. mit Jackels)

rale Proliferationsdruck, die starke Erweiterung und zelluläre Permeabilität der oberflächennahen Lymphgefäße des Tumorstromas, und nicht zuletzt die erhöhte traumatische Exposition der exophytischen Tumoranteile von wesentlicher Bedeutung sind.

Neue Probleme der Melanomklassifikation

Auch bei konsequenter Anwendung der Clarkschen Melanomklassifikation bleiben etliche Fälle übrig, die sich keinem der 3 anerkannten Melanomtypen zuordnen lassen. Bei diesen Melanomen handelt es sich meist um stark exophytische Tumoren mit relativ schmaler bzw. gestielter Basis, oder es läßt sich anhand der bis an die Ränder ausgedehnten Tumorknoten der ursprüngliche Wachstumstyp des Melanoms nicht mehr feststellen. Die Häufigkeit der in dieser Weise nicht eindeutig klassifizierbaren Melanome dürfte nach anderen und eigenen Erfahrungen bei 10—15% liegen.

Schon früher wurde darauf hingewiesen, daß nicht nur der „Level of invasion", sondern auch das Vorhandensein und der Grad des exophytischen Tumoranteils auf die Prognose Einfluß hat [7, 8, 39, 40, 43, 64]. Melanome können sich trotz gleicher Invasionstiefe im exophytischen Wachstumsanteil erheblich unterscheiden. So konnten kürzlich Kühnl-Petzoldt und Kalkoff [39] bei einheitlich chirurgisch behandelten weiblichen Melanompatienten zeigen, daß die 5-Jahres-Überlebensquote im Mikrostadium 3 bei SSM wesentlich höher (81%) als beim NM (58%) lag. Erst im Mikrostadium 4 waren die prognostischen Chancen bei beiden Melanomtypen wieder gleich (5-Jahres-Überlebensquote von 74%). Die bisher mit der neuen Melanomklassifikation gewonnenen histologischen und prognostischen Erfahrungen geben Veranlassung, künftig auf die Rolle des exophytischen Tumorwachstums besonders zu achten und diesem Faktor eine ähnliche Bedeutung wie dem Invasionsstadium beizumessen. Bereits Klostermann und Heite [36] hatten auf die besondere Bedeutung des Tumor*volumens* für die Prognose hingewiesen.

Auch die histologische Messung der vertikalen Tumordicke wird neuerdings als ein besseres — und besser reproduzierbares — Maß für die Prognose als der Invasionslevel angesehen [8, 22, 64]. Empirische Erfahrungen sprechen für eine günstige Prognose bei Tumordicken von $\leq 0{,}76$ mm, so daß in diesen Fällen auch eine prophylaktische Lymphonodektomie unnötig erscheint [8, 28, 62, 64]. Dagegen gilt eine Tumorhöhe von mehr als 3 mm und eine Fläche-Höhe-Relation von unter 3 als prognostisch ungünstig [40]. Anscheinend sind noch weitere histologische Parameter — deutliche Ulzeration, hohe Mitoserate, Vermehrung von Plasmazellen am unteren Tumorrand — von einer komplexen prognostischen Bedeutung, die jedoch im Einzelfall weniger sicher als die vorgenannten Parameter sind [4, 17—19, 31, 40, 43, 66, 68]. Eine schematische Abhängigkeit der postoperativen Therapie von der maximalen Tumordicke ohne gleichzeitige Berücksichtigung des Mikrostadiums und der Gesamtkonfiguration des Tumors wäre eine diagnostische Simplifikation und ein prognostischer Rückschritt.

Abschließend möchte ich betonen, daß sich heute die histologische Diagnose des malignen Melanoms nach der international anerkannten Clarkschen Klassifikation richten sollte, wozu auch die Bestimmung des jeweiligen Mikrostadiums und der Tumordicke gehört, um dem Kliniker präzise therapeutische und prognostische Hinweise geben zu können. Diese Forderung wird auch von Pathologen nachdrücklich erhoben [8, 28, 65]. Künftige Therapiestatistiken der malignen Melanome werden nur dann Gültigkeit beanspruchen können, wenn sie die genannten Basiskriterien berücksichtigen. Vielleicht erhält in Zukunft auch der — zur Zeit wenig beachtete — Zelltyp des Tumors in Verbindung mit dem dreidimensionalen Wachstumstyp wieder eine neue prognostische Aktualität. Dringend anstehende, erst teilweise gelöste Fragen betreffen auch die Abhängigkeit der Melanomprognose von der Lokalisation, wobei die regional unterschiedliche Lymphdrainage am Stamm und an den Extremitäten noch vertiefter anatomisch-klinischer Vergleichsuntersuchungen bedarf. Insgesamt ist die morphologische Melanomforschung aber in eine erfreuliche Bewegung geraten, die man mit der klinisch-pathologischen Neuorientierung etwa auf dem Gebiet der Klassifikation der Lymphogranulomatose vergleichen kann.

Zusammenfassung

Die heutige klinische und histologische Klassifikation maligner Melanome unterscheidet 3 Haupttypen, die sich auch in prognostischer Hinsicht unterschiedlich verhalten: 1. Lentigo maligna-Melanom (auf prämaligner Melanosis entstehend), 2. oberflächlich spreitendes Melanom (flächenhaft epidermotrop wachsend), 3. primär noduläres Melanom (ohne klinisches Vorstadium, primär invasiv wachsend). Der 1. Melanomtyp wächst am langsamsten und hat, sowohl bei chirurgischer als auch radiologischer Therapie, die relativ beste Prognose. Der 3. Typ ist prognostisch am ungünstigsten, da die intradermale Invasion meist schneller als bei den anderen Melanomtypen erfolgt. Die histologische Differenzierung des Primärtumors ist bereits im Frühstadium möglich, besonders aufgrund des unterschiedlichen epidermotropen Verhaltens der Tumorzellen. Hinsichtlich der vertikalen Invasion der Dermis werden 5 Mikrostadien („levels of invasion") unterschieden, die von den 3 Melanomtypen meist unterschiedlich rasch erreicht werden. Ab Mikrostadium 3 (mit vollständiger Infiltration des Stratum papillare der Dermis) und ab einer Tumordicke von $\geq 1,5$ mm ist bereits mit endogener Metastasierung zu rechnen. Die Prognose hängt aber nicht vom Erreichen oder Überschreiten dieses Mikrostadium, sondern auch vom Ausmaß der exophytischen Tumorkomponente ab.

Die Häufigkeit regionaler Lymphknotenmetastasen bei unvorbehandelten malignen Melanomen liegt nach eigenen histologischen Untersuchungen von 104 vorwiegend prophylaktisch lymphonodektomierten Melanompatienten der Erlanger Dermatologischen Klinik bei 35%. In der Mehrzahl dieser Fälle waren die regionalen Lymphknoten klinisch unverdächtig. Eine Reihe von histologischen und histokaryometrischen Befunden sprechen dafür, daß sich im Primärtumor mehr oder minder rasch pluriklonale Zellpopulationen entwickeln, die sich im Grad der Malignität und der Metastasierungsbereitschaft voneinander unterscheiden. Trotz großer, in den letzten Jahren erreichter Fortschritte in der klinischen und histologischen Melanomklassifikation gibt es noch zahlreiche sog. unklassifizierte Fälle, zu denen besonders die gestielten exophytischen Melanome gehören. Es bedarf zweifellos noch weiterer intensiver histomorphologischer Vergleichsforschungen, um die prognostische und therapielenkende Aussagekraft der histopathologischen Melanomdiagnostik weiter zu steigern.

Summary

Based on some well-defined clinical and histological properties of the cutaneous malignant melanomas, these tumours can be classified according to Clark as 1) lentigo maligna melanoma (arising from premalignant melanosis), 2) superficial spreading melanoma (initial pre-invasive stage with radial epidermotropic growth), 3) nodular melanoma (primary invasion directed into the dermis). Comparing the mean 5-year-suvival rates of the different types of melanomas, the lentigo maligna melanoma is proven to have a better prognosis than the nodular melanoma which exhibits the highest grade of malignancy. The different epidermotropic behaviour of the tumour cells enables the histologist to differentiate the types of melanoma with sufficient reliability just in the early stages of development. As to the primary or secondary invasion of the dermis 5 histological microstages (‚levels of invasion‘) can be distinguished, which will be reached by the different types of melanoma after varying mean intervals of time. After complete infiltration of the dermal papillary layer by tumour cells (micro-stage 3) and/or with a tumour thickness of ≥ 1.50 mm, the risk of metastasis to the draining lymph nodes strikingly increases. However, the prognosis depends not only on the invasion of the deeper dermis (microstage 4) but also on the extent of the exophytic growth component of the melanoma and on some other environmental factors.

In 37 out of 104 malignant melanoma patients of our department who underwent regional lymphadenectomy (in most cases for ‚prophylactic‘ indication), we found a tumour involvement of one or several of the dissectioned lymph nodes. In the majority of these patients the clinical examination of the draining lymph nodes did not reveal any suspicious findings. There is some evidence that in most cases of primary melanoma pluriclonal cell populations may develop more or less rapidly, which differ from each other with regard to the degree of cellular atypia and to the facility to invade the small vessels and the regional lymph nodes.

Despite of some remarkable advances in applying the modern melanoma classification to the clinical and histological requirements during recent years there remain numerous ‚non-classifiable‘ cases which particularly include primary exophytic or pedunculated melanomas. There is little doubt that many items of the melanoma histology deserve more systematic investigation as well as thorough clinico-pathological follow up-studies in the future for better evaluating such histological details which may be of importance for the prognosis and adequate therapeutic advise in melanoma treatment.

Literatur

1. Allen, A. C.: A reorientation on the histogenesis and clinical significance of cutaneous nevi and melanomas. Cancer (Philad.) **2**, 28—56 (1949)
2. Allen, A. C., Spitz, S.: Malignant melanoma. A clinico-pathological analysis of the criteria for diagnosis and prognosis. Cancer (Philad.) **6**, 1—45 (1953)
3. Allen, C., Spitz, S.: Histogenesis and clinicopathologic correlation of nevi and malignant melanoma. Arch. Derm. **69**, 151—171 (1954)
4. Andrade, R.: Le mélanome malin. Y a-t-il une corrélation entre les caractères histologiques et le pronostic? Bull. Soc. franç. Derm. Syph. **73**, 647—660 (1966)
5. Anton-Lamprecht, I., Schnyder, U. W., Tilgen, W.: Das „Stade éphélide“ der melanotischen Präcancerose. Eine vergleichende klinisch-histopathologisch-elektronenmikroskopische Studie. Arch. Derm. Forsch. **240**, 61—78 (1971)
6. Beardmore, G. L.: The Epidemiology of Malignant Melanoma in Australia. In: Melanoma and Skin Cancer. Proceedings of the International Cancer Conference, Sydney 1972 (Australian

Cancer Society — Internat. Union Against Cancer), (McCarthy, W. H., ed.). Sydney: V. C. N. Blight 1972

7. Breslow, A.: Thickness, Cross-Sectional Areas and Depth of Invasion in the Prognosis of Cutaneous Melanoma. Ann. Surg. **172**, 902 (1970)

8. Breslow, A.: Tumor Thickness, Level of Invasion and Node Dissection in Stage I Cutaneous Melanoma. Ann. Surg. **182**, 572—575 (1975)

9. Clark, Jr., W. H., From, L., Bernardino, E. A., Mihm, Jr., M. C.: The histogenesis and biologic behavior of primary human malignant melanomas of the skin. Cancer Res. **29**, 705—726 (1969)

10. Clark, Jr., W. H., Mihm, M. C.: Moles and Malignant Melanoma. In: Dermatology in General Medizine, p. p. 491—511. New York: McGraw-Hill 1971

11. Cochran, A. J.: Histology and prognosis in malignant melanoma. J. Path. **97**, 459 (1969)

12. Dubreuilh, W.: Lentigo malin des vieillards. Ann. Derm. Syph. (Paris) **3**, Série **5**, 1092—1099 (1894)

13. Dubreuilh, W.: De la mélanose circonscrite précancéreuse. Ann. Derm. Syph. (Paris) **3**, 129—151 (1912)

14. Duperrat, B.: La mélanose circonscrite précancéreuse de Dubreuilh. Etude histologique. Ann. Derm. Syph. (Paris) **89**, 319—332 (1962)

15. Gartmann, H.: Besteht ein histologischer Unterschied zwischen der problastomatösen Melanose und dem „activated junctional nevus (Allen)"? Hautarzt **13**, 507—511 (1962)

16. Gartmann, H.: Traumatische Faktoren bei der Melanomentstehung. Münch. med. Wschr. **106**, 2086—2091 (1964)

17. Gartmann, H.: Besteht eine Beziehung zwischen dem Grad der Atypie des vorherrschenden Tumorzelltyps und der Prognose eines Melanoms? Arch. Derm. Forsch. **244**, 220—221 (1972)

18. Gartmann, H., und Tritsch, H.: Bedeutung feingeweblicher Befunde für die Prognose des malignen Melanoms. Detsch. med. Wschr. **97**, 857—859 (1972)

19. Gertler, W., Thormann, Th.: Struktur und Dignität der Melanozytome. Derm. Wschr. **154**, 889—900 (1968)

20. Goldsmith, H. S., Shah, J. P., Kim, D.-H.: Results of groin dissection for malignant melanoma in 220 patients. Surgery **55**, 484—495 (1963)

21. Haensch, R.: Tyrosinase Activity in Three Types of the Malignant Melanoma: Superficial Spreading Melanoma, Lentigo Maligna Melanoma und Nodular Melanoma. Arch. Derm. Forsch. **252**, 193—201 (1975)

22. Hansen, M. G., McCarten, A. B.: Tumor Thickness and Lymphocytic Infiltration in Malignant Melanoma of the Head an Neck. Amer. J. Surg. **128**, 557 (1974)

23. Happle, R., Schotola, I., Macher, E.: Spontanregression und Leukoderm beim malignen Melanom. Hautarzt **26**, 120—123 (1975)

24. Hardmeier, T., Nussbaumer, U., Kotnik, G.: Zur prognostischen Bedeutung histologischer Kriterien beim malignen Melanom. Virchows Arch. Abt. A. Path. Anat. **345**, 23—32 (1968)

25. Hauss, H., Proppe, A.: Melanomalignom. Lokalisation und Geschlecht. Arch. Derm. Forsch. **244**, 193—195 (1972)

26. Heite, J.-J.: Methodik der Datensammlung und Struktur des ausgewerteten Krankengutes am malignen Melanom. Arch. Derm. Forsch. **244**, 186—193 (1972)

27. Hellriegel, W.: Indikation und Ergebnisse der perkutanen Strahlenbehandlung des malignen Melanoms. Strahlentherapie **149**, 1—20 (1975)

28. Hermanek, P., Hornstein, O. P., Tonak, J., Weidner, F.: Malignes Melanom. Invasionstiefe und Melanomtyp. Beitr. path. Anat. **157**, 269—282 (1976)

29. Herzberg, J. J.: Das Verhalten der cutanen Lymphgefäße beim malignen Melanom. Arch. klin. exp. Derm. **220**, 129—141 (1964)

30. Herzberg, J. J.: Die Bedeutung der Hautanhangsgebilde bei der primären Ausbreitung des malignen Melanoms. Arch. klin. exp. Derm. **229**, 248—255 (1967)

31. Hornstein, O. P., Weidner, F.: Untersuchungen zur prognostischen Bedeutung der „Stromareaktion" beim malignen Melanom. I. Vascularisation und Prognose. Virch. Arch. Abt. A. Path. Anat. **359**, 67—76 (1973)

32. Huvos, A. G., Shah, J. P., Mike, V.: Prognostic factors in cutaneous malignant melanoma. A comparative study of long term and short term survivors. Hum. Path. **5**, 347—357 (1974)

33. Illig, L., Paul, E.: Grundsätzliches zur Klinik und Histologie des malignen Melanoms. Med. Welt (Stuttg.) **25**, 1017—1027 (1974)

34. Jackels, U.: Variationsstatistische Untersuchungen über Unterschiede der Kerngrößen in malignen Melanomen. Dissert.-Arbeit, Univ.-Hautklinik Düsseldorf 1969
35. Kalkoff, K. W., Kühnl-Petzoldt, Chr.: Zur Abgrenzung der Melanosis circumscripta praeblastomatosa Dubreuilh vom superficial spreading melanoma und zur Klassifizierung der Melanome. Hautarzt **24**, 463—469 (1973)
36. Klostermann, G. F., Heite, H.-J.: Das Tiefenwachstum des Melanoms in Relation zur Prognose. Arch. Derm. Forsch. **244**, 214—217 (1972)
37. Kühnl-Petzoldt, C.: Superficial spreading melanoma: histological findings and problems of differentiation. Arch. Derm. Forsch. **250**, 309—321 (1974)
38. Kühnl-Petzoldt, Chr., Heite, J.-J.: The Significance of Histopathological Findings for the Prognosis of Malignant Melanoma. Arch. Derm. Forsch. **252**, 79—80 (1975)
39. Kühnl-Petzoldt, Chr., Kalkoff, K. W.: Neuklassifizierung des malignen Melanoms. Med. Klin. **71**, (1976), 1707—1715 (Nr. 41)
40. Little, J. H.: Histology and Prognosis in Cutaneous Malignant Melanoma. In: Melanoma and Skin Cancer. Proceedings of the International Cancer Conference, Sydney 1972 (Australian Cancer Society — Internat. Union Against Cancer), (W. H. McCarthy, W. H., ed.). Sydney: V. C. N. Blight 1972
41. Masson, P.: My concept of cellular nevi. Cancer **4**, 9—38 (1951)
42. McGovern, V. J.: The classification of melanoma and its relationship with prognosis. Pathology **2**, 85—98 (1970)
43. McGovern, V. J., Mihm, M. C. Jr., Bailly, Ch., Booth, J. C., Clark, W. H. Jr., Cochran, A. J., Hardy, E. G., Hicks, J. D., Levene, A., Lewis, M. G., Little, J. H., Milton, G. W.: The classification of malignant melanoma and its histologic reporting. Cancer (Philad.) **32**, 1446—1457 (1973)
44. McLeod, G. R.: Factors Influencing Prognosis in Malignant Melanoma. In: Melanoma and Skin Cancer. Proceedings of the International Cancer Conference, Sydney 1972 (Australian Cancer Society — Internat. Union Against Cancer), (McCarthy, W. H., ed.). Sydney: V. C. N. Blight 1972
45. Miescher, G.: Klinik und Therapie des malignen Melanoms. Strahlentherapie **102**, 1—20 (1957)
46. Miescher, G.: Diagnose und Therapie der Melanome. Oncologia (Basel) **13**, 164—183 (1960)
47. Mihm, M. C., Clark, W. H., Jr., From, L.: The clinical diagnosis, classification and histogenetic concepts of the early stages of cutaneous malignant melanomas. New Engl. J. Med. **284**, 1078—1082 (1972)
48. Mishima, Y.: Cellular and subcellular activities in the ontogeny of nevocytic and melanocytic malanomas. In: Montagna, W., Hu, F.: Advances in biology of skin. The pigmentary system, Vol. VIII, p. 509—547. Oxford—London—New York—Paris: Pergamon Press 1966
49. Mishima, Y.: Melanocytic and nevocytic malignant melanomas. Cellular and subcellular differentiation. Cancer (Philad.) **20**, 632—649 (1967)
50. Mishima, Y.: Changes in the current concept of malignant melanoma. Current Problems in Dermatology, Vol. 3 (Edited by JWH Mali), p. 51—81. Basel: Karger 1970
51. Mishima, Y., Matsunaka, M.: Macromolecular pathology of pagetoid melanoma. Pigment Cell, Vol. 1 (Edited by VJ McGovern), p. 292—299. Basel: Karger 1973
52. Mishima, Y., Matsunaka, M.: Pagetoid Premalignant Melanosis and Melanoma: Differentiation from Hutchinson's Melanotic Freckle. J. invest. Dermat. **65**, 434—440 (1975)
53. Niven, J., Lubin, J.: Pedunculated Malignant Melanoma. Arch. Derm., **111**, 755—756 (1975)
54. Nödl, F.: Zur Histologie der Mikrometastasen des malignen Melanoms. Arch. klin. exp. Derm. **238**, 61—69 (1970)
55. Nödl, F.: Die Lymphbahnen beim malignen Melanom. Arch. klin. exp. Derm. **238**, 169—178 (1970)
56. Nödl, F.: Satellitenmetastasen beim malignen Melanom. Arch. klin. exp. Derm. **238**, 179—186 (1970)
57. Paul, E., Gernand, E.: Increase of Melanocytes Around Malignant Melanoma. Arch. Derm. Forsch. **252**, 275—283 (1975)
58. Scherer, E., Magnus, L., Makoski, H. B.: Neue radiologisch-chirurgische Konzepte bei der Primärbehandlung des Melanomalignoms. Fortschr. Röntgenstr. **118**, 174—178 (1973)
59. Schnyder, U. W., Goos, M., Rieferer, K.: „Superficial spreading melanoma" — pagetoides Melanom. Dtsch. med. Wschr. **98**, 1899—1901 (1973)

60. Storck, H.: Zur Klinik und Therapie des malignen Melanoms. Hautarzt **21,** 187—194 (1970)
61. Storck, H., Ott, F., Schwarz, K.: Maligne Melanome. In: Handbuch Med. Radiologie, Bd. XIX/1. Berlin—Heidelberg—New York: Springer 1972
62. Tonak, J., Hermanek, P., Hornstein, O. P., Weidner, F.: Therapieergebnisse bei 195 Patienten mit malignen Melanomen des klinischen Stadiums I und II. Dtsch. med. Wschr. **101,** 435—440 (1976)
63. Veronesi, U., Cascinelli, N., Preda, F.: Prognosis of malignant melanoma according to regional metastases. Amer. J. Roentgenol. **111,** 301—309 (1971)
64. Wanebo, J. J., Woodruff, J., Fortner, J. G.: Malignant melanoma of the extremities: a clinicopathological study using levels of invasion (microstage). Cancer (Philad.) **35,** 666—676 (1975)
65. Weidner, F., Hornstein, O. P.: Das Problem der regionalen Lymphknoten-Metastasierung beim malignen Melanom. Arch. Derm. Forsch. **245,** 50—62 (1972)
66. Weidner, F., Hornstein, O. P.: Untersuchungen zur prognostischen Bedeutung der „Stromareaktion" beim malignen Melanom. II. Entzündliches Infiltrat und Prognose. Virch. Arch. Abt. A. Path. Anat. **359,** 77—85 (1973)
67. Weidner, F., Hornstein, O. P., Hermanek, P., Wutz, G.: Early Metastases in Regional Lymph Nodes and Prognosis of Malignant Melanoma. Histological and Clinical Examinations in 104 Lymphadenectomized Patients. Arch. Derm. Res. **256,** 167—177 (1976)
68. Williams, W. J., Davies, K., Jones, W. M., Roberts, M. M.: Malignant melanoma of the skin: prognostic value of histology in 89 cases. Brit. J. Cancer **22,** 452—460 (1968)
69. Wong, C. K.: A study of melanocytes in the normal skin surrounding malignant melanoma. Dermatologica (Basel) **141,** 215—225 (1970)

Die Rolle der Strahlentherapie bei der Primärbehandlung des malignen Melanoms

E. Scherer

Strahlenklinik und Poliklinik des Radiologischen Zentrums, Universitätsklinikum der GH Essen

Es unterliegt heute keinem Zweifel mehr, daß die großzügige chirurgische Primärbehandlung die sicherste Methode der Heilung eines potentiell kurablen malignen Melanoms darstellt. Diese Therapie ist, abhängig vom Ausbreitungsgrad der Erkrankung, eine Angelegenheit der plastisch-rekonstruktiven Chirurgie [2, 10]. Somit erledigt sich der gerade in Deutschland alte und unfruchtbare Zwist zwischen der Dermatologie und der Radiologie, da sich einerseits die dermatologische Exzision ohne Rücksicht auf den Befall der regionären Lymphknoten als ungenügend erwiesen hat, andererseits die vom Ansatz her gleichfalls lokale primäre Strahlenbehandlung an der Unsicherheit der histologischen Diagnose und vor allem der feineren histologischen Spezifizierung leidet, zumal ein Teil der Fälle nach Bestrahlung überhaupt nicht mehr als malignes Melanom zu sichern ist. In Form der endolymphatischen Therapie fallen der Strahlentherapie neue Aufgaben zu. Andererseits ist eine sinnvolle Einordnung der strahlentherapeutischen Möglichkeiten insgesamt notwendig, zumal in neuerer Zeit [8] Richtlinien entworfen werden, die über die operativen Maßnahmen hinaus lediglich die Immuntherapie als Adjuvans in früheren Stadien und die Chemotherapie als eine bisher noch sehr begrenzt wirksame Behandlung im Metastasierungsfall enthalten. Die Frage der präoperativen Strahlentherapie ist umstritten, ihr Nutzen nicht gesichert. Es fehlen allerdings auch beweisende prospektive Studien, vor allem unter Anwendung der schnellen Elektronen. Wir empfehlen deshalb die Vornahme solcher Studien auf breiter Basis und plädieren aus allgemeinen Überlegungen heraus für die einzeitige Bestrahlung mit nicht mehr als 3000 rd, wie sie u. a. von der Heidelberger Strahlenklinik 1970 empfohlen wurde. Bei dieser unmittelbar präoperativ vorgenommenen Strahlenbehandlung, die praktisch das ganze zu exzidierende Areal umfassen soll, wird die histologische Untersuchung nicht beeinträchtigt. An anderen Stellen werden Protonen eingesetzt, auch schnelle Neutronen sind als dicht ionisierende Strahlung grundsätzlich hierfür geeignet. Es soll eine Devitalisierung der Tumorzellen erreicht werden, die möglicherweise während eines operativen Vorganges in die Blutbahn gelangen können.

Ein besonderes Gewicht für die Prognose der Erkrankung haben die Erhebungen über die regionale Lymphknotenmetastasierung gewonnen, über die u. A. auch Veronesi, Cascinelli und Preda (1971) [14] berichteten, die von Mailand aus die internationale Zusammenarbeit (WHO-Projekt) von 26 Zentren in der Erforschung der Diagnose und Therapie des malignen Melanoms koordinieren. Die systematische Anwendung der Lymphographie, sofern sie nach dem Sitz des Tumors möglich ist, und die möglichst exakte Eingliederung der Fälle in das TNM-System ermöglichen besser als bisher auch eine retrospektive Beurteilung der Behandlungsergebnisse. Die Häufigkeit des Lymphknotenbefalls liegt nach den Erhebungen in Mailand in 348 Fällen bei 42,6% (Rumpf), 33,6% (Extremitäten) und 29,2% (Kopf-Hals). Die summarischen 5-Jahres-Überlebenszeiten der N_0-Fälle (158) betrugen in Mailand nach chirurgischer Therapie 60%, nach Strahlentherapie sind sie fast 20% niedriger. Die N_1-Fälle erreichen je nach Tumorsitz 15—20%. Dabei bestehen nach Bodenham [2, 10] nach seinen Erfahrungen in Bristol deutliche Unterschiede je nach dem Sitz der Erkrankung. So betrugen seine Überlebensziffern aller Gruppe z. B. für die Beine 83% (bei Frauen) und 55% (bei Männern, für das Gesicht betrugen die Zahlen 84 und 64%, für Fuß und Fußgelenkregion 53 und 39%.

Nach einer Studie aus Wien von Wolff et al. [16] können wir bei einem malignen Melanom der unteren Extremität mit einer Häufigkeit des Lymphknotenbefalls von 30—40% rechnen. Eine Aufgliederung nach den verschiedenen klinischen Formen ist bisher nicht erfolgt.

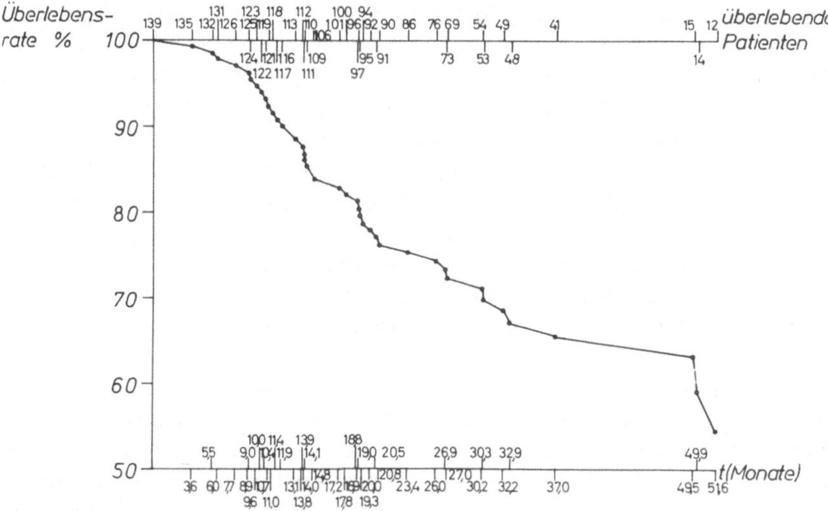

Abb. 1. Obere und untere Extremitäten, alle Stadien, Frauen und Männer, längste Überlebenszeit: 66,6 Monate

Bodenham hat in Sydney 1972 [10] ausführlich die Argumente für und gegen eine prophylaktische Operation der regionalen Lymphknoten diskutiert und sich eher für eine abwartende Haltung ausgesprochen, bis bessere diagnostische Methoden für eine richtige Selektion der Fälle vorliegen. Gegen eine prophylaktische Lymphknotenentfernung sprechen nach seiner Auffassung u. a. die Tatsache, daß er in 80% der Fälle, also viel häufiger als Veronesi, mikroskopisch freie Lymphknoten fand, daß die Lymphknoten ein wichtiger Teil des immunologischen Abwehrsystems seien, daß längst nicht alle mikroskopisch sichtbaren kleinen Metastasen heranwachsen würden und daß die Erkrankung durchaus die lokalen Lymphknoten aussparen und generalisiert sein könnte, wenn der Patient erstmals zur Behandlung käme. Davis [3] präzisierte noch eingehender, daß man

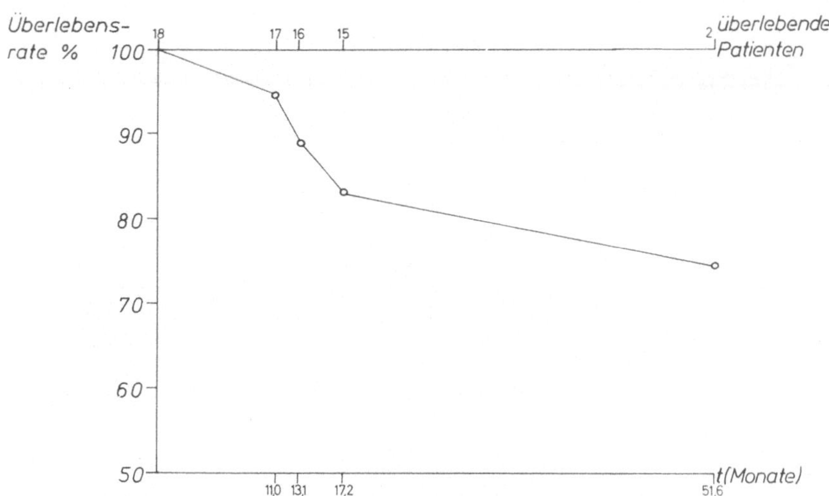

Abb. 2. Obere Extremitäten, alle Stadien, Frauen und Männer, längste Überlebenszeit: 64,0 Monate

von einer elektiven Lymphknotenentfernung in der Regel Abstand nehmen sollte, wenn der Tumor in einem Gebiet mit unübersichtlicher Lymphdrainage liegt, wenn ein weiter Abstand zu den regionalen Lymphknoten besteht (Unterschenkel, Unterarm), wenn der Tumor klein, flach und nicht ulzeriert ist sowie schon lange Zeit besteht, wenn es sich um junge, weibliche oder darniederliegende Patienten handele, und wenn eine Gewähr für eine sorgfältige Überwachung gegeben sei. Hierzu ergaben sich andererseits auch die positiven Indikationen, denen diejenige hinzugefügt wird, wenn der Tumor inadäquat exzidiert oder nur durch Kaustik behandelt worden sei. Veronesi [10] beschränkt die Indikation für eine prophylaktische Operation auf die Prozesse an den Extremitäten. Sie dürfte bei der Anwendung der endolymphatischen Therapie überflüssig werden.

Die neueren Anschauungen über die räumliche Ausdehnung und Tiefe der Primärexzision wurde von Grete Olsen (Kopenhagen) [10, 11] aufgrund ihrer Erfahrung und ihrer Studien über die Anatomie der Lymphgefäße oberhalb und unterhalb der Faszie so formuliert, daß die Tumorexzisionen zwar großflächig sein sollten, die Faszie jedoch zu erhalten ist, abgesehen von den Fällen mit multiplen subkutanen Metastasen.

Grundsätzlich ist es möglich, analog der ausgedehnten und radikalen Operation sowohl der Lymphbahnen als auch der regionalen Lymphknotengebiete prophylaktisch bzw. therapeutisch diese Region mit Elektronen zu bestrahlen, wie es in Deutschland vor allem Hellriegel [7] in Stuttgart mit Erfolg getan hat und wie es auch von Weitzel [15] empfohlen wurde. Wir alle kennen die Fälle, in denen auch größere tastbare und befallene Lymphknoten durch Bestrahlung geheilt werden können, wie überhaupt die Strahlensensibilität des malignen Melanoms innerhalb von Lymphknoten häufig unerwartet gut ist. Wir selbst haben uns seit 1970 mit der ergänzenden endolymphatischen Nuklidtherapie befaßt [12]. Als Isotop hat sich Phosphor-32-Lipiodol durchgesetzt mit geringer Beimischung von Jod-131-Lipiodol für die Außenkörpermessungen. In

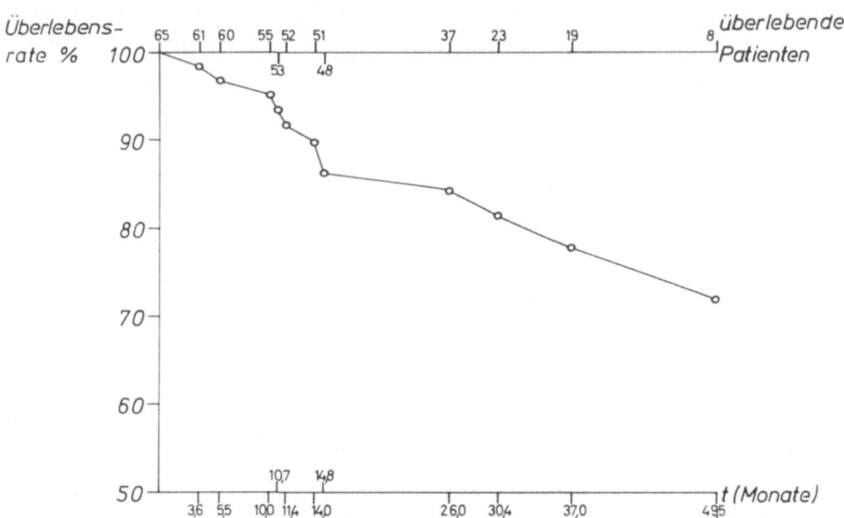

Abb. 3. Untere Extremitäten, T1, N0, M0, Frauen und Männer, längste Überlebenszeit: 64,0 Monate

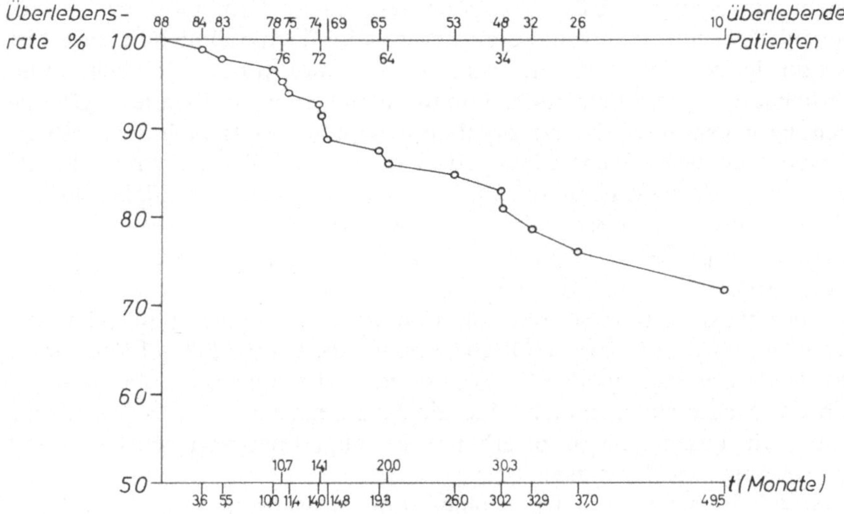

Abb. 4. Untere Extremitäten, T1-3, N0, M0, Frauen und Männer, längste Überlebenszeit: 66,6 Monate

unserer Klinik wurden die Vorzüge des Radiophosphors experimentell von Magnus untersucht [9]. Im März 1972 legte Edwards [5, 10] 5-Jahres-Ergebnisse vor, ohne Randomisierung, wobei sich im Stadium I durch die zusätzliche endolymphatische Therapie eine Heilungsziffer von 80%, beim Stadium II eine solche von 21,4% bei einem allerdings noch kleinen Krankengut ergab. Ariel [1] aus New York verfügt inzwischen über ein Krankengut von 120 Patienten, die gleichfalls eine Überlebensrate von 80% im Stadium I und 28,5% im Stadium II

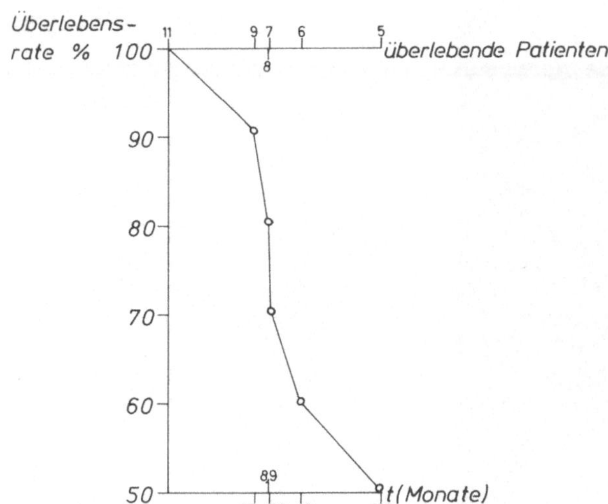

Abb. 5. Untere Extremitäten, T0-3, N1, M0, Frauen und Männer, längste Überlebenszeit: 40,0 Monate

erreichten. Nach dem u. a. aus unserer Klinik 1974 über etwas mehr als 100 Patienten berichtet worden war [6, 9], beruhen unsere Erfahrungen jetzt auf insgesamt 139 Fällen, deren Aufgliederung und Behandlungsverlauf in einigen graphischen Darstellungen vorgelegt wird, errechnet für maximal 50 Monaten nach der Methode der Erwartungswahrscheinlichkeit des Überlebens (Abb. 1—5).

Am Arm nehmen wir wegen der Inkonstanz der Lymphabflußwege die endolymphatische Therapie am ehesten bei gesichertem Lymphknotenbefall vor (Abb. 6).

Wir haben die Erfahrung gemacht, daß die Prognose entscheidend von der Dignität des chirurgischen Eingriffes abhängt, da wir bei gesonderter Betrachtung der aus der Spezialklinik Haus Hornheide bei Münster einheitlich in einer Hand operierten Patientengruppen wesentlich bessere Ergebnisse hatten. Bei den malignen Melanomen am Bein empfehlen wir im Stadium I die endolymphatische Phosphor 32-Therapie mit einer Dosis von 5 mCi vom Fuß her etwa 3 Wochen nach der lokalen Operation des Primärtumors. Im Stadium II sollte 4 Wochen nach dieser endolymphatischen Therapie die en-bloc-Operation der regionalen Lymphknoten erfolgen. Diese Behandlung wird derzeit von einer Arbeitsgruppe „endolympathische Therapie" durchgeführt, deren Teilnehmer in Berlin, Essen, Freiburg, Münster, Wien und Wiesbaden tätig sind und bisher etwa 300 Fälle überblicken. Beim Stadium N_{1-3} mit nachgewiesenem Befall der iliakalen Lymphknoten versuchen wir, mit einer zusätzlichen perkutanen Megavoltbestrahlung auf die Lymphknoten der Leisten- und Iliakalregion dieses Gebiet zu sanieren. Die von uns für die Stadien I und II propagierte endolymphatische Nuklidtherapie kann naturgemäß nur in bescheidenen Grenzen die Heilungsziffern insgesamt beeinflussen, in dem sie nur bei denjenigen Fällen wirksam wird, die bereits eine Metastasierung im Bereich der Lymphbah-

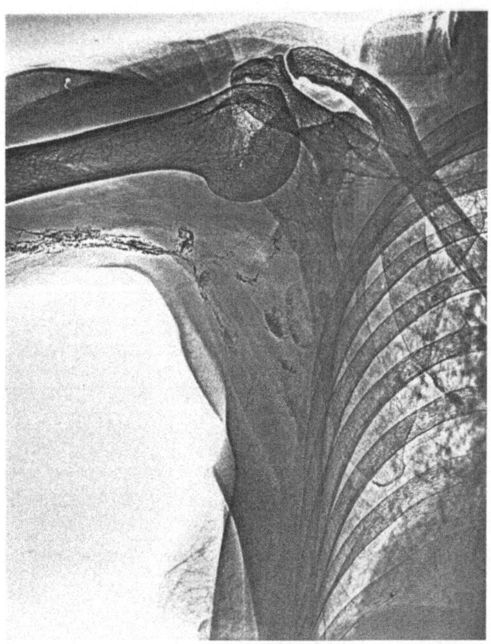

Abb. 6. Beispiel einer lymphographischen Darstellung größerer Lymphknotenmetastasen in der Tiefe der rechten Axilla

nen des Beckens und Retroperitonealraumes aufweisen, aber noch nicht hämatogen gestreut haben. Die Zukunft muß zeigen, ob es sinnvoll ist, eine endolymphatische Therapie grundsätzlich vorzunehmen oder auf bestimmte histologische oder klinische Tumortypen mit einem bestimmten Differenzierungsgrad zu beschränken. Bei der inzwischen besonders herausgearbeiteten prognostischen Bedeutung der Tiefenausdehnung müßte auch hier auf eine Korrelation geachtet werden [13].

Wie schon gesagt, können bei Unmöglichkeit einer Operation die primären oder auch die rekurrierenden äußeren Lymphknotenmetastasen durchaus erfolgreich mit schnellen Elektronen bestrahlt werden. Solange noch keine nachweisbare hämatogene Metastasierung erfolgte, ist diese örtlich radikale Strahlentherapie stets indiziert.

Aus ärztlichen und psychologischen Gründen werden wir auch bei den inkurablen Stadien III und IV häufig die befallenen Hautareale und die kutanen Metastasen palliativ mit Strahlen behandeln, weil es durchaus häufig gelingt, wenigstens die sichtbare und fühlbare dermale Ausbreitung eine Zeitlang hintanzuhalten. Abschließend sind einige strahlentherapeutische Zukunftsmöglichkeiten zu erwähnen, die geeignet sind, die Wirksamkeit der lokalen Strahlentherapie bei inoperablen Primärtumoren und bei Lymphknotenmetastasen zu erhöhen. Es ist dies die lokale Hyperthermie, mit der die ersten Erfahrungen bereits gesammelt wurden [4], weiterhin die Anwendung der schnellen Neutronen, deren Einsatz in Essen (Kompaktzyklotron) für Mitte 1977 vorgesehen ist.

Es wird sich zeigen, ob die verbesserten lokalen strahlentherapeutischen Möglichkeiten zusammen mit der Chemotherapie in den fortgeschrittenen Stadien einen Fortschritt bringen werden. Die endolymphatische Therapie verdient es u. E., in den Stadien I und II systematisch eingesetzt zu werden. Sie behindert eine nachfolgende Immuntherapie keineswegs, dürfte aber bei latentem Befall der regionalen Lymphknoten zu einer möglichen Heilung beitragen.

Literatur

1. Ariel, M.: Results of treating malignant melanoma intralymphatically with radioactive isotopes. Surg. Gyn. Obstet. **139,** 726 (1974)
2. Bodenham, D. C.: A study of 650 observed malignant melanomas in the south west region. Ann. roy. Coll. Surg. Engl. **43,** 218 (1968)
3. Davis, N. C.: In [10]
4. Dietzel, F.: Tumor und Temperatur. Aktuelle Probleme bei der Anwendung thermischer Verfahren in Onkologie und Strahlentherapie. München, Berlin, Wien: Urban & Schwarzenberg 1975
5. Edwards, J. M.: Malignant melanoma. Treatment by endolymphatic radio-isotope-infusion. Ann. roy. Coll. Surg. Engl. **44,** 237 (1969)
6. Endolymphatische Radionuclidtherapie: Med. Welt (Stuttg.) **25,** Heft 23, 1028—1058 (1974) (Die dortigen Publikationen erhalten das einschlägige Schrifttum)
7. Hellriegel, W.: Indikation und Ergebnisse der perkutanen Strahlenbehandlung des malignen Melanoms. Strahlentherapie **149,** 1 (1975)
8. Kleeberg, U. R.: Die Behandlung des Melanoms. Dtsch. med. Wschr. **101,** 904 (1976)
9. Makoski, H.-Br., Magnus, L., Heissen, E., Kolpatzik, H., Drepper, H.: Klinische Ergebnisse nach endolymphatischer Radionuclidtherapie bei der Behandlung des malignen Melanoms. Strahlentherapie **148,** 1 (1974)
10. Melanoma and Skin Cancer. Proceedings of the Intern. Cancer Conference, Sydney, March 1972 (Ed. W. H. McCarthy, UICC and Australian Cancer Society)
11. Olsen, G.: The malignant melanoma of skin. Kopenhagen 1966
12. Scherer, E., Magnus, L., Makoski, H.-Br.: Neue radiol.-chir. Konzepte bei der Primärbehandlung des Melano-malignoms. Fortschr. Röntgenstr. **118,** 174 (1973)
13. Tonak, J., Hermanek, P., Hornstein, O. P., Weidner, F.: Therapie des malignen Melanoms der klinischen Stadien I und II. Dtsch. med. Wschr. **101,** 435 (1976)
14. Veronesi, U. N., Cascinelli, N., Preda, F.: Prognosis of malignant melanoma according to regional metastases. Amer. J. Roentgenol. **111,** 301 (1971)
15. Weitzel, G.: Die Strahlenbehandlung des Melanoms. Schweiz. med. Wschr. **100,** 982 (1970)
16. Wolff, G., Czech, W., Pulitzer, B.: Zum Problem der lymphogenen Metastasierung beim malignen Melanom. Radiology **13,** 485 (1973)

Immuntherapie des malignen Melanoms[1]

E. Macher

Universitäts-Hautklinik der Westfälischen Wilhelms-Universität, Münster

Das anspruchsvolle Konzept der Immuntherapie maligner Tumoren basiert auf der grundlegenden tumorimmunologischen Erkenntnis, daß viele maligne transformierte Zellen membranständige Antigene tragen, die den korrespondierenden normalen Zellen fehlen. Die Natur dieser tumorassoziierten Antigene ist im einzelnen noch nicht bekannt; in vielen Fällen scheint es, daß sie den sog. fetalen Antigenen entsprechen. Dies trifft mit hoher Wahrscheinlichkeit auch für das maligne Melanom zu [11].

Die Expression dieser Antigene auf der Zellmembran induziert zwar eine in vitro meßbare Immunantwort, diese führt aber gewöhnlich nicht zur Abstoßung des Tumors, wie es für ein allogenes Transplantat die Regel ist. Offensichtlich sind tumorassoziierte Antigene nur schwach immunogen. Gleichwohl gibt es klinisch genügend Evidenz für eine immunologische Reaktivität gegen den wachsenden Tumor, die nirgends besser zu beobachten ist als am malignen Melanom. Bei etwa 20% aller Melanome erkennt man partielle Spontanregressionen; die ehemals tiefbraunen Tumorbezirke erscheinen dann depigmentiert und auf das Niveau der gesunden Haut eingeebnet (Abb. 1). Seltener, aber von Nairn immerhin auf 3% geschätzt [8], sind komplette Spontanregressionen des Primärtumors (Abb. 2). Meist wird man darauf aufmerksam, weil sich im regionären Lymphknoten eine Metastase entwickelt hat. Regression und Progression schließen sich also

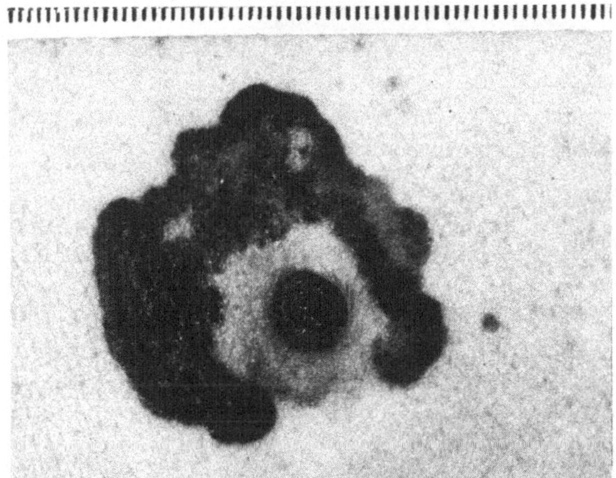

Abb. 1. Partielle Spontanregression in einem superfiziell spreitenden Melanom

[1] Mit Unterstützung der Deutschen Forschungsgemeinschaft

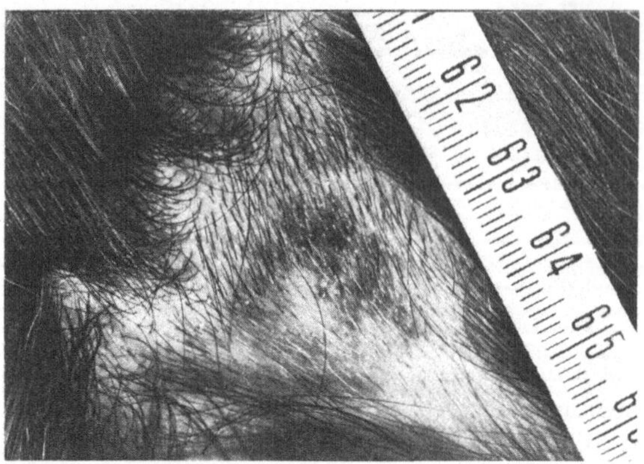

Abb. 2. Komplette Spontanregression eines Melanoms der Kopfhaut, entdeckt nach Metastasierung in die regionären Lymphknoten

gegenseitig nicht aus, was mit der Heterogenität von Tumorzellpopulationen zusammenhängt [7].

Regressionszonen enthalten immer ein dichtes mononukleäres Zellinfiltrat, wie es auch bei der Transplantatabstoßung gefunden wird und das mit gutem Grund als Ausdruck einer zellvermittelten Immunreaktion interpretiert wird (Abb. 3). Melanomzellen sind darin nicht mehr nachweisbar. Wir können also davon ausgehen, daß der tumortragende Organismus in begrenztem Umfang in der Lage ist, mit Hilfe seines immunologischen Apparates Tumorzellen zu erkennen und zu vernichten. Diese offensichtlich limitierte Fähigkeit abstoßungseffizienter zu machen, ist das erklärte Ziel der Immuntherapie. Zielort ist dabei allerdings nicht der Primärtumor, dessen operative Entfernung in der Regel kein Problem darstellt, sondern es sind jene Tumorzellen, die sich vom

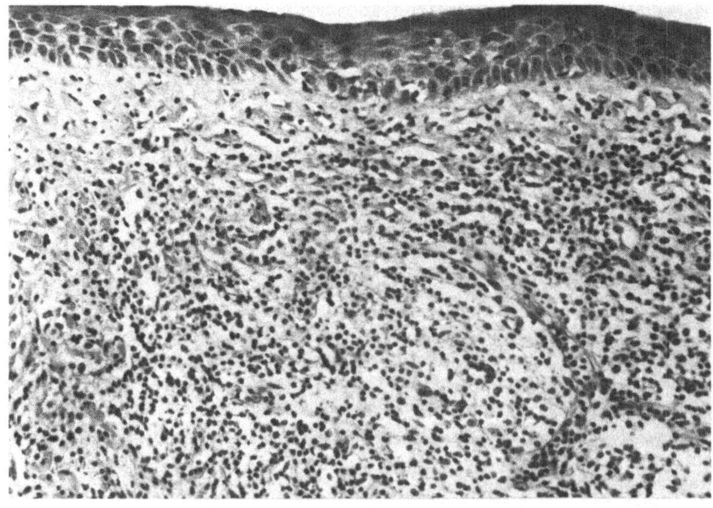

Abb. 3. Mononukleäres Zellinfiltrat ohne Melanomzellen in der Spontanregressionszone

Primärherd gelöst haben und in den regionären Lymphknoten gestrandet sind oder in der Zirkulation kreisen. Denn allein von deren sicherer Vernichtung hängt das weitere Schicksal des Turmokranken ab.

Allen bisher versuchsweise angewandten immuntherapeutischen Maßnahmen ist gemeinsam, daß sie die natürlich angelegte Tumorabwehr zu verstärken trachten (Tabelle 1). Nach methodischen Gesichtspunkten hat man sie in aktive, adoptive und passive Immuntherapie eingeteilt, die entweder immunologisch spezifische oder unspezifische Mittel einsetzt [2]. Es ist hier jedoch nicht der Rahmen, diese im einzelnen abzuhandeln. Ich werde mich auf die BCG-Immuntherapie konzentrieren, da hierüber sowohl experimentell als auch klinisch die meisten Daten vorliegen. Man kann an diesem Beispiel auch am besten zeigen, was bisher erreicht und was noch nicht erreicht wurde, welche Fehler gemacht wurden und wie man diese in Zukunft am ehesten vermeiden kann.

Tabelle 1. Immuntherapie: Methoden

	Spezifisch	Unspezifisch
Aktiv	Tumorzellen, Tumorextrakte Fetale Antigene Neuraminidase Helferdeterminanten	Immunpotentiatoren: BCG, MER-BCG Corynebacterium parvum Levamisol
Adoptiv	Sensibilisierte Lymphozyten Extrakte: Transfer-Faktor, Immun-RNA	PHA-stimulierte Lymphozyten G. v. H.-Reaktion
Passiv	Xenogene oder allogene Antiseren	Unspezifische Serumfaktoren: Interferon, Properdin

Tierexperimentell ist gezeigt worden, daß BCG je nach Versuchsanordnung entweder eine Tumorregression oder keine Wirkung oder sogar eine Tumorprogression hervorruft [12]. Übertragen auf den Menschen wäre es selbstverständlich am folgenschwersten, wenn als Ergebnis unserer immuntherapeutischen Bemühungen der Tumor schneller wachsen würde als vorher, wofür es in der Literatur einige gut belegte Beispiele gibt [5, 6]. Aber es wäre fast ebenso verhängnisvoll, wenn unsere Maßnahmen schlechthin wirkungslos sind, besonders wenn dies lange Zeit unerkannt bliebe. Die Folge wäre ein unbegründetes Sicherheitsgefühl, das der Suche nach wirksamer Therapie im Wege stünde. Zweifelsfreie Aufklärung in der kürzest möglichen Zeit ist daher das oberste Gebot.

Ebenfalls im Tierexperiment haben sich folgende Parameter als besonders kritisch herausgestellt: die Wahl des BCG-Stammes, die Zahl der lebenden Mikroorganismen in der Vakzine, der Applikationsweg der Vakzine, die Häufigkeit ihrer Anwendung sowie der Kontakt der Mikroorganismen mit den Tumorzellen. Letzteres erwies sich für den Eintritt von Tumorregression als essentiell [9]. Zwar ist es bekanntermaßen fraglich, ob für die Anwendung beim Menschen dieselben Voraussetzungen gelten, aber es wäre leichtfertig, die Ergebnisse aus Tierversuchen zu ignorieren.

Eine BCG-Immuntherapie des menschlichen malignen Melanoms wird nach den Richtlinien der EORTC[2] wie folgt praktiziert: Nach weiträumiger Exzision des Primärtumors und plastischer Defektdeckung wird lyophilisiertes BCG (Pasteur-Stamm, $4\text{—}6 \times 10^8$ v. u./Amp.) mittels Multipunktur oder Skarifikation möglichst lymphknotennah in die Haut einer der vier Gliedmaßen appliziert. In wöchentlichem Abstand rotiert diese Behandlung von Gließmaße zu Gliedmaße. Bei Überschreitung einer bestimmten Reaktionsstärke werden die Abstände auf einen Monat ausgedehnt. Die Gesamtbehandlungsdauer beträgt zwei Jahre. Bei dieser Art von Applikation treten praktisch keine systemischen Nebenwirkungen auf. Lokal kommt es zu schmerzhafter entzündlicher Reaktion mit Zellinfiltration und Knotenbildung von mehrwöchiger Dauer (Abb. 4). Eine Schwellung der regionären Lymphknoten für ca. eine Woche ist häufig.

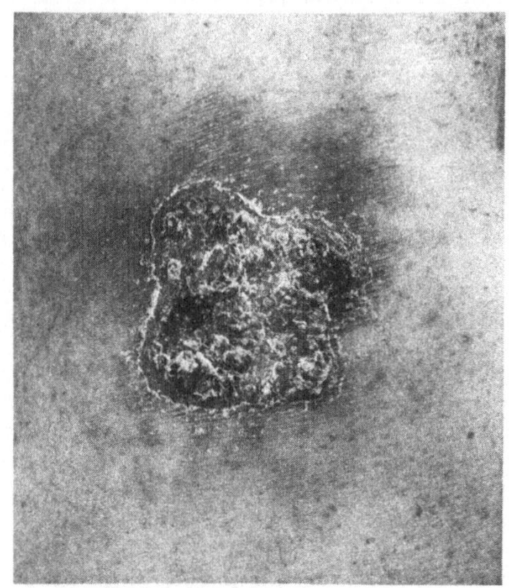

Abb. 4. BCG-Impfreaktion an der Oberarm streckseite, 1 Woche nach Multipunktur

Welche Resultate hat die BCG-Applikation in der Therapie des Malignen Melanoms beim Menschen bisher erbracht? Eilber und Morton, zwei Pioniere in der Erforschung der Melanomimmunologie, haben 1976 folgende ermutigende Zahlen veröffentlicht [4]: 84 Melanomkranke im Stadium II wurden nach Tumorresektion und Lymphadenektomie mit BCG nachbehandelt. 42 vergleichbare Patienten lehnten die BCG-Behandlung ab oder wohnten zu weit entfernt, um regelmäßig zur Immunisierung anreisen zu können. Diese Patienten dienten daher als Kontrollen. 2 Jahre nach Behandlungsbeginn lag der Prozentsatz tumorfreier Patienten in der BCG-Gruppe fast doppelt so hoch wie in der Kontrollgruppe (Tabelle 2). Auch die Zahl der Überlebenden war beträchtlich größer. Doch ist zu bedenken, daß die Kontrollgruppe nicht auslesefrei zusammengestellt wurde und das Lebensalter dieser Kranken signifikant höher lag als das der immuntherapierten Patienten, wenn auch die Autoren darzulegen suchen, daß das Alter keinen Einfluß auf den Verlauf der Krankheit gehabt habe.

---

[2] European Organization for Research on Treatment of Cancer

Tabelle 2. BCG-Immuntherapie: Ergebnis nach 2 Jahren
(Eilber et al., 1976)

n	Behandlung	Tumorfrei	Lebend
84	Op+BCG	64%	78%
42	Operation	36%	55%

Tabelle 3. BCG-Immuntherapie: Ergebnis nach 2 Jahren
(Pinsky et al., 1976)[a]

n	Behandlung	Tumorfrei	Lebend
24	Op+BCG	34%	52%
23	Operation	38%	53%

[a] Die hier aufgeführten Prozentzahlen werden in der
Originalarbeit nicht genannt; sie sind der Vergleichbarkeit
halber aus den Kurven errechnet worden

Diesem Bericht steht eine zweite, im Umfang allerdings kleinere Therapie-
studie von Pinsky et al. gegenüber [10]. Diese Autoren konnten, ebenfalls 2 Jahre
nach Therapiebeginn, zwischen Immuntherapie- und Kontrollgruppe keinen
signifikanten Unterschied hinsichtlich Tumorfreiheit und Überlebensrate feststellen (Tabelle 3). Obwohl zur Immunisierung eine Vakzine mit etwas
niedrigerer Keimzahl verwendet wurde und die lymphadenektomierte Gliedmaße von der rotierenden Immunisierung ausgenommen blieb, scheint der
entscheidende methodische Unterschied zur Studie von Eilber und Morton darin
zu liegen, daß Pinsky und Mitarbeiter die Behandlung randomisiert, d. h. die
Zuteilung der einen oder anderen Therapieform dem Gesetz des Zufalls
überlassen haben.

Bei einem so variationsreichen Krankheitsverlauf, wie er für das operativ
behandelte maligne Melanom charakteristisch ist, erscheint die nach biomathe-
matischen Regeln geplante Randomisation und damit die Schaffung einer
auslesefreien Kontrollgruppe zur Wirksamkeitsprüfung der immunologischen
Zusatztherapie unerläßlich [3]. Bei der Heranziehung sog. historischer Kontrollgruppen gehen zu viele Variablen in den Vergleich ein und verschleiern den zu
überprüfenden therapeutischen Nutzeffekt. Ethische Gesichtspunkte, die gelegentlich als Hindernis für eine strenge Randomisierung angeführt werden,
zwingen im Gegenteil gerade dazu.

Erfolg oder Mißerfolg der Immuntherapie des Melanoms – und das gilt
selbstverständlich auch für andere bösartige Geschwülste – hängen im wesentlichen von der zu bewältigenden Tumorlast, d. h. der Gesamtzahl von malignen
Zellen im Organismus ab. Hierbei ist man zwar auf grobe Schätzungen
angewiesen, aber selbst diese sind für den Entwurf von Therapieplänen nützlich.
Carter schätzt, daß bis zu 10^7 disseminierte Tumorzellen vom Organismus selbst
eliminiert werden können [1]. Diese Zahl entspricht einem Tumorgewicht von 10
Milligramm! Bereits 10^8 Zellen mit einem Gesamtgewicht von 100 Milligramm

scheinen nicht mehr der immunologischen Kontrolle zu unterliegen. Wie eng die Grenzen gezogen sind, veranschaulicht der Vergleich mit einem soliden Tumorknoten von 1 cm Durchmesser, der 10^9 Zellen beherbergt und ca. 1 Gramm wiegt.

Einen Anhaltspunkt für die Abschätzung der Tumorlast gibt der Zustand der regionären Lymphknoten. Anschauliche Zahlen enthält u. a. die bereits zitierte Arbeit von Eilber und Morton [4]. Sie führten bei ihren Patienten ohne Rücksicht auf das Stadium prophylaktische Lymphknotenresektionen durch. Fand sich bei der mikroskopischen Untersuchung der resezierten Lymphknoten nur einer von Tumorzellen befallen (sog. Mikrometastase), so betrug die Aussicht, nach 2 Jahren noch tumorfrei zu sein, 90%. Waren dagegen 2—4 Mikrometastasen nachweisbar, sank die Tumorfreiheitsrate nach 2 Jahren auf 78%. Klinisch tastbarer Befall eines Lymphknotens reduzierte die Erwartung auf Tumorfreiheit sogar auf 62%.

Es ist hier nicht der Ort, um über den Wert der prophylaktischen Lymphknotenresektion im Stadium I des malignen Melanoms zu diskutieren. Im Hinblick auf die Immuntherapie bedeuten diese Angaben, daß bei klinisch erkennbarem Lymphknotenbefall, also im Stadium II, bereits mehr Tumorzellen jenseits der regionären Lymphknotenbarriere in Dissemination sein müssen, als zufolge der oben angeführten Schätzungen vom immunologischen Apparat zu kontrollieren sind. Aber selbst im Stadium I muß man leider oft mit dieser ungünstigen Situation rechnen, da es bei 19% dieser Gruppe zu systemischer Dissemination kommt (Stadium III), ohne daß sich je Lymphknotenmetastasen entwickeln [3].

Wie eingangs schon hervorgehoben, hängt das Schicksal der Melanomkranken allein von der Bewältigung der disseminierten Zellen ab. Ist deren Zahl zu hoch, vermag auch eine Immuntherapie, wie sie heute versuchsweise praktiziert wird, den letalen Ausgang nicht mehr abzuwenden. Alle Patienten im klinisch faßbaren Stadium III erliegen ihrer Krankheit.

Vielleicht dürfen wir unterstellen, daß eine Immunpotenzierung — mit BCG zum Beispiel — die Zahl der immunologisch kontrollierbaren disseminierten Tumorzellen um eine oder zwei Zehnerpotenzen erhöht. Aber auch dann bleibt ihre Gesamtzahl noch erschreckend klein. Eine Immuntherapie kann daher nur zur Vernichtung des minimalen Tumorrests eingesetzt werden. Eine Voraussetzung dafür ist, daß die operativ faßbare Tumormasse radikal entfernt und bei eingetretener Disseminierung eine Reduktion der Zellzahl mit Chemotherapie (DTIC) versucht wird. Eine Immuntherapie in fortgeschrittenen Stadien, wie sie in der Vergangenheit am häufigsten angewandt wurde, kann den erwarteten Erfolg nicht bringen. Man resigniere daher nicht, wenn von dort die Mißerfolgsmeldungen kommen.

Eine Immuntherapie ist die Zusatztherapie für frühe Tumorstadien, in denen die residuale Tumorlast nach operativer Entfernung des Primärtumors noch klein ist. Es erscheint als erlaubte Spekulation, daß sie in diesem Stadium das sicherste therapeutische Mittel zur Erkennung der wenigen im Organismus verstreuten Tumorzellen und zu deren sicherer Vernichtung darstellt. Die Hoffnung ist nicht unbegründet, daß sich dadurch die 5-Jahres-Überlebensrate von heute ca. 70% merklich erhöhen läßt auf 80 oder 90%.

Ein entsprechendes immuntherapeutisches Programm muß daher fordern, daß 1. bevorzugt Frühformen behandelt, 2. BCG oder vergleichbare Immunpotentiatoren im Kontakt mit Tumorzellen verabfolgt und 3. die Behandlungsergebnisse auslesefrei kontrolliert werden. Nur so werden wir den maximalen Nutzen der Immuntherapie erkennen und ihn dann zum Wohle unserer Tumorkranken einsetzen können.

Literatur

1. Carter, S. K.: Immunotherapy of cancer in man. Amer. Scient. **64,** 418 (1976)
2. Currie, G. A.: Eighty years of immunotherapy: a review of immunological methods used for the treatment of human cancer. Brit. J. Cancer **26,** 141 (1972)
3. DeVita, V. T., Fisher, R. I.: Natural history of malignant melanoma as related to therapy. Cancer Treatment Reports **60,** 153 (1976)
4. Eilber, F. R., Morton, D. L., Holmes, E. C., Sparks, F. C., Ramming, K. P.: Adjuvant immunotherapy with BCG in treatment of regional lymphnode metastases from malignant melanoma. New Engl. J. Med. **294,** 237 (1976)
5. Laucius, J. F., Bodurtha, A. J., Mastrangelo, M. H., Creech, R. H.: Bacillus Calmette-Guérin in the treatment of neoplastic disease. J. reticuloendothel. Soc. **16,** 347 (1974)
6. Levy, N. L., Mahaley, M. S., Day, E. D.: Serum-mediated blocking of cell-mediated anti-tumour immunity in a melanoma patient: association with BCG immunotherapy and clinical deterioration. Int. J. Cancer **10,** 244 (1972)
7. Macher, E., Sorg, C., Seibert, E.: Immunologie des malignen Melanoms. Langenbecks Arch. Chir. **342,** 533 (1976)
8. Nairn, R. C.: Malignant melanoma. In: Immunological aspects of skin diseases (Fry, L., Seah, P. P., Hrsg.). Lancaster/England: Medical and Technical Publishing Co. 1974
9. Pimm, M. V., Baldwin, R. W.: BCG immunotherapy of rat tumours in athymic nude mice. Nature (Lond.) **254,** 77 (1975)
10. Pinsky, C. M., Hirshaut, Y., Wanebo, H. J., Fortner, J. G., Miké, V., Schottenfeld, D., Oettgen, H. F.: Randomized trial of Bacillus Calmette-Guérin (percutaneous administration) als surgical adjuvant immunotherapy for patients with stage-II melanoma. Ann. N. Y. Acad. Sci. **277,** 187 (1976)
11. Seibert, E., Sorg, C., Happle, R., Macher, E.: Membrane associated antigens of human malignant melanoma. III. Specificity of human sera reacting with cultured melanoma cells. Int. J. Cancer **19,** 172 (1977)
12. Sparks, F. C., Breeding, J. H.: Tumor regression and enhancement resulting from immunotherapy with Bacillus Calmette-Guérin and Neuraminidase. Cancer Res. **34,** 3262 (1974)

Die Chemotherapie des malignen Melanoms[1]

W. M. Gallmeier

5. Medizinische Klinik, Klinikum der Stadt Nürnberg

Einleitung

Das maligne Melanom ist ein bösartiger Tumor, der in der Regel vor unseren
Augen entsteht, rezidiviert und sich schließlich generalisiert ausbreitet. Der
natürliche Verlauf dieser Erkrankung ist außerordentlich variabel. Darin spiegelt
sich der Einfluß einer Vielzahl von prognostisch relevanten Faktoren, die wir
heute zum Teil kennen. Von besonderem Interesse ist die Tatsache, daß
immunologische Faktoren im natürlichen Verlauf dieses Tumors eine wichtige
Rolle spielen. Dabei erscheint es verwunderlich, daß auch heute noch eine
Immuntherapie dieses Tumors nicht sicher vorhersehbar gelingt. Im Gegensatz
zu vielen anderen malignen Tumoren sind die Ergebnisse der Chemotherapie im
Stadium der Metastasierung bisher trotz intensiver Bemühungen enttäuschend
geblieben.

Wegen der besonderen Bedeutung der prognostischen Faktoren bis zum
Stadium der Metastasierung seien kurz noch einmal einige Gesichtspunkte
dargestellt: Das maligne Melanom tritt in drei klaren Untergruppen auf. Der Typ
der „Lentigo maligna" wächst langsam, hat eine Vorkommenshäufigkeit von
etwa 14% und eine Fünfjahresüberlebensquote nach primärer Operation von
80%. Die mittlere Krankheitsdauer wird mit 5 bis 15 Jahren angegeben. Das
maligne Melanom vom Typ des „superficial spreading melanoma" ist mit etwa
55% das häufigste, es hat eine Fünfjahresüberlebenszeit von etwa 70% mit einer
Krankheitsdauer von etwa 1 bis 5 Jahren. Das noduläre Melanom schließlich ist
die aggressivste Form dieser Erkrankung. Der Krankheitsverlauf erstreckt sich
lediglich über Monate bis Jahre. Die Inzidenz liegt bei 31% und die Fünfjahresüberlebensquote wird mit 53% angegeben [10]. Eine weitere Rolle in der
Prognose spielt aber auch der histologische Invasionsgrad des Melanoms [20]. Je
weiter die malignen Zellen in die Cutis eingedrungen sind bzw. sie überwunden
haben, um so ungünstiger ist die Prognose. Wanebo et al. [30] konnten darüber
hinaus feststellen, daß mit Zunahme der Invasionsgrade des Melanoms auch eine
Zunahme der positiv befallenen regionalen Lymphknoten zu verzeichnen ist.
Auch die Lokalisation des Primärtumors hat einen Einfluß auf das weitere
Schicksal des Patienten. Während die bisher genannten Faktoren den natürlichen
Verlauf beim malignen Melanom bis zum Stadium der Metastasierung bestim-
men, determinieren weitere Charakteristiken die Therapieabhängigkeit und den
Verlauf danach: Hierbei handelt es sich um das Geschlecht und den Metastasie-
rungstyp.

---

[1] Auf Einladung gehaltenes Referat Hämatologenkongreß Freiburg 1976

Es wird also klar, daß bei einer derartigen Anzahl sehr bestimmender Variablen ein gültiges Bild über eine bestimmte Therapiemaßnahme erst dann getroffen werden kann, wenn statistisch sehr genau nach diesen Variablen stratifiziert worden ist – jede dieser Variablen soll in jedem Kollektiv annähernd gleich repräsentiert sein – oder wenn eine außerordentlich große Anzahl von Patienten mit malignem Melanom in die Untersuchung eingeht. Es ist also nicht zu verwundern, daß häufig in Berichten mit mittlerer und kleinerer Fallzahl unterschiedliche Ergebnisse für die Therapiemodalitäten zu finden sind, gerade dann, wenn genaue Angaben über die prognostischen Faktoren fehlen. Aus diesem Grunde sind bei dieser Literaturübersicht die großen amerikanischen Studien in den Mittelpunkt gestellt, in denen diese prognostischen Faktoren außerordentlich genau beachtet worden sind. Auf dem Sektor der Chemotherapie entstammt unser Wissen den sehr konsequent geplanten Multicenter-Studien der verschiedenen Studiengruppen. Es sind dies die Eastern Cooperative Oncology Group (ECOG), die Central Oncology Group (COG), sowie die South West Oncology Group (SWOG).

Monochemotherapie

Jeder Versuch der Polychemotherapie bei einem gegebenen malignen Tumor hat zunächst die Ansprechrate der bekannten Einzelsubstanzen zu berücksichtigen (Tabelle 1). Für das maligne Melanom liegen diese Daten vor [6]. Unter den alkylierenden Substanzen ist in der Monotherapie z. B. mit Mechlorethamin, Cyclophosphamid, Melphalan oder Chlorambucil eine Ansprechrate zwischen

Tabelle 1. Metastasierendes malignes Melanom — Chemotherapie, Einzelsubstanzen[a]

Alkylantien	Response	
Mechlorethamin	3/45	7%
Cyclophosphamid	9/55	16%
Melphalan	8/52	15%
Chlorambucil	2/22	9%
Antimetaboliten		
6-Mercaptopurin	2/47	4%
5-Fluoruracil	1/43	2%
Methotrexat	2/25	8%
Cytosin-Arabinosid	1/52	2%
5-Azacytidin	3/16	19%
Antibiotika		
Actinomycin D	19/55	35%
Mithramycin	9/79	11%
Bleomycin	0/100	0%
Adriamycin	3/23	13%
Mitomycin C	9/65	14%
Vinca-Alkaloide		
Vincristin	6/52	12%
Vinblastin	11/71	15%
Verschiedene		
Hydroxyharnstoff	29/127	23%
Procarbazin	8/50	16%

[a] Nach Angaben aus der Literatur zusammengestellt von Comis [6]

7 und 16% festzustellen. Analysiert man nur die Untersuchungen, denen ein definierter Remissionsbegriff (50%ige Abnahme des Tumors) zugrunde gelegt wurde, so liegt die Remissionsquote lediglich zwischen 5 und 9%. Die Ansprechquote bei den Antimetaboliten 6-Mercaptopurin, 5-Fluoruracil, Methotrexat, Cytosin-Arabinosid liegt zwischen 2 und 4%. Inwieweit sich die Responserate von 20% beim 5-Azacytidin in weiteren Untersuchungen bestätigt, muß abgewartet werden. Unter den Tumor-Antibiotika sind Actinomycin D, Mithramycin sowie Adriamycin und Bleomycin mit Ansprechquoten zwischen 0 und 35% vertreten. Die Vincaalkaloide Vincristin und Vinblastin haben Ansprechraten zwischen 12 und 15%. Hydroxyharnstoff und Procarbazin sprechen in 23 bzw. 16% bei den getesteten Fällen an. Diese Ansprechraten im Einzelversuch weisen das maligne Melanom als ungewöhnlich therapieresistent aus.

DTIC

Damit war das Ziel der Forschung nicht der optimale Einsatz bekannter wirksamer Medikamente, sondern die Entwicklung neuer Medikamente. Im DTIC (Dimethyl-triazeno-imidazol-carboxamid) steht uns heute ein solches neues Medikament zur Verfügung. Es wurde entwickelt, nachdem im Massenscreening eine verwandte Substanz gefunden worden war, deren inneres Diazoniumsalz eine gewisse Tumorhemmwirkung entfaltet hatte [23]. Die Substanz ist offenbar selbst nicht aktiv, notwendig scheint eine Aktivierung durch mikrosomale Enzyme. Sowohl in Zellkultur als auch in vivo wird die RNA- und Proteinsynthese stärker gehemmt als die DNA-Synthese. In vivo verlangsamt diese Substanz den Durchgang der Zellen durch die G_2-Phase, in vitro scheint

Tabelle 2. DTIC beim malignen Melanom

			CR+PR	
	Dosierung	Zahl	n	%
Wagner et al., 1971	4,5 mg/kg/Tg.×10	393	109	28
Luce, 1972	250 mg/m²/Tg.×5	125	20	16
Nathanson et al., 1971	2 od. 4.5 mg/kg/Tg.×10	115	32	28
Costanza et al., 1972	150 mg/m²/Tg.×5	51	9	31
Moon et al., 1975	300 mg/m²/Tg.×6 oder			
	100 mg/m² alle 8 Std.×6	46	12	27
Falkson et al., 1971	100 mg/m² alle 8 Std.×6 oder			
	150 mg/m²/Tg.×10 oder			
	300 mg/m²/Tg.×6	29	8	28
Gottlieb et al., 1971	150 mg/m²/Tg.×5 oder			
	350—450 mg/m²/2×wchtl.	25	3	12
Burke et al., 1971	4,5 mg/kg/Tg.×10	20	4	20
Cowan et al., 1971	650—1450 mg/m² 4—6wchtl.	20	4	20
Gerner et al., 1973	3.5—5.5 mg/kg/Tg.×10	15	3	20
Vogel et al., 1971	300—400 mg/m²/Tg.×5	12	1	8

CR=complette Remission, PR=partielle Remission. Nach Comis [6]

dieser Effekt in der G_1-Phase zu liegen [2]. Wirkungsmechanismus und Pharmakologie sind in ausführlichen Besprechungen diskutiert worden [2, 23].

Die Wirksamkeit von DTIC beim malignen Melanom ist in einer großen Zahl von Studien klar herausgestellt (Übersicht s. [6]). Die Remissionsrate liegt bei 15—31%. (Tabelle 2) [4, 7, 8, 12, 13, 19, 25, 29]. Hierbei erscheint die Erhöhung der Dosis oder der Dauer der Applikationszeit keine wesentliche Verbesserung zu bringen. Wir behandeln heute mit einer Dosierung von 150 mg/m² bis 250 mg/m² pro Tag über 5 Tage. Bei diesen Behandlungsergebnissen handelt es sich nicht nur um vorübergehende Effekte, auch die Überlebenszeit nach Therapiebeginn liegt bei den Respondern etwa dreifach höher als bei den Nichtrespondern, wie aus drei Studien mit über 250 Patienten hervorgeht [7, 19, 26]. Die Dauer des Ansprechens lag allerdings nur etwa bei 6 Monaten. Damit besitzt DTIC sowohl nach Ansprechrate als auch aufgrund der gesicherten Überlebenszeitverlängerung die Grundbedingungen, die man für eine wirksame Droge fordert. Von Interesse ist, daß die Substanz DTIC im Vergleich zu anderen Zytostatika weniger immunsuppressiv ist [3], gerade bei diesem Krankheitsbild, bei dem wahrscheinlich immunologische Mechanismen eine Rolle für das Überleben spielen.

Die Nebenwirkungen von DTIC sind Leuko- und Thrombopenie mäßigen Grades, Übelkeit, Erbrechen bei fast allen Patienten sowie eine gelegentliche an Laborparametern faßbare Hepatotoxizität. Manche Patienten klagen über ein grippeähnliches Syndrom in der Therapiephase.

Nitrosoharnstoffe

Auch die Nitrosoharnstoffderivate fanden im Einzelversuch beim malignen Melanom eine besondere Beachtung. Unabhängig vom Typ des eingesetzten Nitrosoharnstoffs (BCNU oder Me-CCNU) beträgt die Responserate zwischen 13 und 18% (Tabelle 3).

Tabelle 3. Nitrosoharnstoffe beim malignen Melanom; nach Comis [6]

	Zahl der Patienten	Ansprechen (CR + TR)	
BCNU	122	22	18%
CCNU	133	17	13%
meCCNU	108	18	17%

Kombinationschemotherapie

Es lag nun nahe, in Analogie zur Einführung von Kombinationschemotherapieschemata bei anderen metastasierenden Tumoren, Substanzen mit der besten Wirkungsrate zu kombinieren. Man weiß, daß sich dann die Wirkungen der einzelnen Drogen addieren und die Kombinationstherapie bei gleicher oder nur wenig gesteigerter Toxizität eine erhöhte Ansprechrate ergibt. Zweierkombinationen, in denen DTIC enthalten ist, erbrachten jedoch ohne Ausnahme keine höhere Ansprechrate als mit DTIC als Einzelsubstanz zu erwarten war. Ähnliches gilt für die Kombination von Nitrosoharnstoffen mit anderen Substanzen (Übersicht s. [1a]). Die ursprünglich berichtete Ansprechrate von 45% mit BCNU und Vincristin [24] konnte in einer späteren Studie mit den gleichen Substanzen nicht aufrechterhalten werden [25], so daß sich auch hier nur Ansprechraten zwischen 16 und 20% nachweisen ließen. Diese Untersuchungen werden weiter gestützt durch streng randomisierte und kontrollierte Multicenter-Studien der ECOG, die DTIC und BCNU, DTIC und Me-CCNU miteinander vergleichen [5]. Wie die vorgelegten Zahlen beweisen, kann auch in diesem Therapieversuch keinerlei Unterschied zwischen DTIC als Einzelsubstanz und DTIC in Verbindung mit Nitrosoharnstoffen gefunden werden (Tabelle 4).

Tabelle 4 Malignes Melanom — Chemotherapie — Vergleich Mono-/Polychemotherapie (randomisierte Studien). Nach ECOG; Carbone [5]

	DTIC	DTIC+BCNU	DTIC+meCCNU
Response	45/275 (16%)	19/ 93 (17%)	18/114 (16%)
Total		79/482 (16%)	

Ähnliches gilt auch für die Ergebnisse einer Dreierkombination auf der Basis von DTIC (Tabelle 5). Wie bei der Monotherapie mit DTIC ist auch in der Zweier- oder Dreierkombinationschemotherapie ein besseres Ansprechen bei Haut-, Lymphknoten- oder Weichteilmetastasen, sowie bei Lungenmetastasen festzustellen, während Metastasen in Leber und Gehirn außerordentlich resistent waren.

Tabelle 5. Vergleich Mono- und Polychemotherapie beim malignen Melanom (randomisierte Studie). COG Studie Nr. 7130; Johnson [17]

	Response
DTIC	17%
DTIC, CCNU, Vincristin	18%
DTIC, BCNU, Vincristin	22%
DTIC, BCNU, Hydroxyharnstoff	11%

n=267

Auch mit der Vierer- oder Fünferkombination [17] ließ sich keine Verbesserung des Chemotherapieergebnisses herbeiführen. Kritisch ist bei der Bewertung all dieser Untersuchungen festzustellen, ob die Frühtodesfälle unter der Chemotherapie in die Statistik eingingen oder ausgeschlossen wurden.

Auch unter Berücksichtigung der neuesten Studien [21, 22] steht also fest, daß die Ergebnisse mit DTIC als Einzelsubstanz durch eine Polychemotherapie nicht verbessert werden konnten.

Prognostische Faktoren bei der Chemotherapie des metastasierenden Melanoms

Es wurde bereits auf einige Faktoren hingewiesen, die die allgemeine Prognose des malignen Melanoms bestimmen, wie z. B. die Histologie und den Invasionsgrad oder die Primärlokalisation. Von besonderem Interesse sind jedoch die prognostischen Faktoren, die auch die Chemotherapie selbst beeinflussen. Sie sind aus einer Analyse der ECOG klar abzulesen [5]. Ein wichtiges Kriterium ist der klinische Status bei Beginn der Therapie – wie übrigens generell bei der Chemotherapie maligner Tumoren. Patienten, die mit dem Einsetzen der Behandlung noch nicht bettlägerig waren, konnten mit einer signifikant höheren Ansprechrate rechnen, als diejenigen, die bereits bettlägerig zur Behandlung gelangten. Ein weiteres prognostisches Kriterium ist das Geschlecht des Patienten. Weibliche Patienten haben einen Vorteil, nicht nur weil sie häufiger den Primärtumor an der prognostisch günstigeren Lokalisation aufweisen. Auch bei der Chemotherapie im Metastasierungsstadium sprechen sie grundsätzlich besser auf die Chemotherapie an. Einer Erfolgsquote in der hier vorgelegten Statistik von 13 % bei Männern steht eine Ansprechrate von 21 % bei den Frauen gegenüber.

Ein weiterer wesentlicher prognostischer Faktor ist die Ausbreitung der Erkrankung bei Beginn der Therapie. Wir wissen, daß maligne Melanome nicht nur die typischen Metastasierungsorte wie Lunge und Leber bevorzugen, sondern ganz besonders häufig auch in das Gehirn, die Milz und in den Darm metastasieren. Eine vorwiegend lokoregionale (Haut, Weichteile und Lymphknoten) Metastasierung ist prognostisch günstiger und reagiert mit 23 % deutlich besser auf eine Chemotherapie als die ausgiebige viszerale Metastasierung, bei der ein Ansprechen nur in 13 % der Fälle zu erreichen ist. Die Absterbekurve nach Therapiebeginn zeigt für die Patientengruppe ohne Hirn- und Leberbeteiligung ein besseres Therapieverhalten und Überleben als diejenige, bei der das ZNS beteiligt ist. Am schlechtesten schneidet die Gruppe ab, bei der auch eine Lebermetastasierung vorliegt. Damit wird erneut klar, wie entscheidend auch die klinische Auswahl der zur Chemotherapie vorgesehenen Patienten für das Therapieergebnis sein kann.

Chemo-Immunotherapie

Wie aus dem vorausgehenden Beitrag entnommen werden kann, besteht bei dem malignen Melanom grundsätzlich die Möglichkeit, durch eine Manipulation des Immunstatus ein günstiges Therapieergebnis herbeizuführen. Wir selbst haben einige solche Fälle beobachtet. Remissionen unter Immuntherapie sind selten und in der Regel auf lokal disseminierte Fälle (z. B. Befall einer Extremität) beschränkt. Häufig handelt es sich um kutanen Befall. Auch wenn Vollremissionen unter alleiniger unspezifischer Immun(?)-stimulation gesehen werden, ist bis heute nicht klar, warum solche Effekte auftreten und bei welchen Patienten sie zu erwarten sind.

In adjuvanter Absicht, bei primär kurativ operierten Patienten, konnte in einigen Kollektiven eine signifikant bessere Überlebensrate bei den mit BCG behandelten Patienten gesehen werden. Morton et al. [11] und andere Gruppen fanden in den BCG therapierten Patientengruppen ein signifikant längeres Überleben als bei einem historischen Kollektiv. Es lag also nahe, auch im Stadium der Metastasierung eine unspezifische Immunstimulierung z. B. mit BCG mit einer Chemotherapie zu kombinieren. Die größten Zahlen wurden von

Gutterman berichtet, der zwei Patientengruppen mit DTIC bzw. DTIC+BCG behandelt hat [14]. In seiner 1974 vorgelegten Analyse scheint sich ein klarer Trend zugunsten der Gruppe DTIC+BCG abzuzeichnen. In einer anderen Arbeit 1976 [15] kommentiert er, daß durch BCG+DTIC oder BCG+DTIC+CCNU eine Steigerung der Remissionsrate mindestens in den Regionen, in denen mit BCG immunisiert wurde, erreicht werden konnte. Er spricht von einer signifikanten Verlängerung der Überlebensrate durch die Kombination von Chemotherapie mit BCG. Aus seinen Ergebnissen folgert er weiter, daß die durch Chemo-Immunotherapie erzeugte Remission länger anhält als eine nur durch Chemotherapie erzeugte Remission. Weitere randomisierte Studien werden notwendig sein, um zu klären, ob dieses Postulat allgemein zu akzeptieren ist, daß durch Chemo-Immunotherapie eine erhöhte Remissionsrate, eine verlängerte Remissionsdauer und eine erhöhte Überlebensrate beim metastasierenden Melanom zu erreichen sind.

Neben den immunologischen Mechanismen der unspezifischen Immunstimulation durch BCG gibt es noch Hinweise, daß die Anwendung von BCG zusammen mit DTIC auch durch pharmakologische Befunde begründet werden kann [18]. Die intravenöse Injektion von BCG bei Ratten soll eine signifikante Hemmung derjenigen mikrosomalen Enzyme in der Leber herbeiführen, die als Hydroxylasen und N-Demethylasen zu einer Inaktivierung des DTIC führen [2]. Es bleibt noch offen, ob auch beim Menschen BCG über den Mechanismus einer verhinderten Inaktivierung des DTIC seinen günstigen Effekt in der kombinierten Behandlung entfaltet.

Die Kombination von Chemotherapie (DTIC+Vincristin) und Immunotherapie in Form von bestrahlten allogenen Melanomzellen zusammen mit BCG wurde von einer englischen Gruppe geprüft. Sie fand günstige Effekte in einer nicht randomisierten Patientengruppe ohne Kontrollgruppen [9]. Auch Ikonopisoff sah in seiner kleinen Gruppe einen Vorteil in der chemo-immunotherapeutisch behandelten Patientengruppe [16].

Zusammenfassend läßt sich also feststellen: Wir haben Hinweise dafür, daß die Kombination von unspezifischer Immunstimulation mit Chemotherapie beim metastasierenden Melanom eine günstigere Wirkung hat, als die Chemotherapie allein. Als endgültig bewiesen kann dies zur Zeit noch nicht gelten.

Adjuvante (Immuno-)Chemotherapie beim malignen Melanom

Das Konzept der adjuvanten Chemo- oder auch Immunotherapie besteht darin, bei in kurativer Absicht operierten Patienten zusätzliche medikamentöse Maßnahmen durchzuführen mit dem Ziel, bereits zum Zeitpunkt der ersten Therapie vorhandene Mikrometastasen zu entfernen und damit die Rate der Fernmetastasierung zu verringern und eine längere Überlebenszeit zu erreichen. Die Indikation für eine solche adjuvante Chemotherapie nach der Operation ist gegeben in Risikofällen, d. h. bei rascher Metastasierung in hohem Prozentsatz nach der primären Maßnahme. Voraussetzung ist das Vorhandensein einer wirksamen Therapie, die bei demselben Tumor im Stadium der Metastasierung als effektiv ausgetestet wurde. Das Kriterium der raschen Rezidivneigung ist beim malignen Melanom gegeben, inwieweit jedoch eine wirksame Chemotherapie zur Verfügung steht, ist gerade erläutert worden. Die WHO-Studie über die beste postoperative Therapie beim primär operierten malignen Melanom zeigt bisher in keiner der Therapiearten (Kontrollen, DTIC, DTIC+BCG, BCG) einen Unterschied [1]. Solange nicht eindeutig bewiesen werden kann, daß eine postoperative Chemo- oder Chemo-Immunotherapie das Operationsergebnis verbessert, sollte diese Art der Therapie kontrollierten Studien vorbehalten bleiben.

Eigene praktische Erfahrungen

Wir selbst verfolgen das Problem Immunotherapie und Chemotherapie des malignen Melanoms seit 1968. Von den über 150 Patienten, die uns vorgestellt wurden, haben wir seit 1972 20 Fälle einer einheitlichen Chemotherapie aus Vincristin, DTIC+CCNU zugeführt. Die Ergebnisse entsprechen den in der Literatur angegebenen (Tabelle 6). Sie sehen aus der Zahl der von uns gesehenen Patienten und der geringen Zahl der chemotherapeutisch therapierten Fälle unsere Zurückhaltung auf diesem Sektor. Nach wie vor sind wir der Meinung, daß auch bei Rezidiven die lokale Maßnahme, die Chirurgie oder Strahlentherapie, die Behandlung der Wahl darstellt. Wir beobachten eine Reihe Patienten, bei denen wir zwar eine Rezidivierung nicht verhindern konnten, bei denen jedoch durch eine lokale Maßnahme lange krankheitsfreie Intervalle erzielt werden konnten. Die enge Kooperation zwischen Strahlentherapeuten, Chirurgen und Internisten ist also auch bei diesem Krankheitsbild von großer Bedeutung.

Tabelle 6. Chemotherapie des malignen Melanoms (VCR, CCNU, DTIC)[a]

Name	Ge-schlecht	Lokalisation	Zahl d. Kurse	Zusatz-therapie	Er-gebnis
M. A.	F	Leber, Lunge, Haut	3	0	V
H. H.	M	Leber, Lunge, Haut	1	0	V
A. G.	F	Haut, LK	3	0	V
C. H.	M	Haut, gen. LK	4	BCG	V
S. K.	F	Haut, gen. LK, RM, Knochen	2	0	V
Z. B.	F	Haut, gen. LK	2	0	V
J. K.	M	Lunge, LK	1	Radiatio	V
P. U.	F	Lunge, Knochen	1	0	V
B. K.	M	Haut, LK	3	BCG	V
B. W.	M	Haut gen.	1	BCG	V
G. K.	F	Lunge, Haut	6	0	V
S. T.	M	Lunge, Leber, Gehirn	2	0	V
H. M.	F	Haut, LK, Mamma	2	BCG	V
D. W.	M	Haut, LK	2	BCG	V
S. G.	F	Lunge, Leber, Haut	1	0	V
D. E.	F	Lunge, Haut	3	0	St
L. M.	F	Haut, LK	8	Radiatio	TR
B. E.	F	Haut, LK, Lunge	8	BCG	VR
W. W.	M	Haut	13	BCG	VR
					TR+VR 4/19

VR — Vollremission; TR — Teilremission; St — Stillstand; V — Versager

[a] Ergebnisse der Inneren Universitätsklinik (Tumorforschung) Essen 1972—1975 (Gallmeier u. Bruntsch, unveröffentl.)

Das größte Problem bei der Behandlung des metastasierenden Melanoms ist bei den Patienten in Remission die Gefahr einer Hirnmetastasierung. Auch hier führen palliative neurochirurgische und strahlentherapeutische Bemühungen häufig zu weiteren therapiefreien Intervallen.

Schlußbemerkung

Die Kontrolle des disseminierten malignen Melanoms ist auch heute noch ein ungeklärtes Problem. Von den heute bekannten zytostatischen Substanzen kann man lediglich bei DTIC eine brauchbare Wirksamkeit feststellen. Keine der bisher angewandten Kombinationschemotherapien-Schemata erwies sich der Einzelsubstanz DTIC überlegen. Obwohl die Remissionsrate niedrig liegt, zeigt sich eine bessere Überlebensrate der Responder. Die meisten Erfolge wurden bei einer nichtviszeralen Metastasierung, d. h. Haut, Lymphknoten und Weichteilen gesehen. Viszerale Metastasen wie Leber und Hirn sprechen nur selten und inkonstant an. Hieraus ergibt sich die besondere Verantwortung des Arztes für die Frühdiagnose. Die prognostische Entscheidung steht und fällt mit der adäquaten, d. h. mit der adäquaten operativen Frühtherapie. Ist einmal die effektive operative Frühtherapie versäumt, haben therapeutische Bemühungen nur noch einen palliativen Charakter.

Literatur

1a. Ahmann, D. L.: Nitrosureas in the management of disseminated malignant melanoma. Cancer Treatm. Rep. **60**, 747—751 (1976)

1. Bonadonna, G.: Treatment of residual neoplastic disease in solid tumours. Biomedicine **24**, 141—143 (1976)

2. Bono, V. H., jr.: Studies on the mechanism of action of DTIC (NSC-45388). Cancer Treatm. Rep. **60**, 141—148 (1976)

3. Bruckner, H. W., Mokyr, M. B., Mitchell, M. S.: Effect of imidazole-4-carboxamide, 5-(3,3-dimethyl-1-triazeno) on immunity in patients with malignant melanoma. Cancer Res. **34**, 181—183 (1974)

4. Burke, P. J., McCarthy, W. H., Milton, G. W.: Imidazole carboxamide therapy in advanced malignant melanoma. Cancer (Philad.) **27**, 744—750 (1971)

5. Carbone, P. P., Costello, W.: Eastern Cooperative Oncology Group studies with DTIC (NSC-45388). Cancer Treatm. Rep. **60**, 193—198 (1976)

6. Comis, R. L.: DTIC (NSC-45388) in malignant melanoma: a perspective. Cancer Treatm. Rep. **60**, 165—176 (1976)

7. Costanza, M. E., Nathanson, L., Lenhard, R., Wolter, J., Colsky, J., Oberfield, R. A., Schilling, A.: Therapy of malignant melanoma with an imidazole carboxamide and bis-chloroethyl nitrosourea. Cancer (Philad.) **30**, 1457—1461 (1971)

8. Cowan, D. H., Bergsagel, D. E.: Intermittent treatment of metastatic malignant melanoma with high-dose 5-(3,3-dimethyl-1-triazeno)imidazole-4-carboxamide (NSC-45388). Cancer Chemother. Rep. **55**, 175—181 (1971)

9. Currie, G. A., McElwain, T. J.: Active immunotherapy as an adjunct to chemotherapy in the treatment of disseminated malignant melanoma; a pilot study. Brit. J. Cancer **31**, 143—156 (1975)

10. DeVita, V. T., jr., Fisher, R. I.: Natural history of malignant melanoma as related to therapy. Cancer Treatm. Rep. **60**, 153—157 (1976)

11. Eilber, F. R., Morton, D. L., Holmes, E. C., Parks, F. C., Ramming, K. P.: Adjuvant immunotherapy with BCG in treatment of regional-lymph-node metastases from malignant melanoma. New Engl. J. Med. **294,** 237—240 (1976)
12. Gerner, R. E., Moore, G. E.: Study of 5-(3,3-dimethyl-1-triazeno)imidazole-4-carboxamide (NSC-45388) in patients with disseminated melanoma. Cancer Chemother. Rep. **57,** 83—84 (1973)
13. Gottlieb, J. A., Serpick, A. A.: Clinical evaluation of 5-(3,3-dimethyl-1-triazeno)imidazole-4-carboxamide in malignant melanoma and other neoplasms: comparison of twice-weekly and daily administration schedules. Oncology **25,** 225—233 (1971)
14. Gutterman, J. U., Mavligit, G. M., Gottlieb, J. A., Burgess, M. A., McBride, C. E., Einhorn, L. H., Freireich, E. J., Hersh, E. M.: Chemoimmunotherapy of disseminated malignant melanoma with dimethyl triazeno imidazole carboxamide (DTIC) and bacillus Calmette-Guérin (BCG). Behring Inst. Mitt. No. **56,** 235—250 (1975)
15. Gutterman, J. U., Mavligit, G. M., Reed, R., Burgess, M. A., Gottlieb, J. A., Hersh, E. M.: Bacillus Calmette-Guérin immunotherapy in combination with DTIC (NSC-45388) for the treatment of malignant melanoma. Cancer Treatm. Rep. **60,** 177—182 (1976)
16. Ikonopisov, R. L.: The use of BCG in the combined treatment of malignant melanoma. Behring Inst. Mitt. No. **56,** 206—214 (1975)
17. Johnson, R. O., Metter, G., Wilson, W., Hill, G., Krementz, E.: Phase I evaluation of DTIC (NSC-45388) and other studies in malignant melanoma in the Central Oncology Group. Cancer Treatm. Rep. **60,** 183—187 (1976)
18. Loo, T. L., Housholder, G. E., Gerulath, A. H., Saunders, P. H., Farquhar, D.: Mechanism of action and pharmacology studies with DTIC (NSC-45388). Cancer Treatm. Rep. **60,** 149—152 (1976)
19. Luce, J. K.: Chemotherapy of malignant melanoma. Cancer (Philad.) **30,** 1604—1615 (1972)
20. McGovern, V. J.: The classification of melanoma and its relationship with prognosis. Pathology **2,** 85—98 (1970)
21. McKelvey, E. M., Luce, J. K., Talley, R. W., Hersh, E. M., Hewlett, J. S., Moon, T. E.: Combination chemotherapy with bis chloroethyl nitrosourea (BCNU), vincristine and dimethyl triazeno imidazole carboxamide (DTIC) in disseminated malignant melanoma. Cancer (Philad.) **39,** 1—4 (1977)
22. McKelvey, E. M., Luce, J. K., Vaitkevicius, V. K., Talley, R. W., Bodey, G. P., Lane, M., Moon, T. E.: Bis chloroethyl nitrosourea, vincristine, dimethyl triazeno imidazole carboxamide and chlorpromazine combination chemotherapy in disseminated malignant melanoma. Cancer (Philad.) **39,** 5—10 (1977)
23. Montgomery, J. A.: Experimental studies at Southern Research Institute with DTIC (NSC-45388). Cancer Treatm. Rep. **60,** 125—134 (1976)
24. Moon, J. H.: Combination chemotherapy of malignant melanoma. Cancer (Philad.) **26,** 468—473 (1970)
25. Moon, J. H., Gailani, S., Cooper, M. R., Hayes, D. M., Rege, V. B., Blom, J., Falkson, G., Maurice, P., Brunner, K., Glidewell, O., Holland, J. F.: Comparison of the combination of 1,3-bis(2-chloroethyl)-1-nitrosourea (BCNU) and vincristine with two dose schedules of 5-(3,3-dimethyl-1-triazeno)imidazole-4-carboxamide (DTIC) in the treatment of disseminated malignant melanoma. Cancer (Philad.) **35,** 368—371 (1975)
26. Nathanson, L., Wolter, J., Horton, J., Colsky, J., Shnider, B. I., Schilling, A.: Characteristics of prognosis and response to an imidazole carboxamide in malignant melanoma. Clin. Pharmacol. Ther. **12,** 955—962 (1971)
27. van der Merwe, A. M., Falkson, G., van Eden, E. B., et al.: Metastatic malignant melanoma; imidazole carboxamide in its treatment. Med. Proc. **17,** 399—405 (1971)
28. Vogel, C. L., Comis, R. L., Ziegler, J. L., Kiryabwire, J. W. M.: Clinical trials of 5-(3,3-dimethyl-1-triazeno)imidazole-4-carboxamide (NSC-45388) given intravenously in the treatment of malignant melanoma in Uganda. Cancer Chemother. Rep. **55,** 143—149 (1971)
29. Wagner, D. E., Ramirez, G., Weiss, A. J., Hill, G., jr.: Combination phase I—II study of imidazole carboxamide (NSC-45388). Oncology **26,** 310—316 (1971)
30. Wanebo, H. J., Woodruff, J., Fortner, J. G.: Malignant melanoma of the extremities: a clinicopathologic study using levels of invasion (microstage). Cancer (Philad.) **35,** 666—676 (1975)

Funktionsstörungen nicht-leukämischer Leukozyten und Immuntherapie maligner Erkrankungen der Hämopoese

Vorwort

In dem vorliegenden Band sind die Referate der Österr. Jahrestagung für Hämatologie 1976 zusammengefaßt, die sich mit dem Hauptthema „Funktionsstörungen nicht-leukämischer Leukozyten" befaßten. Der 2. Teil bringt die Resultate eines Rundtischgespräches über „Immuntherapie maligner Bluterkrankungen".

Die unspezifischen Reaktionen des Knochenmarkes sowie Störungen der Leukozytenfunktion bei Erkrankungen, die primär nicht die Blutbildung betreffen, wie Alkoholismus, Lebererkrankungen, Diabetes, Nierenerkrankungen, aber auch medikamentös und zytotoxisch bedingte Störungen der Granulozytpoese, stellen ein bisher nur wenig erforschtes Gebiet der Hämatologie dar. Zweck der Tagung war, bisher bekannte Untersuchungsmethoden und klinische Aspekte zusammenzufassen und insbesondere Anreize für weitere Forschungen in diesem bisher etwas vernachlässigten Gebiet der Hämatologie zu bringen.

Der Zweck des Roundtable-Gespräches über die Immuntherapie maligner Erkrankungen des Blutes war eine Standortbestimmung über die derzeitigen therapeutischen Möglichkeiten der Immuntherapie. Dieser Vormittag diente der Kritik und der Diskussion des praktischen Einsatzes dieser Möglichkeiten in der Klinik. Daß dieses Symposion ein voller Erfolg war, war garantiert durch Referenten aus den wichtigsten europäischen Zentren und das Verdienst von Herrn Sauter, dem ich für seine große Mühe vielmals danken möchte. Allen Referenten und dem Springer-Verlag sei für die gute Zusammenarbeit vielmals gedankt.

Prim. Doz. Dr. Mähr

Herrn Prof. Dr. R. Klima zum 80. Geburtstag

Prof. Klima feierte am 9. August 1976 seinen 80. Geburtstag. Er war zunächst bei
Prof. N. v. Jagić im Sofienspital und kam mit ihm 1931 auf die II. Med. Univ.
Klinik, die aus dem Zusammenschluß der Medizinischen Kliniken Ortner und
Chvostek hervorging. 1937 wurde er zum Primarius der II. Med. Abteilung des
Kaiserin-Elisabeth-Spitales ernannt. An der Klinik widmete sich Klima vorwiegend hämatologischen Fragen, ohne allerdings den Überblick über das Gesamt-
gebiet der internen Medizin zu verlieren. Es war dies die Zeit, da die Blutbefunde
von den Hilfsärzten fast zelebriert und nicht technischen Assistentinnen
überlassen wurden. Gemeinsam mit N. v. Jagić kam 1934 die 2. vollständig neu
bearbeitete Auflage der „Klinik und Therapie der Blutkrankheiten" heraus. In
der Folge trat dann die Bedeutung der Untersuchung der Blutbildungsstätten
immer mehr hervor und es erschien 1937 von Klima die Monographie
„Sternalpunktion und Knochenmarksbild bei Blutkrankheiten". Die Knochenmarksuntersuchung war zwar schon von Arinkin 1929 angegeben worden, von
Klima und seinem damaligen Hilfsarzt Dr. Hellfried Rosegger wurde aber die
nach ihnen benannte Sternalpunktionsnadel konstruiert, die den Eingriff
praktisch gefahrlos gestaltete und der dementsprechend weitgehende Verbreitung fand. Auf Grund dieser damals neuen Untersuchungsmethode entstand eine
Reihe von Arbeiten, von denen besonders die über die Diagnostik des Morbus
Gaucher und von Knochenmarkmetastasen, sowie die über das multiple Myelom
und die plasmazelluläre Leukämie hervorzuheben wären. Allmählich konzen-
trierte sich aber die Forschung von Klima immer mehr auf das lymphatische
System. Er führte die bisher nicht übliche zytologische Untersuchung der
Zellbilder von Lymphknotenpunktionen ein und verwies auf die diagnostische
Verwertbarkeit, die erst viele Jahre später erkannt wurde. Auch die Untersuchung mit Hilfe des Leukozytenkonzentrates wurde vielfach aus diesem Grunde
bevorzugt. Schon damals erkannte und beschrieb Klima die Wandlungsfähigkeit
der Lymphozyten, die noch lange Zeit als alte, nicht mehr veränderliche
Elemente aufgefaßt wurden, deren Aufgaben unbekannt waren. So wies er
insbesondere auch beim Lymphogranulom darauf hin, daß sich dabei alle
Übergänge von den großen Formen zu den kleinen Lymphozyten nachweisen
lassen und somit ein Aufbau aus einem einheitlichen Zellgewebe vorliegt, das
durch zunehmende Entdifferenzierung, ungeregelte Proliferation und Degenera-
tion gekennzeichnet ist. Zu diesen grundlegenden Erkenntnissen, die heute so
geläufig erscheinen, gelangte er durch genaue Beobachtung und enormen Fleiß,
wobei vor allem seine kritische Einstellung und die Ablehnung jeder Spekulation
hervorzuheben ist. Wenn Klima eine Aussage machte, überlegte er vorher lange,
sie war dann aber unbedingt zutreffend. Stundenlang saß er am Mikroskop,

studierte die Präparate und photographierte die entsprechenden Zellen, was damals keineswegs so einfach und mühelos war wie heute.

Es seien mir nur noch wenige Worte über seine Persönlichkeit gestattet. Er leitete im Auftrage von Jagić die Geschicke der Klinik mit seltener Objektivität, Sorgfalt und Überlegenheit. Seine Ruhe und Ausgeglichenheit im Gegensatz zu dem lebhaften und leicht aufbrausenden Charakter des Chefs schufen ein ideales Arbeitsklima.

Wenn wir Prof. Klima in unserer Mitte sehen, so wie wir ihn schon viele Jahre fast unverändert kennen, dann möchten wir ihm vorerst danken, daß er immer noch so lebhaften Anteil an den hämatologischen Veranstaltungen nimmt und uns mit seiner großen Erfahrung zur Seite steht. Als einer seiner ältesten Schüler habe ich die Ehre, ihm die besten Glückwünsche in unser aller Namen in tiefer Ergebenheit und Verehrung zu übermitteln.

H. Fleischhacker

Unspezifische histologische Veränderungen des Knochenmarkes[1]

R. Burkhardt

Abt. f. Knochenmarksdiagnostik an der Med. Klinik »Innenstadt« der Univ. München und Abt. f. Hämatomorphologie am Inst. f. Hämatologie der GSF/Assoziation EURATOM, München

Diesen Vortrag über unspezifische histologische Veränderungen des Knochenmarkes kann ich nicht beginnen ohne zu gestehen, daß ich nicht weiß, ob es solche gibt. Man müßte eigentlich noch weiter gehen und sagen, daß morphologisches Forschen die Neigung voraussetzt, eher an die eigene Blindheit zu glauben als daran, daß die Schöpfung je um eine präzise Form selbst für die geringste Änderung ihrer Impulse verlegen sein könnte.

Ich hoffe deshalb, daß die spezifisch österreichische Toleranz eine kleine Abweichung vom Thema zulassen wird. Anstelle der ,,unspezifischen'' Veränderungen möchte ich Ihnen lieber etwas über die noch unverstandenen vortragen. Gemeint sind damit mikroskopische Erscheinungen, deren klinische Bedeutung, wenn überhaupt, nicht ohne zusätzliche Erkenntnisse beurteilt werden kann und deren histologische Beschreibung deshalb den einsendenden Arzt eher ungeduldig als klug werden läßt. Noch weniger klug wäre es allerdings, nicht deutbare Erscheinungen einfach unerwähnt zu lassen. Wer aus einem Wald voller Schwammerl immer nur die ihm bekannten heimbringt, handelt offenbar mehr vorsichtig als weise. Unsere Aufgabe ist es, die verschiedensten Funde aufzusuchen und zu beschreiben; zwar ohne sie gleich diagnostisch abkochen zu können — wegen der heute besonders naheliegenden Vergiftungsgefahr im Fall einer Fehldiagnose — aber doch nicht hoffnungslos hinsichtlich des künftigen Nutzens. Wichtig ist das Auslesen der verfaulten und vertrockneten Exemplare. In der Histologie sind analoge Täuschungsmöglichkeiten durch Artefakte bei der Materialgewinnung und Aufarbeitung noch größer. Sie sollen trotzdem hier außer Betracht bleiben, ebenso wie die erheblichen Veränderungen, die das Alter den empfindlichen Markgeweben zufügt.

Spontane Strukturveränderungen, mit denen wir nichts anzufangen wissen, müssen immer wieder auf ihre diagnostische Bedeutung abgeklopft werden. Ich begrüße die Gelegenheit, sie Ihnen vorzustellen, weil den histologischen Befunden wahrscheinlich noch mancher diagnostische Ton entlockt werden würde, wenn ihre Beschreibung überall mit dem Verständnis gelesen werden könnte, das nicht in den Text aufgenommen werden kann. Der Übersicht halber, ohne Übereinstimmung mit der natürlichen Vielfalt, sollen sie in vier Abteilungen besprochen werden.

In der ersten Abteilung werden Sie die Einzelmerkmale kenenlernen, deren ungleichmäßiges Vorkommen schon unter Normalbedingungen eine Abgrenzung vom Bereich des Abnormen erschwert.

---

[1] Studie im Rahmen des Assoziationsvertrages Strahlenhämatologie GSF/EURATOM Nr. 089—72—1 BIA D

Von diesen können zweitens Strukturmerkmale unterschieden werden, die jedenfalls als krankhaft anzusprechen sind, wenngleich nicht als charakteristisch.

Andere lassen sich drittens auf bestimmte pathogenetische Vorgänge beziehen, ohne jedoch eine Ursache einzeln auszuweisen.

Und viertens gibt es strukturelle Knochenmarks-Syndrome mit verschiedener Ätiologie, aber erkennbar einheitlicher Entwicklungstendenz, die deshalb schon als solche diagnostischen Wert besitzen (Tab. 1).

Tabelle 1. Unspezifische — oder unverstandene — histologische Veränderungen des Knochenmarkes

Art der Strukturveränderung
1. Quantitativ pathologisch
2. Qualitativ pathologisch
3. Teilspezifisch
4. Komplex — mit selbständiger Entwicklungstendenz

Die Mitwirkung der Markgewebe an verschiedenartigen Vorgängen der Blutbildung, der Knochenbildung, der unspezifischen und der immunologischen Abwehr macht es, daß die histologische Knochenmarksdiagnostik eher mit dem Ausdrucksreichtum als mit der Uniformität der lichtmikroskopischen Strukturen zu ringen hat. Die uniformierende Wirkung der konventionellen Einbettungsverfahren hat dieses Problem verdeckt ebenso wie die Biopsie-Diagnostik aus strukturarmen Markbröseln. Die Auseinandersetzung mit größeren und artefaktarmen Proben, wie sie die Myelotomie liefert, bringt besondere Probleme, aber auch neue diagnostische Möglichkeiten (Burkhardt, 1970, 1973). Wir überblikken jetzt rund 13000 Histobiopsien aus dem menschlichen Beckenkamm. Und doch sehen wir immer wieder neue Bilder, die sich nicht in den bekannten Rahmen fügen. Deshalb ist, was ich Ihnen hier vorstelle, nur ein erster Schritt zu einem strukturellen Merkmalskatalog, dessen Konturen noch nicht überall deutlich genug sind; eine Bausteinesammlung im Zusammensetzspiel der histologischen Diagnostik, das die Hierarchie der quantitativen und qualitativen

Tabelle 2. Quantitativ pathologische Strukturveränderungen

Merkmal	Normal-Mittel-Wert	S	Überwiegende Diagnostische Bedeutung: ↑ oder ↓
Fettgewebe	22,5 Vol.%	1,81	↑ (Bestelmeyer, 1974)
Arterien/100 mm²	6,3	3,5	↑ (Demmler, 1976)
Arteriolen 100 mm²	29,5	16,8	= (Demmler, 1976)
Mastzellen/mm²	1,6	1,7	↑ (Reiter, 1974)
Ly-Infiltrate	2% D. F.	2,0	↑ (Kronseder, 1976)
Plasmazellen	?	?	=
Histiozyten	?	?	↑
Siderin-Z./mm²	2,2	1,9	↓ (Barucchieri, 1974)
Sinusendothel-Dissoziation	?	?	↑

Veränderungen auf dem Niveau ihrer biologischen Bedeutung verständlich zu machen sucht (Tab. 2).

Die Gründe für die Ungleichmäßigkeit dieser Merkmale liegen bei dem Fettgewebe und bei den Arterien in ihrer großräumigen Verteilung. Je kleiner die Biopsie, desto unsicherer die Erfassung. Biopsien können deshalb keine sehr genauen Unterlagen über die Verteilung dieser wichtigen Merkmale liefern. Anders ist es mit den übrigen Strukturen, deren unterschiedliches Vorkommen von ihrer Beteiligung an unspezifischen und spezifischen Abwehrreaktionen aller Art herrührt. Ihre Bedeutung im Rahmen der unspezifischen mesenchymalen Reaktion des Knochenmarkes, der rheumatischen Krankheiten und der Myelofibrose haben wir früher beschrieben (Burkhardt 1965, 1966; Burkhardt et al., 1975). Unter bestimmten Umständen spielen einzelne ihrer Elemente eine herausragende, wenn auch ursächlich ungenügend aufgeklärte Rolle.

Betrachten wir zunächst die leicht zählbaren Mastzellen. Man findet sie mit einer gewissen Regelmäßigkeit vermehrt bei folgenden Krankheiten (Tab. 3):

Tabelle 3. Pathologische Mastzellenvermehrung (Einzelzellen/mm^2, Norm 1,6 mm^2) (Reiter, 1974)

Krankheit	Mittelwert	S
Morbus Waldenström	23,8	36,1
Sklerodermie	10,1	8,3
Lymphogranulomatose	8,5	13,3
Chronische Lymphatische Leukämie	8,4	9,4
Morbus Paget	8,3	6,0
Markatrophie	7,3	11,6
Hyperparathyreoidismus	7,2	11,2
Periarteriitis Nodosa	6,8	8,3
Osteomyelosklerose u. Myelofibrose	6,1	9,2
Versch. Non Hodgkin-Lymphome	5,6	6,5
Sarkoidose	5,2	8,7

Deutlich von der Norm unterscheiden sich auch noch durch die vermehrten Mastzellen zahlreiche Fälle von Tumormyelopathie, chronisch-rheumatischen Störungen, Osteoporose, Osteomalazie, Polyzythämie und Polyglobulie. Die starken individuellen Abweichungen beeinträchtigen die diagnostischen Werte der Mastzellen-Zählung. Das Verteilungsmuster jedoch, von dem sich die niedrigen Werte bei Eisenmangelanämien, akuten Entzündungen und unreifzelligen Hämoblastosen abheben, spricht eine deutliche Sprache, von der wir allerdings noch zu wenig verstehen. Mastzellen begleiten chronische Prozesse, die das Bindegewebe aktivieren. Verstünden wir ihre Rolle in diesem Zusammenhang besser, so könnten die auffallenden weinroten Pünktchen vielleicht eines Tages zu bedeutsamen therapeutischen oder prognostischen Signalen werden.

Ähnliches könnte für die Lymphozyten des Knochenmarkes zutreffen. Die Frage nach der Bedeutung der sog. Knochenmarks-Lymphknötchen war lange kontrovers (Askanazy, 1927). Die neueren Ergebnisse der Immungenetik lassen keine Zweifel an ihrer autochthonen Entstehung und pathophysiologischen

Bedeutung (Yoffey, 1966; Osmond, 1972). Zählbare reaktive Lymphozytenvermehrungen finden sich regelmäßig unter folgenden Bedingungen (Tab. 4):

Hämolytische Anämien Chronisch-entzündliche Krankheiten Gemischtzellige myeloische Leukämien Megakaryozytäre Myelosen Myelofibrose- und Oms-Syndrome Osteoporose Osteomalazie	Tabelle 4. Pathologische Lymphozytenvermehrung (als Infiltrate in 9—33% der Fälle, Norm 2% der Fälle) (Kronseder und Burkhardt, 1976)

Auch hier scheint das Verteilungsmuster Zusammenhänge anzudeuten, die wir noch nicht ganz verstehen. Nehmen wir das individuell unterschiedliche Auftreten von Lymphzellinfiltraten bei markatrophischen Störungen, Tumormetastasen, Osteomyelosklerose und Hyperparathyreoidismus hinzu, so sind wir hingewiesen auf immunologische Vorgänge bei entzündlichen, hämolysierenden, atrophierenden, neoplastischen und bindegewebsaktivierenden Veränderungen im Knochenmark, die zweifellos mehr Beachtung verdienen.

Vermehrungen von Plasmazellen und Histiozyten lassen sich schwerer quantitativ erfassen. Halbquantitative Untersuchungen haben uns zu der Überzeugung gebracht, daß die reaktiven Veränderungen der Plasmazellen, im Gegensatz zu den autonomen, sich überwiegend auf die normalerweise fast ausschließlich perikapillär angeordneten Zellen erstrecken. Erhebliche Vermehrungen finden sich bei allen hyperergischen Markreaktionen, besonders bei chronischen Infektionen, rheumatischen Krankheiten und extramedullären Tumoren. Bei der Myelofibrose und Osteomyelosklerose sind vor allem Vermehrungen von Plasma- und Lymphzellen signifikant miteinander verbunden (Burkhardt et al., 1975). Die Histiozyten sind vermehrt in chronischen Stadien der Entzündung, der Nekrose, des fettigen Markumbaues und der Speicherung.

Nun sollen einige Worte folgen zur nächsten Gruppe mit Strukturveränderungen, deren krankhafte Bedeutung sicher, aber nicht eindeutig, ist (Tab. 5).

Diese Veränderungen, auf die ich hier nicht einzeln eingehen kann, können sich zu charakteristischen Syndromen kombinieren, die bestimmten Stadien der Entzündung und Nekrose entsprechen. Seit Askanazy (1927) und Rohr (1940) besteht kein Zweifel darüber, daß es außer der bakteriellen (Osteo-)Myelitis auch abakterielle Formen gibt. Ihre weitreichende Bedeutung und die Problematik ihrer Abgrenzung von spezifischen Abwehrreaktionen haben wir schon früher diskutiert (Burkhardt 1965, 1966, 1970). Sie muß weiter aufgeklärt werden. Wir werden bei der Erörterung der komplexen Strukturveränderungen noch einmal darauf zurückkommen.

Das histochemische Siderinvorkommen ist Gegenstand eines eigenen Referates auf dem Freiburger Kongreß der Deutschen Gesellschaft für Hämatologie. Siderineinlagerungen in Retikulumzellen, Histiozyten, Endothelien, Interstitien, Gefäßwänden, Plasmazellen und Knochenzellen haben demnach eine eigene, noch ziemlich unbekannte Bedeutung gegenüber dem Siderinmangel und den krankheitstypischen Siderineinlagerungen in den Sideroblasten, die deshalb nicht hier zu besprechen sind.

Lokalisation	Merkmale
Parenchym	Nekrosen Vermehrung unreifer Parenchymzellen Eosinophilie, Basophilie
Mesenchym	Pigment, massive Siderose oder Sideropenie Kerntrümmer-Phagozytose Diffuse Plasmozytose, mehrkernige Pl.-Zellen, Russel-K. Multiple Lymphzellansammlungen
Interstitien	Ödem Fibrose Dislozierte Thrombozyten
Gefäße	Kapillarwand-Verquellung bis Nekrose Vermehrung oder Verminderung von Teilstrecken Ektasie bzw. Wandsklerose der Marksinus

Tabelle 5. Qualitativ pathologische Strukturveränderungen (Burkhardt, 1976)

Von diesen Strukturveränderungen mit weitgestreuter Pathogenese können als dritte Gruppe richtungweisende, aber gleichwohl nicht eigentlich spezifische, unterschieden werden (Tab. 6).

Leider muß ich mich hier auf die Aufzählung beschränken und zudem das histologische Bild als genügend bekannt voraussetzen. Die Feststellung jedes dieser Merkmale hat für sich genommen einen bestimmten diagnostischen Aussagewert.

Das gilt im gleichen Maß von der letzten Gruppe der strukturellen Knochenmarkssyndrome mit selbständiger Entwicklungstendenz. Da sie mir umstrittener, aber keineswegs weniger wichtig erscheinen, sollten wir bei ihnen etwas verweilen und anschließend einige Beispiele dazu kennenlernen (Tab. 7).

Lokalisation	Merkmale
Parenchym	Vermehrung bzw. Vermind. einz. Markzellfamilien Infarzierung Pathologische Sideroblasten
Mesenchym	Speicherzellen
Interstitium	Ansammlung von Fibrin, Glykoprotein, Amyloid Systemisierte Fibrose
Gefäße	Arteriosklerose Hyalinose Amyloidose

Tabelle 6. Teilspezifische Strukturveränderungen (Burkhardt, 1976)

Tabelle 7. Komplexe Strukturveränderungen mit selbständiger Entwicklungstendenz (Burkhardt, 1976)

Histologischer Befund	Pathogenese	Pathomorphose
Granulomatöse Myelitis	Sarkoidose, Tuberkulose Lues, Lymphogranulomatose Parasitosen	Herdförmige Marksklerose
Exsudative Myelitis	Allergie, Anorexia Nervosa Radionekrose, Sepsis Tumorkrankheit Autoimmunkrankheit (akut)	Markatrophie Sklerosierende Myelitis Fibrose
Proliferative Myelitis	Chron. Hypererg. Mesenchymkr. Leberzirrhose, Tuberkulose Tumorkrankheit	Sklerosierende Myelitis Fibrose
Erythroblastische Megakaryozytäre Promyelozytäre oder Gemischtzellige Proliferation	? ?	Autonom fortschreitende Myeloproliferation oder sklerosierende Myelitis Fibrose

Vor allem die granulomatöse Myelitis wird im Verhältnis zu ihrer Bedeutung noch zu wenig beachtet. Unter den häufigeren Ursachen imponieren die Sarkoidose und die Lymphogranulomatose. In 9 von 19 Fällen mit Sarkoidose finden wir solche Granulome mit und ohne einen typischen Lungenbefund. Und in 34 von 209 Fällen haben wir sog. unspezifische Granulome bei Morbus Hodgkin gesehen (Burkhardt, 1976; Bartl et al., 1976). Ihre Bedeutung, ebenso wie die ihres Vorkommens bei Karzinomen, ist noch unklar. Als Suchmethode übertrifft die Myelotomie nach unserer Erfahrung nicht selten die Leberbiopsie.

Das äußerst eindrucksvolle Bild der exsudativen und proliferativen Myelitis kann sich gleichfalls hinter einer verhältnismäßig symptomenarmen Klinik verbergen. So entgeht sie der Feststellung, wenn nicht eine adäquate Biopsie des Knochenmarkes auch bei isolierter Blut-Zytopenie und ungeklärter Blutsenkungsbeschleunigung vorgenommen wird. Die frühzeitige Erkennung ist wichtig sowohl wegen der Gefahr der akuten Knochenmarksinsuffizienz bei zusätzlicher, z. B. medikamentöser Schädigung, als auch wegen des möglichen Übergangs in Markatrophie oder -sklerose. Wir beobachten 28 solcher Fälle. Pathogenetisch spielt die sklerosierende Myelitis wahrscheinlich keine selbständige Rolle.

Die letzte, am wenigsten aufgeklärte Gruppe zeigt proliferative Merkveränderungen, die ähnlich dem Felty-Syndrom mit Zytopenie und Anämie einhergehen, histologisch mit Lymphzell-Infiltraten und Parenchymveränderungen, die schwer von chronischen Hämablastosen zu unterscheiden sind. Wir beobachten 10 solcher Fälle, alle mit chronisch-therapieresistentem Verlauf, von denen einige als Marksklerose, andere als Erythroblastose, promyelozytäre oder gemischtzellige Myelose geendet sind. Die Möglichkeit von Beziehungen zwischen chronisch-immunologischen Markhemmungszuständen und Hämoblastosen vom Typ der „schwelenden" Leukämie (Rheingold et al., 1963) muß

jedenfalls weiter verfolgt werden. Hierzu sind jahrelange histologische Verlaufs-
beobachtungen erforderlich, wie sie nur aus einer überregionalen Zusammenarbeit hervorgehen können.

Ich will diese notwendigerweise stark komprimierten Ausführungen über
eines der wichtigsten Kapitel der klinischen Knochenmarksdiagnostik nicht
schließen, ohne sie wenigstens mit einigen Fallbeispielen illustriert zu haben:

Zunächst will ich Ihnen dieses kleine Infiltrat mit Eosinophilen und Gewebsmastzellen bei einem 23jährigen völlig gesunden Mann zeigen (Abb. 1):

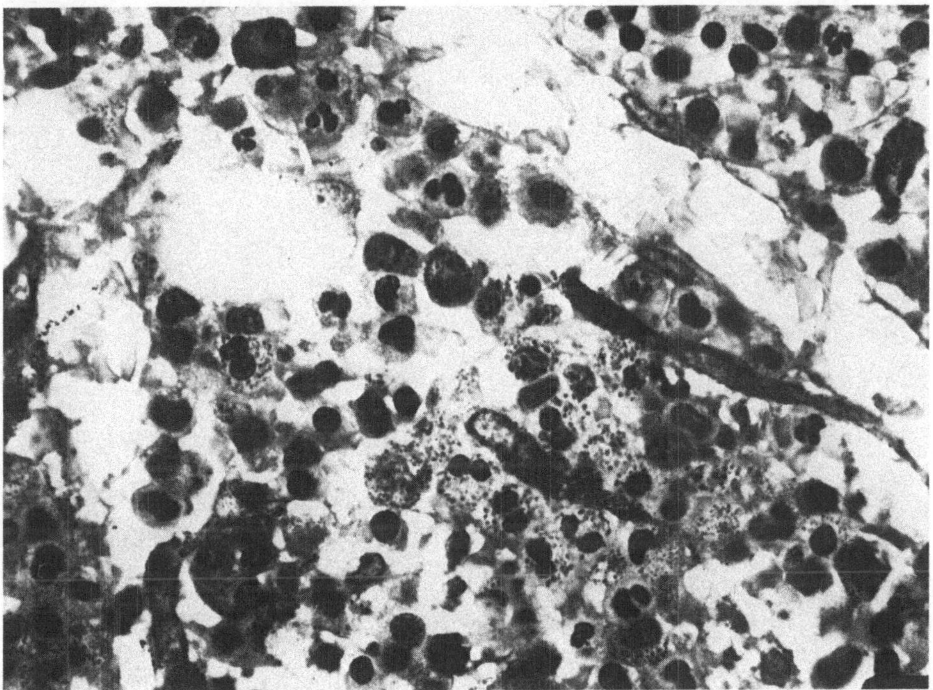

Abb. 1

Zuvor haben wir gesehen, daß auch kleine Lymphzellinfiltrate zum „normalen"
Repertoire des Knochenmarkes gehören. Mag sein, daß Zellabbau und unspezifische Abwehr sich im Knochenmark in einem besonders labilen Gleichgewicht
befinden.

Abb. 2 ist der Fall eines 15jährigen Schülers, der, von den Eltern vernachlässigt,
aufgehört hatte zu essen. Klinisch unauffällig, außer Anämie und Leukopenie. Im
Knochenmark überraschend massive Strukturauflösung mit großen Ödemseen,
aber kaum Entzündungszeichen. Nach Gewichtszunahme von 30 kg sieht das
Mark völlig normal aus (Abb. 3)

Wir haben drei analoge Beobachtungen. Die Ursache der ödematösen Markatrophie bei nervöser Anorexie ist unbekannt. Bekannt ist die Knochenmarksatro-
phie bei hungernden Tauben (Doan et al., 1925).

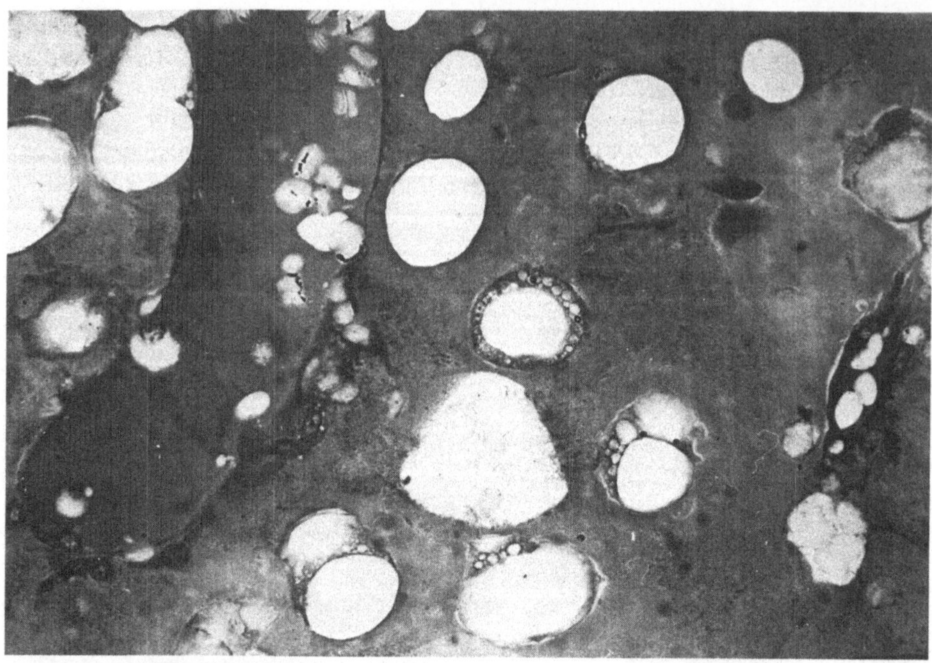

Abb. 2

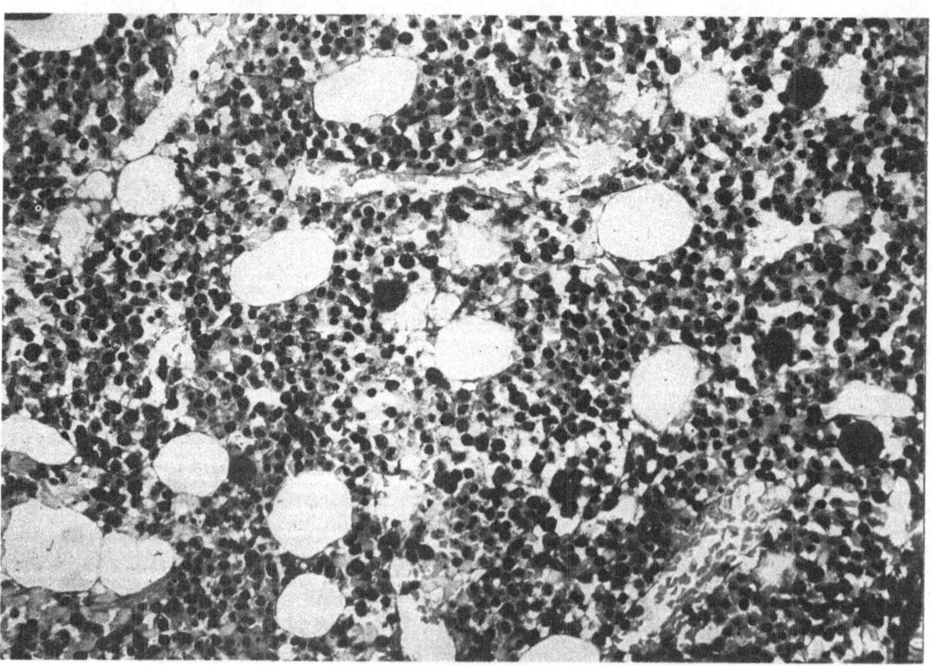

Abb. 3

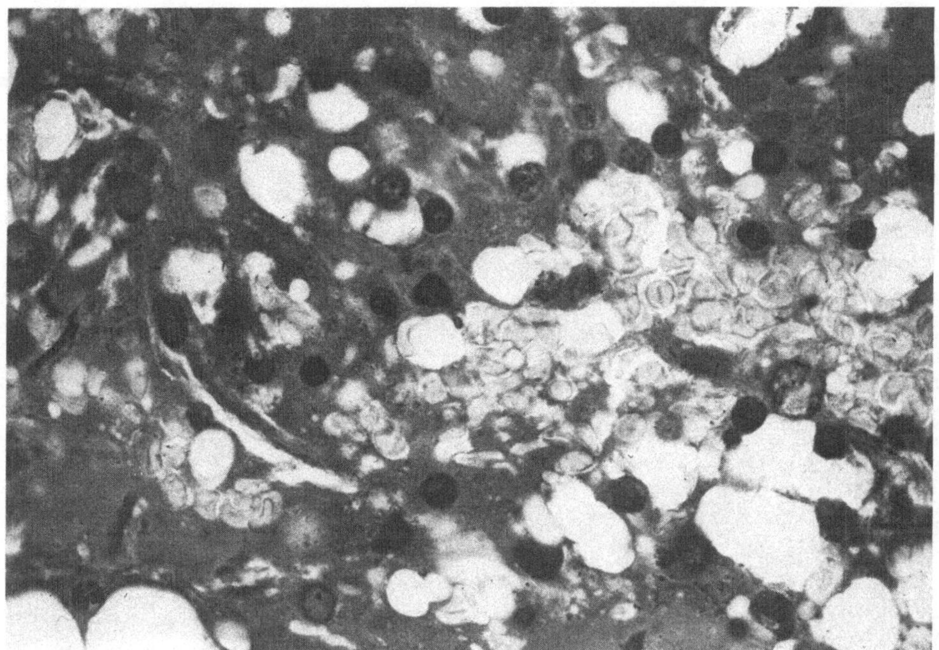

Abb. 4

Das 13jährige Mädchen ist nach 8 Wochen vergeblicher Therapie an der idiopathischen Knochenmarksinsuffizienz gestorben. Der Markbefund ist, oberflächlich betrachtet, dem vorigen ähnlich. Das alarmierende Zeichen sind Kapillarnekrosen und lymphzellige Infiltration (Abb. 4).

Die Ursache einer massiven, exsudativ-nekrotisierenden Myelitis bei einem 19jährigen war eine auf wenige zervikale und paraaortale Lymphknoten beschränkte Lymphogranulomatose. Dabei bestand eine leukämoide Reaktion mit 24 000 Zellen. Nach Therapie hämatologische Normalisierung (Abb. 5).

Eine leukämoide Reaktion mit 13 000 Zellen und einem Markbefund wie bei der CML bestand auch bei einem 46jährigen (Abb. 6). Ganz am Rand der Probe erkennt man ein metastasierendes Karzinom, das einer kleineren Biopsie hätte entgehen können.

Abb. 7 zeigt einen 70jährigen, der seit 8 Jahren an einer Panzytopenie leidet. Damals fanden wir eine typische exsudative Myelitis.

Jetzt, bei unveränderten Blutbefunden, besteht ein Bild wie bei einer promyelozytären Myelose. Das Ende kennen wir noch nicht (Abb. 8).

Eine 56jährige Frau mit idiopathischer Panzytopenie wird seit fast 2 Jahren beobachtet. Sie benötigt alle 3 Wochen Blutkonserven. Der Markbefund läßt an eine chronische Erythroblastose denken — bis jetzt fehlen jedoch alle Zeichen einer leukämischen Entwicklung (Abb. 9).

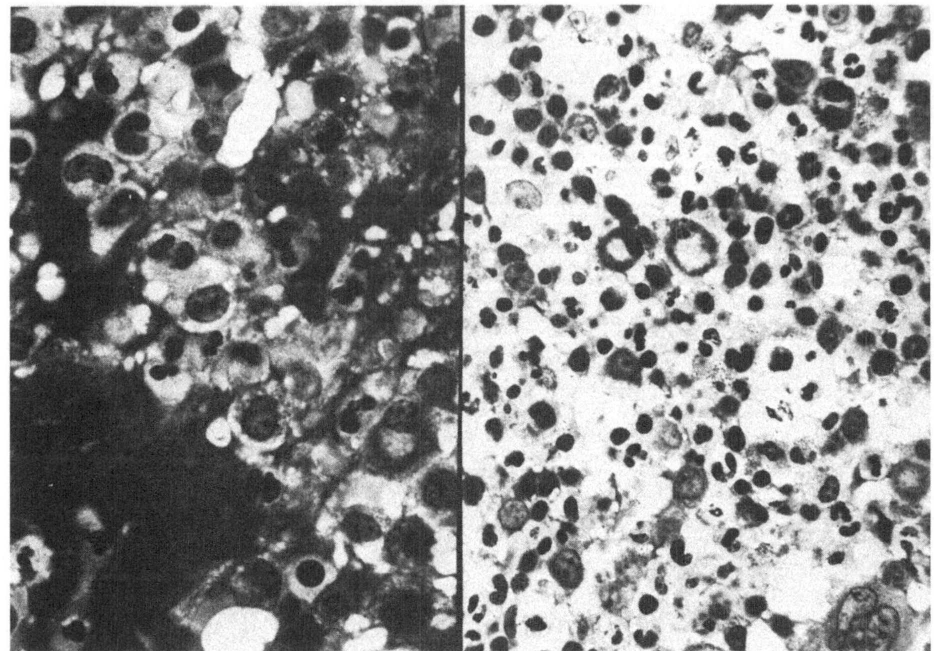

Abb. 5

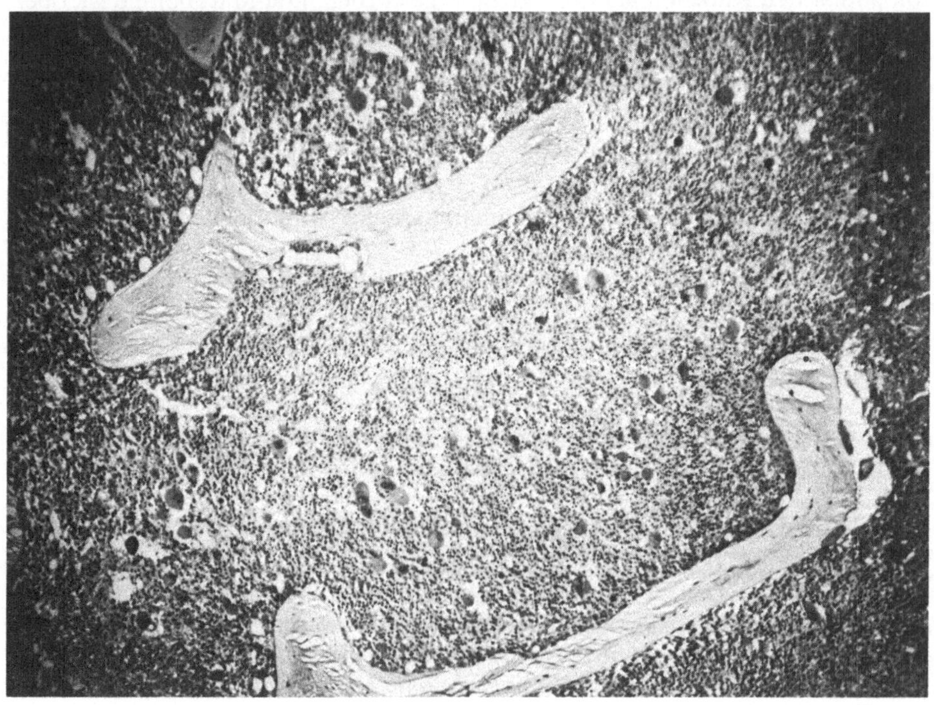

Abb. 6

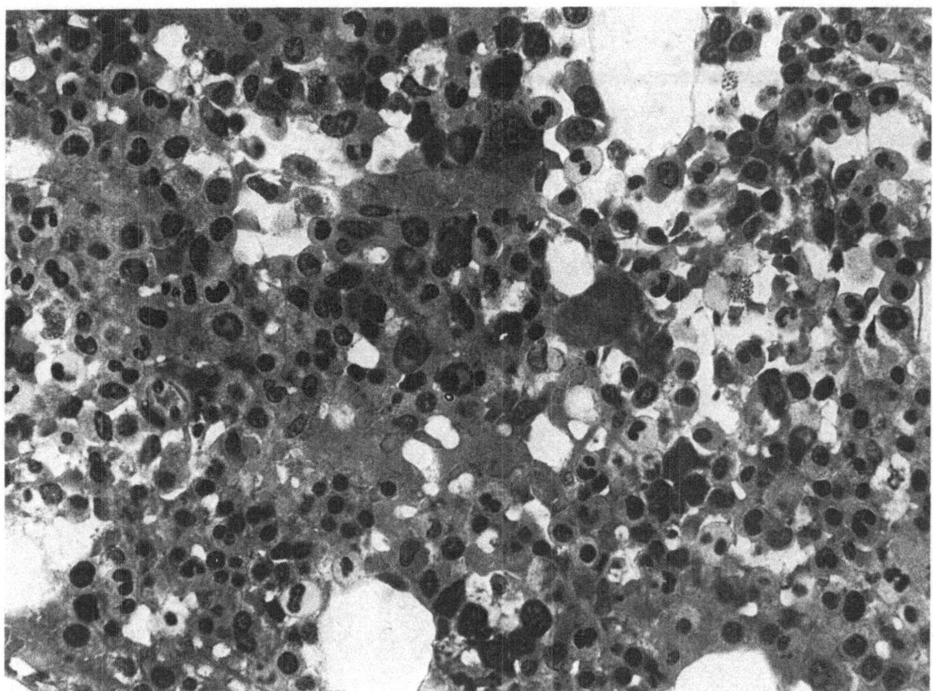

Abb. 7

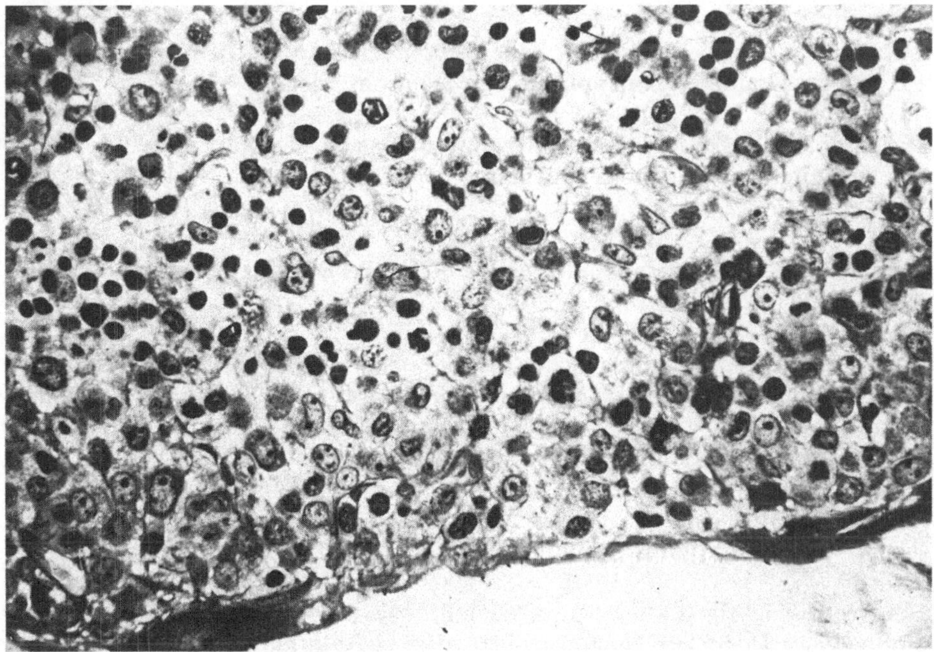

Abb. 8

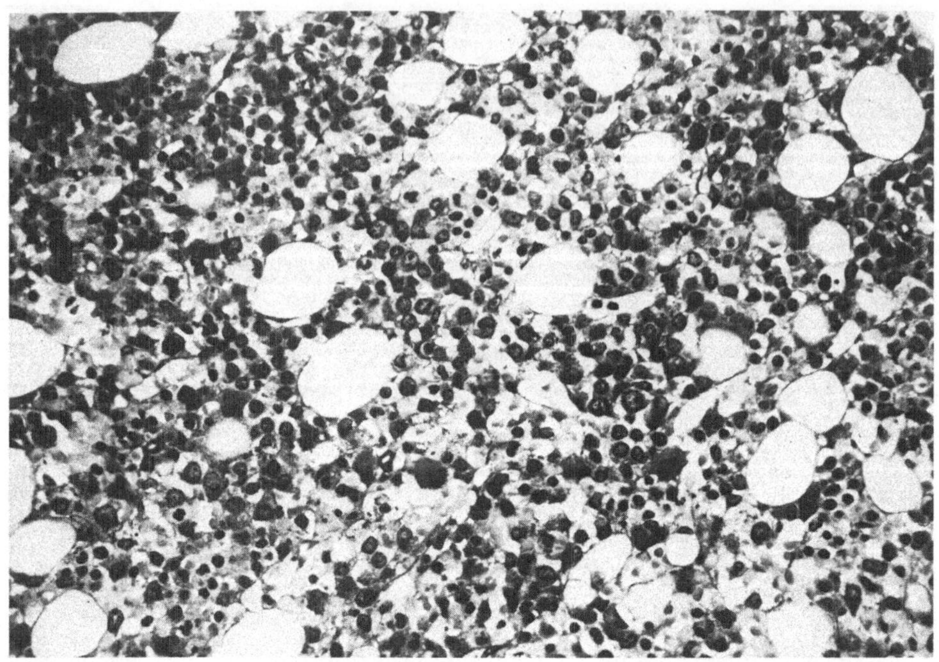

Abb. 9

Bei einem 55jährigen Mann haben wir vor einem Jahr einen ähnlichen Markbefund, jedoch mit kleinsten Granulomen gefunden (Abb. 10).

Abb. 11 zeigt das Bild einer sklerosierenden Myelitis. Er ist nach etwa 1½ jähriger Krankheit dem aplastischen Syndrom erlegen.

Das Vollbild der sklerosierenden Myelitis findet sich auch bei einem 37jährigen, den wir seit 7 Jahren mit einer Anämie und Thrombopenie beobachten (Abb. 12).

Damals, ½ Jahr nach Krankheitsbeginn, bot er das Bild der exsudativen Myelitis (Abb. 13).

Wegen tumorverdächtiger lytischer und sklerosierender Röntgenveränderungen im Beckenbereich 6 Jahre nach operiertem Genital-Ca wurde uns eine 64jährige Frau überwiesen. Mit der Verdachtsdiagnose eines malignen Lymphoms, die Abbildung zeigt das Infiltrat, waren wir nicht zufrieden (Abb. 14).

Die Nachkontrolle erst zeigte eine aseptische Knochennekrose, als Folge der damals durchgeführten Bestrahlungsbehandlung (Abb. 15).

Bei einem 46jährigen Mann wurde nach Probeexzision aus dem rechten Oberlid ein malignes Lymphom diagnostiziert. In der Myelotomie waren zunächst nur drei Lymphzellinfiltrate aufgefallen. Erst in weiteren Stufenschnitten fanden sich

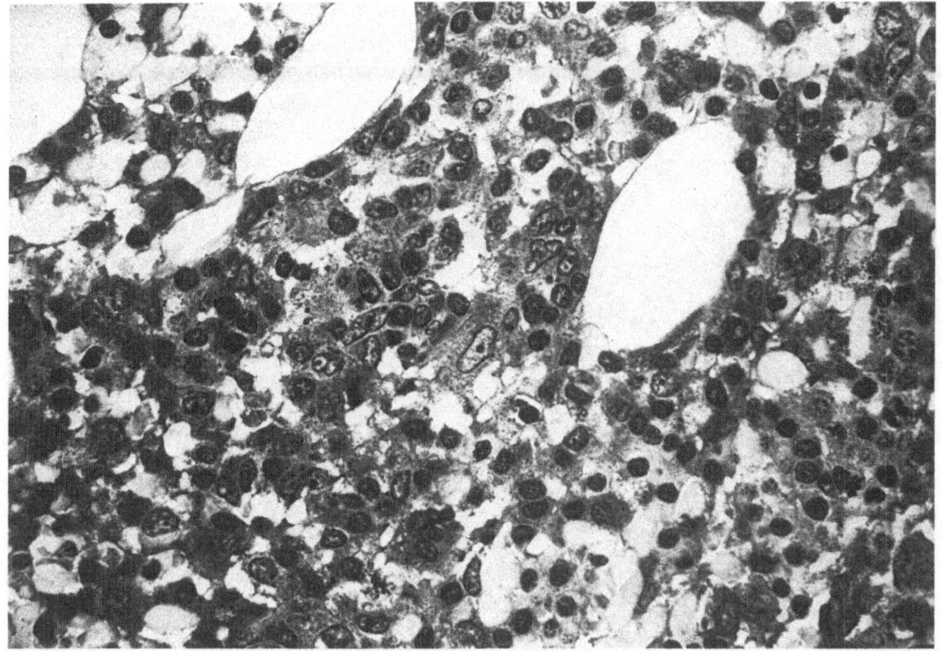

Abb. 10

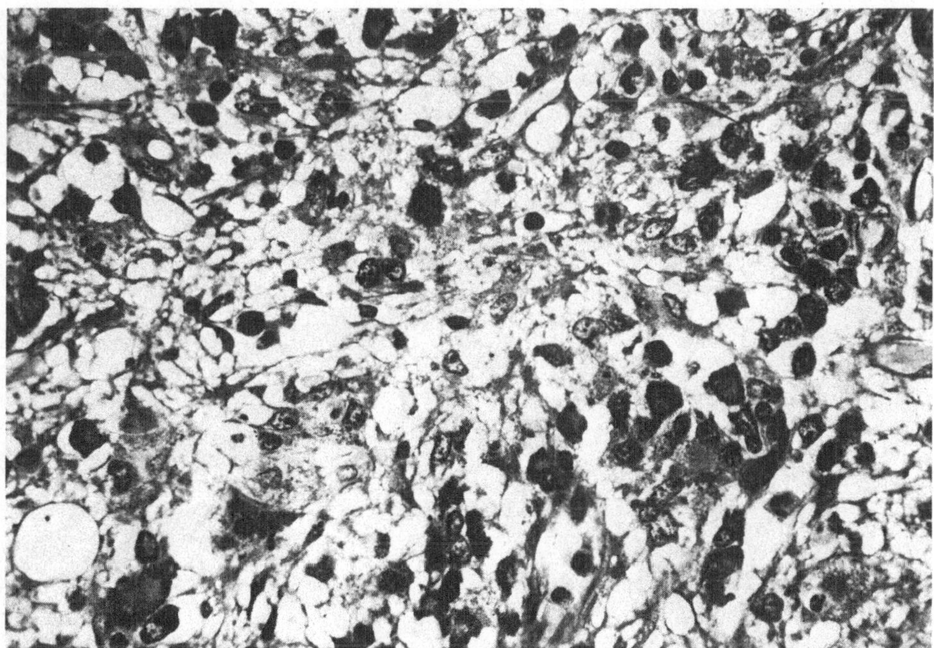

Abb. 11

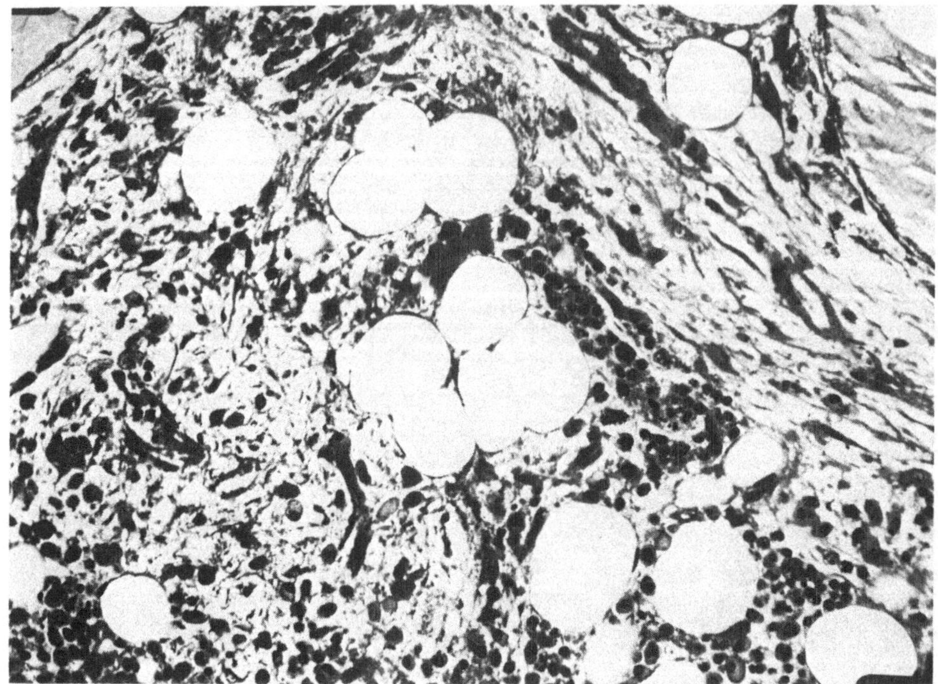

Abb. 12

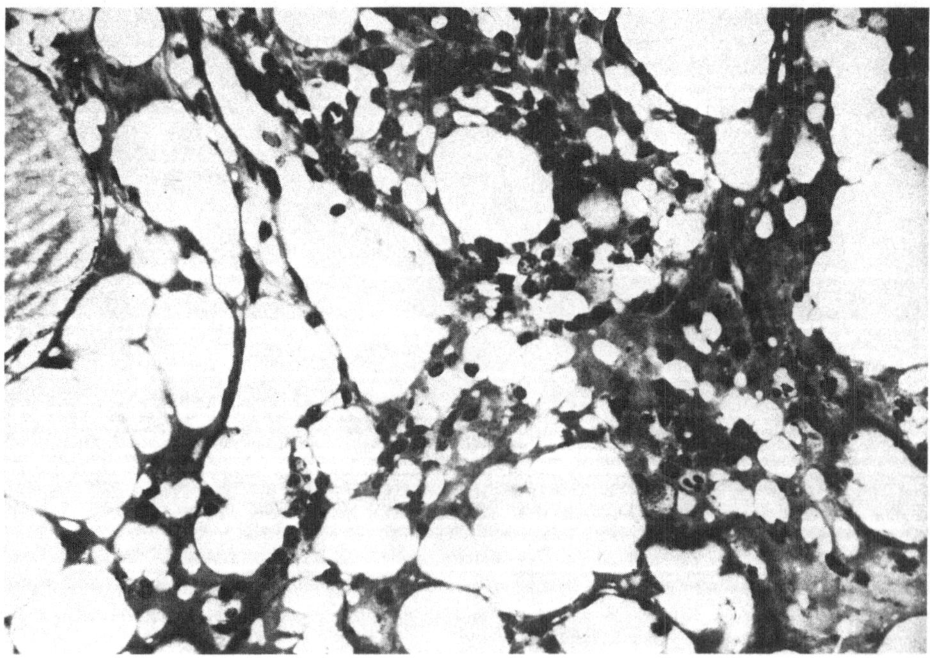

Abb. 13

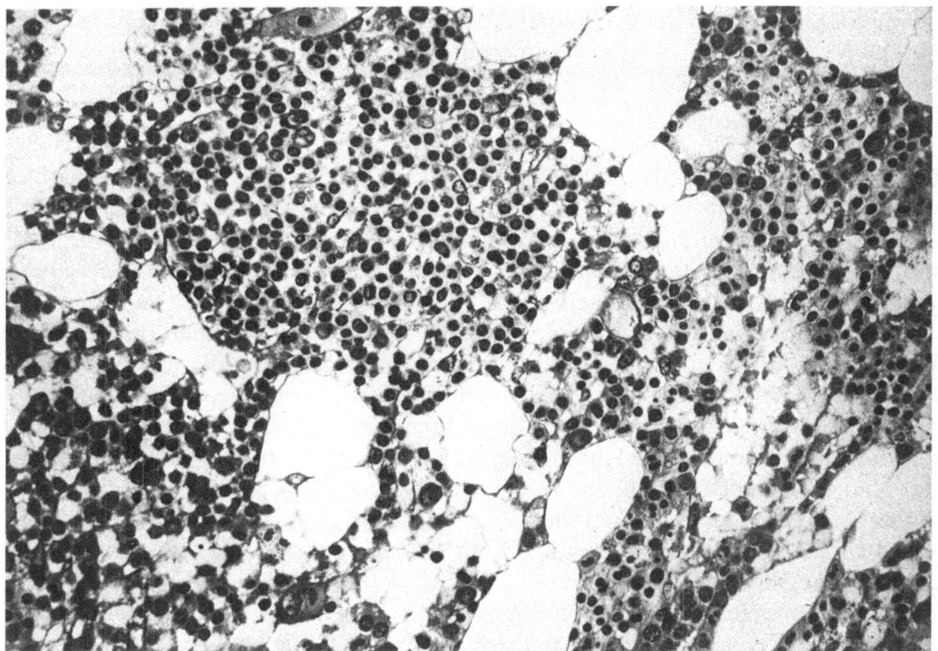

Abb. 14

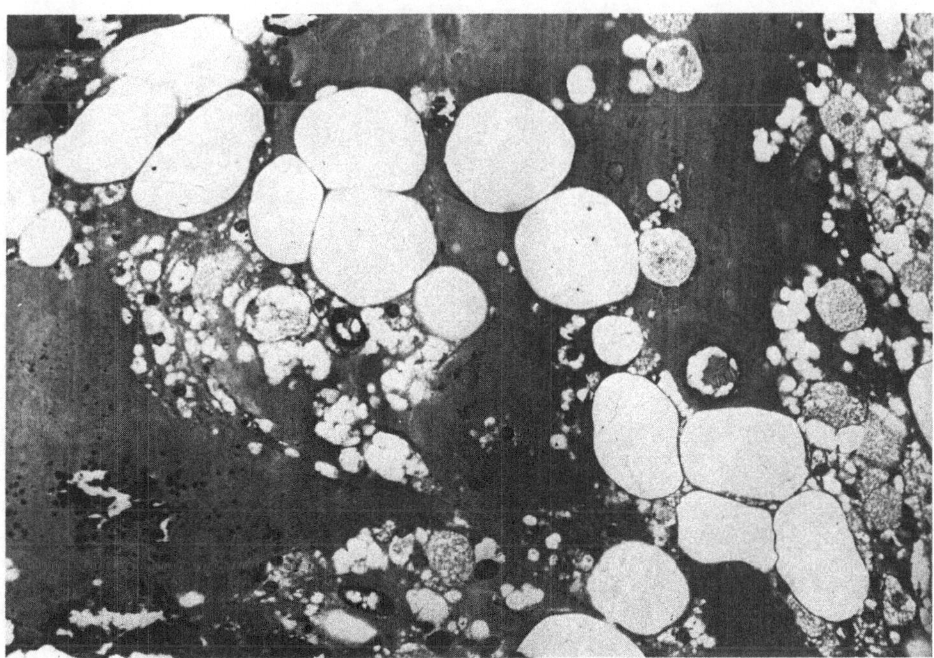

Abb. 15

Epitheloidzellgranulome, von denen eines die Abbildung zeigt. Nun eröffnet sich
die Differentialdiagnose zur granulomatösen Myelitis bei M. Hodgkin oder
Non-Hodgkin-Lymphom bzw. zur epitheloidzelligen Tuberkulose oder Sarkoidose (Abb. 16).

Für alle diese Möglichkeiten könnten Beispiele gebracht werden, einschließlich der als Lymphosarkom fehldiagnostizierten Mesantoin-Lymphadenopathie
— die Zeit erlaubt es nicht. Bitte behalten Sie nur dies im Gedächtnis: Die
schwierige Differentialdiagnose der malignen Lymphome sollte, wenn irgend
möglich, durch mehrere Biopsien aus verschiedenen Organen, unter denen
jedenfalls das Knochenmark sein muß, unterstützt werden.

Auch die klinischen Implikationen der verschiedenen Formen der Myelitis
bzw. die weithin unbekannten Ursachen der Blutzytopenie bedürfen der
Aufklärung. Die aplastischen und entzündlichen „unspezifischen" Knochenmarks-Syndrome, von denen ich Ihnen hier nur eine kleine Auswahl zeigen
konnte, verdienen die Bezeichnung der unbekannten Krankheit Nummer eins in
der Hämatologie. Blutungs- und Infektionsneigung haben zu lang die klinisch-hi-
stologische Untersuchung behindert. Wir werden diese Störungen erst verstehen,
wenn wir die Strukturveränderungen des Knochenmarkes gegebenenfalls über
Jahre hinweg beobachten.

Ich komme zum Schluß. Histologische Knochenmarksuntersuchungen können den Kliniker auf zweierlei Art unterstützen. Zu Unrecht, wie ich meine, wird
die Aufklärung der Krankheitsdiagnose fast ausschließlich geschätzt. Das weit
größere Feld der unverstandenen, vielleicht unspezifischen Veränderungen liegt
im Schatten. Nutzen wir den Umstand, daß hier noch keine festen diagnostischen

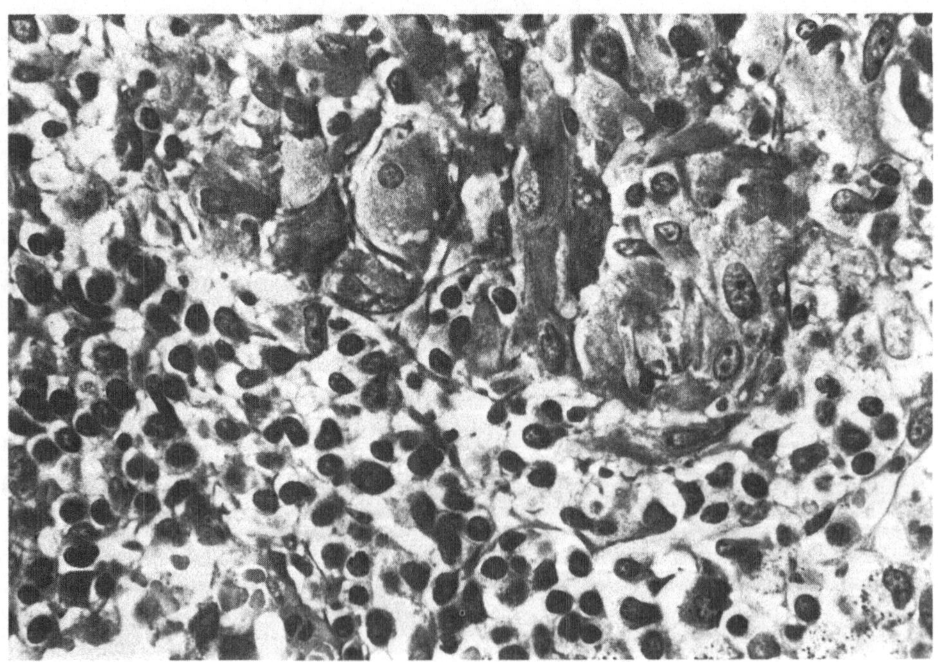

Abb. 16

Furchen gezogen sind. Wir werden mehr von den Kräften erkennen, die dort über eine eigene strukturelle Pathogenese regieren und auf diese Art zu organspezifischen Krankheitsäußerungen beitragen. Dieses Treiben hinter den diagnostischen Kulissen wollte ich Ihnen vorstellen in der Überzeugung, daß dort zukünftige Diagnosen geformt werden und daß die Möglichkeiten der Behandlung vor allem auf dem Weg der pathogenetischen Differenzierung fortschreiten.

Literatur

Askanazy M.: Das Knochenmark. In: Handb. d. spez. pathol. Anat. u. Histol. (Henke u. Lubarsch, Hrsg.). Berlin: Springer 1927

Bartl, R., Burkhardt, R., Lengsfeld, H., Huhn, D.: Die Bedeutung der histologischen Knochenmarksbeurteilung bei Morbus Hodgkin. Klin. Wschr. (1976)

Burkhardt, R.: The Bone Marrow in Systemic Lupus Erythematosus. Sem. Hematol. **2,** 29 (1965)

Burkhardt, R.: Die mesenchymale Knochenmarksreaktion bei hyperergischen Mesenchymkrankheiten, 1.—2. Mitteilung. Klin. Wschr. **43,** 1299 (1965) und **44,** 1 (1966)

Burkhardt, R.: Histomorphologische Untersuchungen über die Rolle des Knochenmarkes bei rheumatischen Krankheiten. Z. ges. exp. Med. **143,** 1 (1967)

Burkhardt, R.: Fabatlas der klinischen Histopathologie von Knochenmark und Knochen. Berlin—Heidelberg—New York: Springer 1970

Burkhardt, R.: Knochenbiopsie. Internist **11,** 351 (1970)

Burkhardt, R.: Sternalpunktion oder Myelotomie — Fortschritte cytologischer und histologischer Knochenmarksdiagnostik. Ärztl. Mitt. **15,** 963 (1973)

Burkhardt, R.: Knochenmarksveränderungen bei malignen Lymphomen. In: Hämatologie und Bluttransfusion (H. Löffler, Hrsg.), Bd. 18. München: J. F. Lehmanns 1976

Burkhardt, R., Bartl, R., Beil, E., Demmler, K., Hofmann, E., Irrgang, U., Kronseder, A., Langegger, H., Saar, U., Ulrich, M., Wiemann H.: Myelofibrosis — Osteomyelosclerosis Syndrome. Review of Literature and Histomorphology. In: Advances in the Biosciences, Vol. 16, p. 9. Oxford: Pergamon Press 1975

Doan, A. Ch., Cunningham, R. S., Sabin, F.: Experimental studies on the origin and maturation of avian and mammalian blood cells. Contrib. Embryol. **83,** 163 (1925)

Osmond, D. G.: The origins, life spans and circulation of lymphocytes. New York—London: Academic Press 1972

Rheingold, J. J., Kaufmann, R., Adelson, E., Lear, A.: Smouldering acute leucemia. New Engl. J. Med. **268,** 812

Rohr, K.: Das menschliche Knochenmark, S. 236. Leipzig: Thieme 1940

Yoffey, J. M.: Bone marrow reactions. London: Edward Arnold 1966

Diabetische Osteomyelopathie[5]

W. Kamke,[1] G. Mähr,[2] W. Moser,[1] R. Burkhardt,[3] P. Sandel[4] und B. Knittel[2]

Einleitung

Die klinische Pathologie des Diabetes mellitus ist so intensiv bearbeitet worden, wie bei kaum einer anderen Krankheit. Davon ausgenommen sind die Veränderungen von Knochenmark und Knochen. Die den Knochen betreffenden Untersuchungen sind überwiegend radiologischer Art, wobei einerseits generalisierte Skelettveränderungen, wie Osteoporose und Osteomalazie (Boulet et al., 1954; Heuck u. Schmidt, 1956; Donner u. McAfee, 1960; Levin et al., 1976; Ringe et al., 1976) andererseits lokalisierte Skelettveränderungen, vor allem an der Wirbelsäule (Frehner, u. Hohl, 1961, Schoen et al., 1969., Ott, 1970) beschrieben worden sind. Die Ergebnisse differieren z. T. erheblich und die Unsicherheit in der Frage der Spezifität der Osteopathie bei Diabetikern bleibt vorerst bestehen (Kuhlencordt u. Lozano-Tonkin, 1964).

Untersuchungen über Beziehungen zwischen hämopoetischem Parenchym des Knochenmarks und diabetischer Stoffwechsellage existieren unseres Wissens nicht, wenn man von einer zytologischen Arbeit Markoffs (1936) absieht, der in manchen Fällen von Diabetes mellitus in Retikulumzellen von Sternalpunktaten Lipoidspeicherung beobachtete.

Ebenso sind uns keine Arbeiten über Veränderungen der Knochenmarksgefäße bei Diabetikern bekannt, obgleich eine fast unüberblickbare Fülle von morphologischen Untersuchungen des Gefäßsystems beim Diabetes vorliegt. Bekanntlich unterscheidet man eine unspezifische Makroangiopathie von einer diabetesspezifischen Mikroangiopathie; die neueren Arbeiten konzentrierten sich auf die Basalmembran der kleinen Blutgefäße, die im elektronenmikroskopischen Bild in zahlreichen Geweben diabetischer Patienten übereinstimmend von verschiedenen Arbeitsgruppen verdickt gefunden worden sind (Übersicht bei Petrides et al., 1971).

Material und Methodik

Insgesamt haben wir 115 Knochenmarksbiopsien vom Beckenkamm (Biopsie-, Mikrotomietechnik und histologische Präparation nach Burkhardt, 1966a und

---

[1] Abteilung für Hämatomorphologie am Institut für Hämatologie der GSF/Assoziation EURATOM, München
[2] Krankenhaus der Stadt Feldkirch, Interne Abteilung, Feldkirch/Österreich
[3] Abt. f. Knochenmarksdiagnostik an der I. Medizinischen Klinik der Univ. München
[4] Institut für Klinische Chemie am Klinikum Großhadern der Universität München
[5] Studie im Rahmen des Assoziationsvertrages Strahlenhämatologie GSF/EURATOM Nr. 089-72-1 BIA D und des Öst. Fondes zur Förderung der wissenschaftlichen Forschung Nr. 1666

1966b) von ebensovielen Patienten mit manifestem Diabetes mellitus im Alter zwischen 21 und 83 Jahren (Gipfel 66, 1 Jahre) und 25 weitere Myelotomien als Normalkollektiv ausgewertet. Die Untergruppen sind aus Tabelle 1 ersichtlich:

Tabelle 1.

	Alter			Geschlecht		Diabetesdauer		»Schwere« der Diabetes	
	<30a	30–60	>60a	♀	♂	<10a	>10a	oral ein- stellbar	insulin- pflichtig
Patientenzahl	8	39	68	63	52	78	37	86	28

Insgesamt wurden 66 morphologische Kriterien für die Beurteilung der Präparate herangezogen; ihre Beziehungen zu folgenden Parametern wurden statistisch untersucht:
1. den Diabetesuntergruppen (Tabelle 1)
2. einer Auswahl von Laborwerten (Lipide, alk. Phosphatase, Gesamteiweiß, Albumine, α_1-, α_2-, β- und γ-Globuline)
3. einer Auswahl von Begleitkrankheiten des Diabetes (Hypertonie, Herzinsuffizienz, Hepatomegalie)

Ergebnisse

Aus insgesamt ca. 1200 Einzelvergleichen gehen die folgenden Ergebnisse als wesentlich hervor (Tabelle 2):

Tabelle 2

Allgemeine Histologie	Gefäß-System
Spongiosa in Vol. %	*Sinus in Vol. %*
Osteoblastenaktivität	Marksinus-Menge
Osteoklastenaktivität	Inhalt
Osteozytenaktivität	Endotheldissoziation
Hämopoese in Vol. %	*Wandveränderungen*
Erythropoese-Menge	Bälkchensinus-Menge
Erythropoese-Reife	Inhalt
Granulopoese-Menge	Endotheldissoziation
Granulopoese-Reife	*Wandveränderungen*
Megakaryopoese-Menge	Kapillaren-Menge
Megakaryopoese-Reife	Wandveränderungen
Retikulum	*Zellinfiltration*
Fettmark in Vol. %	Arteriolen-Menge
Plasmazellen-Menge	*Wandveränderungen*
Plasmazellen-Verteilung	Wandeinlagerungen
Mastzellen-Menge	*Zellinfiltration*
Mastzellen-Verteilung	*Arterien-Menge*
Siderin-Speicherung	*Wandveränderungen*
Siderin-Menge	*Wandeinlagerungen*
Siderin-Verteilung	*Zellinfiltration*
	Umgebung

Gefäßmenge jeweils pro 20 Gesichtsfelder reine Markfläche

Aus Tabelle 2 sind die wichtigsten der 66 morphologischen Kriterien für die Beurteilung der Präparate ersichtlich. Besonderes Gewicht wurde auf die Beurteilung der Gefäße gelegt, wo die Sinus, die Kapillaren, die Arteriolen und Arterien insbesondere auf Wandveränderungen untersucht wurden. Kursiv hervorgehoben sind diejenigen Parameter, in denen sich die Diabetiker signifikant von den Normalpersonen unterscheiden. Mit Ausnahme der Sinusanzahl und der Erythropoese-Menge sind die untersuchten Merkmale gegenüber der Kontrollgruppe verstärkt bzw. vermehrt. Insbesondere zeigt sich, daß die Gefäßwandveränderungen bei Diabetikern statistisch signifikant häufiger auftraten.

Von der Schwere des Diabetes hingen signifikant ab (Tabelle 3): 1. die Plasmazellverteilung, 2. die Mastzellmenge.

Tabelle 3

---

1. Mit zunehmender Schwere des Diabetes
   — Zunahme der diffusen Plasmazellverteilung
   — Vermehrung der Gewebsmastzellen
   — Zunahme der Gefäßwandveränderungen

2. Mit zunehmender Dauer des Diabetes
   — Verminderung der Sinus
   — Vermehrung der Kapillaren, Arteriolen und Arterien
   — Zunahme der Gefäßwandveränderungen
   — Zunahme des Fettmarks zu Lasten des Spongiosavolumens
   — Linksverschiebung der Granulopoese und Verminderung der Megakaryopoese

3. Mit zunehmendem Alter der Diabetiker
   — Verminderung des Spongiosavolumens
   — Verstärkung der entzündlichen Markreaktion
   — Zunahme der Gefäßwandveränderungen

Je schwerer der Diabetes, desto diffuser waren die Plasmazellen verteilt und desto mehr Gewebsmastzellen fanden sich. Tendenzmäßig zeigen die Gefäßwandveränderungen, insbesondere an den Arteriolen und Arterien, dieselbe Abhängigkeit. Mit der Diabetesdauer war kein morphologisches Kriterium signifikant korreliert. Die Sinuszahl nimmt tendenzmäßig ab, während alle anderen Gefäße zahlreicher vorkommen. Wandveränderungen an Kapillaren, Arteriolen und Arterien nehmen zu. Weiterhin deutet sich eine Zunahme des Fettmarks auf Kosten des Spongiosavolumens an. Die Auswirkungen auf die Hämopoese bestehen in einer Linksverschiebung der Granulopoese und einer Verminderung der Megakaryopoese. Von den mit dem Alter der Diabetiker korrelierten morphologischen Veränderungen soll nur erwähnt werden, daß das Spongiosavolumen der jungen und älteren Diabetiker niedriger war als in den mittleren Jahrgängen. Mit steigendem Lebensalter der Zuckerkranken fanden sich auch eine stärkere entzündliche Markreaktion und stärkere Gefäßwandveränderungen. Die vom Geschlecht der Diabetiker abhängigen morphologischen Kriterien sind ohne praktische Bedeutung.

Nun zu den Laborwerten: mit erniedrigten Albuminen ist das Ausmaß der Gefäßveränderungen und der entzündlichen Markreaktion sowie eine Verschiebung des Fettmark-Knochen-Verhältnisses zugunsten des Fettmarks signifikant korreliert; dasselbe gilt in der Tendenz auch für erhöhte Werte von α_1, α_2- und β-Globulinen. Im wesentlichen mit denselben morphologischen Veränderungen waren Hypertonie, Herzinsuffizienz und Hepatomegalie korreliert.

Zuletzt sollen noch einige der Beziehungen zwischen den einzelnen morphologischen Kriterien erwähnt werden. Hier ist die Tendenz interessant, daß das Spongiosavolumen mit qualitativen und quantitativen Veränderungen von Sinus und Kapillaren abnimmt; bei Veränderungen der großen Gefäße nimmt das Spongiosavolumen zu. Das Fettvolumen verhält sich im großen und ganzen umgekehrt, d. h.: Zunahme bei Veränderung der kleinen, Abnahme bei Veränderung der großen Gefäße.

Diskussion

Unter der Annahme, daß die durch eine Beckenkammbiopsie erhobenen Befunde repräsentativ für das ganze Skelettsystem sind, sollen unsere Ergebnisse nur mit Arbeiten über generalisierte diabetische Skelettprozesse verglichen werden. Nach unseren Untersuchungen ist das durchschnittliche Spongiosavolumen in % bei Diabetikern gegenüber der Kontrollgruppe nicht signifikant reduziert, wenn auch eine Tendenz zur Rarefizierung besteht (Spongiosavolumen-% bei Diabetikern 21%, bei Normalpersonen 26%). Dieses Verhalten scheint eher von der Dauer als von der Schwere des Diabetes abzuhängen. Damit stehen unsere Befunde im Einklang mit neueren Untersuchungen, nach denen beim Diabetes eine Osteoporose nicht gehäuft auftritt, was Forgacs (1974) damit erklärt, daß heute bei Diabetikern eine andauernde und schwere Stoffwechselstörung nicht mehr entsteht. Auch Kuhlencordt et al. (1966) halten den Zeitfaktor für die Genese der diabetischen Osteopathie für bedeutungsvoll. In Analogie zu Hernberg (1952) fanden wir eine Verringerung des Knochengewebes bei jugendlichen Diabetikern. Ob die von uns festgestellte Rarefizierung bei Altersdiabetikern die Involutionsosteoporose übersteigt, läßt sich nicht sagen, da in unserer Kontrollgruppe diese Erscheinung nicht zum Ausdruck kommt. Die von Klein und Frost (1964) gefundene Abnahme der Indizes für Knochenresorption und -bildung können wir nicht bestätigen.

Die in vielen Arbeiten (Übersicht bei Prechtel et al., 1976) beschriebene Zunahme des Fettmarks zu Ungunsten des Zellmarks in Abhängigkeit von steigendem Alter ließ sich in unserer Kontrollgruppe nicht beweisen, so daß offen bleibt, ob die bei den Diabetikern gefundene analoge Relation das physiologische Maß überschreitet.

Die signifikante Linksverschiebung der Granulopoese ist wohl in Zusammenhang mit der noch zu erwähnenden entzündlichen Markreaktion zu sehen, während für die Reifungshemmung der Erythropoese z. Z. noch keine Erklärung gefunden werden kann.

Mit großer Signifikanz kommt zum Ausdruck, daß der Diabetes millitus zu deutlichen mesenchymalen Entzündungsreaktionen des Knochenmarks führt. Weniger von der Dauer als von der Schwere des Diabetes und vom Alter der Diabetiker hängt das Ausmaß der entzündlichen Reaktion ab.

Die von Villanueva und Klein (1964) entdeckte molekulare Eisenverteilung in lamellären osteoiden Säumen von Knochen erwachsener Diabetiker war in unserem Untersuchungsmaterial fünfmal zu finden. Die Ursache für diese abnorme Siderinlokalisation, die auch bei anderen Störungen vorkommt, ist noch unbekannt; sie ist jedenfalls nicht diabetesspezifisch.

Insgesamt ist die Siderinspeicherung bei den untersuchten Diabetikern gegenüber den Normalfällen uncharakteristisch verändert.

Aufgrund des schon erwähnten Mangels an vorangegangenen Untersuchungen des Gefäßsystems im Knochenmark ist uns nur eine Auseinandersetzung mit am extramedullären Gefäßsystem erhobenen Befunden möglich. Bemerkenswert ist die von der Diabetesdauer abhängige quantitative Reduktion der Sinus. Eine Aufteilung in Mark- und Bälkchensinus, die beide signifikante Wandveränderungen (Verquellung, Fibrose) aufweisen, macht es wahrscheinlich, daß die Veränderungen an den Bälkchensinus zu einem früheren Zeitpunkt als an den Marksinus beginnen. Möglicherweise steht damit die Abnahme des Spongiosavolumens im Zusammenhang.

Der quantitativen Reduktion der Sinus steht die leichte Proliferation der Kapillaren gegenüber. Ähnliche Beobachtungen finden sich nur an den Kapillaren der Netzhaut, von Bahr (1947) und Klien (1938) beschrieben. Sie ist von der Dauer und Schwere der Krankheit abhängig. .

Es ist nicht auszuschließen, daß die mit dem Alter und der Krankheitsdauer zunehmende Verquellung der Kapillaren mit den Veränderungen der Basalmembran in Verbindung steht, die an den Kapillaren in fast allen Körperregionen bei licht- und elektronenmikroskopischen Untersuchungen beschrieben wurden (s. Übersicht bei Otto et al., 1967). Wie Moore (1965) fanden wir eine signifikante perikapilläre Zellinfiltration von Plasmazellen. Eine PAS-positive Hyalinisierung wie sie Keen (1970) und Moore (1965) beschrieben haben, konnten wir nicht finden.

Auch die übrigen arteriellen Gefäße waren signifikant verändert, abhängig von Dauer und Schwere der Grundkrankheit. Die massiven Wandveränderungen — wie z. B. Endothelschädigung und Adventitiafibrose zusammen mit hyalinigen Einlagerungen — lassen sich allerdings nur schwer von den bei der Atherosklerose beobachteten Gefäßläsionen unterscheiden (Fuchs, 1974). Jedoch stieg die Häufigkeit der vorkommenden Wandveränderungen ebenso wie es Lundbaek (1957, 1966) bei den Koronararterien und Beinarterien beschrieben hat mit der Dauer und der Schwere des Diabetes mellitus an. Besonders auffallend und in das Bild der entzündlichen Markreaktion passend war die signifikante, von der Schwere des Diabetes abhängige Mastzellinfiltration der Adventitia. Ein signifikanter Zusammenhang zwischen dem Spongiosavolumen und den Gefäßveränderungen konnte zwar statistisch nicht nachgewiesen werden, doch läßt sich immerhin erkennen, daß die Schädigung der venösen Kapillarisierung, wie Burkhardt und Demmler (1969) schon für die idiopathische Osteoporose und die Markatrophie nachgewiesen haben, wahrscheinlich auch beim Diabetes zu atrophierenden Veränderungen an Knochen- und Markgeweben führt.

Zusammenfassung

Bei 115 Diabetikern finden sich häufig massive sklerosierende Veränderungen an den Gefäßen des Knochenmarkes. Damit ist eine Verminderung der venösen und eine Vermehrung der arteriellen Gefäßstrecken verbunden, die wahrscheinlich ursächlich an der gleichfalls häufigen Atrophie von spongiösem Knochen und Knochenmark mitwirkt. Eine mit dem Alter der Diabetiker zunehmende entzündliche Reaktionskonstellation des Plasmaproteine findet eine statistische Entsprechung in entzündlichen Knochenmarksveränderungen, die bisher unbekannt waren. Die Beziehung dieser Myelitis zur Schwere des Diabetes legt den Gedanken an eine engere Beziehung zur diabetischen Pathophysiologie nahe. Auch die Rolle der hyperergischen Reaktion in der Pathogenese der Gefäßveränderungen verdient weitere Nachprüfung.

Literatur

Bahr, G. V.: Intraocular vascular proliferations in diabetes mellitus. Acta med. scand. **196,** 24 (1947)

Boulet, P., Serre, H., Mirouze, J.: Le rachis diabétique. Sem. Hôp. Paris **30,** 2393 (1954)

Burkhardt, R.: Technische Verbesserungen und Anwendungsbereich der Histo-Biopsie von Knochenmark und Knochen. Klin. Wschr. **44,** 326 (1966 a)

Burkhardt, R.: Präparative Voraussetzungen zur klinischen Histologie des menschlichen Knochenmarks. 1. und 2. Mitteilung. Blut **13,** 337 und Blut **14,** 30 (1966 b)

Burkhardt, R., Demmler, K.: Altersveränderungen von Knochenmark und Knochen. Z. Gerontol. **5,** 263 (1969)

Burkhardt, R.: Knochenmarksinsuffizienz: Diagnose. Therapie-Woche **24,** 46 (1974)

Demmler, K.: Knochenmarksbefunde bei Osteoporosen. Verh. Dtsch. Ges. Path. **58,** 378 (1974)

Donner, M., McAfee, J.: Roentgenographic manifestations of diabetes mellitus. Amer. J. med. Sci. **239,** 622 (1960)

Forgacs, S.: Knochenveränderungen bei Diabetikern. Med. Klin. **69,** 1971 (1974)

Frehner, H. V., Hohl, K.: Diabetes und Wirbelsäule. Helv. Med. Acta **4,** (1961)

Fuchs, V.: Pathologische Anatomie. In: Angiologie (G. Heberer, G. Rau, W. Schopp, Hrsg.), S. 638. Stuttgart: Thieme 1974

Hernberg, C. A.: Skelettveränderungen bei Diabetes mellitus der Erwachsenen. Acta med. scand. **143,** (1952)

Heuck, F., Schmidt, E.: Zur Osteoporose bei Diabetes mellitus. Verh. Dtsch. Ges. inn. Med. **62,** 464 (1956)

Keen, L.: Epidemiologische Untersuchungen zum Diabetes mellitus. Verh. Dtsch. Ges. inn. Med. **76,** (1970)

Klein, M., Frost, H. M.: Lamellar bone physiology in diabetes: Indices of bone remodelling. Excerpta Med. **74,** (1964)

Klien, B.: Retinitis proliferans. Clinical and histological studies. Arch. Ophthalm. **20,** 427 (1938)

Kuhlencordt, F., Lozano-Tonkin: Osteopathien bei Diabetes mellitus. Internist **5,** 126 (1964)

Kuhlencordt, F., Wieners, H., Glocke, H.: Skelettuntersuchungen bei Diabetikern bis zum 45. Lebensjahr. Dtsch. med. Wschr. **91,** Nr. 43, 1913 (1966)

Levin, M. E., Boisseau, V. C., Avioli, L. V.: Diabetes mellitus and bone mass in juvenile and adult-onset diabetes. New Engl. J. Med. **294,** 5 (1976)

Lundbaek, K.: Das spätdiabetische Syndrom-Angiopathia diabetica. Ergebn. inn. Med. Kinderheilk. **8,** (1957)

Lundbaek, K.: Diabetes mellitus. Medizin Prisma **6,** (1966)

Markoff, N.: Die Beurteilung des Knochenmarks durch Sternalpunktion. Dtsch. Arch. klin. Med. **179** (1936)

Moore, J. M., Frew, I. D. O.: Peripheral vascular lesion in diabetes mellitus. Brit. med. J. **1965 II,** 19
Ott, V. R.: Sponylosis hyperostotica Ärztl. Praxis **22,** 2071 (1970)
Otto, H., Themann, H., Wagner, H.: Qualitative und quantitative elektronenmikroskopische Untersuchungen an Hautkapillaren jugendl. Diabetiker. Klin. Wschr. **6,** 299 (1967)
Petrides, P., Weiss, L., Löffler, G., Wieland, O.: Diabetes mellitus. München—Berlin—Wien: 1971 Urban und Schwarzenberg
Prechtel, K., Kamke, W., Osang, M., Bartl, R.: Morphometrische Untersuchungen über altersabhängige Knochenveränderungen an Beckenkamm und Wirbelkörpern post mortem. Verh. Dtsch. Ges. Path. **60,** 356 (1976)
Ringe, J. D., Kuhlencordt, F., Kuhnau jr. J.: Mineralgehalt des Skeletts bei Langzeitdiabetikern. Dtsch. med. Wschr. **101,** 280 (1976)
Schoen, D., Eggstein, M., Vogt, W.: Ist die hyperostotische Spondylosis deformans eine diabetische Osteopathie? Fortschr. Röntgenstr. **110,** 524 (1969)
Villanueva, A., Klein, M.: Histochemically demonstrable iron in lamellar osteoid in diabetes. Excerpta Medica **74,** (1964)

Zur Entwicklung und Funktion der neutrophilen Granulozyten[1]

R. Rindler-Ludwig und H. Braunsteiner

Med. Univ. Klinik, Innsbruck

Die Hauptaufgabe der neutrophilen Granulozyten liegt in der Abwehr von Infektionen. Die Zellen phagozytieren die in den Körper eingedrungenen Mikroorganismen und vernichten sie [1, 2]. Ihre Aufgabe erfüllen die neutrophilen Granulozyten im Gewebe — weit weg von ihrem Entstehungsort, dem Knochenmark. Zwischen der Entwicklung im Knochenmark und der Funktion der Zellen als Phagozyten im Gewebe liegt eine Reihe von Schritten, deren ungestörter Ablauf von der Intaktheit zellständiger und humoraler Faktoren abhängt. Die einzelnen Schritte, in die der Funktionsablauf dieses Abwehrsystems gegliedert werden kann, sind [2]:

1. Die Bildung einer ausreichenden Zahl von neutrophilen segmentkernigen Leukozyten im Knochenmark
2. Der Übertritt der Zellen vom Knochenmark in den Blutstrom
3. Die Auswanderung der Zellen aus dem Blutstrom in das Gewebe
4. Die Kontaktaufnahme der Zellen mit den Mikroorganismen
5. Die Phagozytose der Mikroorganismen
6. Metabolische Veränderungen in der Zelle als Folge der Phagozytose
7. Morphologische Veränderungen in der Zelle als Folge der Phagozytose
8. Die Abtötung der Mikroorganismen und deren Verdauung.

Ein Defekt an irgendeiner Stelle dieses Systems wirkt sich in einer verminderten Infektabwehr des Individuums aus.

Neutrophile Granulozyten sind Zellen mit einer sehr kurzen Lebenszeit. Den Großteil davon verbringen sie im Knochenmark (10—14 Tage), dann zirkulieren sie durchschnittlich 10 Std. im Blut und wandern anschließend in das Gewebe aus, wo sie innerhalb weniger Tage zugrundegehen. Während der Reifung vom Myeloblasten zum Metamyelozyten ist die Zelle proliferationsfähig und wird während dieser Zeit stufenweise mit zwei Populationen von Granula ausgestattet: den azurophilen oder primären Granula und den spezifischen oder sekundären Granula. Die elektronendichteren und größeren ($\varnothing 500$ mμ) anzurophilen Granula werden ausschließlich im Stadium des Promyelozyten gebildet; die Synthese der kleineren ($\varnothing 200$ mμ) spezifischen Granula erfolgt im darauffolgenden Stadium des Myelozyten. In der reifen Zelle beträgt das Verhältnis spezifische zu azurophile Granula ungefähr 3:1. Die beiden Granulaarten unterscheiden sich voneinander nicht nur im Zeitpunkt ihrer Entstehung, ihrer Dichte und Größe, sondern vor allem in ihrem Inhalt an Enzymen und nicht-enzymatischen Bestandteilen (Tabelle 1). Azurophile Granula entsprechen

[1] Mit Unterstützung des Fonds zur Förderung der wissenschaftlichen Forschung, Projekt Nr. 3097

Tabelle 1. Inhalt der Granula

Azurophile oder primäre Granula	Spezifische oder sekundäre Granula
Lysosomale Enzyme (saures pH-Optimum) Lysozym Myeloperoxydase Proteasen [4] (od. kationische Proteine, neutrales pH-Optimum)	Lysozym Lactoferrin

in ihrer Enzymausstattung primären Lysomen, d. h. sie enthalten Enzyme mit einem Wirkungsoptimum im sauren pH-Bereich. Zusätzlich enthalten sie Myeloperoxydase, die in Lysosomen anderer Gewebe nicht vorkommt, sowie eine Gruppe von Proteasen mit neutralem pH-Optimum [4, 6]. Auf Grund ihres hohen Gehaltes an basischen Aminosäuren werden diese Proteasen auch kationische oder basische Proteine genannt. Spezifische Granula enthalten Lysozym, und zwar die Hälfte der Gesamtmenge, und Lactoferrin, das ein nicht-enzymatischer Bestandteil ist. Diese Granulaproteine sind für die Abtötung der Mikroorganismen und ihren Abbau von essentieller Bedeutung.

Nach dem Übertritt der Zellen in den Blutstrom dient das Blut den Zellen in erster Linie als Transportmittel von ihrem Entstehungsort zu ihrem Funktionsort im Gewebe.

Die Auswanderung der Neutrophilen aus den Blutkapillaren in das Gewebe ist ein Vorgang, der in seinen Einzelheiten noch nicht geklärt ist. Neutrophile Granulozyten sind befähigt zur „gerichteten Bewegung" („directed migration") oder Chemotaxis, d. h. sie können sich auf chemotaktische Reize gezielt auf den Ausgangsort des chemotaktischen Reizes hinbewegen. Die Zellen erkennen dabei offenbar einen Konzentrationsgradienten des chemotaktischen Faktors.

Chemotaktisch aktive Substanzen entstehen bei einer Reihe biologischer Vorgänge, z. B. der klassischen Aktivierung des Komplementsystems oder der Aktivierung durch Lipopolysaccharide nach dem alternativen Mechanismus. In beiden Fällen sind die chemotaktisch aktiven Substanzen Spaltprodukte der Komponenten 3 und 5 (C3a, C5a), sowie der trimolekulare Komplex der Komponenten 5, 6 und 7 ($\overline{C567}$). Chemotaktisch aktive Verbindungen entstehen ferner bei der Aktivierung des Kininsystems (Kallikrein), der Fibrinolyse (Plasminogenaktivator), oder sie können zellulären Ursprungs sein, wie der „dialysierbare transfer-factor" aus Lymphozyten [2]. In allen diesen Fällen besitzen die chemotaktisch aktiven Substanzen noch andere biologische Aktivitäten.

Nach Erreichen des Entzündungsortes treten die neutrophilen segmentkernigen Leukozyten in Kontakt mit den Mikroorganismen. Dieser Kontakt wird vermittelt durch die sog. „Opsonine", das sind Substanzen, die die Oberfläche der Mikroorganismen besetzen und für die wiederum die Zelle an der Plasmamembran Rezeptoren besitzt. Opsonine findet man unter den Immunglobulinen sowie im Komplementsystem (C3b). Die neutrophilen segmentkernigen

Leukozyten besitzen für Immunglobuline den Fc-Rezeptor und für die Komplementkomponente den C3-Rezeptor.

In Abb. 1 sind die morphologischen Vorgänge während und im Anschluß an die Phagozytose schematisch dargestellt. Rechts oben befindet sich ein durch Immunglobulin opsoniertes Bakterium, das über den Fc-Rezeptor an der Plasmamembran haftet. Pseudopodienartige Fortsätze der Plasmamembran umfließen das Bakterium, die Membranen der Pseudopodien konfluieren hinter dem Partikel und damit ist das Teilchen bereits in das Innere der Zelle aufgenommen. Es bildet sich die Phagozytosevakuole oder das Phagosom. Die Membran der Phagozytosevakuole war vorher ein Stück der Plasmamembran, die vorher nach außen gerichtete Seite der Membran ist nun nach innen gekehrt. Im Innern der Zelle fusioniert die Phagozytosevakuole zuerst mit den sekundären und anschließend mit den azurophilen Granula. Beide Granulapopulationen entleeren ihren Inhalt in die Vakuole. Dieser Vorgang wird als Degranulation bezeichnet.

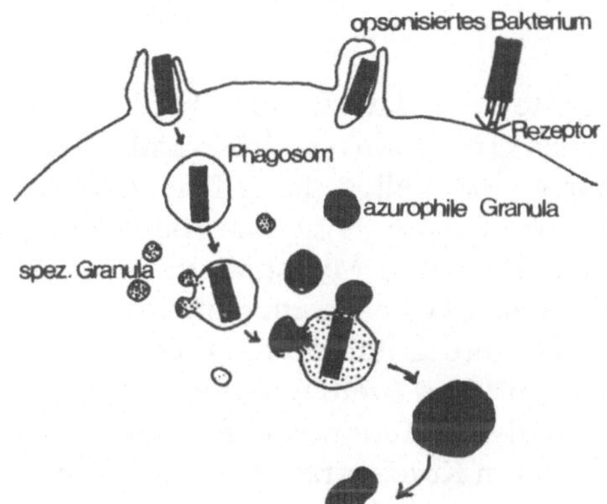

Abb. 1. Schematische Darstellung der morphologischen Vorgänge während der Phagozytose

Während die morphologischen Vorgänge im Verlauf der Phagozytose mit Hilfe des Phasenkontrastmikroskops und der Elektronenmikroskopie sehr gut erfaßt werden, ist die Kenntnis über die auf molekularer Basis ablaufenden Vorgänge noch bescheiden. Ein entscheidender Fortschritt auf diesem Gebiet konnte in jüngster Zeit durch die Isolierung kontraktiler Proteine (Myosin, Actin) sowohl aus Granulozyten wie aus Makrophagen erzielt werden. Darüber hinaus gelang es, mit den isolierten Proteinen und Cofaktoren in vitro ein kontraktiles System nachzuahmen, wobei zuerst ungeordnet liegende Mikrofilamente ausgebildet werden, die auf Zusatz von Myosin parallel ausgerichtet werden und dabei das System kontrahieren [7]. Das System aus Actin, Myosin, einem Actin-bindenden Protein sowie Cofaktoren ist wahrscheinlich an allen Vorgängen beteiligt, die mit einer Bewegung und Deformierung des Zytoplasmas einhergehen, also auch bei der Fortbewegung der Zellen als Antwort auf chemotaktische Reize.

Innerhalb weniger Minuten vom Beginn der Phagozytose an fällt der pH-Wert in der Phagozytosevakuole auf Werte um pH 4,5 ab und schafft damit die Voraussetzung für das optimale Wirken der lysosomalen Enzyme. Es beginnt die entscheidende Phase der Abtötung der Mikroorganismen. Zu diesem Zweck verfügt die Zelle über mehrere Abtötungsmechanismen, die in Tabelle 2 zusammengestellt sind [5].

Tabelle 2. Antimikrobielle Systeme in polymorphkernigen neutrophilen Leukozyten [5]

I: Vom Sauerstoff abhängige Systeme

    A) Myeloperoxydase — H_2O_2-Halogenid (J^-, Cl^-, Br^-)
    B) H_2O_2
       Superoxydanion O_2^-
       Hydroxylradikal $HO\cdot$
       „singlet" oxygen

II: Vom Sauerstoff unabhängige Systeme

    A) Säure
    B) Lysozym
    C) Lactoferrin
    D) Kationische Proteine

Die Gruppe I der antimikrobiellen Systeme bedarf zu ihrer Funktion der Anwesenheit von Sauerstoff in verschiedenen Oxydations- und Zustandsformen, Gruppe II ist vom Sauerstoff unabhängig. Zweifellos das effizienteste der antimikrobiellen Systeme ist das aus Myeloperoxydase, H_2O_2 und Halogenid. Es ist gleichermaßen gegen Bakterien, Viren, Pilze und Mykoplasma aktiv. Am wirksamsten ist es in Gegenwart von Jodid als oxydierbarem Cofaktor. In der intakten Zelle beteiligen sich vermutlich mehrere Cofaktoren an dieser Reaktion, die sich gegenseitig ersetzen können. Die weiteren vom Sauerstoff abhängigen Systeme bedürfen nicht der Katalysatorfunktion der Myeloperoxydase. Wasserstoffperoxyd selbst kann in höheren Konzentrationen antibakteriell wirken. Die anderen antibakteriell wirksamen Substanzen sind entweder hochreaktive Radikale, wie das Superoxydanion und das Hydroxylradikal, oder eine angeregte, energiereiche Zustandsform des molekularen Sauerstoffs („singlet" oxygen). Die Wirkungsweise dieser Systeme ist noch weitgehend unbekannt.

Die vom Sauerstoff unabhängigen Systeme bestehen aus Säure sowie den Granulaproteinen Lysozym, Lactoferrin und den kationischen Proteinen. Der Abfall des pH-Wertes in der Phagozytosevakuole auf Werte bis um pH 4 kann bereits allein auf säureempfindliche Bakterien bakterizid wirken. Lysozym hydrolysiert in der Bakterienstützmembran eine in regelmäßigen Abschnitten vorkommende Polysaccharidbindung und durchlöchert damit die Membran. Die Empfindlichkeit der Bakterien gegenüber Lysozym ist jedoch sehr unterschiedlich, da vor allem bei gram-negativen Bakterien die Stützmembran durch eine darüberliegende Lipoproteinschicht geschützt und für das Lysozym nicht zugänglich ist. Lactoferrin wirkt bakteriostatisch, indem es das für das mikrobielle Wachstum notwendige Eisen bindet. Die bakterizide Wirkung der kationischen Proteine beruht vermutlich auf ihrer proteolytischen Wirkung.

Die zentrale Rolle in der antimikrobiellen Funktion der Neutrophilen kommt jedoch sicherlich dem System aus Myeloperoxydase (MPO), Wasserstoffperoxyd und Halogenid zu. Die Zelle kann im Bedarfsfall auf die Wirksamkeit dieses Systems Einfluß nehmen, und zwar über eine vermehrte Bereitstellung von Wasserstoffperoxyd. Eine Neusynthese von MPO ist nicht möglich; die Zelle hat nur jene MPO zur Verfügung, die im Promyelozytenstadium synthetisiert und in Granula verpackt wurde. Die Konzentration des Halogenids scheint in diesem System nicht der limitierende Faktor zu sein, da zumindest Chlorid in ausreichender Menge aus dem Extrazellulärraum in die Phagozytosevakuole aufgenommen wird. Die gesteigerte Synthese von Wasserstoffperoxyd in phagozytierenden Zellen ist eng verknüpft mit anderen charakteristischen Veränderungen der Zellen im stimulierten Zustand: das sind eine vermehrte Sauerstoffaufnahme und ein gesteigerter Glukoseabbau. Der vermehrte Glukoseabbau erfolgt vor allem über den Hexosemonophosphatshunt (HMPS), über den in der Ruhezelle nur ungefähr 1 % der Glukose abgebaut werden (Abb. 2).

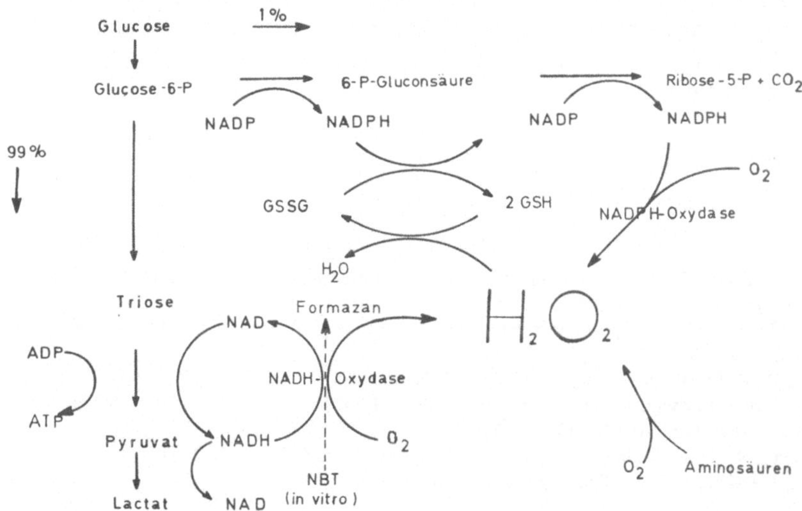

Abb. 2. Glukoseabbau in polymorphkernigen neutrophilen Leukozyten und seine Verknüpfung mit der H_2O_2-Synthese

In Abb. 2 sind die beiden Wege des Glukoseabbaus dargestellt: Die Glykolyse führt über das Glukose-6-Phosphat zum Laktat, der Weg über den HMPS führt vom Glukose-6-Phosphat über zwei Dehydrierungsschritte zum Ribose-5-Phosphat. Der Weg über die Glykolyse liefert die für die Phagozytose notwendige Energie in Form von ATP. Auf beiden Abbauwegen entstehen reduzierte Pyridinnukleotide, NADH beim glykolytischen Abbau und NADPH im HMPS. H_2O_2 wird synthetisiert, indem Oxydasen (NADH-Oxydase bzw. NADPH-Oxydase) den Wasserstoff von den reduzierten Nukleotiden auf molekularen Sauerstoff übertragen. Welche dieser beiden Oxydasen das Schlüsselenzym ist, das unter Phagozytosebedingungen für die gesteigerte Peroxydsynthese verantwortlich ist, ist noch umstritten. In vitro wird diese Reaktion im NBT-Test erfaßt, in dem das Nitroblautetrazoliumsalz als Wasserstoffakzeptor fungiert und zum unlöslichen dunkelblauen Formazan reduziert wird. Ein Teil des gebildeten Peroxyds wird im Glutathionzyklus verbraucht, indem Glutathion durch die Glutathionperoxydase oxydiert wird. Die anschließende Reduktion zum Glutathion wiederum erfolgt unter Verbrauch von NADPH durch die Glutathionreduktase. Das regenerierte NADP hält die gesteigerte Aktivität des HMPS aufrecht.

Gebraucht wird das Peroxyd letzten Endes in der Phagozytosevakuole, so daß die Lokalisation der Oxydasen von besonderem Interesse ist. Kürzlich konnte die NADH-Oxydase mit Hilfe einer elektronenoptisch auswertbaren zytochemischen Methode an der Außenseite der Plasmamembran lokalisiert werden [3]. Nach Bildung der Phygozytosevakuole aus der Plasmamembran kommt das Enzym an die Innenseite der Vakuolenmembran zu liegen, so daß das H_2O_2 direkt am Ort des Bedarfs gebildet wird.

Den Abbau der getöteten Mikroorganismen innerhalb der Phagozytosevakuole übernehmen anschließend die lysosomalen Enzyme, die praktisch alle Arten von Makromolekülen in niedermolekulare Bausteine zerlegen können.

Unabhängig davon, ob die polymorphkernigen neutrophilen Leukozyten Mikroorganismen phagozytiert haben oder nicht, gehen sie im Gewebe innerhalb von 1 bis 2 Tagen zugrunde.

Literatur

1. Ausführliche Übersicht in: Phagocytic mechanisms in health and disease (R. C. Williams, H. H. Fudenberg, eds.). Stuttgart: Thieme 1972
2. Ausführliche Übersicht in: The pagocytic cell in host resistance (J. A. Bellanti, D. H. Dayton, eds.) New York: Raven Press 1975
3. Briggs, R. T., D. B. Drath, M. L. Karnovsky, M. J. Karnovsky, J. Cell Biol. **67,** 566 (1975)
4. Dewald, B., Rindler-Ludwig, R., Bretz, U., Baggiolini, M.: J. Exp. Med. **141,** 709 (1975)
5. Klebanoff, S. J.: Sem. Hemat. **12,** 117 (1975)
6. Rindler-Ludwig, R., Braunsteiner, H.: Biochim. Biophys. Acta **379,** 606 (1975)
7. Stossel, T. P., Hartwig, J. H.: J. Cell Biol. **68,** 602 (1976)

Störungen der Leukozytenfunktion
Methodik der Untersuchung und klinische Aspekte

H. J. Senn

Medizinische Klinik C und Abteilung für Onkologie/Hämatologie des Kantonsspitals
St. Gallen/Schweiz

Einleitung

Trotz aller Entwicklung und Erfolge der modernen Antibiotikatherapie weisen
Patienten, deren Leukozyten in Zahl und/oder Funktion vermindert sind, auch
heute noch eine erschreckend hohe Infektmorbidität und -mortalität auf.
Während für die Viruskrankheiten im wesentlichen die zelluläre und humorale
Immunabwehr verantwortlich ist, sind die phagozytierenden Leukozyten des
Blutes, d. h. die neutrophilen Granulozyten und die Monozyten, als Hauptgegner
von eingedrungenen Bakterien und Pilzen zu betrachten. Die rasche Mobilisation
ausreichender Mengen funktionell intakter Phagozyten an den „Ort der Not"
bleibt wohl trotz aller Achtungserfolge der Pharmakotherapie auch in Zukunft
der Grundpfeiler unserer Infektabwehr [23, 34, 40].

Die leukozytäre Abwehr kann didaktisch in eine Reihe einzelner Funktionsschritte aufgeteilt werden, deren Störungen vorerst soweit als möglich gesondert
betrachtet werden sollen (Tabelle 1).

Tabelle 1. Störungen der Leukozyten-(Phagozyten)-Funktion

Numerisch:	Störungen von Produktion bzw. Abbau
Funktionell:	1. Defekte der Migration (Chemotaxis)
	2. Defekte der Opsonierung (Rekognition)
	3. Defekte der Phagozytose (Ingestion)
	4. Defekte der Degranulation
	5. Defekte der Bakterizidie
	6. Defekte der Enzymausrüstung

Die Leukozytenfunktion kann auf jeder dieser Stufen isoliert defekt sein.
Vielfach liegen jedoch kombinierte Funktionsdefekte vor, deren Zahl und
Beschreibung in den letzten Jahren derart zugenommen hat, daß angesichts der
vielfältigen methodologisch und klinisch interessanten kasuistischen Beiträge die
ordnende Übersicht verloren zu gehen droht (neuere Literaturübersichten bei
Niethammer et al. [23, 24] sowie Stossel [40]). Nicht nur die Zahl echter oder
vermuteter Leukozytenfunktionsdefekte hat in den letzten Jahren stark zugenommen: ihnen zugrunde liegt ein ansteigendes Arsenal von Untersuchungsmethoden, deren Relevanz und Vergleichbarkeit stark darunter leidet, daß sich die
meisten Arbeitsgruppen dazu gedrängt fühlen, beschriebene Leukozytenfunk-
tionsmethoden dauernd zu optimieren und zu modifizieren.

Untersuchungsmethoden der Granulozytenfunktion

Quantitative und qualitative Veränderungen der Blutleukozyten

Damit die Granulozyten (Phagozyten) ihre protektive Funktion in der Infektabwehr erfüllen können, müssen sie vorerst einmal zeitgerecht in adäquater Menge
im Knochenmark produziert werden, gesteuert durch einen komplexen Regel-
kreis [8]. Zählung und morphologische Beurteilung der Leukozyten im Venenblut und ihrer Vorstufen im Knochenmarksausstrich waren jahrzehntelang die
einzigen, wenn auch recht einseitigen und in der Aussage beschränkten klinisch
gebräuchlichen „Leukozytenfunktionsparameter". Die mit Ausmaß und Dauer
einer Granulozytopenie unter 800—1000/µl korrelierende Infekt- und Sepsisge-
fahr ist klinisch ausreichend bekannt [4]. Die numerische und qualitative
Beurteilung der Blutleukozyten erhält erheblich mehr funktionelles Gewicht,
wenn diese Untersuchungen im Krankheitsverlauf in sinnreichen Intervallen
wiederholt werden: sie sind dann eine Art „Leukozytenkinetik des armen
Mannes". Krankheitsbilder wie z. B. die allerdings seltene *zyklische Neutropenie*
oder sich innerhalb weniger Tage dramatisch ändernde Zellbilder, wie z. B. bei
toxischer Agranulozytose, werden sonst verkannt bzw. zu spät diagnostiziert.

Knochenmarks-Granulozytenreserve

Einfach durchzuführen und von gewisser klinischer Bedeutung, jedoch schlecht
standardisiert, ist als weitere „Leukozytenfunktionsprüfung" die Bestimmung
der Knochenmarks-Granulozytenreserve [16]. Diese Untersuchung kann einerseits zur Diagnostik und pathogenetischen Erfassung unklarer Leukopenien
sowie andererseits zur Prüfung der voraussichtlichen hämatologischen Toleranz
vor dem Einsatz myelotoxischer Zytostatika bei ausgedehnt vorbestrahlten
Tumorpatienten dienen. In der Regel wird die Mobilisierung der Knochenmarks-
Granulozytenreserve in die periphere Blutbahn durch Dexamethason oder den
pyrogenen Steroidmetaboliten Etiocholanone versucht. Ein Anstieg der Blutgra-
nulozyten um mehr als 2500—3000/mm^3 wird als Ausdruck einer normalen
Knochenmarksreserve betrachtet.

Die Bestimmung der *Leukozyten-Antikörper* hilft nur bei seltenen Immun-
Leukopenien weiter, und die zeitraubende und kostspielige Untersuchung der
differenzierten *Neutrophilen-Kinetik* mit ^{3}H-Thymidin- oder ^{32}DFP-Einbau
nach Pulsmarkierung gehört ins Gebiet der klinischen Grundlagenforschung.

Eigentliche Leukozyten-(Granulozyten-)Funktionstests

Der erste grundlegende Funktionsschritt der Granulozyten besteht in der
raschen, gezielten Migration (Chemotaxis). Bis vor wenigen Jahren wurde die
Neutrophilen- und Monozytenwanderung ins Gewebe meist semiquantitativ in
histologischen Schnitten oder mittels Schätzung der emigrierten Zellen auf
Deckgläsern über Hautfenstern untersucht [1, 17, 29]. Quervergleiche zwischen
der mehr qualitativen als quantitativen Hautfenster-Deckglasmethode von
Rebuck [29] sowie einem standardisierten, geschlossenen Hautkammersystem
zeigten nach unserer Erfahrung große Differenzen in der Beurteilung der

Tabelle 2. Untersuchungsmethodik der Leukozytenfunktion

Stadium	Funktionstests	Alternative, zusätzlich

Produktion:
(+Abbau)
	– Lc-Zählung
	– Morphologie
	– Knochenmarksunter-
	  suchung
	– Knochenmarks-Granu-
	  lozytenreserve [16]
		– Lc-Antikörper
		– Lc-Kinetik
		  (Turnover)

1. Migration: A) „Random"	– Tube Migration [40] – Filter (Boyden) [3] – Hautkammer/-Fenster?	– Komplementsystem, – Immunglobuline, – Lymphokine, usw.
B) Chemotaxis	– Boydenkammer [3, 11] (Doppelfilter) – Hautfenster [29] – Hautkammer [32, 35]	
2. Opsonierung:	– Phagozytose-Index [1]	

3. Phagozytose:
  (Ingestion)
	– Phagozytose-Index [40]
	  A) Mikroorganismen
	  B)Inerte Partikel
		– „Tuftsin-Peptid"?
		  [22]
		– NBT-Test [26, 38]
		– Metabolische Fol-
		  gen (O_2, H_2O_2 usw.)

4. Degranulierung:	– „Enzyme-Leackage"?
	  [25, 45]
	  (z. B. Muramidase)
		– Licht- und Elektro-
		  nen-Mikroskopie

5. Bakterizidie:
  („Intracellular
  Killing")
	– Abtötung von Stan-
	  dard-Keimen
	  A) Colony Count [41]
	  B) Autoradiographie
	  (Cline-Test) [6, 46]
		– Jodierung der Bak-
		  terienmembran [28]

6. Enzyme:	– Myeloperoxydase [12]
	– Muramidase [25, 33]
	  ALP
		– NADH-Oxydase,
		  G-6-PD
		– Glutathion-
		  Peroxydase

Exsudatzellularität und auch in der Exsudatzusammensetzung auf [32]. Heute
stehen uns für die angenähert quantitative Messung der Neutrophilen-Migration
mehrere Testsysteme zur Verfügung: in vitro, der Tube-Migration-Test im
Glasröhrchen sowie die viel verbreitetere Untersuchung der Chemotaxis mittels
der Boyden-Kammer, wobei Granulozyten in Suspension durch ein Filter mit
kleiner Porengröße gegen einen variablen chemischen Gradienten wandern [3,
22]. Angenähert in vivo läßt sich die Neutrophilen-Migration durch Variationen
von Hautkammersystemen erfassen, in welchen die Neutrophilen durch eine
standardisierte Hautabrasion in kleine geschlossene Kammersysteme mobilisie-
ren, welche in physiologischer Weise, z. B. mit autologem Serum oder anderen
Testmedien, gefüllt werden [32]. Durch mehrere simultane Hautkammertests bei
demselben Probanden lassen sich wertvolle Quervergleiche über den Einfluß
diverser Faktoren auf die Leukozyten-Migration anstellen [34, 35]. Die Stärke
des in vitro-Migrationstests (Boyden-Kammer und Varianten) liegt in der
exakteren Trennung vorwiegend zellulärer oder plasmatisch bedingter Migra-

tionsdefekte. Der Vorteil der in vivo-Hautkammertests liegt wahrscheinlich in der physiologischeren Erfassung der Neutrophilen-Wanderung aus der terminalen Strombahn ins umliegende Gewebe.

Nebst der direkten Leukozyten-Migrationsbestimmung kommt der quantitativen Bestimmung von Immunglobulinen, Komplementfragmenten, Lymphokinen usw. als Mediatoren bzw. Inhibitoren der chemotaktischen Wirkung des Plasmas für die Beurteilung der Migration lediglich supplementärer Charakter zu.

Erfassung der Opsonierung und Phagozytose

Noch viel weniger standardisiert als die Messung der Neutrophilen-Migration ist leider die Bestimmung der Phagozytose-Leistung der neutrophilen Leukozyten. Grundsätzlich basieren alle Phagozytose-Tests auf der Ingestion bestimmter mikrobieller oder inerter Partikel, welche den zu untersuchenden Phagozyten in variablem Mischungsverhältnis und in unterschiedlichen Testmedien angeboten werden (lebende bzw. abgetötete pathogene Bakterien; Hefepilze; Latex-Partikel usw.). Der Opsonierungsgrad läßt sich dabei durch vergleichende Inkubation im Test- bzw. Normalserum abschätzen [1, 23, 40]. Von Interesse, jedoch unbestätigt, scheint ein von Najar beschriebenes Polypeptid, genannt „Tuftsin" (oder auch Leukokinin), welches die Phagozytose offenbar stark zu stimulieren vermag, in der Milz synthetisiert werden und nach Splenektomie aus dem Plasma verschwinden soll [22].

Metabolische Folgen des Phagozytosevorgangs lassen sich durch eine Reihe indirekter Methoden quantifizieren, z. B. den Nitroblau-Tetrazolium-Test (NBT-Test). Dabei wird die Bildung bzw. die Produktionsstörung von H_2O_2 durch die Phagozyten indirekt über die Umwandlung des gelblichen Redox-Farbstoffs Nitroblau-Tetrazolium in blaues Formazan gemessen, das sowohl zytochemisch wie auch biochemisch-quantitativ bestimmt werden kann [26]. Die Resultate des NBT-Tests sind jedoch stark abhängig vom Testmedium sowie medikamentösen Einflüssen, wie z. B. Corticosteroiden [17, 38]. Abgesehen von seltenen Fällen kongenitaler Granulozyten-Funktionsdefekte in der Pädiatrie (vgl. unten) ist es in der Erwachsenen-Hämatologie in letzter Zeit um den NBT-Test wieder sehr ruhig geworden: häufige falsch-negative Resultate bei septischen Infekten sowie erratische Testergebnisse der Infektdiagnostik bei Patienten mit Leukämien haben die vom NBT-Test erwartete zusätzliche diagnostische Information stark in Frage gestellt [38, 42].

Untersuchung der Degranulierung und Bakterizidie

Auf molekularbiologischer Ebene sind die Vorgänge bei der Degranulierung noch ungenügend bekannt [45]. Störungen der Degranulierung lassen sich lichtmikroskopisch nur grob vermuten. Sie sind in Sonderfällen elektronenoptisch zu untersuchen und möglicherweise in Zukunft vermehrt durch beschleunigten bzw. zeitlich gehemmten Austritt von lysosomalen Enzymen aus den Phagozyten in Testmedien zu untermauern, z. B. Muramidase [33].

Von großem derzeitigen Interesse ist die Standardisierung der Bakterizidie-

oder besser Bakteriostase-Leistung der Phagozyten. Dabei wird die Kapazität der Abtötung bzw. Wachstumshemmung von Standardkeimen einerseits im Zellkollektiv mittels der Bakterienkolonien-Zählungsmethode [1, 41] und andererseits in gemischten Zellpopulationen auf zellulärer Ebene durch Autoradiographie isotopenmarkierter Testkeime quantitativ erfaßt. Im letzteren Verfahren ist eine differenzierte Beurteilung der Bakteriostase von Neutrophilen und Monozyten im gleichen Testansatz möglich [6, 46]. Für die antimikrobielle Potenz der Leukozyten bzw. einzelner ihrer lysosomalen Enzyme scheinen Halogene (Jod) als wichtige Faktoren notwendig [12, 28].

Untersuchung der Enzymausrüstung

Der lysosomale Apparat der Granulozyten (Phagozyten) enthält eine Vielzahl zytochemisch bzw. quantitativ-biochemisch bestimmbarer Enzyme, welche im Abtötungsprozeß phagozytierter Keime eine wichtige Rolle spielen. Besondere Bedeutung kommt dabei wahrscheinlich der Myeloperoxydase zu, welche in relativ großen Mengen in den azurophilen Granula der Neutrophilen enthalten ist [12]. Die Bedeutung der unspezifischen Bakteriostase durch die intrazelluläre und extrazelluläre Muramidase (Lysozym)-Aktivität in Gesundheit und bei Krankheiten mit verminderter Infektabwehr ist nicht vollständig geklärt [25, 33]. Verschiedene Enzymdefekte, wie z. B. Verminderung bzw. Fehlen der NADH-Oxydase, der Glukose-6-Phosphat-Dehydrogenase und der Glutathion-Peroxydase, führen zu einer verminderten oder fehlenden Bakterizidieleistung der Granulozyten (vgl. Übersichtsarbeiten von Niethammer et al. [23] und Stossel [39]. Die Untersuchung dieses komplexen Enzymapparates ist jedoch mit wenigen Ausnahmen an speziell interessierte hämatologische Forschungslaboratorien gebunden.

Klinik der Leukozyten-Funktionsdefekte

Kongenitale Funktionsdefekte

Ein pathogenetisch besonders interessantes Gebiet stellen die kongenitalen Granulozyten-Funktionsdefekte dar, welche allerdings zahlenmäßig sehr selten sind. Eine eingehende Darstellung der Vielzahl dieser vor allem für den pädiatrischen Hämatologen wichtigen Syndrome würde den Rahmen der vorliegenden Arbeit sprengen. Es sei daher auf die ausführlichen Übersichtsarbeiten von Niethammer et al. [23] und Stossel [30] verwiesen.

Aus Tabelle 3 sollen lediglich einige der wichtigsten, bestuntersuchten Krankheitsbilder mit kongenitalen Leukozyten-Funktionsdefekten erwähnt werden. Das *Chediak-Higashi-Syndrom,* eine autosomal rezessiv vererbte Krankheit mit gehäufter Infektneigung, teilweisem Albinismus und Riesenlysosomen in den Granulozyten ist ein typischer Vertreter der Krankheiten, bei welchen mehrere Schritte der Granulozytenfunktion defekt sind: nämlich die „Random-Mobility", die Chemotaxis, die Degranulierung und wahrscheinlich auch die Bakterizidieleistung der Phagozyten [5, 39]. Andere komplexe kongenitale Granulozyten-Funktionsdefekte liegen beim *Job-Syndrom* sowie bei der *lipochromen Histiozytose* vor [9, 23].

Bei der sog. *septischen Granulomatose* („chronic granulomatous disease" der Angelsachsen) besteht ebenfalls eine schwerwiegende chronische Infektneigung, vor allem für Staphylokokken und auch gram-negative Keime mit Ausbildung einer purulenten Lymphadenitis, häufigen Pneumonien und granulomatöser Dermatitis. Zugrundeliegende Leukozyten-Funktionsstörung ist die Unfähigkeit der Phagozyten, H_2O_2 zu bilden, wodurch der Anstieg des Sauerstoffverbrauchs, die Stimulation des Hexose-Monophosphat-Shunts und die Jodierung der Bakterienmembranen ausbleiben. Es resultieren ein Degranulations- und Bakterizidiedefekt und damit eine gestörte Infektabwehr. Auch die Reduktion von NBT bleibt typischerweise aus, was für diese (sehr seltene) Krankheit praktisch pathognomonisch ist [23, 26, 30].

Einen isoliert auf die „Random-Mobility" und Chemotaxis beschränkten Funktionsdefekt stellt z. B. das sog. „Lazy Leukozyte Syndrome" dar [18].

Tabelle 3. Übersicht der wichtigsten kongenitalen Granulozyten-Funktionsdefekte

1. Migration: (Chemotaxis)	Chediak-Higashi-Syndrom, Job-Syndrom, „Lazy Leukocyte Syndrom", Komplementdefekt $C_{3,5}$ (Neugeborene)
2. Opsonierung: (Rekognition)	C_5-Defekt, humorale Immundefekte, Sichelzellanämie, Asplenie
3. Phagozytose:	Morbus Down, paroxysmale nächtliche Hämoglobinurie, „Tuftsin"- Mangel
4. Degranulierung:	Chediak-Higashi-Syndrom, septische Granulomatose (CGD)
5. Bakterizidie:	CGD + enzymatische Varianten, Job-Syndrom, Myeloperoxydase-Man- gel, lipochrome Histiozytose, diverse Hemmfaktoren

Erworbene Leukozyten-Funktionsdefekte

Für die Erwachsenen-Hämatologie von viel größerer Bedeutung — weil viel häufiger und reversibel bzw. therapeutisch teils angehbar — sind die erworbenen Störungen der Leukozytenfunktion. Leider wurden im Laufe der letzten 10 Jahre aufgrund inadäquater Methodik und schlecht vergleichbarer Testsysteme viele widersprüchliche Resultate publiziert. Tabelle 4 faßt lediglich die wichtigsten Krankheitsgruppen und Noxen zusammen, bei welchen einigermaßen gesicherte Fakten bzw. neu entdeckte erworbene Granulozytenfunktionsstörungen untersucht wurden.

Unter den Patienten mit Leukämien weisen vor allem die Fälle mit akuter myeloischer Leukämie und terminaler Blastenkrise einer chronischen Myelose oft eine schwere Neutrophilen-Migrationsstörung im Hautkammertest auf [34, 35]. Die verminderte Neutrophilenmobilisation wird als vorwiegend zellulärer Defekt sichtbar gemacht, wenn man die sog. Granulozyten-Clearance ins Gewebe (simuliert durch die Hautkammer) berechnet, wobei die Emigrationska-pazität in Beziehung zu der zirkulierenden Neutrophilenzahl im Blut gebracht wird. Dabei ist wichtig, daß, zumindest bei einem größeren Teil der Patienten mit akuter myeloischer Leukämie, die Leukozytenemigration nicht mit der Neutro-philenzahl im Blut korreliert, was den Wert der bloßen Leukozytenzählung als

„Funktionsparameter" zur Abschätzung der Infektanfälligkeit einschränkt. Bei akuter lymphatischer Leukämie sowie bei malignen Lymphomen fanden sich nach unserer Erfahrung in der Regel keine oder nur wenig ausgeprägte Migrationsstörungen. Über die weiteren Funktionsschritte der Granulozyten bei Patienten mit Leukämien und Lymphomen liegen eine Reihe widersprüchlicher Daten wenig systematischer Untersuchungen vor [24].

Tabelle 4. Übersicht der erworbenen Granulozyten-Funktionsdefekte

Krankheit/Noxe	Migration	Phagozytose	Bakterizidie
1. Hämoblastosen:			
– ALL	0	0	zu wenig
– AML	++	0?	Daten
– CML, CLL	(+)–++	±?	+?
– maligne Lymphome	0	(+)	±?
2. Kollagenosen:	0–(+)	(+)?	+?
3. Diabetes mellitus:	++	(+)?	++
4. Lebererkrankungen:	0–++	±?	++
5. Nierenerkrankungen:	0–(+)	0?	+?
6. Verbrennungen:	++?	+	++
7. Infekte:	0–+	(+)?	+–++?
8. Medikamente, Radiotherapie usw.	0–++	0–++	0–++
	(alle Varianten schlecht untersucht, vgl. Text)		

++ = einigermaßen gesicherte Befunde

Bei primär nicht-hämatologischen Leiden wurden ebenfalls widersprüchliche Resultate von Leukozytenfunktionsuntersuchungen mitgeteilt. Eine verminderte in vivo-Neutrophilenmigration im Hautkammertest (autologes Serum) wurde durch unseren Arbeitskreis bei Patienten mit *Kollagenosen* festgestellt [34, 35]. Eine zellulär bedingte Störung der Chemotaxis polymorphonukleärer Leukozyten sowie eine gestörte Phagozytoseleistung wurde bei Patienten mit rheumatoider Arthritis beschrieben [21, 24].

Von erheblichem praktischem Interesse ist die Beurteilung der leukozytären Abwehrfunktion bei der großen Gruppe der Patienten mit *Diabetes mellitus,* deren erhöhte Infektneigung klinisch seit langem bekannt ist. Eine verringerte Chemotaxis in vitro wurde für Neutrophile von Diabetikern beschrieben [20]. In einer systematischen, noch nicht im Detail publizierten Studie unseres Arbeiskreises fand sich bei einer Gruppe von 52 Patienten mit medikamentös behandlungsbedürftigem Diabetes mellitus ein erheblicher Neutrophilenmigrationsdefekt, welcher weitgehend unabhängig vom Einstellungsgrad der Krankheit zu sein scheint (Abb. 1). Da die Granulozyten-Clearance (Migrations-Index) noch mehr gestört ist als die Mobilisation der Zellen in die mit autologem Serum gefüllten Hautkammern, scheint eher ein vorwiegend zellulär gebundener Chemotaxis-Defekt vorzuliegen. Während die eigentliche Phase der Phagozytose ungestört zu verlaufen scheint, weisen Diabetiker nach derzeit laufenden eigenen Studien und in Übereinstimmung mit dem Ulmer Arbeitskreis [24] eine stark verminderte Bakterizidieleistung für Standardkeime wie z. B. E. Coli auf

(eigene unveröffentlichte Daten, 1976). Es scheint demnach beim Diabetes
mellitus ein kombinierter Migrations-Bakterizidie-Defekt vorzuliegen, welcher
offenbar klinische Bedeutung im Sinne einer erhöhten Infektneigung erlangt.
Diese Patienten sind deshalb bei Infektverdacht frühzeitig und intensiv mittels
bakterizider Antibiotika zu behandeln.

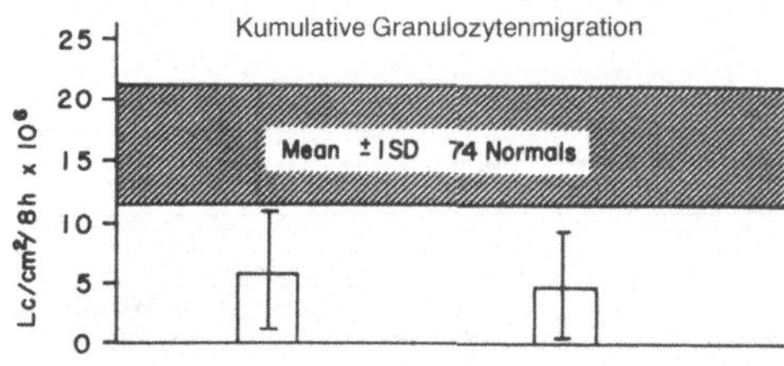

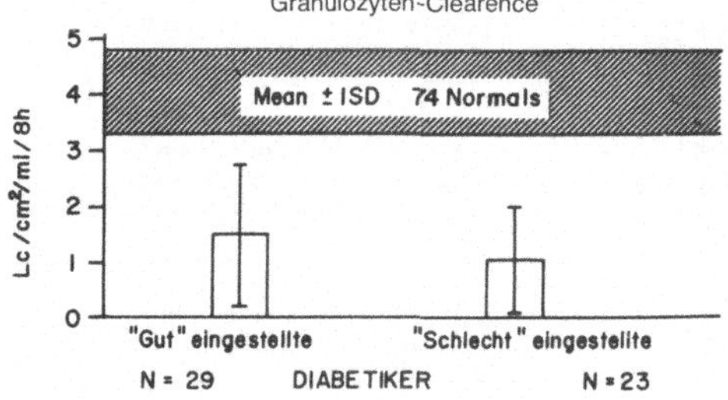

Abb. 1. Kumulative Granulozytenmigration
im Hautkammertest (oben) und Granulozyten-Clearance = Migrationsindex (unten) bei
29 „gut" und 23 „schlecht" eingestellten
Diabetikern, im Vergleich zu 74 Gesunden
(Kammermedium = autologes Serum)

Ein interessantes und klinisch ebenfalls bedeutsames Kapitel ist auch die
bekannte Infektanfälligkeit von *Patienten mit chronischen Leberleiden und
Äthylismus*. Leider sind hier mangels vergleichbarer Testmethoden die auffallend
selten publizierten Untersuchungen ebenfalls teilweise widersprüchlich. Wir
haben begonnen, die Frage der Neutrophilenmigration und Bakterizidie bei
Alkoholikern und Patienten mit chronischen Leberkrankheiten im Laufe der
letzten Jahre systematisch zu bearbeiten. Als vorläufige Mitteilung läßt sich
aussagen, daß (gemessen mit dem quantitativen in vivo-Hautkammersystem) vor
allem bei Patienten mit äthylisch bedingter Leberzirrhose und weniger ausgeprägt bei äthylischer Fettleber sowie posthepatitischer Zirrhose eine deutliche
Verminderung der Neutrophilenmobilisation besteht. Bei akuter Virushepatitis
fehlt dieser Migrationsdefekt. Abb. 2 zeigt die Mittelwerte der Neutrophilenmigration bei diversen Gruppen von Patienten mit Leberkrankheiten im Vergleich
mit Gesunden. Eigenartigerweise bestand während der Phase einer akuten
Alkoholintoxikation mit reinem Äthyl-Alkohol (1 g pro kg Körpergewicht i. v.
oder per os) bei gesunden Probanden keine meßbare Einschränkung der
Granulozytenmigration in Hautkammern, welche mit autologem Serum gefüllt
wurden. Einschränkungen der Knochenmarksgranulozytenreserve sowie Störungen weiterer hämatologischer Parameter wurden unter dem chronischen
Einfluß von Äthyl-Alkohol beschrieben [15]. Ähnlich wie beim Diabetes
mellitus scheint nach einer laufenden systematischen Untersuchung in unserem
Arbeitskreis eine ausgeprägte Einschränkung der Bakterizidie der Granulozyten

und Monozyten zu bestehen (Westerhausen M. und Senn H. J., unveröffentlichte
Daten, 1976).

Patienten mit fortgeschrittener *Urämie* weisen offenbar eine deutliche
Einschränkung der Phagozytose sowie auch der Bakterizidiekapazität auf [19].
Eine eindrückliche Verminderung der intrazellulären Keimabtötung und offenbar auch eine schwere Beeinträchtigung der Neutrophilenmigration ist bei
Patienten mit schweren Verbrennungen beschrieben worden [44]. Der Einschrän-
kungsgrad der Chemotaxis hatte 3—4 Tage nach der Verbrennung angeblich eine
signifikante Voraussagekraft für die weitere Krankheitsprognose.

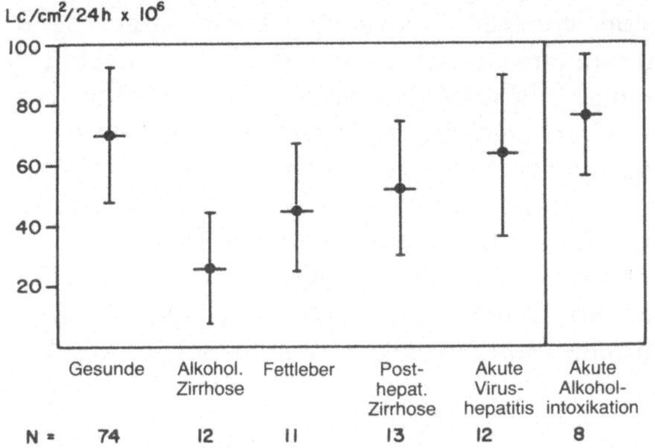

Abb. 2. Kumulative Granulozytenmigration im Hautkammertest innerhalb 24 Std bei 46 Patienten
mit verschiedenen Leberkrankheiten sowie 8 gesunden Probanden während akuter Alkoholbela-
stung (Kammermedium = autologes Serum)

Wenig exploriert – obwohl derart naheliegend und häufig — sind die
granulozytären Funktionsdefekte im Gefolge *bakterieller und viraler Infekte*.
Eine Korrelation zwischen Linksverschiebung mit Ausschwemmung unreiferer
Formen der myeloischen Zellreihe bei schweren Infekten und einer Reduktion
der Bakterizidie wurde zwar beschrieben [13], erklärt aber nicht, weshalb auch
bei sonst Gesunden mit banalen viralen Infekten ohne Linksverschiebung im
Blutbild ein ausgeprägter Defekt der intrazellulären Keimabtötung zu bestehen
scheint (Westerhausen M. und Senn H. J., unveröffentlichte Daten, 1977). Der
„Schrittmachereffekt" der viralen Affektion für bakterielle Superinfekte würde
dadurch zumindest teilweise erklärt.

Störung der Neutrophilenfunktion durch Pharmakotherapie und Bestrahlung

Ein noch recht mangelhaft untersuchtes Gebiet stellt die vielfältige Beeinflussung
der Granulozytenfunktion durch die moderne Pharmakotherapie dar. Widersprüchliche Befunde wurden sowohl bezüglich Migrationsfähigkeit (Chemotaxis), Phagozytose und Bakterizidie für Kortikosteroide und weitere antiphlogi-
stisch wirksame Medikamente wie Antirheumatika beschrieben [43]. Die
Resultate scheinen sehr stark abhängig zu sein von den verwendeten Testsyste-

men und wurden leider teilweise mit klinisch irrelevanten, pharmakologischen Medikamentendosen durchgeführt. In zwei systematischen Studien konnten Peters sowie Jungi aus unserem Arbeitskreis zeigen, daß die orale Verabreichung klinisch gebräuchlicher Dosen von Prednisolon bzw. Methyl-Prednisolon die Neutrophilenmigration mäßig deutlich hemmt, während sie durch die fluorierten synthetischen Kortikosteroide Dexamethason, Betamethason und Triamcinolon interessanterweise gesteigert wird, obwohl beide Steroidgruppen denselben Grad von medikamentös induzierter Blutleukozytose bewirken [10, 27, 35]. Daß es sich dabei vorwiegend um einen Effekt auf Ebene der Zellen handelt, zeigt der starke Abfall der Granulozytenclearance (Migrationsindex) bei Verwendung von Prednison bzw. Methyl-Prednisolon, wogegen die Granulozyten-Clearance, z. B. bei Verabreichung von Dexamethason, im wesentlichen unverändert bleibt [27]. Phenyl-Butazon, Salicylate und einige Sulfonamide scheinen u. a. die bakterizide Fähigkeit der Neutrophilen für Candida-Pilze zu hemmen [14] sowie die Stimulation des Hexose-Monophosphat-Shunts zu verringern [41]. In hohen Dosen scheinen Phenyl-Butazon und seine Derivate die Phagozytoseleistung der Granulozyten sowie auch deren Bakterizidiekapazität zu beeinträchtigen [37]. Das Kapitel über den Einfluß der Pharmakotherapie auf die Leukozytenfunktion ist in keiner Weise systematisch exploriert und bildet noch ein „Entwicklungsgebiet" für eingehende systematische Studien an gesunden sowie kranken Probanden.

Schlußbetrachtungen und Zusammenfassung

Tabelle 5 versucht zusammenfassend eine Art von klinisch relevanter „Leukozytenfunktions-Testbatterie" in drei Stufen (Praxis/Allgemeinspital; hämatologisches Speziallabor; Forschung und Entwicklung) aufzustellen. Das Untersuchungsarsenal in Praxis und Allgemeinspital hat sich im Laufe der Jahre nicht

Tabelle 5. Klinisch relevante »Leukozyten-Funktions-Batterie«

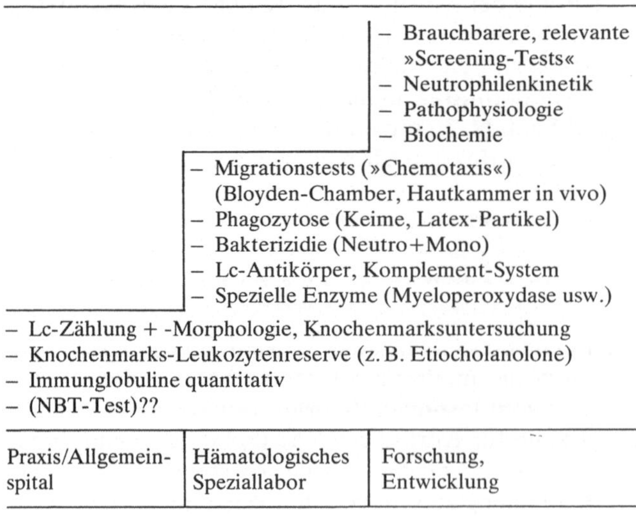

Forschung, Entwicklung:
- Brauchbarere, relevante »Screening-Tests«
- Neutrophilenkinetik
- Pathophysiologie
- Biochemie

Hämatologisches Speziallabor:
- Migrationstests (»Chemotaxis«) (Bloyden-Chamber, Hautkammer in vivo)
- Phagozytose (Keime, Latex-Partikel)
- Bakterizidie (Neutro+Mono)
- Lc-Antikörper, Komplement-System
- Spezielle Enzyme (Myeloperoxydase usw.)

Praxis/Allgemeinspital:
- Lc-Zählung + -Morphologie, Knochenmarksuntersuchung
- Knochenmarks-Leukozytenreserve (z. B. Etiocholanolone)
- Immunglobuline quantitativ
- (NBT-Test)??

Praxis/Allgemein-spital	Hämatologisches Speziallabor	Forschung, Entwicklung

wesentlich erweitert und beschränkt sich nach wie vor auf die numerische und qualitative Beurteilung der Leukozyten in Blut und Knochenmark sowie (gezielt eingesetzt) die Bestimmung der Immunglobuline im Serum. Leider hat der NBT-Test (abgesehen von den seltenen Fällen mit septischer Granulomatose) bezüglich Infektdiagnostik eher enttäuscht und im Vergleich mit den übrigen, einfacheren Parametern nichts Neues gebracht.

Auf der Ebene der hämatologischen Speziallaboratorien herrscht bezüglich Untersuchungen der Granulozytenfunktion ein buntes methodisches Chaos. Die vielen Modifikationen der einzelnen Untersuchungen und die unterschiedlichen Test-Batterien der einzelnen Laboratorien erschweren leider Quervergleiche der Ergebnisse und führen dazu, daß die immer zahlreicher werdenden Fallbeschreibungen angeborener und erworbener Leukozytenfunktionsdefekte schwer interpretierbare Einzelbeobachtungen bleiben [24]. Grundsätzlich sollte ein speziell an Infektproblemen interessiertes hämatologisches Zentrum die Möglichkeit haben, für besondere klinische Fragestellungen oder wissenschaftliche Reihenuntersuchungen mittels je eines etablierten Tests sowohl die Migrations-, Phagozytose- und Bakterizidie-Fähigkeit von Granulozyten (evtl. auch Monozyten) möglichst quantitativ zu bestimmen. Eine Standardisierung der Methoden ist jedoch dringend geboten.

Die Entwicklung neuer, möglichst umfassender kombinierter Screening-Methoden zur Erfassung der Leukozytenfunktion ist ein Gebot für die klinische Forschung und Entwicklung. Ansätze in dieser Richtung sind vorhanden in Form einer kombinierten Testmethodik, welche die opsonierende Aktivität des Serums, die Phagozytoseleistung in Neutrophilen und Monozyten sowie auch die NBT-Reduktion simultan zu messen versucht [39]. Leider sind alle derzeit gebräuchlichen Leukozytenfunktionstests mit einer erheblichen biologischen Schwankungsbreite versehen, und ihre Resultate müssen mit Vorsicht und in enger Anlehnung an das bestimmte Krankheitsbild des Patienten interpretiert werden. Von besonderer Wichtigkeit bei diesen relativ variablen „Bio-Essays" ist die Durchführung entsprechender simultaner Kontrolluntersuchungen bei Gesunden.

Die vermehrt quantitative und systematischere Erforschung der erworbenen Leukozytenfunktionsdefekte hat insbesondere bei Hämoblastosen, Diabetes mellitus, Alkoholismus und Lebererkrankungen sowie Verbrennungen in den letzten Jahren klinisch wertvolle pathophysiologische Zusammenhänge und Erklärungsmöglichkeiten zutage gefördert. Das Studium der kongenitalen sowie erworbenen Leukozytenfunktionsdefekte ist ein faszinierendes Forschungsgebiet für den funktionell und pathogenetisch denkenden Hämatologen. Wenn auch zur Behandlung leukozytärer Funktionsdefekte nur ausnahmsweise kausale Therapiemöglichkeiten bestehen, so gibt uns doch die möglichst umfassende Erkenntnis dieser Abwehrdefekte bestimmter Risikopatientengruppen klarere Richtlinien für die bakteriologische Überwachung, den frühzeitigen gezielten Einsatz bakterizider Antibiotika und in therapierefraktären Notfällen für den temporären Einsatz einer gezielten Plasma- oder Leukozytensubstitution [24, 36]. Bei vielen, insbesondere jungen Patienten der oben erwähnten Krankheitsgruppen mit kongenitalen und erworbenen Leukozytenfunktionsdefekten kann dies zur entscheidenden Senkung der Infektmorbidität und -mortalität beitragen.

Literatur

1. Alexander, J. W., Windhorst, D. B., Good, R. A.: Improved tests for the evaluation of neutrophil function in human disease. J. Lab. Clin. Med. **72,** 136 (1968)
2. Baehner, R. L., Neiburger, R. G., Johnson, D. E. et al.: Transient bactericidal defect of peripheral blood phagocytes from children with acute lymphoblastic leukemia receiving craniospinal irradiation. New Engl. J. Med. **289,** 1209 (1973)
3. Boyden, S.: The chemotactic effect of mixtures of antibody and antigen on polymorphonuclear leukocytes. J. exp. Med. **115,** 453 (1962)
4. Bodey, G. B., Buckley, M., Sathe, Y. S. et al.: Quantitative relationship between circulating leukocytes and infection in patients with acute leukemia. Ann. Intern. Med. **64,** 328 (1966)
5. Clark, R. A., Kimball, H. R.: Defective granulocyte chemotaxis in the Chediak-Higashi Syndrome. J. Clin Invest. **51,** 769 (1972)
6. Cline, M. J.: A new white cell test which measures individual phagocyte function in a mixed leukocyte population. I. A neutrophil defect in acute myelocytic leukemia. J. Lab. Clin. Med. **81,** 311 (1973).
7. Gallin, J. I., Clark, R. A., Kimball, H. R.: Granulocyte chemotaxis: an improved in vitro method employing ^{51}Cr.labeled granulocytes. J. Immunol. **110,** 233 (1973)
8. Golde, D. W., Cline, M. J.: Regulation of granulopoiesis. New Engl. J. Med. **291,** 1388 (1974)
9. Hill, H. R., Ochs, H. D., Quie, P. G. et al.: Defect in neutrophil granulocyte chemotaxis in Job's syndrome. Lancet **1974 II,** 617
10. Jungi, W. F., Rhomberg, W. U., Peters, W. et al.: Beeinflussung der Granulozytenfunktion durch Corticosteroide: Therapeutische Konsequenzen? Schweiz. Med. Wschr. **101,** 1790 (1971)
11. Keller, H. U., Hess, M. W., Cottier, H.: Physiology of Chemotaxis and Random Motility. Sem. Hemat. **12,** 47 (1975)
12. Klebanoff, S. J.: Myeloperoxydase contribution of the microbicidal activity in intact leukocyte. Science **169,** 1095 (1970)
13. Koch, Ch.: Neutrophil function in vitro. Acta path. microbiol. scand., Sect. **82,** 127 (1974)
14. Lehrer, R. I., Cline, M. J.: Interaction of candida albicans with human leukocytes and serum. J. Bacteriol. **98,** 996 (1969)
15. Lindenban, J., Lieber, C. S.: Hematologic effects of alcohol in man in absence of nutritional deficiency. N. Engl. J. Med. **279,** 333 (1969)
16. Mayr, A. C., Jungi, W. F., Senn, H. J. et al.: Bestimmung der granulozytären Knochenmarks-Reserve mit Etiocholanolone bei soliden Tumoren und Hämoblastosen. Schweiz. Med. Wschr. **102,** 1608 (1972)
17. Miescher, P. A.: Problematik und klinische Bedeutung der Leukozytenfunktionstestung. Klin. Wschr. **50,** 359 (1973)
18. Miller, M. E., Oski, F. A., Harris, H. B.: Lazy leukocyte syndrome: a new disorder of neutrophil function. Lancet **1971 I,** 665
19. Montgomery, J. Z., Kalmanson, G. M., Guze, L. B.: Leukocyte phagocytosis and serum bactericidal activity in renal failure. Amer. J. Med. Sci. **246,** 385 (1972)
20. Mowat, A. G., Baum, J.: Chemotaxis of polymorphonuclear leukocytes from patients with diabetes mellitus. N. Engl. J. Med. **284,** 621 (1971)
21. Mowat, A. G., Baum, J.: Chemotaxis of polymorphonuclear leukocytes from patients with rheumatoid arthritis. J. Clin. Invest. **50,** 2541 (1972)
22. Nagjar, V. A., Constantopoulos, A.: A new phagocytosis-stimulating tetrapeptide hormone. Tuftsin, and its role in disease. J. Reticuloendoth. Soc. **12,** 197 (1972)
23. Niethammer, D., Wildfeuer, A., Kleihauer, E., Haferkamp, O.: Granulozyten-Dysfunktion: 1. Angeborene Störungen. Klin. Wschr. **53,** 643 (1975)
24. Niethammer, D., Wildfeuer, A., Kleihauer, E., Haferkamp, O.: Granulozyten-Dysfunktion: 2. Erworbene Störungen. Klin. Wschr. **53,** 739 (1975)
25. Panizzon, R., Senn, H. J.: Muramidaseaktivität in Leukozyten und Plasma bei Krankheiten mit verminderter Infektabwehr. Klin. Wschr. **51,** 383 (1973)
26. Park, B. H., Fiking, S. M., Smithwick, E. M.: Infection and NBT-reduction by neutrophils. Lancet **1968 II,** 532
27. Peters, W., Holland, J. F., Rhomberg, W., Senn, H. J., et al.: Influence of short-term topical and systemic corticosteroids on localized leukocyte mobilization. New Engl. J. Med. **286,** 342 (1972)

28. Pincus, S. H., Klebanoff, S. J.: Quantitative leukocyte iodination. New Engl. J. Med. **284,** 744 (1971)
29. Rebuck, J. W., Crowley, J. H.: A method of studying leukocyte functions in vivo. Ann. N. Y. Acad. Sci. **59,** 757 (1955)
30. Schlegel, R. J., Bellanti, J. A.: Leucocyte-G-6-PD deficiency and bactericidal activity. Lancet **1970 I,** 677
31. Schlegel, R. J.: Chronic granulomatous disease 1974. J. Amer. med. Ass. **231,** 615 (1975)
32. Senn, H. J., Holland, J. F., Banerjee, T. K.: Kinetic and comparative studies of localized leukocyte mobilization in normal man. J. Lab. Clin. Med. **74,** 742 (1969)
33. Senn, H. J., Chu, B., O'Malley, J. et al.: Experimental and clinical studies on muramidase (Lysozyme). Acta haemat. **44,** 65 (1970)
34. Senn, H. J.: Infektabwehr bei Hämoblastosen. Exp. Med. Path., Klinik Band 36. Berlin—Heidelberg—New York: Springer 1972
35. Senn, H. J., Jungi, W. F.: Neutrophil migration in health and disease. Sem. Hemat. **12,** 27 (1975)
36. Senn, H. J.: Die methodische und klinische Problematik der Leukozyten-Transfusion. Dtsch. Med. Wschr. **100,** 839 (1975)
37. Solberg, C. O.: Influence of phenylbutazone on the phagocytic and bacterial activities of neutrophil granulocytes. Acta path. microbiol. scand., Sect. **82,** 258 (1974)
38. Steigbiegel, R. T., Johnson, P. K., Remington, J. S.: The nitroblue tetrazolium reduction test versus conventional hematology in the diagnosis of bacterial infection. New Engl. J. Med. **290,** 235 (1974)
39. Stossel, T. P.: Evaluation of opsonic and leukocyte function with a spectrophotometric test in patients with infection and with phagocytic disorders. Blood **42,** 121 (1973)
40. Stossel, T. P.: Phagocytosis. New Engl. J. Med. **290,** 717 (1974)
41. Strauss, R. R., Paul, B. B., Sbarra, A. J.: Effect of phenylbutazone on phagocytosis and intracellular killing by guinea pig polymorphonuclear leukocytes. J. Bact. **96,** 1982 (1968)
42. Wanzin, G. L., Wanzin, J.: The NBT-Test: Erratic Behavior in Acute Leukemia. Blut **31,** 133 (1975)
43. Ward, P. A.: Leukotactic factors in health and disease. J. Path. **64,** 521 (1971)
44. Warden, G. D., Mason, A. D., Pruitt, B. A.: Evaluation of leukocyte chemotaxis in vitro in thermally injured patients. J. Clin. Invest. **54,** 1001 (1974)
45. Weissman, G.: Lysosomes. Blood **24,** 594 (1964)
46. Westerhausen, M., Meuret, G., Senn, H. J. et al.: Determination of the bacteriostatic capacity of neutrophils and monocytes in mixed cell populations. Blut **34,** 223 (1977)

Screening-Methoden zur Erfassung von Funktionsstörungen der Leukozyten

B. Bültmann, W. Schachenmayr, A. Wildfeuer und O. Haferkamp

Abteilung für Pathologie der Universität Ulm

Für die Resistenz und speziell die Infektabwehr sind beim Menschen eine Reihe von körpereigenen Systemen verantwortlich, zu denen — um nur die wichtigsten zu nennen — das Immunsystem, das Komplementsystem sowie die bei der zellulären Entzündungsreaktion beteiligten Granulozyten und Monozyten bzw. Makrophagen gehören. Fehlt einer dieser Faktoren oder ist er in seiner Funktion geschwächt, resultiert hieraus ein „schutzloser Organismus" [4], d. h. die Patienten leiden an gehäuften und klinisch schwer, z. T. sogar tödlich verlaufenden Infektionen. In den letzten Jahren sind nun eine Reihe von in vitro-Methoden entwickelt worden, die es ermöglichen, das Vorhandensein bzw. die Funktionsfähigkeit der einzelnen körpereigenen Abwehrsysteme zu überprüfen. Aus der Vielzahl der technisch z. T. recht aufwendigen und diffizilen Methoden wurden einige Teste ausgewählt, die als Suchmethoden zur Erfassung sog. Abwehrdefekte eingesetzt werden.

Von einem Patienten mit klinisch begründetem Verdacht auf einen Abwehrdefekt wird sowohl heparinisiertes Venenblut als auch Serum benötigt (s. Abb. 1). Das Serum wird einerseits für die quantitative Bestimmung der Immunglobuline IgG, IgA und IgM, der 3. und 4. Komplementkomponente jeweils nach der Mancini-Technik [12] verwendet, darüberhinaus wird noch der „alternate pathway of complement" [2] sowie die gesamthämolytische Komplementaktivität in Form des CH-50-Tests [14] und der Titer der Isoagglutinine [3] bestimmt. Nach Auswertung all dieser Serumuntersuchungen ist eine Aussage über die Funktionsfähigkeit des humoralen Immunsystems und des Komplementsystems möglich.

Bei den Granulozyten werden die bei einer bakteriellen Infektion in vivo ablaufenden Vorgänge in verschiedenen in vitro-Testen nachvollzogen. Die Überprüfung der chemotaktischen Reaktionsfähigkeit der Granulozyten erfolgt

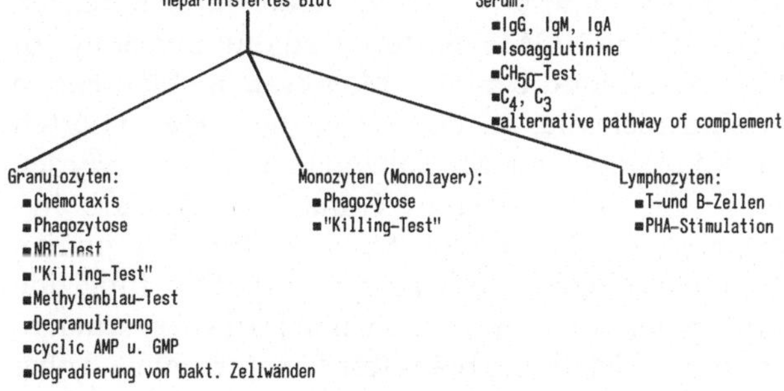

Abb. 1. In vitro-Methoden zur Erfassung von Abwehrdefekten

nach der Technik von Ward [19] in der modifizierten Boydenkammer, wobei patienteneigenes oder AB-Pool-Serum, dessen Komplementsystem mittels Muschelglykogen oder Zymosan aktiviert worden ist, als chemotaktisch aktives Substrat dient, auf dessen Reiz hin die Granulozyten durch den Filter in einem quantitativ bestimmbaren Maße auf die Oberfläche wandern. Durch diese Untersuchungen können Komplementdefekte erfaßt werden und Störungen, die im Granulozyten selbst lokalisiert sind, z. B. das „Lazy-Leukocyte-Syndrom". In einem nächsten Schritt wird die Fähigkeit der Granulozyten überprüft, unter in vitro-Bedingungen lebende Bakterien — in der Regel Staphylococcus aureus — zu phagozytieren. Hierzu werden den Granulozyten lebende Bakterien angeboten und in bestimmten Zeitabständen anhand von Semidünnschnitten der Phagozytoseindex bestimmt. Die Semidünnschnitt-Technik ist erforderlich, weil in normalen Ausstrichen eine exakte Beurteilung der intrazellulären Lage der Bakterien kaum möglich ist. Darüber hinaus steht das Material für weiterführende elektronenmikroskopische Untersuchungen zur Verfügung. Beim Phagozytosevorgang kommt es als Ausdruck der aktiven Zell-Leistung zur Erhöhung des oxydativen Zellstoffwechsels. Dieser biochemische Vorgang kann semiquantitativ mit dem Nitroblau-Tetrazoliumtest nach Preisig und Hitzig [18] erfaßt werden. Eine der Hauptaufgaben des Granulozyten besteht in vivo darin, die phagozytierten Erreger abzutöten und damit die Infektion zu stoppen. Die Abtötungsfähigkeit wird in vitro mit der Technik von Mandell und Hook [13] in Form des „Killing-Test" überprüft, indem den Granulozyten im Verhältnis 1:1 lebende Staphylokokken oder andere Bakterien angeboten werden und in bestimmten Zeitabständen aus dieser Suspension Proben entnommen werden. Mit Hilfe der Agar-Kolonie-Zähltechnik wird dann die Zahl der intrazellulär überlebenden Erreger ermittelt. Zur Absicherung der Ergebnisse des „Killing-Test" ist es erforderlich, zusätzliche Parameter zu berücksichtigen, z. B. die spontane Fähigkeit des nicht-hitzeinaktivierten Serums, gramnegative Bakterien abzutöten. Darüberhinaus ist der Nachweis, daß die bei der Untersuchung verwendeten Patientenseren antibiotikafrei sind, genau so wichtig, wie die Tatsache, daß der Granulozyt die angebotenen lebenden Erreger auch tatsächlich phagozytiert hat. Die elektronenoptische Untersuchung der Zellen im Ablauf des Phagozytosevorganges kann Störungen der Phagosom- und Phagolysosombildung aufdecken. Der quantitative Nachweis wichtiger lysosomaler Enzyme, z. B. Myeloperoxydase, Lysozym, β-Glukuronidase oder der Laktatdehydrogenase (Zytoplasma-Marker) nach der Methode von Henson [7], gibt weitere Aufschlüsse über den Vorgang der Degranulierung. Die zur Zeit durchgeführten Bestimmungen des zyklischen AMP und GMP mittels Radioimmunassay [6] erlauben vielleicht weitere Aussagen über die an den Membranen ablaufenden Vorgänge. Die Granulozyten sind nicht nur in der Lage, die phagozytierten Erreger abzutöten, sondern auch in limitiertem Maß abzubauen. Hierzu werden — in ausgewählten Einzelfällen — den Granulozyten ^{14}C-markierte C-Carbohydrat-freie Streptokokkenzellwände angeboten, als Substrat für das in den primären und sekundären Granula lokalisierte Lysozym [8]. Die fungizide Wirkung der Granulozyten wird in der von Lehrer und Cline [10] vorgeschlagenen Versuchsanordnung mit dem „Methylenblau-Test" untersucht, wobei gleichzeitig der qualitative Gehalt der Granulozyten an Myeloperoxydase, einem

Enzym, das für die Abtötungsfähigkeit der Granulozyten bei Pilzinfektionen von Bedeutung ist und von dem ein Defekt bei Patienten beschrieben wurde [11], mit histochemischen Methoden überprüft wird. Es ist darauf hinzuweisen, daß bei den Granulozytenfunktionstesten immer die Granulozyten gesunder Versuchspersonen mituntersucht werden — zur Ausschaltung technischer Fehlermöglichkeiten —, und daß darüber hinaus die Teste sowohl im autologen Patientenserum und in einem standardisierten AB-Pool-Serum durchgeführt werden, um serumabhängige Defekte z. B. Opsonindefekte oder serumabhängige Abtötungsdefekte [5] zu erfassen bzw. auszuschließen.

Bei den Monozyten werden nur 2 Zellfunktionen überprüft, nämlich die Fähigkeit dieser Zellen, lebende Bakterien zu phagozytieren und abzutöten. Hierzu werden jedoch keine Suspensionskulturen, sondern Monolayerkulturen verwendet. Die Bestimmung der Abtötungsrate von Staphylokokken erfolgt ebenfalls mit der Agar-Kolonie-Zähltechnik.

Bei den Lymphozyten wird der Gehalt an T- und B-Zellen mit dem Rosettentest [9] bestimmt, wobei die Funktionsfähigkeit der T-Lymphozyten, die für das zellgebundene Immunsystem verantwortlich sind, mit Hilfe der PHA-Stimulation [1] überprüft wird.

Die bisher aufgezählten in vitro-Teste ermöglichen es, die wichtigsten und häufigsten bisher bekannten Abwehrdefekte zu erfassen. Bei pathologischem Ausfall einer oder mehrerer dieser Methoden ist es erforderlich, die Resultate zu überprüfen und falls nötig durch weitere Spezialuntersuchungen zu ergänzen. Eine endgültige Diagnose auf einen primären, d. h. angeborenen oder sekundären, d. h. erworbenen Abwehrdefekt kann jedoch nie allein aufgrund der experimentellen Ergebnisse gestellt werden, sondern muß im engsten Kontakt mit der Klinik erarbeitet werden, wobei die Anamnese, die klinischen Untersuchungsbefunde, Laborwerte, mikrobiologische und bioptische Untersuchungen und auch therapeutische Maßnahmen zu berücksichtigen sind. In den letzten vier Jahren wurden mit diesem Testprogramm ungefähr 400 Patienten mit klinisch mehr oder minder begründetem Verdacht auf einen Abwehrdefekt untersucht, wobei nahezu ein komplettes Spektrum sowohl primärer als auch sekundärer Abwehrdefekte diagnostiziert werden konnte: angefangen von Immundefekten über Komplementdefekte bis hin zu Granulozytenfunktionsstörungen unterschiedlichster Genese, Befunde, die in einer Reihe von Kasuistiken bzw. Übersichtsarbeiten publiziert wurden [5, 15, 16, 17].

Literatur

1. Goldberg, M. L., Rosenau, W., Burke, C. G.: Fractionation of phytohemagglutinin. I. Purification of the RNA and DNA synthesis-stimulating substances and evidence that they are not proteins. Proc. Nat. Acad. Sci. **69,** 283 (1969)
2. Götze, O.: Proteases of the Properdin System. In: Proteases and Biological Control, p. 255. Cold Spring Harbor Laboratory, 1975
3. Grundbacher, F. J.: Quantity of hemolytic anti-A and anti-B individuals of a human population. Z. Immunforsch. **134,** 317 (1967)
4. Haferkamp, O.: Der schutzlose Organismus. Dtsch. Med. Wschr. **99,** 203 (1974)

5. Haferkamp, O., Bültmann, B., Kleeberg, U. R., Haas, R. J., Borowski, K., Wildfeuer, A., Schachenmayr, W., Heymer, B., Niethammer, D., Kleihauer, E.: Serumabhängige Funktionsstörungen von Granulocyten. Dtsch. Med. Wschr. **99**, 182 (1974)
6. Harper, J. F., Brödler, G.: Fentomole sensitive radioimmunoassay for cyclic AMP and cyclic GMP after 2'0 acetylation by acetic anhydride in aqueous solution. J. Cyclic Nucleotide Res. **1**, 207 (1975)
7. Henson, P. M.: The immunological release of constituents from neutrophil leukocytes. J. Immunol. **107**, 1546 (1971)
8. Heymer, B., Spanel, R., Haferkamp, O.: Biologische Aktivität bakterieller Zellwände. Immunität u. Infektion **5**, 232 (1975)
9. Jondal, M., Holm, G., Wigzell, H.: Surface markers on human T- and B-lymphocytes. J. exp. Med. **136**, 207 (1972)
10. Lehrer, R. J., Cline, M. B.: Interaction of Candida albicans with human leucocytes and serum. J. Bact. **89**, 896 (1969).
11. Lehrer, R. J.: The fungicidal activity of human leukocytes. In: Phagocytic mechanisms in health and disease (R. C. Williams, H. H. Fudenberg, eds.). Stuttgart: Thieme 1972
12. Mancini, G., Carbonara, A., Heremans, F. J.: Immunochemical quantitation of antigens by single radial immunodiffusion. Immunochemistry **2**, 235 (1965)
13. Mandell, G. L., Hook, E. W.: Leukocytic function in chronic granulomatous disease of childhood. Amer. J. Med. **47**, 473 (1969)
14. Mayer, M. M.: Complement and complementfixation. In: Experimental Immunochemistry (E. A. Kabat, M. M. Mayer, eds.), 2nd ed. Springfield/Ill.: Thomas 1961
15. Niethammer, D., Wildfeuer, A., Kleihauer, E., Haferkamp, O.: Granulocytendysfunktion I. Angeborene Störungen. Klin. Wschr. **53**, 643 (1975)
16. Niethammer, D., Wildfeuer, A., Kleihauer, E., Haferkamp, O.: Granulocytendysfunktion II. Erworbene Störungen. Klin. Wschr. **53**, 739 (1975)
17. Niethammer, D., Haas, R. J., Kohne, E., Kleihauer, E., Wildfeuer, A., Bültmann, B., Schachenmayr, W., Haferkamp, O.: Störungen der Granulocytendysfunktion bei Kindern mit gehäuften Infektionen. Wschr. Kinderheilk. **124**, 590 (1976)
18. Preisig, E., Hitzig, W. H.: Nitroblue-Tetrazolium test for the detection of chronic granulomatous disease-technical modification. Europ. J. Clin. Invest. **1**, 409 (1971)
19. Ward, P. A., Cochrane, C. G., Müller-Eberhard, H. J.: The role of serum complement in chemotaxis of leukocytes in vitro. J. exp. Med. **122**, 327 (1965)

Bakteriostatische Aktivität der Neutrophilen und der Monozyten und ihre Störungen[1]

M. Westerhausen, G. Meuret, H. J. Senn, B. Rohner und H. Behbudi

Abt. f. Hämatologie und Onkologie, Med. Klinik C, Kantonsspital St. Gallen, Schweiz

Um zu überleben, braucht der Organismus funktionstüchtige Phagozyten. Die deletären Folgen der Agranulozytose oder die Komplikationen bei angeborenen Granulozytendefekten sind bekannt und gefürchtet. Weniger gut bekannt sind erworbene, eventuell passagere Funktionsstörungen der Phagozyten.

In St. Gallen wurde ein Bakterizidietest von Cline [1] modifiziert [5]. Prinzip des Tests:

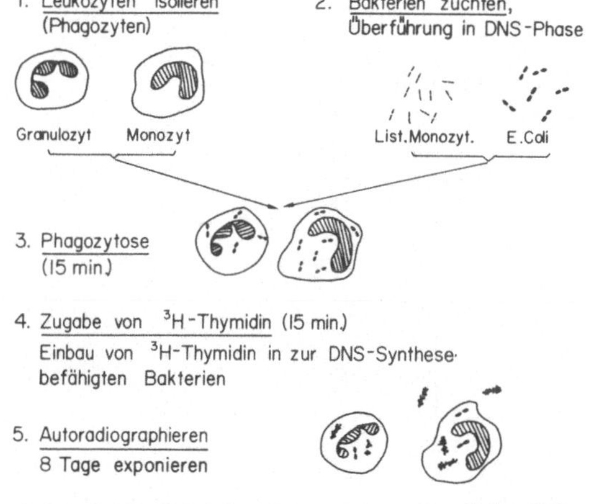

Abb. 1. Test Prinzip

Bakterien werden in die DNS-Phase gebracht (Log-Phase) und mit Blutleukozyten zusammengegeben. Nach 15minütiger Inkubation, in der die Bakterien zum größten Teil phagozytiert werden, setzt man 5 µCi H_3-Thymidin zu. Alle Keime, die noch in der DNS-Synthese sind, auch die intrazellulär gelegenen, nehmen H_3-Thymidin auf. Ist der DNS-Stoffwechsel aber geschädigt, so sind die Bakterien dazu nicht mehr in der Lage. Vergleicht man nun den Markierungsindex der extrazellulären Keime mit dem der intrazellulären, so kann ein Bakteriostase-Index bestimmt werden.

Als Testkeim diente ein Stamm von E. Coli.

Die Ergebnisse der Untersuchungen verschiedener Normalpersonen und Patienten sind in den folgenden Abbildungen dargestellt:

[1] Mit Unterstützung d. Schweiz. Nationalfonds, Projekt-Nr. 3.0480.73

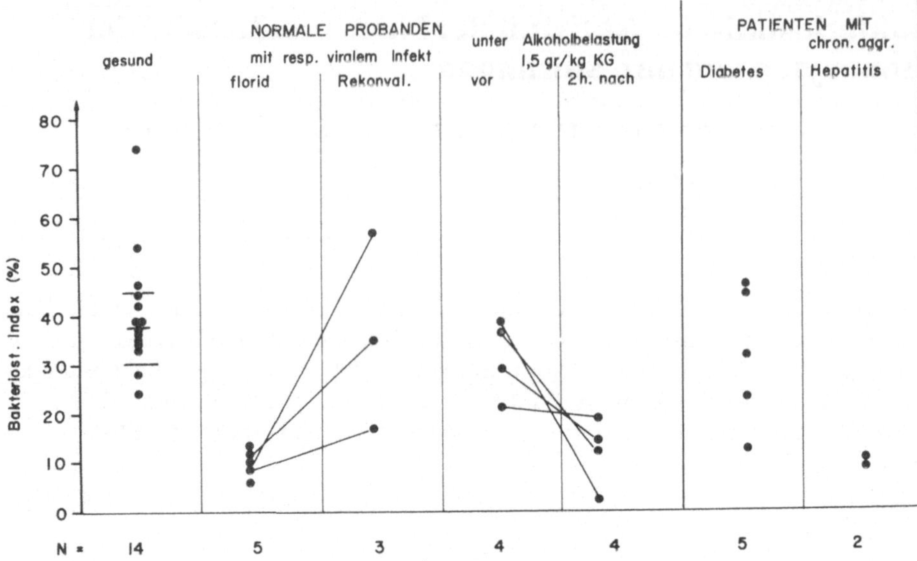

Abb. 2 Bakteriostatischer Effekt der Granulozyten auf E. Coli

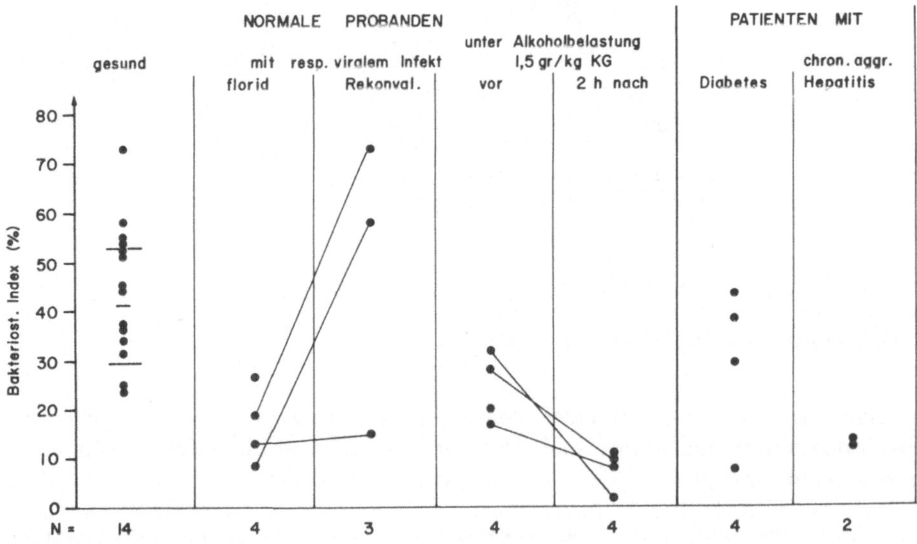

Abb. 3. Bakteriostatischer Effekt der Monozyten auf E. Coli

Die Streubreite des bakteriostatischen Indexes ist bei Normalpersonen relativ groß. Auffällig ist die verminderte bakteriostatische Aktivität der Granulozyten und der Monozyten bei banalen viralen Infekten der oberen Luftwege. In der Rekonvaleszenz steigt der Index wieder an. Auch bei akuter Alkoholintoxikation kommt es zu einer deutlichen Verminderung der bakteriostatischen Aktivität. Die Phagozytenfunktion bessert sich dann nach mehreren Stunden wieder.

Auch bei einigen Patienten mit Diabetes mellitus wurden erniedrigte

Indexwerte festgestellt. Eine eindrückliche Reduktion des Indexes fand man bei Patienten mit chronisch aggressiver Hepatitis.

Der Funktionstest mißt also die intrazelluläre Bakterienschädigung. Er erlaubt eine Aussage über den letzten Schritt der Bakterieneliminierung, nachdem Chemotaxis und Phagozytose vorausgegangen sind.

Mit diesem Test läßt sich überraschend häufig eine Störung der bakteriostatischen Funktion der Granulozyten und Monozyten bei den verschiedensten Erkrankungen nachweisen.

Welchen Stellenwert diese Befunde in der Praxis einnehmen, läßt sich bei den vorläufigen Ergebnissen noch nicht endgültig sagen.

Wenn man berücksichtigt, daß die Bakterizidie oder die Bakteriostase der Phagozyten ein besonders stoffwechselintensives Geschehen ist [2], ist es nicht verwunderlich, daß bei konsumierenden Erkrankungen, wie z. B. bei der chronisch aggressiven Hepatitis oder der Leberzirrhose diese Leukozytenfunktion gestört ist. Gleiches gilt für die Alkoholintoxikation.

Die Befunde bei den viralen Erkrankungen sind von besonderem Interesse, werden diesen Infekten doch in der Praxis Schrittmacherfunktionen für bakterielle Superinfektionen zugeschrieben. Zu der lokalen Alteration und Auflockerung der Schleimhaut kommt dann noch eine Störung der Leukozytenfunktion. Als weitere Komplikation tritt häufig noch eine postinfektiöse Anergie als Störung der zellulären Immunität auf. Besonders ungünstig ist die Kombination einer Leukozytenstörung mit einer Störung des Immunsystems.

Außer zur Störung der Bakteriostase führen Viren in vitro und in vivo auch zur Störung der Chemotaxis [3, 4].

Die bisherigen Befunde passen gut zu den altbekannten Erfahrungen in der Praxis, daß z. B. Infektanfälligkeit besteht nach Viruserkrankungen, bei Alkoholabusus, bei chronischer Hepatitis usw.

Literatur

1. Cline, M. J.: A new white cell test which measures individual phagocyte function in a mixed leukocyte population. I. A neutrophil defect in acute myelocytic leukemia. J. Lab. Clin. Med. **81,** 311 (1972)
2. Klebanoff, S. J.: Antimicrobial mechanisms in neutrophilic polymorphonuclear leukocytes. Sem. Hemat. **12,** 117 (1975)
3. Kleinerman, E. S., Snyderman, R., Daniels, C. A.: Depressed monocyte chemotaxis during acute influenza infection. Lancet **1975/II,** 1063
4. Larson, H. E., Blades, R.: Impairment of human polymorphonuclear leucocyte function by influenza virus. Lancet **1976/I,** 283
5. Meuret, G., Westerhausen, M., Senn, H. J., Pagon, S., Behbudi, H.: Determination of the bacteriostatic capacity of neutrophils and monocytes in mixed cell populations. Blut **34,** 223 (1977)

Monozytopoese, Makrophagenumsatz bei entzündlichen und malignen Erkrankungen[1]

G. Meuret, E. Schmitt, H. J. Senn und G. Hoffmann
Unter technischer Mitarbeit von G. Fust und U. Volkermann

Medizinische Klinik, St.-Elisabethen-Krankenhaus, Ravensburg,
Medizinische Klinik C, Kantonsspital, St. Gallen und Abteilung für Nuklearmedizin der
Medizinischen Universitätsklinik, Freiburg im Breisgau

Zusammenfassung

Im Gebiet entzündlicher Erkrankungen und maligner Tumoren akkumulieren sich Makrophagen. Sie stammen von den Blutmonozyten ab und werden durch verschiedene humorale Faktoren, zu denen Komplementkomponenten, Kinine und Lymphokine gehören, rekrutiert. Diese Makrophagen stellen Effektorzellen dar, die bei der Elimination entzündlicher Noxen und von Tumorzellen eine entscheidende Rolle spielen. Diese Funktion ist häufig mit einem gesteigerten Makrophagenbedarf verbunden. Er wird praktisch ausschließlich durch Rekrutierung junger Makrophagen aus Blutmonozyten gedeckt. Der Makrophagenverbrauch wird somit durch die Proliferationsaktivität der Monozytopoese reflektiert.

Entzündliche Erkrankungen: Bestimmungen der monozytopoetischen Proliferationsaktivität bei verschiedenen entzündlichen Krankheiten zeigten, daß der Makrophagenkonsum mit folgender Reihenfolge zunimmt: (1) Sarkoidose; (2) Psoriasis vulgaris, Colitis ulcerosa, Morbus Crohn; (3) gastro-duodenale Ulcera; (4) chronisch ekzematöse Hautkrankheiten; (5) Tuberkulose; (6) akute Entzündungsreaktionen. — Die Sarkoidose stellt damit ein „low turnover"-Granulom dar; die Tuberkulose dagegen ein „high turnover"-Granulom.

Maligne Erkrankungen: Bei unbehandelten Patienten mit verschiedenen Malignomen stieg der Makrophagenbedarf in folgender Reihenfolge an: (1) Maligne Lymphome vom Typ der Lymphosarkome und der Retikulumzellsarkome; (2) Mammakarzinom; (3) Lymphogranulomatose; (4) Mycosis fungoides. In der Remission normalisierten sich die Werte weitgehend; während der BCG-„Immunstimulation" war kein eindeutiger Anstieg feststellbar.

Summary

Macrophages accumulate at the site of inflammatory and malignant diseases. They origin from blood monocytes and are recruited by humoral factors including complement components, kinines, and lymphokines. These macrophages repre-

[1] Die vorliegende Arbeit wurde durch den Schweizerischen Nationalfonds Kredit Nr. 3.785–0.76, die Deutsche Forschungsgemeinschaft und die Kind-Philipp-Stiftung unterstützt

sent effector cells which play an important role in the elimination of inflammatory agents or tumor cells. Generally this function is accompanied by an increase in the macrophage demand which is almost exclusively covered by the recruitment of blood monocytes. Therefore, macrophage consumption is reflected by the proliferation activity of monocytopoiesis.

Inflammatory diseases: The monocytopoietic proliferation activity observed in various inflammatory diseases indicated that the macrophage demand increases in the following order: (1) sarcoidosis; (2) psoriasis vulgaris, colitis ulcerosa, Crohn's disease; (3) gastric or duodenal ulcera; (4) chronic eczematous diseases; (5) tuberculosis; (6) acute inflammatory reactions. Thus, sardoidosis represents a „low turnover granuloma" whereas tuberculosis is an example of a „high turnover granuloma".

Malignant diseases: In untreated patients with different malignomas macrophage consumption increased in the following order: (1) lymphosarcoma, reticulum cell sarcoma; (2) breast cancer; (3) Hodgkin's disease; (4) mycosis fungoides. Macrophage demand normalized during the remission of the disease; „immunostimulation" by BCG-scarification did not result in a measurable rise in macrophage consumption.

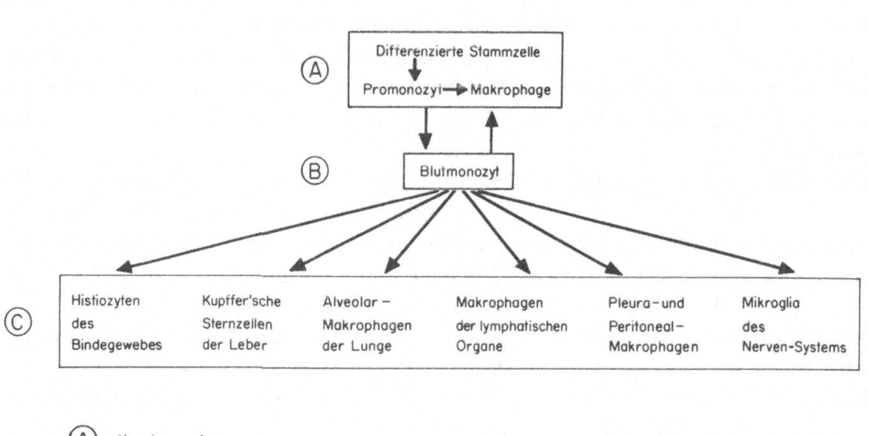

Abb. 1. Derzeit gültiges Konzept des Monozyten-Makrophagen-Systems — das „Mononuclear Phagocyte System" [9]

Der Begriff „Makrophagen" umfaßt alle Nachfahren der Blutmonozyten, unabhängig davon, ob diese Zellen zum Zeitpunkt der Beobachtung phagozytieren oder sich in einem funktionellen Ruhezustand befinden [9]. Außer den im gesunden Organismus vorkommenden Makrophagen (Abb. 1), gehören zu dieser Zellgattung auch Entzündungsmakrophagen, Epitheloidzellen und mehrkernige Entzündungsriesenzellen [14, 30, 31].

Die Pathogenese der Makrophagenakkumulation ist vielfältig. Bei Speicherkrankheiten basiert sie auf kongenitalen Defekten kataboler Enzyme in den Makrophagen oder auf einer Substratüberladung. Bei den malignen Histiozytosen, z. B. dem Abt-Letterer-Siwe-Syndrom und der medullären Histiozytose, ist die Ursache der exzessiven Makrophagenvermehrung nicht bekannt. Meist jedoch steht die Makrophageninfiltration des Gewebes mit entzündlichen und immunologischen Reaktionen in Zusammenhang. In der Regel werden die Makrophagen durch beide Mechanismen gleichzeitig angelockt, da entzündliche Noxen häufig nicht nur als Irritans, sondern auch als Antigen wirken [3] (Abb. 2).

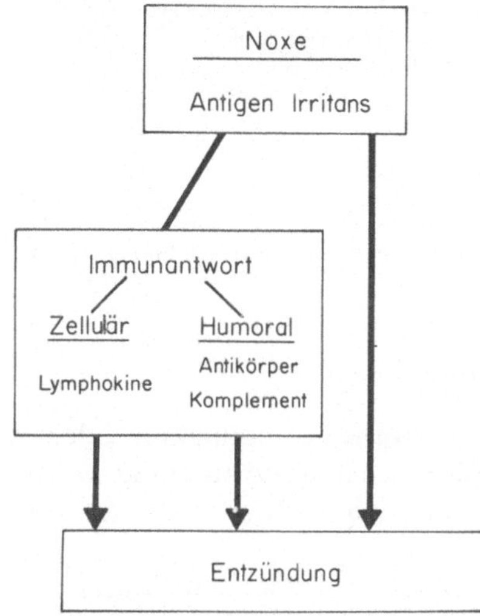

Abb. 2. Noxe und Entzündung [3]

Die Irritans-bedingte Entzündungsreaktion

Ein Irritans lädiert das Gewebe und löst damit eine komplexe Kettenreaktion aus, die schließlich zur Ansammlung von Entzündungszellen am Reaktionsort führt. Eine unmittelbare Folge der Gewebsläsion ist die Kontaktaktivierung des Hageman-Faktors XII. Dem aktivierten Hageman-Faktor XIIa kommt eine zentrale Stellung innerhalb des Reaktionsgefüges zu, das sich aus dem Gerinnungs-, dem Plasmin-, dem Komplement- und dem Kinin-bildenden System zusammensetzt [2, 25] (Abb. 3). Der aktivierte Hageman-Faktor aktiviert das Gerinnungssystem und das Plasminsystem. Auf diese Weise nimmt gleichzeitig die Fibrinsynthese und die Fibrinolyse zu.

Das hydrolytisch wirksame Plasmin spaltet nicht nur Fibrin, sondern auch Komplement und den Hageman-Faktor. Hierdurch wird das Komplement- und das Kinin-bildende System aktiviert und es entstehen Entzündungsmediatoren. Es handelt sich vor allem um chemotaktische Komplementkomponenten, wie C_{5a}, um Kallikrein und Bradykinin. Diese Mediatoren erhöhen die Gefäßpermeabilität, rekrutieren Makrophagen aus Blutmonozyten und verstärken ihre Phagozytoseaktivität. Die Makrophagen verstärken die Reaktion durch Sekretion von Komplementkomponenten, Prostaglandin und lysosomalen Enzymen.

                                    G. Meuret et al.

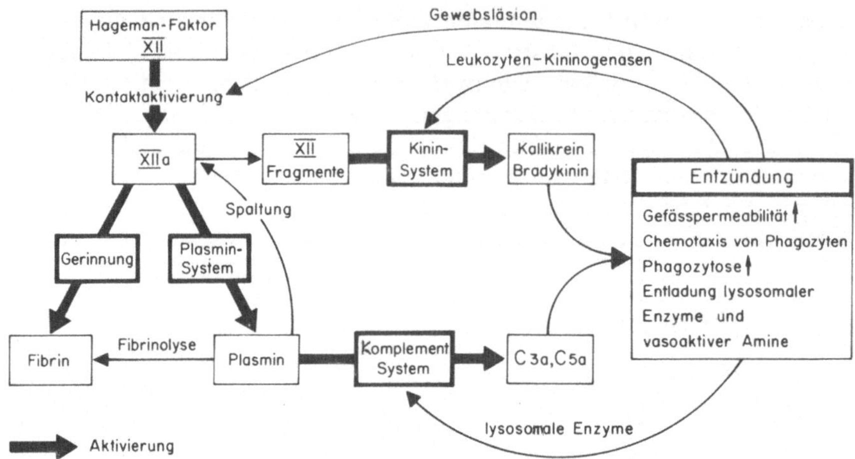

Abb. 3. Ein Irritans kann eine Kontaktaktivierung des Hageman-Faktors induzieren und damit eine Kettenreaktion auslösen, die zur Entzündung führt

Die immunologisch bedingte Entzündungsreaktion

Häufig enthält das endzündliche Agens selbst antigene Komponenten oder es setzt im Rahmen der Gewebsläsion und Entzündungsreaktion Autoantigene frei. Die Antigene induzieren in der Regel sowohl immunologische Reaktionen vom humoralen als auch vom zellulären Typ.

Die bei Reaktionen der humoralen Immunität entstehenden Antikörper schädigen das Antigen unter Aktivierung und Beteiligung des Komplementsystems. Durch die Antikörper können bestimmte Lymphozyten, die „Killerzellen", eine gegen das Antigen gerichtete Zytotoxizität erwerben. Wiederum führen die bei der Gewebsschädigung entstehenden Mediatoren und chemotaktisch wirksamen Immunkomplexe zur Anhäufung von Entzündungszellen am Reaktionsort.

Im Rahmen der zellulären Immunantwort entstehen sensibilisierte und zytotoxische T-Lymphozyten. Sie sind dazu befähigt, ein zelluläres immunogenes Target direkt anzugreifen. Der Angriff wird dadurch verstärkt, daß die sensibilisierten T-Lymphozyten bei der Proliferation und/oder nach dem Antigenkontakt humorale Mediatoren, die Lymphokine, sezernieren. Lymphokine rekrutieren immunologisch unspezifische Makrophagen aus Blutmonozyten (chemotactic factor), halten diese am Reaktionsort fest (migrition inhibition factor) und verleihen ihnen eine Antigen-spezifische Zytotoxizität und eine hohe Phagozytoseaktivität (macrophage-arming-, -cytotoxicity-, -activating factors) [7, 8, 13, 29].

Immunologische Reaktionen vom zellulären Typ sind einerseits primär mit der Bildung von Chemotaxinen (Lymphokinen) verknüpft, andererseits führen sie durch Gewebsläsion auch sekundär zur Entstehung von Entzündungsmediatoren. Folge ist wiederum die Makrophagenrekrutierung aus Blutmonozyten, wobei Makrophagen die Effektorzellen der Reaktion darstellen, die letztlich für die Beseitigung des Antigens verantwortlich sind.

Die Makrophagenkinetik bei Entzündungsreaktionen

Bei akuten Entzündungen wird der Reaktionsort erstmals durch Makrophagen besiedelt. Alle diese Makrophagen werden aus Blutmonozyten rekrutiert [21, 30]. Persistiert die Entzündung über längere Zeit, so treten zwei weitere Komponenten in Kraft, die zur Erhaltung des Makrophagenbestandes am Entzündungsherd beitragen: die Selbsterneuerung der Makrophagen durch Makrophagenproliferation und die Selektion langlebiger Makrophagen [27]. Chronische Entzündungen entstehen, wenn die Makrophagen nicht in der Lage sind, das entzündliche Agens zu eliminieren, oder möglicherweise auch dadurch, daß sich der entzündliche Prozeß der Kontrolle durch die Regulationsmechanismen entzieht. Der Makrophagenverbrauch chronischer Entzündungen wird in erster Linie durch die Absterberate der Makrophagen bestimmt. Sie nimmt zu, wenn die Makrophagen mit Makrophagen-toxischen Substraten, wie z. B. SiO_2, konfrontiert werden, oder wenn, wie z. B. bei der Tuberkulose, eine besonders hohe funktionelle Belastung erfolgt.

Spector [30] beschrieb zwei Prototypen chronischer Entzündungen, die sich in bezug auf den Makrophagenumsatz kontrovers verhalten: das „high turnover granuloma" und das „low turnover granuloma" (Tabelle 1). Granulome mit hohem Makrophagenumsatz haben einen hohen Bedarf an jungen Makrophagen. Er wird in erster Linie durch die Makrophagenrekrutierung aus Blutmonozyten, z. T. aber auch durch Makrophagenproliferation gedeckt. In Granulomen mit niederem Makrophagenumsatz ist die Rekrutierung junger Zellen und die Proliferation in loco gering; die Makrophagenpopulation des Entzündungsgebietes wird vorwiegend durch Selektion langlebiger Makrophagen erhalten.

Makrophagen und Malignome

Maligne Tumoren enthalten unterschiedliche Mengen von Makrophagen [4—6, 10]. Da die Blutmonozytenzahl bzw. der Monozytenumsatz [4] parallel dem Makrophagengehalt wachsender Tumoren ansteigt, und da im Tumor selbst keine Makrophagenmitosen nachweisbar sind, ist anzunehmen, daß die intratumoralen Makrophagen praktisch ausschließlich aus Blutmonozyten entstehen. Die Rekrutierung der Makrophagen aus Blutmonozyten tritt im Rahmen immunologischer, gegen den Tumor gerichteter Reaktionen auf, an der die T-Lymphozyten bzw. die von ihnen sezernierten Lymphokine, maßgeblich beteiligt sind [7, 8]. Bei diesen Reaktionen der zellulären Immunität kommt den Makrophagen die Rolle der Effektorzellen zu, die aufgrund ihrer Zytotoxizität die Tumorzellen zunächst beim Zell-zu-Zell-Kontakt schädigen und sie dann phagozytieren.

Bei transplantierten Tumoren wurde beobachtet, daß die Tendenz zur Metastasierung mit zunehmendem intratumoralem Makrophagengehalt abnimmt [5]. Die Feststellung, daß Patientinnen mit Mammakarzinomen länger überlebten, wenn die Lymphknoten im Drainagegebiet des Tumors eine Sinushistiozytose zeigen [12], spricht dafür, daß den Makrophagen auch bei den autochthonen Tumoren des Menschen eine antitumorale Bedeutung zukommt. Die Versuche, diesen Effekt zu verstärken und ihn therapeutisch zu nutzen, reichen bis in den Anfang dieses Jahrhunderts zurück [27].

Tabelle 1. Erhaltung des Makrophagenbestandes im Gebiet chronischer Entzündungen (nach W. G. Spector, Ser. Haemat. **3,** 132 (1970)

	„High Turnover Granuloma"	„Low Turnover Granuloma"
Monozyten-Rekrutierung	+++	(+)
Makrophagen-Proliferation	+	(+)
Langlebige Makrophagen	−	+++

Die Kompensation des Makrophagenbedarfs

Entzündungsreaktionen gehen mit einer Zunahme des Makrophagenbedarfs einher. Er wird durch mehrere Regulationsmechanismen kompensiert. Die wichtigste Kompensationsmöglichkeit ist die Steigerung der Monozytenproduktion. Diese erfolgt: (1) durch Erhöhung der Stammzelldifferenzierungsrate; (2) durch Steigerung der Proliferationsaktivität der Monoblasten und der Promonozyten; und (3) durch vorzeitige Entlassung der Zellen vom Knochenmark ins Blut [16, 17, 19, 23] (Abb. 4).

Die Mechanismen (2) und (3) gewährleisten eine Kurzzeit-Adaptation der Monozytenproduktion an eine akute Steigerung des Monozytenbedarfs, wie sie bei akuten Entzündungsreaktionen auftritt [23]. Hierbei wird durch eine Verkürzung der Zellzykluszeit eine Erhöhung der Zellteilungsfrequenz der monozytopoetischen Präkursoren erreicht, wodurch die Zellflußratenverstärkung ansteigt (Abb. 5). Der vorzeitige Zelltransit ins Blut verkürzt den mittleren Zellaufenthalt im Knochenmark.

Die lokale Makrophagenproliferation scheint nur einen geringen Beitrag zur

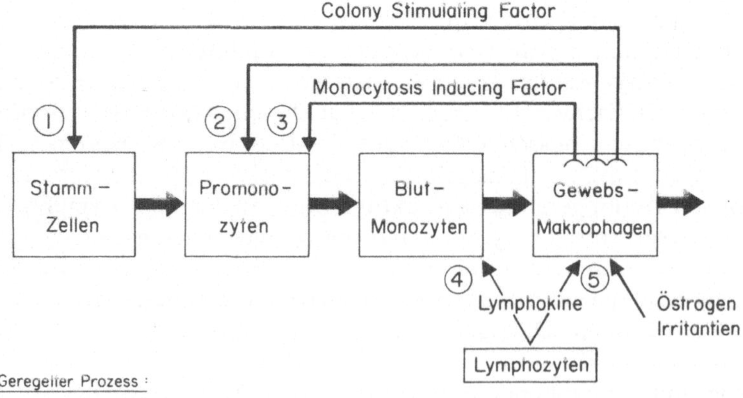

Abb. 4. Regulation der Monozytopoese [16, 19]

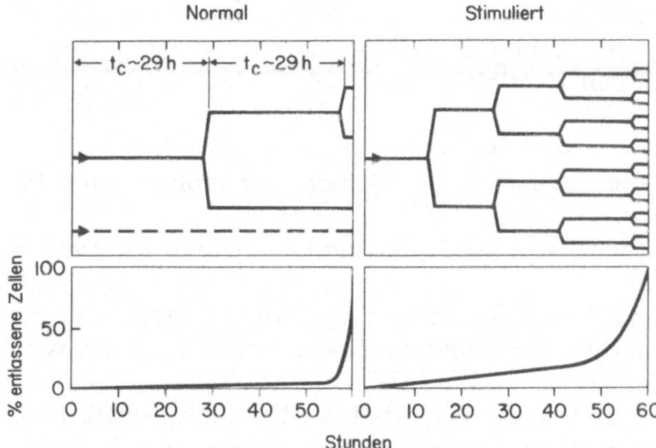

Abb. 5. Modell der Monozytopoese. Nach ihrer Differenzierung aus Stammzellen reifen und proliferieren die monozytopoetischen Zellen im Knochenmark. Bei Stimulation nimmt die Proliferation zu und der Zelltransit ins Blut verschiebt sich zugunsten junger Formen [16]

Deckung des Makrophagenkonsums zu leisten. Diese Annahme beruht auf folgenden 3 Beobachtungen: (1) Nur frisch aus Blutmonozyten rekrutierte Makrophagen synthetisieren DNS [30]: (2) Schon direkt nach dem Einsetzen der Makrophagenproliferation treten Anomalien im Karyotyp auf, die in der Folge rasch zunehmen [14, 31]. (3) In tuberkulösen Granulomen bei Mäusen durchlaufen die Makrophagen nur 1—2 Zellteilungen [28].

In den letzten Jahren wurden mehrere humorale Faktoren beschrieben, die wahrscheinlich an der Regulation der Monozyten- und Makrophagen-Produktion beteiligt sind. Es handelt sich um folgende Aktivitäten: (1) Den Colony Stimulating Factor (CSF). Er besteht aus mehreren Komponenten mit unterschiedlicher Molekülgröße und biologischer Funktion. Diese Aktivitäten werden hauptsächlich von Makrophagen [15] und aktivierten T-Lymphozyten sezerniert [1]. Auf Stammzellebene modulieren sie die Stammzelldifferenzierung zu Vorstufen der Monozytopoese und Granulozytopoese [15]; auf Makrophagenebene stimulieren sie wahrscheinlich die Makrophagenproliferation (macrophage growth promoting activity) [32]. (2) Den Monocytosis Inducing Factor, der sowohl die Proliferationsaktivität der Monoblasten und der Promonozyten stimuliert, als auch den Zelltransit ins Blut zugunsten unreifer Zellformen verschiebt [33]. Dieser thermolabile Faktor, dessen Molekulargewicht zwischen 30000—50000 liegt, wurde im Serum von Mäusen nach Induktion einer Entzündung nachgewiesen. (3) Lymphokine, welche die Proliferation und funktionelle Aktivität der Makrophagen variieren.

Manifestationen der stimulierten Monozytopoese

Bei akuten und chronischen Entzündungen, bei Infektionskrankheiten, immunologischen und malignen Erkrankungen kann eine stimulierte Monozytopoese auftreten. Sie manifestiert sich regelmäßig durch ein ähnliches Reaktionsmuster [16—19, 22]:

(1) Zunahme der mononukleären Phagozyten im Knochenmark (der Begriff „mononukleäre Phagozyten" umfaßt hier alle monozytopoetischen Zellen, die sich mit Hilfe der NaF-sensiblen Naphthol-AS-D-Azetat-Esterase identifizieren lassen).

(2) Verschiebung der Fraktionen morphologisch unterschiedlicher Typen mononukleärer Phagozyten zugunsten der kleinen und großen rund- bis ovalkernigen Formen.

(3) Zunahme der DNS-Syntheseaktivität der mononukleären Phagozyten des Knochenmarks.

(4) Zunahme der Fraktion DNS-synthetisierender Blutmonozyten (Abb. 6).

(5) Zunahme der Fraktion rund- bis ovalkerniger Blutmonozyten auf Kosten der Gelapptkernigen (Abb. 6).

(6) Zunahme der Aktivitätsindizes der Naphthol-AS-D-Chloroazetatesterase der Blutmonozyten (Abb. 6). Diese Veränderung tritt erst nach mehrtätiger Stimulation der Monozytopoese auf.

(7) Abnahme der Aktivitätsindizes der NaF-sensiblen unspezifischen Esterase (Abb. 6).

(8) Zunahme der Blutmonozytenzahl. Hierbei handelt es sich um einen relativ unzuverlässigen Indikator, da er nicht ausschließlich von der Monozytenproduktion, sondern gleichzeitig auch von der Monozyten-Utilisation und -Margination beeinflußt wird.

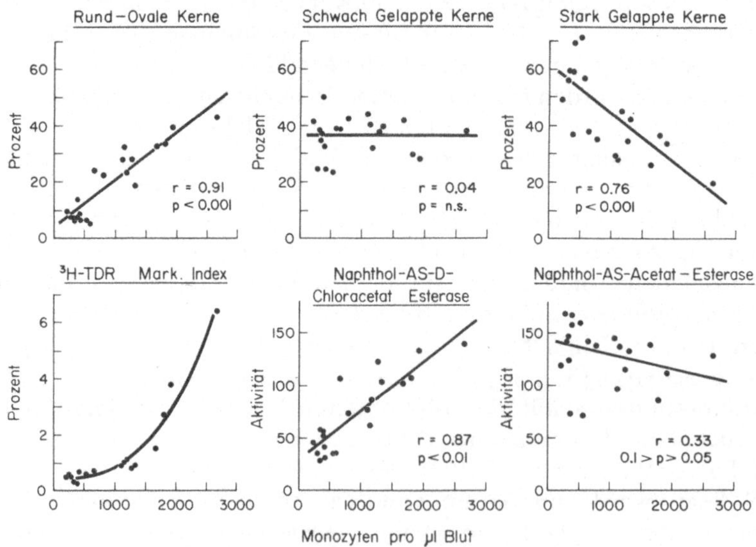

Abb. 6. Manifestationen des verfrühten Zelltransits vom Knochenmark ins Blut („Linksverschiebung"), wie er der monozytopoetischen Hyperproliferation parallel geht

Die Bestimmung des Makrophagenverbrauchs

Zur Zeit stehen keine für Patientenuntersuchungen geeignete Methoden zur Verfügung, die eine exakte Bestimmung des Makrophagenbedarfs ermöglichen.

Hierfür käme z. B. eine kombinierte Messung der Monozytenumsatzrate und der lokalen Makrophagengeburtsrate im Gewebe in Betracht. Die Monozytenumsatzrate läßt sich zwar beim Menschen bestimmen [18], doch scheint die Messung des zweiten Parameters außerhalb der klinisch durchführbaren Untersuchungsmöglichkeiten zu liegen. Das Problem vereinfacht sich jedoch wesentlich, wenn das Untersuchungsziel auf eine grobe Schätzung des Makrophagenbedarfs eingeschränkt wird. Dann kann auf die Bestimmung der lokalen Makrophagenentstehung durch Makrophagenproliferation verzichtet werden, da diese Größe wahrscheinlich nur wenig zur Deckung des Makrophagenverbrauchs beiträgt und da sie darüber hinaus direkt von der Größe der Monozytenrekrutierung aus Blutmonozyten abhängt, denn nur frisch rekrutierte Makrophagen proliferieren. Es kann daher angenommen werden, daß die Makrophagenumsatzrate durch Monozytenrekrutierung, bzw. die Monozytenumsatzrate, die Monozytenproduktionsrate, oder die monozytopoetische Stimulation repräsentativ reflektiert wird. Die Bestimmung der monozytopoetischen Stimulation ist die am wenigsten eingreifende Untersuchung. Hierzu werden lediglich eine Knochenmark- und eine Blutprobe benötigt, mit deren Hilfe sich die oben angegebenen Indikatoren der monozytopoetischen Stimulation ermitteln lassen [20, 22, 26].

In den beiden folgenden Abschnitten werden Ergebnisse verschiedener entzündlicher und maligner Krankheiten berichtet. Um eine Datenüberladung zu vermeiden, werden lediglich die Medianwerte von zwei der bestimmten Parameter, der Fraktion mononukleärer Phagozyten des Knochenmarks und deren DNS-Syntheseaktivität angegeben (Tabelle 2). Das Produkt beider Werte geht der Monozytengeburtsrate im Proliferationsspeicher der Monozytopoese parallel. Es wurde im Parameter der „monozytopoetischen Proliferationsaktivität" mit den Normalwerten verglichen. Verschiedene Ergebnisse wurden bereits anderswo detailliert publiziert [20, 22, 23, 26].

Der Makrophagenverbrauch bei bestimmten entzündlichen Erkrankungen

Bei unbehandelter Sarkoidose wich die monozytopoetische Proliferationsaktivität nicht relevant von der Norm ab (Tabelle 2). Der Makrophagenverbrauch des Sarkoidose-Granuloms ist also gering; es handelt sich dabei um ein „low turnover"-Granulom. Ein bei der Ätiologie dieser Krankheit beteiligtes Agens müßte somit eine geringe Makrophagen-Toxizität besitzen.

Bei generalisierter Psoriasis vulgaris, florider Colitis ulcerosa und Morbus Crohn lag eine mäßig gesteigerte monozytopoetische Proliferationsaktivität vor, was auf einen geringgradig vermehrten Makrophagenverbrauch schließen läßt. Dieses Ergebnis ist bemerkenswert, da die untersuchten Patienten weit ausgedehnte Entzündungsreaktionen aufwiesen. Diese Befunde lassen vermuten, daß bei den erwähnten Krankheiten langlebige Makrophagen selektioniert werden. Die gleichartigen Befunde der Monozytopoese bei Colitis ulcerosa und Morbus Crohn stehen auch im Einklang mit den bei beiden Erkrankungen ähnlich leicht erhöhten Lysozymwerten im Serum [24]. Sie stehen im Gegensatz zu dem bereits mehrfach widerlegten Bericht einer selektiven Zunahme der Lysozymaktivität beim Morbus Crohn [11].

Tabelle 2. Die monozytopoetische Proliferationsaktivität bei entzündlichen und malignen Erkrankungen im Vergleich zu Gesunden (Medianwerte)

Diagnose	MNP[a] im Mark		Monozytopoet. Aktivität[c]
	(%)	^{3}H-TDR L.I.[b] (%)	
Normal	2,8	12,1	1,0
Entzündliche Erkrankungen			
Psoriasis vulgaris	2,7	21,0	1,7
Ekzematöse Erkrankungen	6,1	21,1	3,8
Colitis ulcerosa	3,9	18,1	1,8
Gastroduodenale Ulzera (U)	4,7	23,0	3,2
U 13 Std. postoperativ	6,3	32,4	5,7
Granulom-bildende Erkrankungen			
Sarkoidose	3,6	10,5	1,1
Morbus Crohn	3,7	16,3	1,8
Tuberkulose	5,9	20,1	3,5
Maligne Erkrankungen			
Mammakarzinom (MK)	4,0	17,3	2,8
MK in Remission plus BCG	4,5	9,4	1,2
Lympho-, Retikulosarkom	3,0	14,6	0,8
Lymphogranulomatose (Lgr)	6,4	20,0	3,7
Lgr in Remission	3,6	14,0	1,4
Mycosis fungoides	4,7	34,0	5,3

[a] MNP = Mononukleäre Phagozyten
[b] ^{3}H-Thymidin Markierungsindex
[c] $\dfrac{\text{MNP} \times {}^3\text{H-TDR L.I. des individuellen Patienten}}{\text{MNP} \times {}^3\text{H-TDR L.I. des Normalkollektivs (Median)}}$

Gemäß der deutlich gesteigerten monozytopoetischen Proliferationsaktivität liegt bei chronischen gastro-duodenalen Ulzera und besonders bei der unbehandelten Tuberkulose ein hoher Makrophagenverbrauch vor. Das tuberkulöse Granulom ist damit ein Beispiel für ein »high turnover«-Granulom. Durch den hohen Makrophagenverbrauch entsteht auch das verkäsende Zentrum tuberkulöser Granulome, denn hier sammeln sich die abgestorbenen Makrophagen an. Der Makrophagenbedarf der unbehandelten Tuberkulose wurde von akuten Entzündungsreaktionen, die durch partielle Gastrektomien induziert wurden, noch übertroffen.

Maligne Erkrankungen

Auch bei unbehandelten Malignomen lag eine mehr oder minder stark ausgeprägte monozytopoetische Hyperproliferation vor. Beim unbehandelten Mammakarzinom war die monozytopoetische Proliferationsaktivität geringgradig gesteigert (Tabelle 2). Bei Non-Hodgkin-Lymphomen vom Typ der Lymphosarkome und Retikulumzellsarkome streuten die Werte sehr stark um

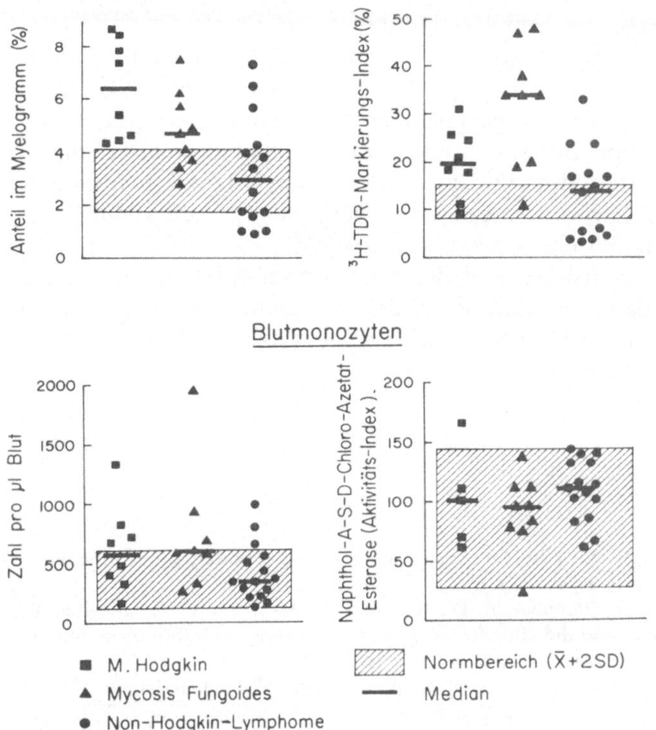

Abb. 7. Monozytopoetische Proliferationsaktivität bei Hodgkin- und Non-Hodgkin-Lymphomen

den Normbereich (Abb. 7). Beim Morbus Hodgkin und der Mycosis fungoides waren sie eindeutig gesteigert. Nach Mastektomie und bei Patienten mit Morbus Hodgkin in Remission trat eine weitgehende Normalisierung ein. An dieser Tatsache änderte auch die postoperative BCG-Immunstimulation, die bei Patienten mit Mammakarzinom durchgeführt wurde, nichts. Ähnliche Befunde wurden auch bei Patienten mit malignem Melanom erhoben, die in der postoperativen Phase entweder durch BCG-Skarifikation alleine oder in Kombination mit DTIC behandelt wurden. Die erste Gruppe zeigte bis zum 8. Monat der BCG-Therapie hochnormale Blutmonozytenzahlen mit einem hochnormalen Anteil unreifer Monozyten. Später fielen die Werte in den mittleren oder den unteren Normbereich ab. Bei kombinierter Chemo-Immunotherapie lagen beide Parameter von Anfang an im unteren Normbereich.

Die bei unbehandelten Malignomen auftretende monozytopoetische Hyperproliferation kompensiert wahrscheinlich einen gesteigerten Makrophagenverbrauch, der durch Reaktionen der Tumorimmunität hervorgerufen wird. Diese Reaktionen scheinen beim Morbus Hodgkin und bei der Mycosis fungoides eine hohe Intensität zu erreichen, da hier ein besonders hoher Makrophagenkonsum vorlag. Möglicherweise stehen diese Befunde in Zusammenhang mit dem meist protrahierten natürlichen Verlauf dieser Krankheiten, bei dem die Dissemination in der Regel später erfolgt als bei Lympho- und Retikulumzellsarkomen, die mit einem geringeren Makrophagenverbrauch einhergehen.

Die Tatsache, daß bei fortgeschrittenem Morbus Hodgkin die Hauttestreaktionen vom verzögerten Typ häufig negativ ausfallen, scheint nicht im Einklang zu stehen mit der hier festgestellten gesteigerten Monozyten- bzw. Makrophagenproduktion. Verschiedene Befunde sprechen dafür, daß in dieser Situation der Tumor mit der Hauttestreaktion um die zur Verfügung stehenden Makrophagen konkurriert und daß ihm die Hauptmenge zufließt [4]. Außerdem liegen Hinweise für eine Störung der Chemotaxis vor [29, 32].

In der Remission normalisierte sich die Monozytopoese weitgehend. Die BCG-Skarifikation war dann, zumindest bei den hier untersuchten Fällen von Mammakarzinom und malignem Melanom, nicht in der Lage, den Makrophagenverbrauch über die Norm zu steigern.

Literatur

1. Chervenick, P. A., Ruscetti, F. W.: Lymphocyte derived granulocyte colony stimulating factor. Abstr., 16th Int. Congr. Hemat. Kyoto (1976)
2. Cochrane, C. G., Revak, S. D., Wuepper, K. D., Johnston, A., Morrison, D. C., Ulevitch, R.: Activation of Hageman factor and the kinin forming, intrinsic clotting, and fibrinolytic systems. Advanc. Bioscienc. **12,** 237 (1974)
3. Cohen, S., Ward, P. A., Bigazzi, P. E.: Cell cooperation in cell-mediated immunity. In: Mechanisms of cell-mediated immunity (S. Cohen, ed.), p. 331. New York: Wiley 1974
4. Eccles, S. A., Alexander, P.: Sequestration of macrophages in growing tumors and its effect on the immunological capacity of the host. Brit. J. Cancer **30,** 42 (1974)
5. Eccles, S. A., Alexander, P.: Macrophage content of tumors in relation to metastatic spread and host immune reaction. Nature **250,** 667 (1974)
6. Evans, R.: Macrophages in syngeneic animal tumors. Transplantation **14,** 468 (1972)
7. Evans, R., Alexander, P.: Mechanism of immunologically specific killing of tumor cells by macrophages. Nature **236,** 168 (1972)
8. Evans, R., Alexander, P.: Mechanisms of extracellular killing of nucleated mammalian cells by macrophages. In: Immunobiology of the macrophage (D. S. Nelson, ed.), p. 535. New York: Academic Press 1976
9. v. Furth, R., Cohn, Z. A., Hirsch, J. G., Spector, W. G., Langevoort, H. O.: The mononuclear phagocyte System: a new classification of macrophages, monocytes and their precursor cells. Bull. Wld. Hlth. Org. **46,** 845 (1972)
10. Gauci, C. L., Alexander, P.: The macrophage content of some human tumors. Cancer Letters **1,** 29 (1975)
11. Falchuk, K. R., Perrotto, J. L., Isselbacher, K. J.: Serum lysozyme in Crohn's disease and ulcerative colitis. New Engl. J. Med. **299,** 395 (1975)
12. Hunter, R. L., Ferguson, D. J., Coppleson, L. W.: Survival with mammary cancer related to the interaction of germinal center hyperplasia and sinus histiocytosis in axillary and internal mammary lymph nodes. Cancer **36,** 528 (1975)
13. Lohmann-Mattes, M. L.: Introduction of macrophage-mediated cytotoxicity. In: Immunobiology of the macrophage (D. S. Nelson, ed.), p. 464. New York: Academic Press 1976
14. Mariano, M., Spector, W. G.: The formation and properties of macrophage polykaryous (inflammatory giant cells). J. Path. **113,** 1 (1974)
15. Metcalf, D.: Regulation of granulocyte and monocyte-macrophage proliferation by colony stimulating factor (CSF): a review. Exp. Hemat. **1,** 185 (1973)
16. Meuret, G.: Human monocytopoiesis. Exp. Hemat. **2,** 238 (1974)

17. Meuret, G.: Monozytopoese beim Menschen. Blut, Suppl. Nr. 13 (1974)
18. Meuret, G., Hoffmann, G.: Monocyte kinetic studies in normal and disease states. Brit. J. Haemat. **24,** 275 (1973)
19. Meuret, G., Bammert, J., Hoffmann, G.: Kinetics of human monocytopoiesis. Blood **44,** 801 (1974)
20. Meuret, G., Batara, E., Fürste, H. O.: Monocytopoiesis in normal man: pool size, proliferation activity and DNA synthesis time of promonocytes. Acta haemat. **54, 261 (1975)**
21. Meuret, G., Marwedel, A., Brand, E. T.: Makrophagenrekrutierung aus Blutmonozyten bei Entzündungsreaktionen der Haut. Arch. Derm. Forsch. **245,** 254 (1972)
22. Meuret, G., Schmitt, E., Hagedorn, M.: Monocytopoiesis in chronic eczematous diseases, psoriasis vulgaris, and mycosis fungoides. J. Invest. Dermatol. **66,** 22 (1976)
23. Meuret, G., Detel, U., Kilz, H. P., Senn, H. J., van Lessen, H.: Human monocytopoiesis in acute and chronic inflammation. Acta Haemat. **54,** 328 (1975)
24. Pounder, R. E., Avella, J. R., McCallum, H., Misiewicz, J. J.: Serum lysozyme in inflammatory bowel disease. Lancet **1975,** 228
25. Ratnoff, O. D.: Some relationships among hemostasis, fibrinolytic phenomena, immunity, and the inflammatory response. Advanc. Immunol. **10,** 145 (1969)
26. Schmitt, E., Meuret, G., Stix, L.: Monocyte recruitment in tuberculosis and sarcoidosis. Brit. J. Haemat. **35,** 1 (1977)
27. Shaw, B.: The doctor's dilemma. 1906
28. Shima, K., Dannenberg, A. M. jr., Ando, M., Chandrasekhar, S., Seluzicki, J. A., Fabrikant, J. I.: Macrophage accumulation, division, maturation, and digestive and microbicidal capacity in tuberculous lesions. I. Studies involving their incorporation of tritiated thymidine and their content of lysosomal enzymes and bacilli. Am. J. Pathol. **67,** 159 (1972)
29. Synderman, R., Mergenhagen, S. E.: Chemotaxis of macrophages. In: Immunobiology of the macrophage (D. S. Nelson, ed.), p. 323. New York: Academic Press 1976
30. Spector, W. G.: The macrophage in inflammation. Ser. Haemat. **3,** 132 (1970)
31. Spector, W. G., Mariano, M.: Macrophage behaviour in experimental granulomas. In: Mononuclear phagocytes in immunity, infection, and pathology (R. v. Furth, ed.), p. 927. Oxford: Blackwell 1975
32. Stanley, E. R., Cifone, M., Heard, P. M., Defendi, V.: Factors regulating macrophage production and growth: identity of colony stimulating factor and macrophage growth factor. J. exp. Med. **143** (1976)
33. Thomson, D. M. P., Eccles, S., Alexander, P.: Antibodies and soluble tumor-specific antigens in blood and lymph of rat with chemically induced sarcomata. Brit. J. Cancer **28,** 6 (1973)

Granulozytenfunktionsstörungen bei Dauerdialysepatienten

W. Fereberger, W. Gießauf, F. P. Robier und H. Schenk

Medizinische Universitätsklinik, Graz

Bei Urämikern konnten in den letzten Jahren eine größere Anzahl von Leukozytenfunktionsstörungen nachgewiesen werden. So wurden neben einer serumabhängigen Störung der N.B.T.-Reduktion mit verminderter Stimulierbarkeit auf Endotoxin [7] herabgesetzte serum- und ultrafiltratunabhängige Phagozytosefähigkeit [1] neben einer gesteigerten Endotoxinsensitivität bei Untersuchungen der Phagozytosehemmung beschrieben. Weiters konnte eine Herabsetzung der Jodierung in Anwesenheit von Urämieserum festgestellt werden [8]. 1968 wurde zum ersten Mal von Kaplow und Goffinet auf eine ausgeprägte passagere Neutropenie während der früheren Phase der Hämodialyse hingewiesen [3]. Trotz zahlreicher Deutungsversuche sind die genauen Ursachen für dieses Phänomen noch weitgehend unbekannt.

In der vorliegenden Untersuchung soll die Frage geprüft werden, ob auch einfache, leicht reproduzierbare Granulozytenfunktionsparameter im Laufe der Hämodialyse einer Änderung unterliegen.

Material und Methode

Bei 20 Dauerdialysepatienten wurden jeweils vor der Dialyse, sowie 15 Minuten, 2 Stunden und 7 Stunden nach Beginn der Dialyse aus dem arteriellen System (Plattendialysatoren Gambro Lundia major, 13,5 Mikron Membrandicke) unmittelbar nach der Blutentnahme folgende Parameter bestimmt:
1. Komplettes Blutbild (Blutkörperchenzählung Coulter Counter), Harnstoff Kreatinin, Gesamteiweiß, Astrup.
2. Alkalische Leukozytenphosphatase n. Merker
3. Myeloperoxydase n. Graham u. Knoll mit Verkürzung der Inkubationszeit auf 45 sec.
4. P.A.S.-Reaktion mit 10 min. Kurzinkubation im Aldehydreagens.
5. Unstimulierter und stimulierter N.B.T.-Test mit der Mikromethode n. Heyne et. al (2) in leicht modifizierter Form. (Ansatz in kleinen Plastikküvetten). Weiters zusätzlich Doppelinkubationen mit A.L.P. und Pox.
6. Prüfung der Leukozytenadhäsivität an Glaskugeln in Anlehnung an eine Hellem II-Methodik n. Niessner [6] für Thrombozyten. Heparinzusatz: 35 E/ml Vollblut, Laufzeit: 30 min., mittlere Kontaktzeit: 100 sec., Vorfüllen des Schlauches mit Patientenplasma.

Weiters wurden in 3 Fällen nach der Dialyse die Platten zerlegt, die Membranen in 500 ml physiologischer Kochsalzlösung gewaschen, die Waschflüssigkeit 10 min bei 1000 U/min zentrifugiert und das leukozytenreiche Sediment untersucht. Als Kontrolle wurden 7 gesunde Probanden verwendet.

Ergebnisse

Nach 15 min. beobachteten wir auf der arteriellen Seite des Blutkompartiments einen mittleren Abfall der Granulozyten auf etwa 18% der Ausgangswerte. Nach 2 Std. waren ähnliche Neutrophilenzahlen wie am Beginn festzustellen (s. Tabelle 1). Als Ursache des Neutrophilensturzes werden verschiedene Mechanismen diskutiert. Neben dem teilweise reversiblen Haften von größeren Granulozytenmengen an den Cuprophanmembranen, spielt dabei sicherlich eine Verschiebung in den marginalen Granulozytenpool eine größere Rolle [5]. Ein sicherer Nachweis leukopenieinduzierender Substanzen in der Dialysiermembran oder den Dialyseschläuchen gelang bisher nicht, wenngleich auch von Kleeberg et al. [4] einer in einem Plasma-, Serum-, und 10%igem Albuminmilieu lösliche Fraktion nach in vitro-Vordialysierung eine gewisse Bedeutung beigemessen wird. Bei unseren Untersuchungen zeigten lediglich die Werte der Adhäsivitätsbestimmung einen ähnlichen Kurvenverlauf, wie die Neutrophilenwerte (s. Tabelle 2).

Tabelle 1. Mittl. Neutrophilenzahlen während der Hämodialyse (n=20)

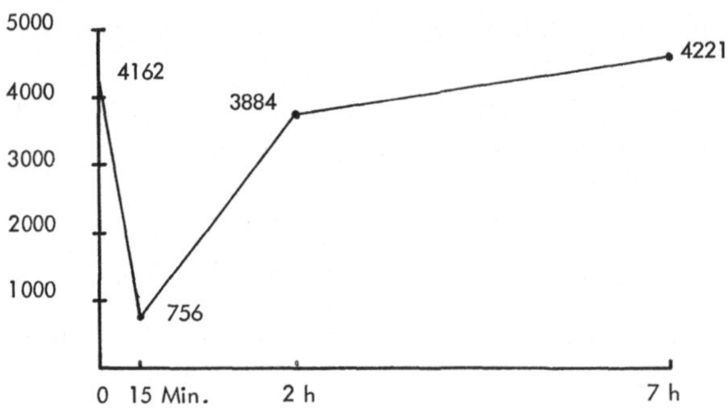

Tabelle 2. Mittelwerte der Leukozytenadhäsivität. n=20, ±s

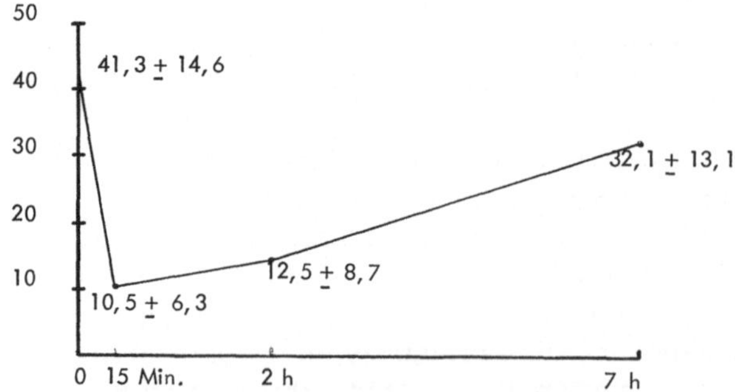

Es muß jedoch betont werden, daß die Methode insbesondere durch die in vitro-Heparinisierung erhebliche Ungenauigkeiten aufweist und die Schwankungsbreiten bei wiederholten Untersuchungen insbesondere durch unterschiedliche Restplasmamengen im glaskugelgefüllten Schlauch erheblich sein können.

Bei 7 Normalpersonen ermittelten wir Mittelwerte von $48,5 \pm 10,2$. Die Deutung des Befundes kann in erster Linie in einer Art mechanischer Funktion der Platte gesehen werden, wobei davon ausgegangen wird, daß Neutrophile mit normaler oder erhöhter Adhäsivität zurückgehalten wurden und die gemessenen „Restgranulozyten" entweder vom Beginn an eine erniedrigte Adhäsivität aufwiesen, oder infolge einer Plattenpassage eine Verminderung der Adhäsivität erfahren hatten. Bemerkenswerterweise zeigte eine Patientin mit Niereninsuffizienz bei einem reinen Leichtkettenplasmozytom vom Typ Kappa einen fast fehlenden Granulozytenabfall und nahezu fehlende Neutrophilenadhäsivität. Sie wurde bei der Berechnung der Mittelwerte nicht mitberücksichtigt.

Eine beständige Abnahme der Aktivitätsindizes ließ sich auch bei der A.L.P. nachweisen (s. Tabelle 3).

Obwohl die Variationsbreite auch hier relativ hoch war, konnten wir in allen Fällen einen deutlichen Abfall verzeichnen. Ursächlich wird hier der membranbedingte Durchtritt von toxischen Produkten, insbesondere von klein- und mittelmolekularen Substanzen sowie harnpflichtigen Substanzen bei Korrektur

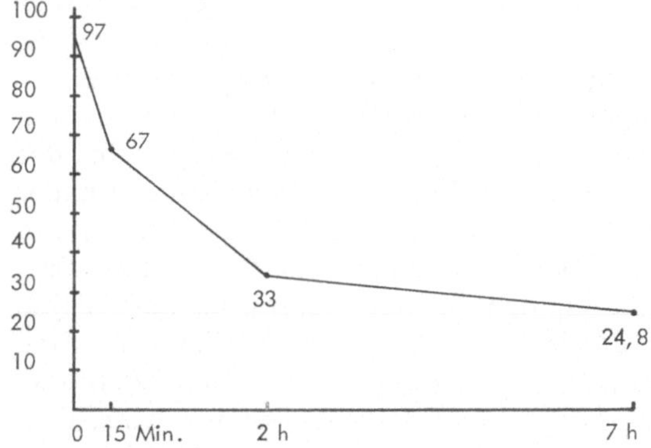

Tabelle 3. Mittelwerte der A.L.P. bei Dialysepatienten (n=20)

der Azidose eine Rolle spielen. Unsere Arbeitsgruppe beschäftigt sich derzeit damit, die toxischen Einflüsse der klein- und mittelmolekularen Substanzen zu studieren. Eine direkte Korrelation mit den fallenden Serumkreatininwerten konnte insbesondere bei den Verlaufskurven der einzelnen Patienten nicht festgestellt werden.

Während die Myeloperoxydase in einem wesentlich geringeren und statistisch nichtsignifikanten Ausmaß ähnliche Verhältnisse, wie die A.L.P. widerspiegelt, zeigte der Polysaccharidgehalt anhand der P.A.S.-Reaktion kaum nennenswerte Schwankungen (s. Tabelle 4). Immerhin zeigten auch noch die

	Pox	PAS
Beginn	226 ± 34	237 ± 29
15 Min. art.	210 ± 29	230 ± 21
2 h art.	181 ± 31	213 ± 17
7 h art.	189 ± 28	214 ± 34
Normalwerte n = 7	185 ± 26	221 ± 28

Tabelle 4. Mittelwerte des Pox- u. P.A.S.-Index während der Dialyse. n=20 $\pm$ s

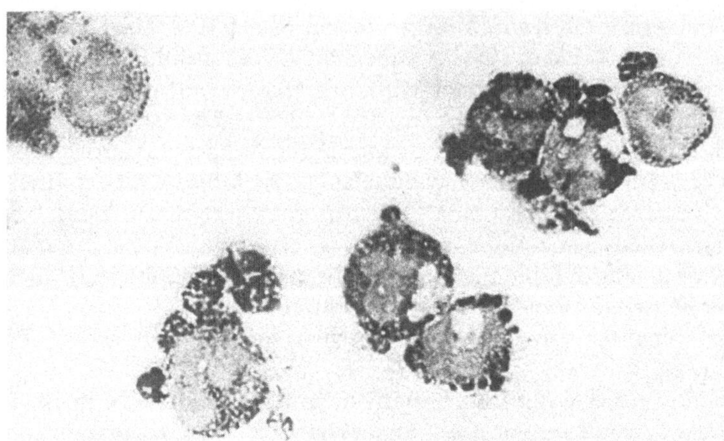

Abb. 1. Granulozyten, P.A.S.-Reaktion in der Dialysemembran-Waschflüssigkeit nach der Dialyse

Granulozyten von der Dialysemembranspülflüssigkeit einen erheblichen Polysaccharidgehalt (Abb. 1).

Der unstimulierte N.B.T.-Test zeigte stets erniedrigte Ausgangswerte, die sich im Verlauf der Dialyse nur unsignifikant änderten (s. Tabelle 5). Patienten mit manifesten bakteriellen Infekten wurden ausgenommen. Lediglich bei der Membranwaschflüssigkeit ließ sich ein erhöhter Index feststellen. Eine Stimulation mit Endotoxin wurde in dieser Versuchsanordnung nicht durchgeführt. Beim stimulierten N.B.T.-Test war eine signifikante Abnahme des Phagozytoseindex nach 2 Std. auffällig, die von einem langsamen Anstieg gegen Ende der Dialyse auf leicht unter den Ausgangswerten liegende Parameter gefolgt war. Eine zusätzliche Doppelinkubation mit A.L.P. und Pox bei semiquantitativer Indexbewertung der phagozytierten Granulozyten brachte keine weiteren Aufschlüsse, ebenso wie die Bestimmung der Reaktionsstärke im stimulierten N.B.T.-Test.

Bezüglich der Abnahme des Phagozytoseindex nach 2 Std. können verschiedene Mechanismen in Betracht gezogen werden. Da in vitro nicht heparinisiert wurde, und den kleinen in vivo-Dosen kein entscheidender Einfluß zukommen dürfte, könnten an der Dialysemembran alterierte rezirkulierende Granulozyten mit verminderter Phagozytosefähigkeit eine Erniedrigung bewirken.

Da weiters Weichmachersubstanzen trotz ständiger Verbesserung der Dialysegeräte erfahrungsgemäß nach 2 Std. vermehrt im Dialysesystem ausgespült

Tabelle 5. Mittelwerte im unstimulierten u. stimulierten N.B.T.-Test n=20 Platte (Sed. der Waschflüssigkeit): n=3

	Beginn	15 Min. art.	2 h art.	7 h art.	Platte
Phagozytoseindex	61	60	40	53	9
Phag. Reaktionsstärke	185	181	172	181	150
Doppelinkubation ALP	104	109	114	98	66
Doppelinkubation Pox	247	282	284	278	158
Unstimulierter N.B.T.-Test	1,7	3,1	2,1	2,7	41
NBT – Index	97	97	96	97	90

werden, ist auch dieser Faktor in Betracht zu ziehen. Diesbezügliche Untersuchungen sind in Vorbereitung.

Diskussion und Zusammenfassung

Die vorliegenden Untersuchungsergebnisse an Granulozyten bei Dauerdialysepatienten während der Hämodialyse sind als erste und vorläufige Ergebnisse zu betrachten, die weiterer Bestätigung bedürfen. Infekte gehören zu den Hauptkomplikationen bei Dauerdialysepatienten und neben Störungen der zellulären und humoralen Immunantwort können sicherlich auch granulozytäre Funktionsstörungen in der Reaktionskette des Abwehrmechanismus bei infektgefährdeten Dialysepatienten eine bedeutende Rolle spielen. Andererseits sind eine Fülle von hier nicht erwähnten Einflüssen auf die Granulozytenfunktion durch die Hämodialyse zu berücksichtigen. Zur weiteren Klärung dieser Frage sind neben der Einbeziehung entscheidender biochemischer Parameter, zusätzliche ausgedehnte Untersuchungen verschiedener Granulozytenfunktionen mit geeigneten Stimulations- und Inhibitionsverfahren n-ötig. Leider führt die Vielzahl von Modifikationen bei Funktionstestungen meist kaum zu vergleichbaren Ergebnissen. Bei den von uns gewählten Untersuchungen waren neben Einzelergebnissen, die wir hier nicht wiedergeben können, der rasche Abfall der Neutrophilenadhäsivität im in vitro-Heparinmilieu, der konstante Abfall der A.L.P., sowie eine Abnahme des Phagozytoseindex während des ersten Drittels der Dialysebehandlung auffallend. Eine bindende Klärung dieser Befunde wird erst durch weitere experimentelle Studien möglich sein.

Literatur

1. Brogan, T. D.: Phagocytosis by Polymorphnuclear Leucocytes from Patients with Renal Failure. Brit. Med. J. **1967,** 596
2. Heyne, K., Preisig, E., Hitzig, W. H.: Rapid and Simple Microtest for the Diagnosis of Chronic Granulomatous Disease. (NBT-Test with Candida Albicans). Europ. J. clin. Invest. **3,** 399 (1973)
3. Kaplow, L. S., Goffinet, J. A.: Profound neutropenia during the early phase of hemodialysis. J. Amer. med. Ass. **203,** 1135 (1968)
4. Kleeberg, U. R., Franz, H. E., Walb, D. u. Finke, J.: Über die durch Hämodialyse induzierte passagere Granulozytopenie. IV. Symposion: Akt. Probleme der Dialyseverfahren u. der Niereninsuff. in Innsbruck, S. 88. Friedberg/Hessen: Verlag Carl Bindernagel 1971
5. Kreiter, H., Albert, F. W.: Verhalten von Leukozyten, Thrombozyten und Retikulozyten während der Hämodialyse. Med. Klin. **66,** Nr. 37, 1234 (1971).
6. Niessner, H.: Messung der Plättchenadhäsivität mit einer modifizierten Form der Hellem II-Methodik unter besonderer Berücksichtigung des von Willebrand-Jürgens-Syndrom. Thromb. Diath. Haemorrhag. **27,** 272, 432 (1972)
7. Nydegger, U. E., Miescher, A., Anner, R. M., Creighton, D. W., Lambert, P. H., Miescher, P. A.: Serum and Cellular Factor Involvement in Nitroblue Tetrazolium (NBT) Reduction by Human Neutrophils. Klin. Wschr. **51,** 377 (1973)
8. Odeberg, H.: The influence of Uremia on the function of the Granulocytes. Proceedings of E.D.T.A. **1976,** 57

Zytochemische Untersuchungen an Blut- und Knochenmarkszellen von Alkoholikern

F. Schmalzl, S. Platzer, G. Weiser und H. Frötscher

Medizinische Universitätsklinik und Pathologisches Institut der Universität Innsbruck und Medizinische Abteilung, Krankenhaus Sterzing

Der Beeinträchtigung der Knochenmarksfunktion als Folge des schweren chronischen Alkoholismus wird zunehmend mehr Aufmerksamkeit geschenkt. Insbesondere französische Autoren untersuchten hyperchrome Anämien als Folgekrankheiten des Alkoholismus. Zwei eigene Beobachtungen veranlaßten uns, das zytochemische Muster der Knochenmarks- und Blutzellen bei schweren Alkoholikern zu untersuchen.

1. Bei der Untersuchung eines Patienten aus einem Genesungsheim für Alkoholiker fanden sich mäßiggradige Leuko- und Thrombopenien. Aus der Anamnese ging hervor, daß bei dem Patienten in zeitlicher Abhängigkeit von exzessiver Alkoholzufuhr schwerste Furunkulosen aufgetreten waren, die zur Aufgabe des Berufes als Metzger gezwungen hatten.
2. Bei der routinemäßigen zytochemischen Beurteilung von Knochenmarksausstrichen fanden sich in einzelnen Fällen von partieller oder komplexer Knochenmarksinsuffizienz erhebliche zytologische Anomalien, die die Verdachtsdiagnose einer Präleukämie veranlaßten. Bei der genauen Analyse dieser Fälle stellte sich heraus, daß lediglich ein erheblicher chronischer Alkoholabusus vorgelegen hatte.

Zur Erfassung alkoholinduzierter Ausreifungsstörungen der Hämatopoese untersuchten wir 24 Alkoholiker, die bis unmittelbar vor der Hospitalisierung zwischen 80 und 300 g Alkohol täglich zugeführt hatten, Knochenmarksausstriche von 20 hämatologisch gesunden Probanden und normale periphere Blutausstriche dienten als Vergleichsmaterial.

Nach entsprechender Vorbehandlung wurden neben der May-Grünwald-Giemsa-Färbung die in Tabelle 1 angegebenen zytochemischen Reaktionen durchgeführt, die eine Beurteilung der zytologischen Ausreifung der Zellen der Hämatopoese erlauben.

Unter den festgestellten Anomalien fielen besonders Störungen der Bildung primärer Granula der Neutropoese auf, die sich in einem unterschiedlichen Gehalt der polymorphkernigen Neutrophilen an Peroxydase und neutraler Protease, dargestellt als Naphthol-AS-D-Chloroacetat-Esterase, und vielfach in einer ungewöhnlichen intrazellulären Verteilung dieser Enymaktivitäten äußerten. So erschien die verminderte Enzymaktivität oft in Flecken oder in Form grober Granula kondensiert, an Stelle der normalerweise zu beobachtenden diffusen Verteilung dieser Enzymaktivitäten im Zytoplasma der neutrophilen Granulozyten. Während für die Beurteilung der Enzyme sekundärer Granula keine zweckmäßigen zytochemischen Verfahren zur Verfügung stehen, erlaubt die Auswertung der alkalischen Phosphatase und des Glykogens der neutrophilen Segmentkernigen eine Beurteilung der letzten Phasen der neutrophilen

Tabelle 1. Durchgeführte Färbungen bzw. zytochemische Reaktionen

May-Grünwald-Giemsa	
alkalische Phosphatase	(Kaplow, 1955)
saure Phosphatase	(Barka u. Anderson, 1962)
Peroxydase	(Schaefer u. Fischer, 1968)
Sudanschwarz B-Färbung	(Sheehan u. Storey, 1947)
Naphthol-AS-D-Chloracetat-Esterase	(Moloney et al., 1960)
Naphthol-AS-Acetat-Esterase	(Schmalzl u. Braunsteiner, 1968)
Naphthol-AS-Acetat-Esterase + NaF	(Schmalzl u. Braunsteiner, 1968)
α-Naphthol-Acetat-Esterase	(Löffler, 1961)
PAS-Reaktion	(Mähr, 1964)
Eisenfärbung	(Douglas u. Dacie, 1953)

Ausreifung. Die Indizes der alkalischen Phosphatase waren normal oder deutlich erhöht, ohne daß relevante bakterielle Infekte vorlagen. Normalerweise ergeben die segmentkernigen Neutrophilen eine starke diffuse Anfärbung des Zytoplasmas durch die PAS-Reaktion. Im Gegensatz dazu fanden sich bei einigen Alkoholikern deutliche Verminderungen des Glykogengehaltes in diesen Zellen sowie in Einzelfällen auch grobgranulär verteilte Depots von Glykogen.

Störungen der Monozytopoese äußerten sich morphologisch als Monozytose mit Linksverschiebung und Vakuolisation der Monozyten; zytochemisch fielen herabgesetzte Enzymaktivitäten der unspezifischen Esterase und der sauren Phosphatase auf. Die zytochemischen Anomalien der Thrombopoese umfaßten reduzierte PAS-Positivität der Megakariozyten und sehr wechselnde Aktivitäten der Esterasen und der sauren Phosphatase. Unter den Anomalien der Erythropoese war die Sideroblastose ein relativ häufiger und eindrucksvoller Befund. Gelegentlich fanden sich feingranulär PAS-positive Erythroblasten, und in einzelnen Fällen wurde eine gesteigerte perinukleäre lokalisierte Aktivität der α-Naphtylacetat-Esterase und eine paranukleäre Aktivität der sauren Phosphatase beobachtet.

Zur vergleichbaren Erfassung der zytologischen Anomalien bedienten wir uns eines Indexverfahrens, bei dem morphologische und zytochemische Anoma-

Tabelle 2. Beurteilung (Index) der Anomalien der Neutropoese

Zytochemie:		
Anomalien der Vorstufen (POX, ClE)	(0—3)	....
Anomalien der PMKN (Enzymgehalt: POX, ClE)	(0—3)	....
Anomalien der PMKN (Enzymverteilung: POX, ClE)	(0—3)	....
Anomalien der PMKN (Index der alk. Phos.)	(0—3)	....
Anomalien der PMKN (PAS)	(0—3)	....
Morphologie:		
Anomalien der Vorstufen	(0—3)	....
Anomalien der PMKN: (Vakuolen)	(0—3)	....
Anomalien der PMKN: (Granulationsanomalien)	(0—3)	....
Anomalien der PMKN: (Hypersegmentierungen)		
Anomalien der PMKN: (Größenanomalien)	(0—3)	....

Summe........

lien mittels einer 4 Stufen umfassenden Skala klassifiziert wurden. Durch Addition dieser Werte wurden Indizes für die Neutropoese, Monozytopoese, Thrombopoese und Erythropoese gewonnen, die gemeinsam einen Index als Maß für die Beeinträchtigung der gesamten Hämotopoese ergaben. Diese Werte setzten wir in Beziehung zu verschiedenen klinisch-chemischen und histologischen Befunden (Tabelle 2).

In Abb. 1 sind durchschnittlicher täglicher Alkoholkonsum und Index der Anomalien gegeneinander aufgetragen. Trotz der geringen Zahl der Fälle wird eine Beziehung zwischen Alkoholkonsum und Ausmaß der Ausreifungsstörung sichtbar. In ähnlicher Weise laufen Ausreifungsstörungen und die Aktivität der β-Glutamyltranspeptidase im Serum parallel.

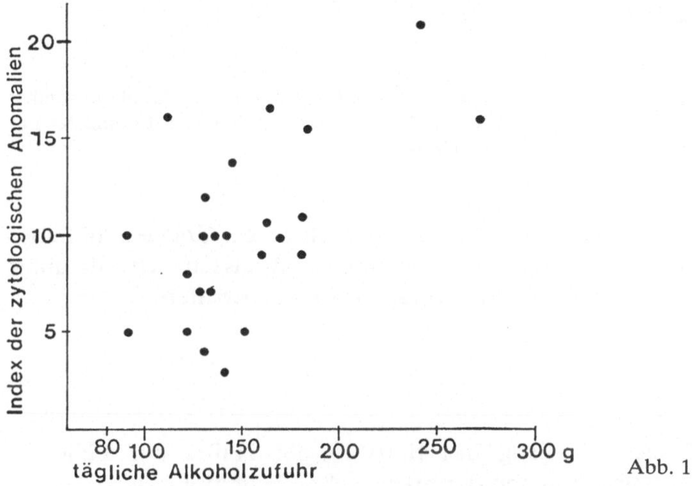

Abb. 1

Wir wählten dieses Enzym, da es als Parameter zur Beurteilung des Alkoholismus besonders geeignet erscheint. Zwischen der histologischen Diagnose der Lebererkrankung und den Knochenmarksanomalien besteht offensichtlich kein Zusammenhang. Auf jeden Fall wird jedoch das Argument entkräftet, die Knochenmarksveränderungen seien durch die Hepatopathie zu erklären (Abb. 2).

Die Frage nach der Pathogenese der Ausreifungsstörungen der Hämatopoese wirft einige interessante Probleme auf. Aus der Humanpathophysiologie ergeben sich wenig brauchbare Anhaltspunkte zur Erklärung dieser Abweichungen. In einigen Fällen kommt sicher der einseitigen protein- und vitaminarmen Ernährung bzw. der Malresorption eine Bedeutung zu. Interessante Resultate ergaben tierexperimentelle Untersuchungen. Diesen zufolge erscheint es wahrscheinlich, daß hohe Blutalkoholspiegel einen direkten toxischen Effekt auf die Hämatopoese haben. Die Blutspiegel hängen von individuell recht unterschiedlichen metabolischen Eigenschaften ab; eine wesentliche Rolle kommt der Geschwindigkeit des Alkoholabbaues zu. Bei den empfindlichen Hunden, deren durchschnittliche Abbaufähigkeit ca. 120 mg/kg/h beträgt, also ähnlich der des Menschen ist, lassen sich Blutbildveränderungen durch alleinige Zufuhr von

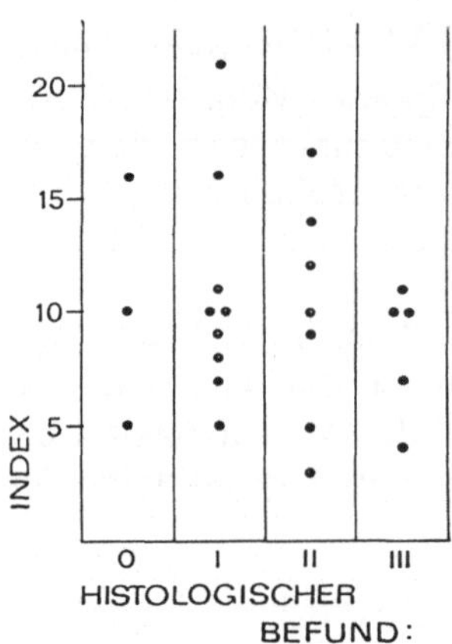

Abb. 2. Zytologische Anomalien des blutbildenden Knochenmarkes und histologischer Befund der Leberbiopsie

Alkohol erzielen [4]. Bei Mäusen, die aufgrund ihrer ca. 5fachen höheren Abbaufähigkeit für Alkohol wesentlich resistenter sind, lassen sich nur unter Zusatz von Methotrexat Störungen der Hämatopoese hervorrufen.

Zusammenfassung

1. Schwerer Alkoholabusus (>130g/die) führt in der Hälfte der Fälle zu ausgeprägten Ausreifungsstörungen der myeloischen Hämatopoese.
2. Vorläufige Ergebnisse sprechen für das Bestehen einer Parallelität zwischen Alkoholzufuhr und Schweregrad der Ausreifungsstörungen, insbesondere bei Alkoholkonsum >150g/die.
3. Eine Parallelität scheint auch gegeben zwischen Schweregrad der Ausreifungsstörung und Aktivität der γ-Glutamyltranspeptidase im Serum.
4. Zwischen pathologisch-histologischer Leberveränderung und Schweregrad der Ausreifungsstörung ließ sich keine Parallelität feststellen.
5. Neben den sekundären Mangelerscheinungen durch einseitige Kalorienzufuhr (Hypovitaminosen?, Hypoproteinose?) dürfte ein direkter toxischer Effekt des Alkohols auf das Knochenmark von pathogenetischer Bedeutung sein.

Literatur

1. Barka, T., Anderson, P. J.: Histochemical method for acid phosphatase using hexazonium paraosanilin as coupler. J. Histochem. Cytochem. **10,** 741 (1962)
2. Douglas, A. S., Dacie, J. V.: The incidence and significance of iron containing granules in human erythrocytes and their precursors. J. clin. Path. **6,** 307 (1953)

3. Kaplow, L. S.: A histochemical procedure for localizing and evaluating leukocyte alkaline phosphatase activity in smears of blood and marrow. Blood **10**, 1023 (1955)

4. Lockner, D., Ericson, U.: Haematological effects of chronic ethanol administration and folic acid deficiency in mice. Acta haemat. **49**, 242 (1973)

5. Löffler, H.: Zytochemischer Nachweis von unspezifischer Esterase in Ausstrichen. Klin. Wschr. **39**, 1220 (1961)

6. Mähr, G.: Zur Methodik und Spezifität des Glykogennachweises in den Leukozyten mittels der PAS-Reaktion. Acta haemat. **32**, 108 (1964)

7. Moloney, W. C., McPherson, K., Fliegelman, L.: Esterase activity in leucocytes demonstrated by the use of naphthol-AS-D-chloracetate substrate. J. Histochem. Cytochem. **8**, 200 (1960)

8. Schaefer, H. E., Fischer, R.: Der Peroxydasenachweis an Ausstrichpräparaten sowie an Gewebsschnitten nach Entkalkung und Paraffineinbettung. Klin. Wschr. **46**, 1228 (1968)

9. Schmalzl, F., Braunsteiner, H.: Zytochemische Darstellung von Esteraseaktivitäten in Blut- und Knochenmarkausstrichen. Klin. Wschr. **46**, 642 (1968)

10. Sheehan, H. L., Storey, G. W.: An improved method of staining leukocyte granules with Sudan black B. J. Path. Bact. **59**, 336 (1947)

Zytochemische Kriterien zur Differentialdiagnose myeloischer Reaktionen und leukämischer Erkrankungen

K. Abbrederis und F. Schmalzl

Medizinische Universitätsklinik Innsbruck

Zytochemische Untersuchungsmethoden werden bisher in der Hämatologie hauptsächlich für die Differentialdiagnose der Leukämien verwendet. Es lassen sich jedoch auch bei zahlreichen anderen hämatologischen Erkrankungen bzw. myeloischen Reaktionen charakteristische, diagnostisch-zielführende zytochemische Befunde erheben. Auf eine Auswahl derartiger Erkrankungen bzw. Markreaktionen soll hier, getrennt nach erythropoetischer, granulopoetischer und monopoetischer Reihe, eingegangen werden.

Unter dem Begriff „myeloische Reaktion" sind Veränderungen der gesamten bzw. bestimmter Zellen der Myelopoese zu verstehen, die nicht primär myelogen, sondern durch exogene, das Knochenmark beeinflussende Faktoren bedingt sind. Die Manifestationen derselben finden sich im peripheren Blutbild. Unter den Begriff der „myeloischen Reaktion" fällt auch der der „leukämoiden Reaktion". Hierbei kommt es bei der Entwicklung verschiedenster, bösartiger Tumoren, bei Infekten oder infolge toxischer Ursachen zu einer Hyperplasie der Granulozytopoese mit Vorherrschen unreifer Vorstufen und stärkeren qualitativen Störungen. Besonders ausgeprägt sind diese Veränderungen bei Knochenmarksmetastasierungen.

Erythropoese

Während wir bei der perniziösen Anämie größtenteils PAS-negative Erythroblasten finden und nur ein kleiner Teil diffus schwach positiv ist, zeigen die Erythroblasten bei der Erythrämie häufig granuläre bis grobschollige PAS-Positivitäten, die reiferen Erythroblasten häufig eine diffus positive Reaktion [1, 13]. Auch bei der Anaemia refractoria sideroblastica läßt sich ein Fehlen PAS-positiver Erythroblasten feststellen, außerdem eine Vermehrung von Sideroblasten mit Auftreten von Ringsideroblasten im Knochenmark. Fe-Ablagerungen finden sich bei der sideroachrestischen Anämie meist in bedeutend stärkerem Ausmaß als bei der Erythrämie. Ein weiteres Charakteristikum der Erythrämie besteht in einer Vermehrung des perinukleären Gehaltes der Erythroblasten an α-Naphthyl-Azetat-Esterase (α-N-E). Bei der Perniziosa läßt sich paranukleär im Bereiche der Moeschlinschen Haufen eine Zunahme der α-N-E erkennen. Wie bei der Marchiafava-Anämie läßt sich auch bei der sideroachrestischen Anämie eine Verminderung der ALP-Werte feststellen (Tabelle 1).

Bei den symptomatischen sideroachrestischen Anämien (Vitamin B_6-Mangel, Pb-Intoxikation und Thalassämie) kommt es nur zu einer geringfügigen bis

Tabelle 1. Zytochemische Differentialdiagnose bei Erythroleukämie, perniziöser Anämie und sideroachrestischer Anämie

	PAS	α-N-E	ALP	Sideroblasten
Erythroleukämie	++−+++ granulär	vermehrt perinukleär	erhöht	normal
Perniziöse Anämie	0−+ diffus	vermehrt paranukleär	Norm- bereich	normal
Sideroachrestische Anämie	0−+ diffus	normal	erniedrigt 0−20	vermehrt Ringsideroblasten

mäßigen Erhöhung der pathologischen Sideroblasten. Bei der Thalassämie treten
vermehrt PAS-positive Erythroblasten auf.

Bei der Differentialdiagnose der hypochromen Anämien zwischen Hämsyn-
thesestörung und Fe-Mangelzuständen erlaubt die Feststellung einer Verminderung der Anzahl der normalen Sideroblasten, sowie des Fe in den Retikulumzellen Hinweise auf das Vorliegen einer Fe-Mangelanämie, bei der es auch zu einem
vermehrten Auftreten PAS-positiver Erythroblasten im Knochenmark kommen
kann. Auch Infekt- und Tumoranämien können eine Verminderung der Anzahl
normaler Sideroblasten, jedoch einen erhöhten Gehalt an Fe in den Retikulumzellen aufweisen.

Bei aplastischen Anämien finden sich im allgemeinen normale oder leicht
erhöhte ALP-Werte. Bei Feststellung deutlich erniedrigter ALP-Indizes ergeben
sich Vermutungen auf das Vorliegen eines präleukämischen Vorstadiums [18]
(Abb. 1). Medikamentös bedingte aplastische Anämien (Phenylbutazon, Diphenylhydantoin) zeigen keine zytochemischen Veränderungen der verbliebenen
Zellen, die Indexwerte der ALP sind meist hoch.

Mittels Bestimmung der ALP-Werte läßt sich auch die Differentialdiagnose
zwischen symptomatischer Polyglobulie und Polycythaemia vera stellen. Bei der
ersteren finden sich normale, bei der letzteren in der Regel beträchtlich erhöhte
Werte (Abb. 1). Bei Polycythaemia vera — wie auch bei Thrombozytosen — soll
sich eine vermehrte PAS-Aktivität der Megakariozyten nachweisen lassen [13].
Wir konnten diese Beobachtung nicht bestätigen.

Bei hämolytischen Anämien soll es besonders im Stadium der akuten
Hämolyse zu einer Verringerung der Anzahl PAS-positiver Erythroblasten
kommen, ferner auch zu einer Zunahme des perinukleären α-N-E-Gehaltes [13].

Granulopoese

Für die Differenzierung entzündlicher Reaktionen von einer chronischen
Myelose ist die Bestimmung der ALP besonders nützlich. Während bei
Entzündungen höchste Aktivitäten dieses Enzyms gemessen werden, finden wir
bei der chronischen Myelose stark erniedrigte bzw. Nullwerte. Auch bei der
Osteomyelosklerose werden meistens stark erhöhte, kaum jedoch erniedrigte

ALP-Werte festgestellt (Abb. 1). Eine Erhöhung der ALP ist bei der chronischen Myelose während eines Blastenschubes und bei der CML vom juvenilen Typ möglich [16]. Ferner kann ein Anstieg der ALP einen, als Zytostatikafolge aufzufassenden Übergang in eine Knochenmarksfibrose signalisieren [7].

Ebenso wie es nach Chemotherapie zu zytochemischen Veränderungen der leukämischen Zellen kommen kann, sind auch solche der normalen Leukozyten möglich, welche durch therapiebedingte Ausreifungsstörungen zustande kommen. So können Verminderungen der Peroxydaseaktivität oder der Naphthol-AS-D-Chloroazetat-Esterase (N-AS-D-Cl-E) auftreten, weiters sind Schwankungen der PAS-Aktivität in beiden Richtungen möglich. Noch weitgehendere quantitative und qualitative Enzymveränderungen sind nach Chemotherapie an den leukämischen Zellen zu beobachten. Wir sind mit Löffler [12] der Ansicht, daß sich ein Stammzellentyp im Laufe der Erkrankung nicht ändert, demnach kann man solche Änderungen des zytochemischen Verhaltens nicht als Änderung des Leukämietypes auffassen. Quantitative Veränderungen, wie etwa der Übergang eines POX_I-Types bzw. einer Myeloblastenleukämie in einen POX_{II}-Typ bzw. eine Promyelozytenleukämie [11], sprechen an sich nicht für einen Wechsel des Erkrankungstypes. Auch das Auftreten von PAS-positiven Reaktionsprodukten bei myelogenen Leukämien nach Zytostatikabehandlung bedeutet ebenfalls nicht eine Änderung des Leukämietypes, da der Glykogengehalt einer Zelle nicht für eine bestimmte Zellkategorie, sondern für eine bestimmte, temporäre Stoffwechselsituation kennzeichnend ist [2, 15]. Treten also bei einer chronischen Myelose im Blastenschub PAS-positive Blasten auf, so handelt es sich nicht um eine Änderung des Leukämietypes in eine akute lymphatische Leukämie bzw. lymphoblastische Krise [4, 19], sondern um das Auftreten Glykogen-haltiger Myeloblasten. Ebenso darf das häufig beobachtete Verschwinden der grobscholligen PAS-Aktivität in den Blasten während der zytostatischen Behandlung einer akuten lymphatischen Leukämie nicht als Übergang in eine undifferenzierte Leukämie interpretiert werden [2].

Kortikosteroide führen bekanntlich zu einer Entleerung der Markspeicher mit einer daraus resultierenden peripheren Leukozytose [6]. Früher als die Leukozytose kann jedoch ein signifikanter Anstieg der ALP festgestellt werden. Da der Index der ALP mit dem Auftreten der Cortison-induzierten Leukozytose,

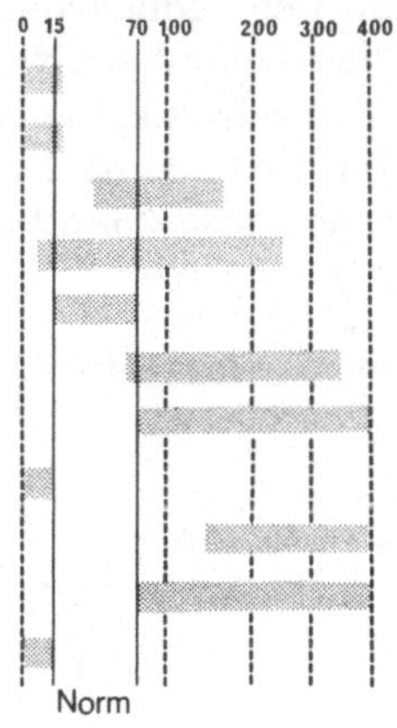

Abb. 1. Indizes der alkalischen Leukozytenphosphatase (ALP)

also etwa 40 bis 45 Std. nach Cortisongabe, noch weiter ansteigt, ist auch eine Cortison-bedingte Verkürzung der Reifungszeit der Myelozyten anzunehmen [3].

Infolge toxischer Knochenmarksschädigungen kann es zum Auftreten eines sog. Promyelozytenmarkes kommen. Zytochemisch läßt sich hierbei kein differentialdiagnostischer Hinweis zur Differenzierung von einer Promyelozytenleukämie finden.

Maligne Tumoren können, insbesondere wenn sie zu Knochenmarksmetastasen geführt haben, leukämoide Reaktionen verursachen [8]. Zytochemisch kommt es meist zu erheblich erhöhten ALP-Werten (Abb. 1), sowie zu einer Verminderung oder einem Fehlen PAS-positiver Erythroblasten im Knochenmark.

Die bei mehreren Erkrankungen auftretende plasmazelluläre Markinfiltration kann manchmal ein Myelom vortäuschen. In solchen Fällen sind die in den Myelomzellen feststellbare verstärkte Aktivität der α-N-E, sowie der intensivere Gehalt an saurer Phosphatase von differentialdiagnostischer Bedeutung [1]. Außerdem ist die bei plasmazellulärer Markinfiltration zu beobachtende sog. plasmazelluläre Satellitose kennzeichnend [5].

Monozytopoese

Eine sichere zytochemische Differentialdiagnose zwischen einer Monozytose bzw. monozytären Reaktion und einer Monozytenleukämie ist nicht in allen Fällen möglich. Ein Unterscheidungsmerkmal wäre die Lysozymurie, welche besonders bei der reifzelligen Monozytenleukämie beträchtlich [14], bei der Monozytose nicht oder nur unwesentlich erhöht ist. Leukämische Monozyten emigrieren intensiver ins Rebucksche Hautfenster, was die Durchführung von Hautfensteruntersuchungen bei unreifzelligen Monozytenleukämien mit nur geringem Esterasegehalt in den leukämischen Monozyten sinnvoll erscheinen läßt [17].

Während sich beim M. Pfeifer regelmäßig stark erniedrigte bzw. fehlende ALP-Werte feststellen lassen, findet man bei der Monozytenleukämie meist erhöhte Indizes (Abb. 1). Ferner zeichnen sich Monozyten durch einen stark positiven Nachweis an α-N-E und durch NaF-hemmbare Naphthol-AS-Azetat-Esterase (N-AS-E) aus, Mononukleosezellen zeigen keine derartigen Aktivitäten, sie sind jedoch häufig granulär PAS-positiv (Tabelle 2).

Eine zur Fehldiagnose verleitende Monozytose kann bei der kongenitalen

Tabelle 2. Zytochemische Differentialdiagnose bei Monozytenleukämien und Mononukleose

	N-AS-E	α-N-E	PAS	ALP-Index
Monozytenleukämie	++−+++	++−+++	0−(+)	über 70
Mononukleose	negativ	negativ	+−++ granulär	0−15

Agranulozytose auftreten. Diese Monozyten zeigen jedoch einen bedeutend geringeren Gehalt an α-N-E als normale oder leukämische, ferner eine beträchtliche Sudanophilie und Peroxydaseaktivität. Diese Befunde sprechen für eine mangelnde bzw. fehlerhafte Ausdifferenzierung der monozytären Zellen. Die wenigen vorhandenen Neutrophilen besitzen kaum N-AS-D-Cl-E [9, 10, 16].

Zusammenfassung

Zahlreiche exogene Faktoren führen zu einer Beeinflussung des Knochenmarkes, woraus dann eine sog. myeloische Reaktion resultiert. Bösartige Tumoren, besonders solche mit Knochenmarksmetastasen, Infekte oder toxische Ursachen können eine sog. leukämoide Reaktion herbeiführen. Hier vermögen zytochemische Untersuchungen einige, differentialdiagnostisch wichtige Hinweise zu vermitteln. Die zu erörternden myeloischen Reaktionen werden getrennt nach Granulo-, Monozyto- und Erythropoese behandelt. Auf differentialdiagnostisch wichtige, verwandte hämatologische Erkrankungen wird im Zusammenhang eingegangen, ferner auch auf zytochemische Veränderungen leukämischer Zellen nach Chemotherapie, insbesonders auf die Frage, ob in diesem Zusammenhang Änderungen des Leukämietypes möglich sind.

Literatur

1. Abbrederis, K., Schmalzl, F., Braunsteiner, H.: Zur Differentialdiagnose akuter Leukämien mittels zytochemischer Methoden. Schweiz. med. Wschr. **99,** 1425 (1969)
2. Abbrederis, K., Schmalzl, F.: Akute undifferenzierte Leukämie – akute lymphatische Leukämie des Erwachsenen. Med. Klin. **69,** 1364 (1974)
3. Abbrederis, K., Schmalzl, F., Dittrich, P.: Das Verhalten der alkalischen Leukozytenphosphatase bei Hämodialysepatienten. Med. Klin. **72,** 212 (1977)
4. Bohinjec, J.: Zytochemie der Blasten beim Blastenschub der chronischen myeloischen Leukämie und der Osteomyelosklerose. In: Erkrankungen der Myelopoese (A. Stacher, P. Höcker, Hrsg.). München — Berlin — Wien: Urban & Schwarzenberg 1976
5. Bong, H. H.: Plasmocytic lesions of the bone marrow: A critical review. 16. Int. Hämatologenkongreß Kyoto 1976
6. Bucher, U., König, M. P.: Hormonale Einflüsse auf das Blutbild. Schweiz. med. Wschr. **99,** 784 (1969)
7. Fischer, W., Fölsch, E.: Chronisch-myeloische Leukämie und Osteomyelofibrose — zwei verschiedene Erkrankungen. Dtsch. med. Wschr. **100,** 1025 (1975)
8. Hennekeuser, H. H., Fischer, R.: Extramedulläre Blutbildung und leukämoide Reaktion bei bösartigen Tumoren. Dtsch. med. Wschr. **92,** 479 (1967)
9. Kellerer, K., Meßner, H.: Kongenitale Agranulozytose. Wien. klin. Wschr. **87,** 591 (1975)
10. Lang, J. E., Cutting, H. O.: Infantile genetic agranulocytosis. Pediatrics **35,** 596 (1965)
11. Litwin, J., Stacher, A.: Therapiebedingte Veränderungen zytochemischer Befunde akuter Leukämien. Blut **28,** 161 (1974)
12. Löffler, H.: Zytochemische Klassifizierung der akuten Leukosen. In: Chemo- und Immunotherapie der Leukosen und malignen Lymphome. (A. Stacher, Hrsg.). Wien: Bohmann 1969
13. Merker, H.: Cytochemie der Blutzellen. In: Handbuch der Inneren Medizin, Bd. 2, Teil 1. Berlin—Heidelberg—New York: Springer 1968

14. Ossermann, E. F., Lawlor, D. P.: Serum and urinary lysozyme (muramidase) in monocytic and myelomonocytic leukemia. J. exp. Med. **124,** 921 (1966)
15. Schmalzl, F., Lederer, B., Braunsteiner, H.: Atypical myeloblastic leukemia with differentiation into paraneutrophils. Blut **20,** 337 (1970)
16. Schmalzl, F., Kurz, R., Glatzl, J.: Congenitale Agranulozytose. II. Zytochemische und experimentelle Untersuchungen mit der Rebuckschen Hautfenstertechnik. Pädiat. u. Pädol. **6,** 84 (1971)
17. Schmalzl, F.: Unreifzellige Monozytenleukämie. Blut **22,** 157 (1971)
18. Schmalzl., F., Konvalinka, G., Braunsteiner, H.: Cytochemical investigations in preleukemia. First meeting european division international society haematology, London 1975
19. Stacher, A.: 5. Forumsdiskussion. In: Erkrankungen der Myelopoese (A. Stacher, P. Höcker, Hrsg.). München — Berlin — Wien: Urban & Schwarzenberg 1976

Myeloische Reaktion bei malignen Neoplasmen

J. Kühböck und P. Pötzi

2. Medizinische Universitätsklinik, Wien

Maligne Neoplasmen führen nicht selten zu hämatologischen Veränderungen, die vor allem die Erythropoese, aber auch die Granulopoese betreffen. Letztere können als nicht-leukämische Leukozytose einen mehr oder minder willkürlich angenommenen Grenzwert von 11 000 Leukozyten/mm^3 überschreiten, so daß man von einer myeloischen Reaktion sprechen kann. Steigen die Leukozytenzahlen weiter an, und kommt es vor allem zum Auftreten unreifer Vorstufen in der Peripherie, wird allgemein die Bezeichnung „leukämoide Reaktion" geprägt.

Material und Methode

Wir haben von einem Sternalpunktatmaterial, welches insgesamt 686 Patienten mit malignen Neoplasmen umfaßt, bei 124 Patienten im Alter von 14—84 Jahren auf Grund der peripheren Leukozytose die Diagnose einer myeloischen Reaktion gestellt. Es handelt sich bei den Patienten um folgende Tumorarten (Tabelle 1):

Bei sämtlichen Patienten liegt neben der klinisch verifizierten Tumordiagnose ein komplettes peripheres Blutbild sowie ein Knochenmarkpunktat vor, bei einem Teil der Fälle auch der Index der alkalischen Leukozytenphosphatase.

Ergebnisse

In Abb. 1 findet sich der Anteil an Patienten mit myeloischer Reaktion in den einzelnen Neoplasmagruppen graphisch dargestellt, wobei sich eine relativ hohe aber unterschiedliche Häufigkeit beobachten läßt.

Tabelle 1. Verteilung der myeloischen Reaktionen bei Malignomen

	Gesamtzahl	Myeloische	Reaktion
Mamma	155	8	5%
Urogenital	145	24	17%
Bronchus	77	31	40%
Maxillo-Faciale	76	13	17%
Hirntumoren	67	2	3%
Sarkome	57	21	37%
Magen-Darm	47	20	43%
Varia	36	4	11%
Schilddrüse	26	1	4%
	686	124	18%

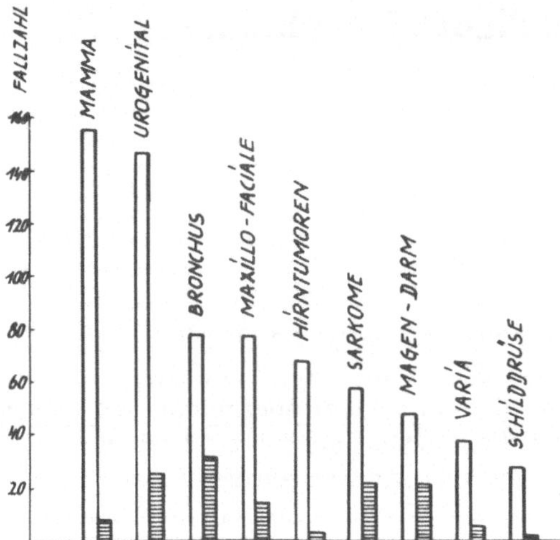

Abb. 1. Myeloische Reaktion bei verschiedenen Gruppen von malignen Neoplasmen (leere Säulen: Gesamtzahl der Patienten, schraffierte Säulen: Patienten mit myeloischer Reaktion)

Ordnet man die Patienten mit myeloischer Reaktion nach der Höhe der Leukozytenwerte, welche zwischen 11 000 und 73 000 betragen, systematisch an, ergibt sich, daß die Hauptmasse der Patienten mit ihren Werten zwischen 10 000 und 20 000 Leukozyten und ein kleinerer Teil zwischen 20 000 und 30 000 Leukozyten zu liegen kommt, während der Rest sich jeweils auf die weiteren Stufen bis über 70 000 verteilt (Abb. 2).

Betrachtet man hingegen das Alter der Patienten mit myeloischer Reaktion, ergibt sich ein gegensinniges wenngleich etwas gleichmäßigeres Bild, wobei die Hauptmasse der Patienten zwischen dem 6. und 7. Lebensjahrzehnt zu liegen kommt (Abb. 3).

In Tabelle 2 finden sich die Blutbildwerte der 124 Patienten mit myeloischer Reaktion statistisch ausgewertet. Untersucht man das Knochenmark der Patienten mit myeloischer Reaktion, ergeben sich Werte, die im Vergleich mit der normalen Zellverteilung hinsichtlich der Granulopoese relativ wenig differieren: Erythropoese $16,1\pm5,7\%$, Granulopoese $65,6\pm11,2\%$ und Retikulum $17,7\pm6,8\%$. Auch im Knochenmark ist die Linksverschiebung der Granulopoese ein führendes Symptom, wobei nicht selten auch eine stärkere Eosinophilie auffällt. Das Retikulum ist durch eine signifikante Vermehrung der Plasmazellen gekennzeichnet [10].

Tabelle 2. Blutbildmittelwerte ($_\bar{x}$) und Standardabweichungen (s)

Hb (g%)	Ery (Mill)	Leuco ($\times 10^3$)	Thrombo ($\times 10^3$)
$11,4\pm2,6$	$3,8\pm0,83$	$17,0\pm11,3$	244 ± 102

		Differentialzählung			
Stab	Segm	Eo	Baso	Mono	Lympho
$4,2\pm5,1$	$77,1\pm9,8$	$1,3\pm3,2$	$0,2\pm0,6$	$1,5\pm2,0$	$16,0\pm8,3$

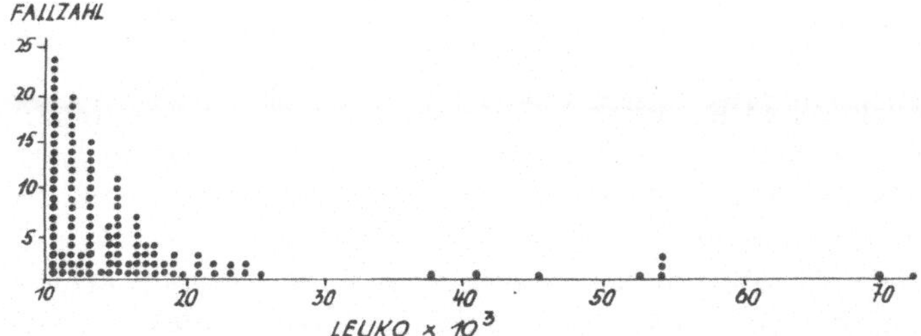

Abb. 2. Verteilung der myeloischen Reaktion bei malignen Neoplasmen nach der Größe der Leukozytenzahl (N=124)

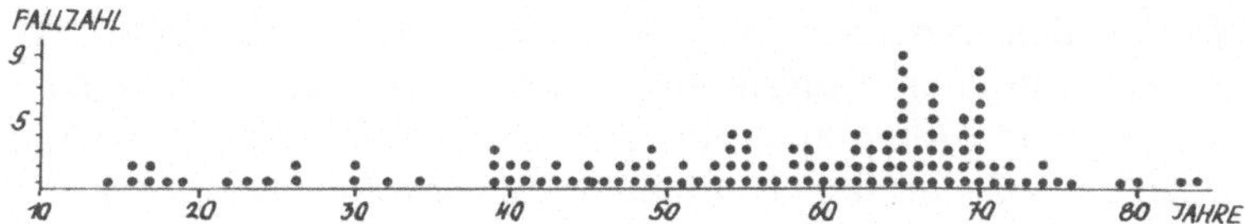

Abb. 3. Altersverteilung der myeloischen Reaktion bei malignen Neoplasmen (N=124)

Als Beispiel sei eine Patientin mit einem Plattenepithelkarzinom der rechten Unterlappenspitze erwähnt, bei der sich zunächst ein Blutbild von 4 Mill. Erythrozyten und 7000 Leukozyten fand. Ein halbes Jahr später kam die Patientin mit einer Zunahme des Tumorschattens im rechten Unterlappen und nun 15000 Leukozyten neuerlich zur Aufnahme. Das Knochenmark zeigte jetzt eine schwere Infektalteration mit einer ausgeprägt linksverschobenen Granulopoese (Abb. 4a). Noch höhergradigere Veränderungen konnten wir bei einem Patienten mit 73000 Leukozyten bei einem primären Leberzellkarzinom beobachten (Abb. 4b).

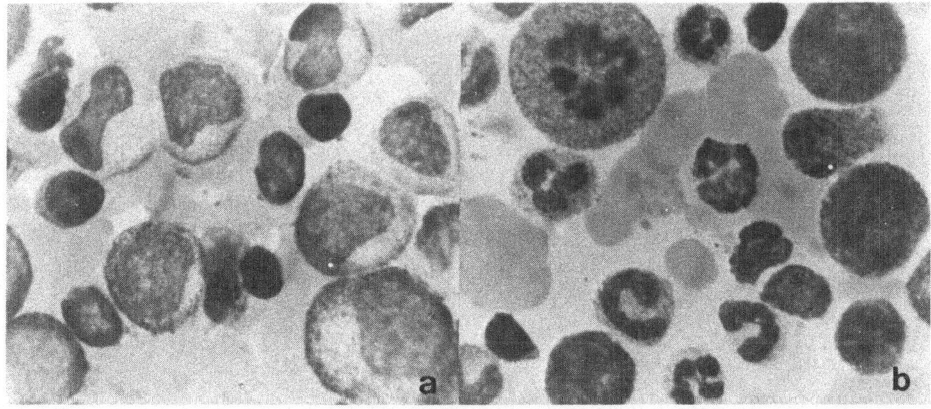

Abb. 4. Knochenmarkausstriche (Originalvergrößerung 1:1000): a) 75j. Patientin (Bronchuskarzinom): (Pro)myelozytäre Granulopoese mit Retikulumvermehrung. b) 59j. Patient (Leberzellkarzinom): Hyperplastische linksverschobene Granulopoese (Promyelozytenmitose), fehlende Erythropoese

Diskussion

Die Häufigkeit der myeloischen Reaktion bei malignen Neoplasmen ist relativ gering. Sie beträgt nach Nordenson [12] bei Erwachsenen 6,5%, bei Kindern ist sie öfters anzutreffen. Nach Welsh und Denny [15] steht sie häufigkeitsmäßig im Verhältnis 1:5 zur echten Leukämie.

In unserem Material ist die myeloische Reaktion mit einem Gesamtwert von 18% wesentlich häufiger, was zweifellos auf eine gewisse Selektion des Krankengutes (hoher Anteil an metastasierten Fällen) zurückzuführen ist. Vergleicht man die Häufigkeit innerhalb der einzelnen Karzinomgruppen, finden sich die höchsten Häufigkeitswerte auf 3 Tumorgruppen verteilt, nämlich Magendarm- und Bronchus-Karzinome sowie Sarkome (Abb. 5). Dies stimmt teilweise überein mit den Angaben von Kugelmeier [11], der unter 22 Karzinomfällen mit leukämischem Blutbild insgesamt 10 Fälle mit Karzinomen des Verdauungstraktes fand. Aber auch die Urogenital- und maxillofacialen Tumoren unterscheiden sich in der Häufigkeit der myeloischen Reaktion wesentlich vom Mammakarzinom und den Hirntumoren, bei denen sie am seltensten beobachtet wird. Die Ursache für das auffallend seltene Vorkommen bei Mammakarzinom dürfte in der häufig vorangegangenen massiven Strahlen- und Chemotherapie gelegen sein.

Was die Höhe der Leukozytenzahlen betrifft, finden sich die höchsten Werte in der Literatur und in den eigenen Fällen bei Magenkarzinom [13], Bronchus-karzinom [1, 7, 9] und Nierentumoren [8] sowie dem primären Leberzellkarzinom. In 6 Fällen waren myeloische Vorstufen bis zum Promyelozyten in wenigen Prozent (bis insgesamt maximal 10%) nachzuweisen, so daß von einer leukämoiden Reaktion im engeren Sinne gesprochen werden kann. Leukoerythroblastische Reaktionen haben wir nicht beobachtet.

Für die Pathogenese der myeloischen bzw. leukämoiden Reaktion gibt es verschiedene Theorien: Neben dem Einfluß sekundär entzündlicher Prozesse

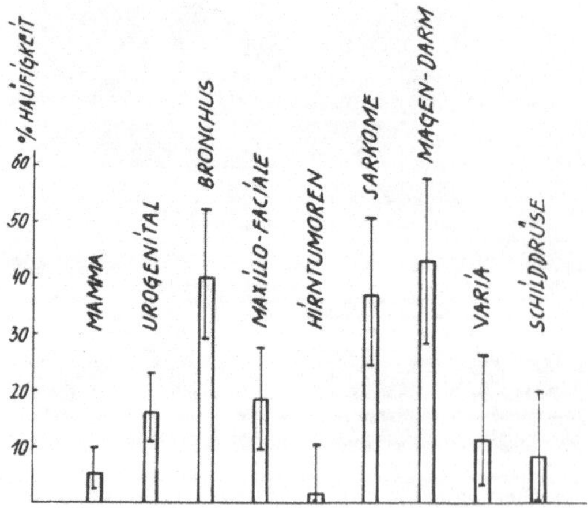

Abb. 5. Vergleich der Häufigkeiten der myeloischen Reaktion bei den verschiedenen Tumorgruppen (Konfidenzbereich = 95%)

wird ein Effekt auf das Knochenmark durch direkte lokale Reize (infolge Markmetastasen) oder Knochenmark-stimulierende Tumorprodukte angenommen [3]. Die Schule um Sandberg [16] nimmt eine Affektion im Sinne chromosomaler Veränderungen mit Bildung atypischer Zellklone an. Von anderen Autoren [6] wurde die leukämische Reaktionsweise als immunologische Reaktion aufgefaßt. In ähnlichem Sinne hat seinerzeit Dameshek [2] autoimmunologische Mechanismen durch neoplastische Nukleoproteine postuliert, was aber mehr für die lymphatische Reaktion zutrifft.

Hennekeuser und Fischer [4] haben an Hand eines größeren Obduktionsgutes die Frage des Zusammenhanges zwischen Knochenmarkmetastasierung, extramedullärer Blutbildung und leukämoider Blutreaktion geprüft. Sie fanden in etwa ¹/₃ der Fälle bei Karzinomen mit Wirbelmetastasen eine extramedulläre Blutbildung in Milz und evtl. auch Leber, von denen die Hälfte eine leukämoide Reaktion, d. h. Auftreten myeloischer Vorstufen und evtl. Erythroblasten im peripheren Blut zeigte.

Mit Veränderungen des weißen Blutbildes bei Bronchuskarzinom hat sich besonders Grunze [5] beschäftigt. Er fand neutrophile Leukozytosen mit starker Linksverschiebung (evtl. leukämoide Reaktion) bei primären und metastatischen Tumoren in hämatopoetisch differenten Organen (Knochenmark, lymphatisches System), hingegen ohne Linksverschiebung bei Lokalisation in hämatopoetisch indifferenten Organen (z. B. Lunge).

Differentialdiagnostisch wichtig erscheint die Abgrenzung gegenüber der sog. chronischen idiopathischen Leukozytose [14], welche mit durchschnittlichen Werten um 15000 (bis 30000) Leukozyten jahrelang bei völlig gesunden Patienten beobachtet und in der Regel weder als Symptom einer anderen Krankheit noch als präleukämisches Stadium gewertet werden kann. Offensichtlich handelt es sich dabei nur um eine individuell höhere Einstellung des Leukozytenniveaus.

Hinsichtlich der Abgrenzung gegen leukämische Zustandsbilder sind neben dem klinischen Bild und der Verlaufsbeobachtung vor allem die alkalische Leukozytenphosphatase und der Chromosomenbefund (Ph₁) maßgebend. Allerdings erwies sich im vorliegenden Material die Bestimmung der alkalischen Leukozytenphosphatase als eher uncharakteristischer Parameter, da sich normale bis erhöhte Werte fanden.

Zusammenfassung

Anhand von 124 Patienten mit Leukozytenwerten von 11000 bis 73000 (und Linksverschiebung) wird über die myeloische Reaktion bei malignen Neoplasmen berichtet. Bei einer durchschnittlichen Häufigkeit von 18% war sie am größten bei Magendarmtumoren, Bronchuskarzinom und Sarkomen, am geringsten bei Mammakarzinom und Hirntumoren. Knochenmarkuntersuchungen ergaben eine ausgeprägte Linksverschiebung der Granulopoese.

Ursächlich kommen neben sekundär entzündlichen Veränderungen eine reaktive Stimulation der Granulopoese durch toxische Tumorprodukte sowie extramedulläre Blutbildungsherde bei Knochenmarkmetastasen in Frage. Ein

Übergang in eine leukämoide Reaktion mit Auftreten unreifer Zellen in der Peripherie war nur in 6 Fällen (=5%) gegeben. Dementsprechend sollen nicht nur leukämoide, sondern alle myeloischen Reaktionen mit nicht entzündlich erklärbaren Dauerleukozytosen mit und ohne Linksverschiebung Anlaß zur Suche nach malignen Neoplasmen geben.

Literatur

1. Bruyn, G. W., Joshua, D.: Myopathy with leukemoid reaction secondary to alveolar-bronchiolar cell carcinoma. Neurology (Minneap.) **21,** 1114 (1971)
2. Dameshek, W., Gunz, F.: Leukemia, p. 415, 2nd ed. New York: Grune & Stratton 1964
3. Fahey, R. J.: Unusual leukocyte responses in primary carcinoma of the lung. Cancer **4,** 930 (1951)
4. Hennekeuser, H. H., Fischer, R.: Extramedulläre Blutbildung und leukämoide Reaktion bei bösartigen Tumoren. Dtsch. med. Wschr. **92,** 479 (1967)
5. Grunze, H.: Über Veränderungen des weißen Blutbildes und der blutbildenden Organe bei Kranken mit bösartigen Lungengeschwülsten. Klinische und vergleichende tierexperimentelle Untersuchungen. Folia haemat. (N.F.) **5,** 206 (1961)
6. Gunz, F. W., Angus, H. B.: Leukemia and cancer in the same patient. Cancer **18,** 145 (1965)
7. Heck, J.: Hämatologische Befunde bei metastasierenden Malignomen. Dtsch. med. Wschr. **99,** 2530 (1974)
8. Hensler, L.: Hohe Leukocytose durch Karzinom. Schweiz. med. Wschr. **83,** 1032 (1953)
9. Kenéz, J., Thoroczkay, L.: Leukämoide Reaktion bei Lungentumoren. Med. Klin. **67,** 1468 (1972)
10. Kühböck, J.: Das Knochenmarkretikulum und seine reaktiven Veränderungen bei malignen Neoplasmen und Metastasen. Wien. klin. Wschr. **85,** Suppl. 12 (1973)
11. Kugelmeier, L. M.: Leukämoide Reaktionen bei Carcinom. Folia haemat. (Leipzig) **53,** 370 (1935)
12. Nordenson, N. G.: Le reazioni leucemoidi nell' adulto. Rec. Progr. Med. **26,** 539 (1959)
13. Telleschi, S.: In tema di leucemia e reazioni leucemoidi in corso di neoplasie maligne epiteliali (due casi di carcinoma gastrico esordito con sindrome eritro-leucemica acuta). Arch. De Vecchi Anat. Patol. **57,** 153 (1971)
14. Ward, H. N., Reinhard, E. H.: Chronic idiopathic leukocytosis. Ann. Int. Med. **75,** 193 (1971)
15. Welsh, J. D., Denny, W. F.: Diagnostic problems presented by the leukemoid reaction. Med. Times **88,** 16 (1960)
16. Yamada, K., Takagi, N., Sandberg, A. A.: Chromosomes and causation of human cancer and leukemia. II. Karyotypes of human solid tumors. Cancer **19,** 1879 (1966)

Diagnose und Differentialdiagnose myeloischer Reaktionen aus klinischer Sicht[1]

R. Heinz, P. Höcker, E. Pittermann und J. Pawlowsky

Ludwig Boltzmann-Institut für Leukämieforschung und Hämatologie und III. Medizinische Abteilung, Hanusch-Krankenhaus, Wien

Myeloische Reaktionen stellen eine Antwort des hämopoetischen Systems auf verschiedene Krankheiten und Noxen dar. Meist sind sie durch Leukozytose und Linksverschiebung gekennzeichnet. Nach Beherrschung der Grundkrankheit kommt es im Gegensatz zu den differentialdiagnostisch zu erwägenden Leukämien zu einer Rückbildung der Veränderungen [1].

In Tabelle 1 sind einige der Krankheiten und Noxen zusammengefaßt, die relativ häufig eine myeloische Reaktion (M.R.) auslösen [2].

Tabelle 1

Infektionen: TBC
       Septikämien
       Pneumonien, Pleuraempyem u. a.

Maligne Tumore
Intoxikationen: Hg-Vergiftung u. a.
Urämie, Coma diabeticum, Eklampsie
Verbrennungen
Hämolysen, Hämorrhagien
Perniziosa nach Vitamin B_{12}-Gabe
Regenerationsstadium nach Agranulozytosen

Da sich M.R. meist nach Ausbruch der Grundkrankheiten manifestieren, bereitet ihre Erkennung in der Mehrzahl der Fälle wenig Schwierigkeiten. In Einzelfällen kann aber die Abgrenzung zur Leukämie ein Problem darstellen [3, 4, 5].

In unserem Krankengut der letzten Jahre fanden sich 15 Patienten, 11 Frauen und 4 Männer, im Alter von 22—84 Jahren, die unter dem Verdacht einer Hämoblastose eingewiesen wurden. Nach genauer Untersuchung und Verlaufsbeobachtung konnte die ursprüngliche Diagnose korrigiert werden. Das hämatologische Bild wurde als M.R. verifiziert.

8 Patienten wurden unter der auswärts gestellten Verdachtsdiagnose akute myeloische Leukämie aufgenommen.

An Hand von Tabelle 2 sind die wichtigsten diagnostischen Daten ersichtlich. Im Sternalpunktat betrug der Anteil der Myeloblasten zwischen 5%—90%. Ein Teil der Blasten war schwach granuliert. In keinem Fall wurden eindeutige Malignitätszeichen gesehen. In einigen Fällen bestanden aber starke toxische Veränderungen.

[1] Mit Unterstützung aus der Leukämie-Forschungsspende des Herrn Bundespräsidenten Dr. h. c. Franz Jonas

Das periphere Blutbild zeigte bei 3 Patienten eine Verminderung der Leukozytenzahl (bis 700/mm^3), bei 2 Patienten fanden sich Leukozytosen, bei allen mit einer Ausnahme (3. Patient in Tabelle 2) sah man eine deutliche Linksverschiebung mit Auftreten unreifer Zellen in der Peripherie.

Tabelle 2. 8 Patienten: Einweisungsdiagnose AML

Pat.	Sternalpunktat		Peripheres Blutbild				Grundkrankheit
	Zell-gehalt	Myelobl. %	Leuko 10^3/mm^3	Bl/ Meta	Thro. 10^3/mm^3	Hb g%	
♀ 63 a	↑	40	0,8	9	90	6,5	TBC
♀ 42 a	↑	7	6,0	8	109	7,8	Miliar TBC
♀ 71 a	↑	60	0,7	—	90	10,2	Sepsis (Enterokokken)
♀ 58 a	↓	5	0,7	4	280	5,3	Sepsis (Strepto)
♂ 68 a	↑	90	5,1	18	80	9,5	Pankreas CA
♀ 60 a	↑	40	8,3	6	240	8,8	Proktitis
♀ 25 a	↑	5	16,0	16	300	10,4	St. p. Favistangranulozytose
♀ 22 a	keine Funktion		19,6	4	240	10,6	Harnwegsinfekt in Gravidität

Bei der ersten Pat./Tabelle 2, stand eine ausgeprägte hämorrhagische Diathese im Vordergrund des klinischen Bildes. Anämie, Leuko- und Thrombopenie (Hb 6,5g%, Leukozyten 800/mm^3, Thrombozyten 80 000/mm^3) sowie das Sternalpunktat (40% schwach granulierte Blasten) sprachen für das Vorliegen einer Leukose. Bei dem routinemäßig durchgeführten Lungenröntgen zeigten sich spezielle Veränderungen beider Lungen. Unter tuberkulostatischer Therapie kam es zu einer Besserung der Blutbefunde und einer weitgehenden Normalisierung des Knochenmarksbefundes [6, 7, 8, 9, 10]. Eine längere Verlaufsbeobachtung konnte nicht angeschlossen werden, weil die Pat. an der TBC verstarb. Ebenso wie bei einer 42jährigen Pat., die zur Abklärung folgender hämatologischer Befunde: Hb 7,8g%, Leukozyten 6000, Bl-Metamyelo: 8%, Sternal: 7% Myeloblasten, sowie einer Hepatosplenomegalie an unsere Abteilung kam, wurden autoptisch Tuberkel im Knochenmark gefunden.

Bei der 71jährigen Pat. (3. in Tabelle 2) bestand neben den hämatologischen Veränderungen (60% Myeloblasten im Knochenmark, Leukozyten 700/mm^3, Thrombozyten 90 000/mm^3, Erythrozyten 3,3 Mill, Hb 10,2 g%) auch eine chronische Septikämie, von einem Ulkus am Bein ausgehend. Nach Sanierung dieses Herdes und massiver antibiotischer Therapie kam es zu einer dauernden Rückbildung der Symptome. Die auch im Rahmen von Septikämien ungewöhnlich massiven Veränderungen könnten auch durch eine Vorschädigung des Markes durch eine Jahre zurückliegende Röntgenbestrahlung nach einem Mamma-Karzinom bedingt gewesen sein [10].

Die 4. in Tabelle 2 angeführte Pat. wies eine beträchtliche Hepatosplenomegalie auf (Leber und Milz eine Handbreit unter dem Rippenbogen). In der Peripherie war eine Verminderung der Leukozyten (700/mm^3), sowie das Auftreten unreifer Vorstufen festzustellen. Im Mark fanden sich neben 5% Blasten starke toxische Veränderungen der Granulopoese. Die Verlaufsbeobachtung zeigte eine völlige Normalisierung der Befunde nach Abklingen einer gleichzeitig bestehenden Streptokokken-Sepsis.

Bei einem 68jährigen Pat. wurde aufgrund eines Sternalpunktates mit 90% Myeloblasten auswärts die Diagnose akute Leukämie gestellt. Er wurde zur Behandlung an unsere Abteilung überwiesen. Wir konnten keine neuerliche Sternalpunktion durchführen, da sich der Pat. in einem sehr schlechten Allgemein-Zustand befand. Bei der Obduktion wurde ein metastasiertes Pankreas-Karzinom festgestellt. Es fand sich kein Hinweis auf eine hämatologische Systemerkrankung. Es dürfte sich um eine M.R. im Rahmen eines intra vitam nicht erkannten Neoplasmas gehandelt haben. Die Frage einer malignen Zweiterkrankung kann nicht mit Sicherheit ausgeschlossen werden [11, 12, 13, 14]. Bei einer 60jährigen Pat. wurde die leukämoide Reaktion (40% Blasten im Knochenmark) durch eine ulzeröse Proktitis ausgelöst.

Wie bei den letzten in Tabelle 2 angeführten Pat. war auch hier die Diagnose M.R. durch anhaltende Normalisierung der Befunde nach Abklingen der Grundkrankheit gesichert.

In der Regenerationsphase nach Agranulozytosen sind leukämoide Blutbilder als Ausdruck der überschießenden Knochenmarksaktivität als günstiges Zeichen zu werten. In unserem Fall, nach einer Agranulozytose durch Thyreostatikagabe verursacht, bot das Sternalpunktat das Bild eines Promyelozytenmarkes. Eine Kontrollpunktion nach einer Woche zeigte bereits die weitgehende Normalisierung [15, 16].

In der Schwangerschaft treten Leukozytosen mit extremer Linksverschiebung im Rahmen von Infektionen häufig auf, so daß wir in diesem Fall von einer Sternalpunktion abgesehen haben.

7 Pat. wurden unter dem Verdacht einer chronischen myeloischen Leukämie eingewiesen. In solchen Fällen ist die Bestimmung des ALP-Index und die Erhebung von Chromosomenbefunden von Bedeutung [17].

An Hand der Tabelle 3 soll auf die Problematik der Fälle hingewiesen werden, bei denen der Sternalbefund oder das Blutbild die Diagnose CML nahelegten.

Eine 69jährige Pat. kam zur Abklärung einer Anämie und eines Milztumors an unsere Abteilung. Im Sternalmark bot sich das Bild einer CML. Wenige Tage nach ihrer Aufnahme mußte sie wegen eines Ileus operiert werden. Es fand sich

Tabelle 3

Pat.	Sternal-punk-tat	Peripheres BB						Grundkrankheit
		Leuko 10^3/mm³	Bl/ Meta	Thro. 10^3/mm³	Hb g%	ALP	Milz	
♀ 69 a	↑	6,6	—	180	8,0	252	↑	Kolon-CA
♀ 38 a	↑	10,9	4	220	7,2	297	—	Ovarial-CA
♀ 64 a	↑	110,0	28	185	6,9	26	—	Magen-CA
♀ 34 a	↑	10,3	7	320	13,9	—	—	Pyelitis
♂ 71 a	↑	80,0	17	270	12,1	—	↑	Urosepsis
♂ 84 a	↑	8,0	2	460	9,0	—	—	Zystitis
♂ 67 a	↓	1,6	5	95	6,1	4 (75)	↑	Cholezystitis

als Ursache des Darmverschlusses ein Kolonkarzinom. Die erhöhte ALP sprach für eine reaktive Veränderung. Allerdings konnten wir keine weiteren hämatologischen Kontrollen durchführen.

Schwierig gestaltete sich auch die Entscheidung M.R. oder CML im nächsten Fall beim Vorliegen extremer Leukozytose (110000/mm³) und niedrigem ALP-Index. Als diese Pat. (3. in Tabelle 3) nach sehr kurzem Krankheitsverlauf an Urämie ad exitum kam, fand sich bei der Obduktion ein kleines Magenkarzinom, das massiv metastasiert hatte. Myeloische Infiltrate konnten nur vereinzelt in Milz und Leber nachgewiesen werden. Einerseits ist das gemeinsame Auftreten von CML und Neoplasmen bekannt, andererseits sind schwere hämatologische Veränderungen bei KM-Karzinose beschrieben [18, 19, 20, 21, 22].

In drei Fällen lösten Infektionen des Harntraktes chronische M.R. aus. Bei einer 34jährigen Pat. (4. in Tabelle 3) und einem 71jährigen Pat (5. in Tabelle 3) stützten die über Wochen konstant bleibenden hämatologischen Veränderungen den Verdacht auf eine inzipiente chronische Leukose. Schließlich kam es aber zu einer bleibenden Rückbildung der Symptome, so daß eine hartnäckige Pyelitis bzw. eine Urosepsis mit Milztumor als auslösende Faktoren des CML-ähnlichen Bildes gelten können [23]. Bei dem vorletzten in Tabelle 3 angeführten Pat. kam es nach Sanierung des Harnweginfektes, trotz erniedrigter ALP, zu einer weitgehenden dauernden Normalisierung des KM-Befundes. Niedrige ALP-Werte müssen eine M.R. nicht unbedingt ausschließen, wie der folgende Fall zeigt:

Ein 67jähriger Pat. war auswärts zunächst erfolglos unter der Diagnose Perniziosa behandelt worden. Er wurde an unsere Abteilung unter dem Verdacht einer inzipienten Leukose überwiesen. Bei der Aufnahme bot sich peripher das Bild einer Panmyelopathie. Das Sternalpunktat zeigte bei reduziertem Zellgehalt eine deutliche Linksverschiebung der Granulopoese sowie 20% Myeloblasten. Die Erythropoese war megaloblastoid verändert. Die Anamnese, der Pat. hatte Kontakt mit organischen Lösungsmitteln gehabt, ließ auch an eine toxische Markschädigung denken. Da im weiteren Verlauf Teerstühle auftraten, suchten wir intensiv eine Blutungsquelle im GI-Trakt, konnten aber keine nachweisen. Nach Sistieren der Blutung wurde der Pat. entlassen und ambulant kontrolliert. Das Sternalpunktat bei der Entlassung war im wesentlichen unverändert, das periphere Blutbild weitgehend gebessert. Nach 4 Monaten erfolgte die neuerliche Aufnahme wegen massiver Melaena.

Blutbild: Erythrozyten 1,8 Mill., Thrombozyten 50000/mm³, Leukozyten 3650/mm³. Das Sternalpunktat bot jetzt das typische Bild einer CML. Der ALP-Index war deutlich erniedrigt. Es wurde kein Philadelphia-Chromosom nachgewiesen. Da die Blutung aus dem Darmtrakt diesmal nicht gestillt werden konnte, wurde der Pat. laparatomiert. Als Blutungsquelle fand sich ein Darmpolyp an der Stelle, wo die hämorrhagisch nekrotische Gallenblase an den Darm angewachsen war. Es wurde eine Cholezystektomie durchgeführt, worauf es zur prompten Besserung der hämatologischen Befunde kam.

An Hand unserer Fälle wollten wir die Schwierigkeiten aufzeigen, die mitunter bei der Erkennung der M.R. auftreten. In Tabelle 4 sind nochmals die differentialdiagnostischen Kriterien gegenüber der CML zusammengefaßt.

Tabelle 4

Differentialdiagnose	CML	M.R.
Verlauf	chronisch	eher akut
Reversibilität	−	+
Milz	++	(+)
Basophile	+	−
ALP	↓	↑
Ph$_1$-Chromosomen	+	−

(modifiziert nach Klinische Hämatologie v. H. Begemann)

Bei der Abgrenzung zur AML haben Storti und Mauri folgende Kriterien angegeben. Das Fehlen eines Hiatus leucaemicus und morphologischer Atypien sprechen für eine Reaktion. Ausgeprägte Anämie, Thrombopenie sowie Hepatosplenomegalie lassen eher an eine Leukose denken. Leukämoide Reaktionen mit hypoplastischem Knochenmark müssen aber in Betracht gezogen werden. In der Literatur wird als weitere Unterscheidungsmöglichkeit die Bestimmung des Bluthistaminspiegels angegeben [24, 25].

Bei der pathologisch-histologischen Untersuchung findet man im Falle einer M.R. nur in einzelnen Organen, vor allem in Leber und Milz, Myelopoeseherde ohne invasiven Charakter. Trotz zahlreicher Unterscheidungskriterien kann es in Einzelfällen für den Kliniker unmöglich sein, die Frage leukämoide Reaktion oder Leukämie zu klären [26]. Manchmal kann nur die Verlaufsbeobachtung über längere Zeit Klarheit schaffen. Dies ist vor allem deshalb unbefriedigend, weil beim Vorliegen einer Hämoblastose wertvolle Zeit zum therapeutischen Handeln verstreicht. In der Literatur sind die Fälle beschrieben, wo erst eine mehrjährige Beobachtung eine Diagnose ermöglichte [27].

Die Diskrepanz einzelner Befunde, das Vorliegen einer Krankheit, in deren Rahmen M.R. auftreten können, sollten aber Anlaß geben, reaktive Veränderungen der Hämopoese in Betracht zu ziehen.

Zusammenfassung

Es wird über 15 Fälle berichtet, die unter der Verdachtsdiagnose akute oder chronische Leukämie aufgenommen wurden. Bei genauer Durchuntersuchung und längerer Beobachtungsdauer wurde die ursprüngliche Diagnose revidiert und das hämatologische Bild als myeloische Reaktion verifiziert. An Hand dieser 15 Fälle werden die die myeloische Reaktion auslösenden Erkrankungen besprochen, wobei vor allem akute und chronische Entzündungen sowie bösartige epitheliale Tumoren die wichtigste Rolle spielen. In $^1/_3$ der Fälle fand sich peripher eine Leukozytose mit mäßiger Linksverschiebung. Das Sternalpunktat war in der Mehrzahl der Fälle zellreich. LDH und Blutsenkung waren fast immer stark erhöht. Starke Schwankungen zeigte der ALP-Index der in einzelnen Fällen extrem niedrig war, aber deutlich erhöhte Werte aufwies. Zuletzt wird an Hand von einem Fall die manchmal äußerst schwierige Differentialdiagnose diskutiert.

Literatur

1. Storti, E., Mauri, C.: L.R. in: Handbuch der Hämatologie (L. Heilmeyer, Hrsg.), Bd. 4, S. 189. München: Urban u. Schwarzenberg 1968
2. Begemann, H.: Klinische Hämatologie. Stuttgart: Thieme 1970
3. Krumbhaar, E.: Leukemoid blood picture in various clinical conditions. Amer. J. Med. Sci. **172,** 519 (1926)
4. Hill, J., Duncan, C.: L.R. Amer. J. Med. Sci. **201,** 847 (1941)
5. Hilts, S. V., Shaw, G. S.: Leukemoid blood reactions. New Engl. J. Med. **249,** 434 (1953)
6. Corr, W. P., Kyle, R. A., Bowie, W.: Haematologic changes in TBC. Amer. J. Med. Sci. **248,** 709 (1964)
7. Twomey, J., Leavell, B. S.: L.R. to TBC. Arch. Intern. Med. **116,** 21 (1965)
8. Skarberg, K. O., Lagerlöf, B., Reizenstein, P.: Leukemia, L.R. and TBC. Acta med. scand. **182,** 4, 5427 (1967)
9. Feuchtinger, O.: TBC, acute Leukämie und M.R. Klin. Wschr. **22,** 669 (1943)
10. Abendroth, K., Paliege, R.: Zum Einfluß der TBC auf Leukosen. Z. inn. Med. **21,** 5903 (1974)
11. Morrison, M., Feldmann, F.: CA and Leukemia. Ann. Intern. Med. **20,** 75 (1944)
12. Akoun, G. et al.: Reaction Leukemoide ou Leukose myeloide au course d'un cancer du pancreas. Press. Med. **2327,** B.51 (1971)
13. Knick, B., Schilling, F.: L.R. und intermitt. Charcot'sches Fieber beim malignen Gallenwegsverschluß. Schweiz. med. Wschr. **17,** 465 (1960)
14. Weise, W.: Maligne Zweiterkrankungen bei Hämoblastosen. In: Chemo- und Immunotherapie der Leukosen und malignen Lymphome (A. Stacher, Hrsg.). Wien: Bohmann-Verlag 1969
15. Sjögren, U.: Mitot. activity in acute promyelocytic leukemia and L.R. Acta med. scand. **199,** 181 (1976)
16. Levine et al.: L.R. after dapsone — induced Agranulocytosis. Ann. Intern. Med. **68,** 1060 (1968)
17. Martinez-Maldonado, M. et al.: Diagnostic value of Alkaline phosphatase in Leucocytes: Amer. J. Med. Sci. **176,** 74 (1964)
18. Hennekeuser, H. H., Fischer, R.: Extramedulläre Blutbildung und L.R. bei bösartigen Tumoren. Dtsch. med. Wschr. **92,** 11, 479 (1967)
19. Hadnagy, C. S., Sass, G. Y.: Zusammentreffen von chronischer Myelose und Krebs. In: Erkrankungen der Myelopoese (A. Stacher, Hrsg.), S. 341. München: Urban und Schwarzenberg 1976
20. Angus, H. B., Gunz, F. W.: Chron. granulo. Leukemia and Cancer. Blood **22,** 88 (1963)
21. Gunz, F. W., Angus, H. B.: Leukemia and Cancer in the same patient. Cancer **145,** 18 (1965)
22. Block, N. L., Whitemore, W. F.: L.R., Thrombocytose und Hypercalciaemie bei Blasenkarzinom. J. Urol. **110,** 660 (1973)
23. Seige, K., Jansen, W.: Zur Klinik und Morphologie M.R. Dtsch. Arch. Klin. Med. **202,** 446 (1955)
24. Gingold, N.: Zur Differentialdiagnose zwischen chronischer Leukämie und myeloisch-leukämoiden Blutbildern. Klin. Wschr. **18,** 1939 (1939)
25. Valentine, W. N. et al.: Studies on blood histamine content of the blood with special reference to Leukemia, L.R. and Leucocytosis. Blood **5,** 623 (1950)
26. Milder, E. et al.: A case of Miliary TB simulating Ac.L. Amer. J. Med. Ass. **177,** 116 (1961)
27. Papageorgiou, A.: L.R. und Monocytenleukämie bei Lungentuberkulose. Acta haematol. **23,** 183 (1960)

Medikamentös bedingte Störungen der Granulozytopoese

K.-P. Hellriegel

Medizinische Universitätsklinik Köln

Zu den gefürchtetsten Arzneimittel-Nebenwirkungen gehören die zwar seltenen, jedoch mit einer hohen Mortalitätsrate behafteten Störungen der Granulozytopoese. Als Ausdruck der gestörten Granulozytopoese tritt eine Leukozytopenie und insbesondere eine Verminderung der neutrophilen Granulozyten auf. Die Granulozytopenie bedingt eine erhöhte Infektionsgefährdung, wobei die Häufigkeit und die Schwere der meist bakteriellen Infektionen mit dem Ausmaß der Granulozytopenie exponentiell zunehmen.

Die Klärung der Zusammenhänge zwischen Granulozytopenie und auslösendem Medikament ist im Einzelfalle nicht unproblematisch: Der arzneimittelbedingte Knochenmarkschaden ist nicht nur eine seltene Nebenwirkung, sondern häufig haben die betroffenen Patienten gleichzeitig auch mehrere Medikamente eingenommen, und es stehen weder ein Prädiktiv-Test noch ein geeignetes Tiermodell für die Beurteilung des Kausalzusammenhanges zur Verfügung. Die Frage, wie groß die Wahrscheinlichkeit ist, daß ein Kausalzusammenhang zwischen Medikamenteneinnahme und Knochenmarkschaden besteht, ist nur aufgrund der bisher vorliegenden Erfahrungen und statistischer Erhebungen zu beantworten.

Die medikamentös induzierten Störungen der Granulozytopoese können nach folgenden Gesichtspunkten aufgeschlüsselt werden:

- die *Pathogenese:* Ist die Granulozytopenie durch eine verminderte Produktion oder durch eine erhöhte Destruktion der Granulozyten bedingt? Eine verminderte Produktion ist meist durch die toxische Wirkung des Medikaments, die gesteigerte Destruktion durch Immunmechanismen verursacht;
- die *Häufigkeit der Schädigung:* Sind durch die Verabreichung der Noxe nur einzelne, offenbar prädisponierte Individuen gefährdet, oder führt das Medikament — bei ausreichender Dosierung — obligat und generell zu einer Schädigung?
- eine Abhängigkeit der Schädigung von der *Dauer* und/oder der *Dosis* der Noxe;
- die *Reversibilität oder Irreversibilität* der Schädigung;
- der *Zeitpunkt,* zu dem die Schädigung apparent wird: während oder unmittelbar nach der Behandlung („Frühtoxizität") oder nach einem therapiefreien Intervall von Wochen oder Monaten („Spättoxizität");
- die *betroffenen Systeme:* Führt die Noxe ausschließlich oder vorwiegend zu einer Schädigung der Granulozytopoese, oder sind zusätzlich auch Erythro- und Thrombozytopoese betroffen?

Aufgrund dieser Kriterien können nosologisch folgende medikamentös induzierte Störungen der Granulozytopoese unterschieden werden:

1. Die durch obligat zytotoxische Substanzen hervorgerufene, dosisabhängige, passagere *Knochenmarkdepression.*
2. Die *Agranulozytose,* die entsprechend ihrer unterschiedlichen Ätiologie und Pathogenese in einen Aminopyrin- und einen Phenothiazin-Typ unterteilt wird und reversibel ist.
3. Die *Panmyelopathie* (Synonyma: aplastisches Syndrom; im englischsprachigen Schrifttum: aplastic anemia), die zu einer meist irreversiblen hämatopoetischen Insuffizienz führt.

Die am häufigsten Störungen der Granulozytopoese verursachenden Medikamente sind in Tabelle 1 zusammengefaßt. Die Schädigungen variieren von Medikament zu Medikament, wobei die einzelnen Medikamente ein für sie weitgehend typisches Spektrum aufweisen:

Die *Zytostatika* gehören zu den Medikamenten, die in Abhängigkeit von Dosis und Therapiedauer regelmäßig und mit nur geringer individueller Variabilität zu einer passageren Knochenmarkhypo- bis -aplasie führen. Die Zytotoxität dieser Substanzen beruht meist auf der Störung der DNS-Synthese der proliferierenden Zellen. Die Schädigung der Hämatopoese ist eine unerwünschte, jedoch bewußt in Kauf genommene und unvermeidbare Nebenwirkung jeder Zytostatika-Therapie, da diese Pharmaka keine zielgerichtete Spezifität besitzen, sondern ihre Wirkung an allen proliferierenden Zellen entfalten.

Unter den myelotoxischen Medikamenten nimmt das *Chloramphenicol* eine Sonderstellung ein, da es zwei hinsichtlich des Verlaufes und der Prognose verschiedene Typen von Knochenmarkschäden verursacht (Tabelle 2), einen reversiblen, dosisabhängigen und einen irreversiblen, dosisunabhängigen [13, 27]. Der Typ I ist durch das bevorzugte Betroffensein der Erythrozytopoese charakterisiert (Tabelle 2) und führt bei entsprechender Dosis regelmäßig zu einer Knochenmarksuppression (Frühtoxizität), die nach Absetzen des Medikamentes reversibel ist. Die Knochenmarksuppression ist durch eine Beeinflussung der mitochondrialen Proteinsynthese hervorgerufen: Eine Suppression der Zytochrom-Synthese sowie der Ferrochelatase-Aktivität und damit eine Blok-

Tabelle 1. Störungen der Granulozytopoese verursachende Medikamente

---

1. Zytostatika
   Alkylantien, Mitosehemmer, Purin- und Pyrimidin-Antagonisten, Folsäure-Analoge
2. Chloramphenicol, Thiamphenicol
3. Pyrazolone
   Aminopyrin, Amidopyrin, Phenylbutazon, Oxyphenbutazon
4. Phenothiazine
5. Thyreostatika
   Thiamazol, Carbimazol, Thiouracil-Derivate
6. Sulfonamide, Antidiabetika
7. Andere Antibiotika
   Ampicillin, Methicillin, Cephalosporine
8. Verschiedene
   Tuberkulostatika, Antimalarika, Barbiturate, Neuroleptika, Antiepileptika, Penicillamin, Diuretika, Antihistaminika

---

Tabelle 2. Chloramphenicol-Myelotoxizität

	Typ I Passagere Myelosuppression	Typ II Panmyelopathie
Auftreten	während oder kurz nach der Behandlung (Frühtoxizität)	1—6 (—12) Monate nach der Behandlung (Spättoxizität)
Häufigkeit	1:3	1:4000 bis 1:19000
Dosis- abhängigkeit	Ja	Nein
Verlauf	(meist) reversibel	(meist) irreversibel
Pathogenese	Beeinflussung der mitochondrialen Proteinsynthese	? (genetische Prädisposition, Benzolring?)
Symptomatik	Abfall der Retikulozyten-Zahl Anstieg des Serum-Eisen-Wertes normozelluläres Knochenmark Vakuolisierung der Erythroblasten Auftreten von Sideroblasten Hemmung der Koloniebildung hämatopoetischer Zellen seltener: Granulo-, Thrombozytopenie	Panzytopenie (meist) Knochenmarkaplasie
Prophylaxe	Kontrolle der Blutwerte	strengste Indikationsstellung

kierung der Häm-Synthese sind ebenso nachgewiesen [27] wie eine Hemmung der Koloniebildung hämatopoetischer Zellen. Dieser Typ I ist durch eine Überwachung der Blutwerte, insbesondere der Retikulozyten, frühzeitig zu erfassen und durch Absetzen des Medikamentes vermeidbar. Im Gegensatz dazu gibt es für den sporadisch auftretenden, dosisunabhängigen und zu einer meist irreversiblen Panmyelopathie führenden Typ II keinen Prädiktiv-Test; die einzige effiziente prophylaktische Maßnahme ist die strenge Indikationsstellung für die Chloramphenicol-Applikation. Die Pathogenese des Typs II, der gewöhnlich erst Wochen oder Monate nach Absetzen des Chloramphenicols manifest wird (Spättoxizität), ist bisher nicht bekannt. Eine genetische Prädisposition ist wahrscheinlich, die Toxizität des im Chloramphenicol-Molekül vorhandenen Benzol-Rings und eine Schädigung der pluripotenten hämatopoetischen Stammzellen werden gegenwärtig diskutiert [27]. Bei Patienten, die die meist schwere Panzytopenie überleben (23—39% [10, 12, 13, 25]), kommen im weiteren Verlauf nicht selten Spontanremissionen, aber auch Übergänge in unreifzellige Leukämien vor [10].

Die Chloramphenicol-induzierte Panmyelopathie war Ende der sechziger Jahre der häufigste arzneimittelbedingte Knochenmarkschaden. Ihr Anteil an allen Panmyelopathien betrug etwa 25%, an den arzneimittelbedingten etwa 50%. Die Häufigkeit der Chloramphenicol-Panmyelopathie beträgt nach neueren Berechnungen 1:4000 bis 1:19000 Behandlungsfälle [5, 13, 25], nachdem zunächst eine Inzidenz von 1:300000 bis 1:600000 geschätzt wurde [3]. Das Risiko eines mit Chloramphenicol Behandelten, an einer Panmyelopathie zu erkranken, ist 13mal höher als das der übrigen Bevölkerung [26].

Dem Typ I ähnliche, jedoch noch ausgeprägtere Schädigungen verursacht das Chloramphenicol-Analogon *Thiamphenicol*. Die durch Thiamphenicol induzierten Veränderungen sind nach den bisherigen Erfahrungen — das Präparat wurde nach Angabe des Herstellers bisher bei mehr als 25 Millionen Menschen angewandt (zit. nach [18]) — stets reversibel. Die Nebenwirkungen des Thiamphenicols, die Suppression der Erythrozytopoese und der immunkompetenten Zellen, haben mehrere Untersuchergruppen veranlaßt, dieses Medikament zur Behandlung der Polycythaemia vera [2, 11, 14] und — als Immunsuppressivum — der resistent gewordenen Lupusnephritis [18] — mit Erfolg — einzusetzen.

Während die Zytostatika, das Chloramphenicol, das Thiamphenicol und die — später noch zu besprechenden — Phenothiazine obligat bei jedem Probanden eine myelosuppressive Wirkung entfalten, treten bei den übrigen Medikamenten die Störungen der Granulozytopoese — ebenso wie der Typ II der Chloramphenicol-Myelotoxizität — nur bei wenigen, offenbar prädisponierten Individuen auf („Idiosynkrasie"). Das selektive Auftreten wird von vielen Autoren durch eine genetisch determinierte biochemische Disposition im Sinne eines „inborn error" erklärt [18].

Die durch *Aminopyrine* ausgelöste Schädigung ist der Prototyp einer durch Immunmechanismen ausgelösten Granulozytopenie, das von ihnen hervorgerufene Krankheitsbild ist das der typischen Agranulozytose (Morbus Schultz). Der Aminopyrin-Typ der Agranulozytose ist durch den plötzlichen Beginn der Granulozytopenie im Anschluß an die Medikamenteneinnahme, das Auftreten eines Rezidivs bei erneuter Exposition, selbst bei minimaler Dosis, und die nahezu selektive Schädigung der Granulozytopoese gekennzeichnet (Abb. 1). Der rasche Abfall der Granulozyten ist auf eine periphere Destruktion der Leukozyten zurückzuführen, wahrscheinlich hervorgerufen durch Leukozyten-Agglutinine [17]. Diese können während der akuten Krankheitsphase bei zahlreichen, jedoch nicht bei allen Patienten in vitro nachgewiesen werden. Für die immunologische Genese dieses Agranulozytose-Typs spricht ferner, daß die Transfusion des im akuten Stadium entnommenen Blutes bei gesunden Probanden eine Granulozytopenie auslöst [17].

Im Gegensatz zum Aminopyrin-Typ finden sich bei den durch *Phenothiazine* induzierten Agranulozytosen ein schleichender Krankheitsbeginn nach meist mehrwöchiger Therapie, wobei die Leukozytenzahl in den meisten Fällen langsam rückläufig ist (Abb. 1). Durch regelmäßige, wöchentliche Leukozytenkontrollen kann die Erkrankung bereits im asymptomatischen Frühstadium erfaßt und durch Absetzen des Phenothiazins das Manifestwerden der Agranulozytose verhindert werden. Leukozytenantikörper sind nur selten nachweisbar, eine Reexposition führt nicht zwangsläufig, sondern nur in Abhängigkeit von der verabreichten Dosis zu einem Rezidiv. Pathogenetisch liegt diesem Typ der Agranulozytose eine Hemmung der DNS-Synthese zugrunde [4, 21, 22]. Pisciotta konnte mit Hilfe der ^{3}H-Thymidin-Markierung und der Agar-Kolonie-Technik nachweisen, daß die Hemmung der DNS-Synthese und der Mitoserate durch Phenothiazin ein generelles, dosisabhängiges Phänomen ist, daß jedoch bei manchen Patienten eine selektive Überempfindlichkeit besteht. Diese Patienten weisen a priori ein limitiertes Proliferationspotential auf, das in vitro unter Zusatz

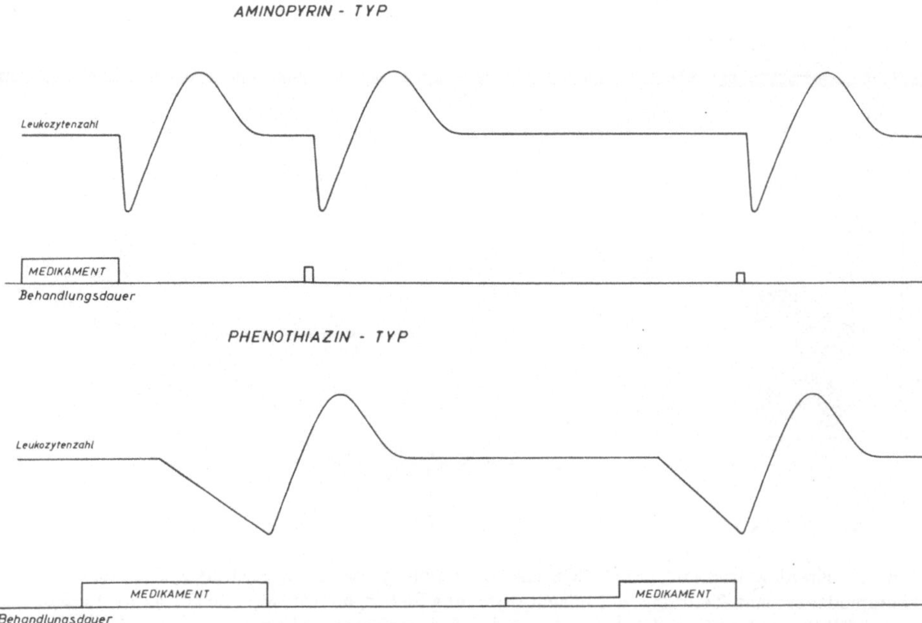

Abb. 1. Schematisierte Verlaufsdarstellung arzneimittelbedingter Agranulozytosen: 1) Aminopyrin-Typ: plötzlicher Beginn der Granulozytopenie, Rezidiv bei erneuter Exposition, keine Dosisabhängigkeit; 2) Phenothiazin-Typ: allmählicher Granulozytenabfall, bei Reexposition Rezidiv nicht zwangsläufig, sondern in Abhängigkeit von der Dosis (modifiziert nach [22])

von Phenothiazin weiter eingeschränkt wird und nach längerdauernder Phenothiazin-Einnahme in vivo das Krankheitsbild der Agranulozytose induziert [20—22].

Während sich beim Aminopyrin-Typ meist nur eine Leukozytopenie mit weitgehendem oder vollständigem Schwund der Granulozyten findet, ist beim Phenothiazin-Typ gelegentlich auch eine Anämie und Thrombozytopenie nachweisbar; diese resultieren daraus, daß auch die Erythro- und Thrombozytopoese supprimiert werden, sie werden manifest, weil durch die längerdauernde Suppression auch die mit einer längeren Lebensdauer behafteten Zellen betroffen sind.

Das Agranulozytoserisiko eines Medikamentes ist abhängig von der Häufigkeit seiner Verabreichung und der Frequenz der Medikamenten-Überempfindlichkeit in der Bevölkerung. Die Häufigkeit Aminopyrin- und Phenothiazin-bedingter Agranulozytosen wird im Schrifttum mit 0,001 bis 1% angegeben, bei Thiourazil und Methimazol liegt die Agranulozytoserate bei 1 bis 3% (Übersichten bei [7] und [9]), bei den übrigen in Tabelle 1 angegebenen Medikamenten dürfte die Inzidenz wesentlich geringer sein. Die gegenwärtig relativ häufig beobachteten, durch Thiourazil oder Methimazol hervorgerufenen Agranulozytosen gleichen hinsichtlich der Blutbildveränderungen und des Verlaufes dem Phenothiazin-Typ und können wie dieser von einer Anämie und Thrombozytopenie begleitet sein (Abb. 2). In der akuten Krankheitsphase besteht sowohl beim Aminopyrin- als auch beim Phenothiazin-Typ eine Verminderung der

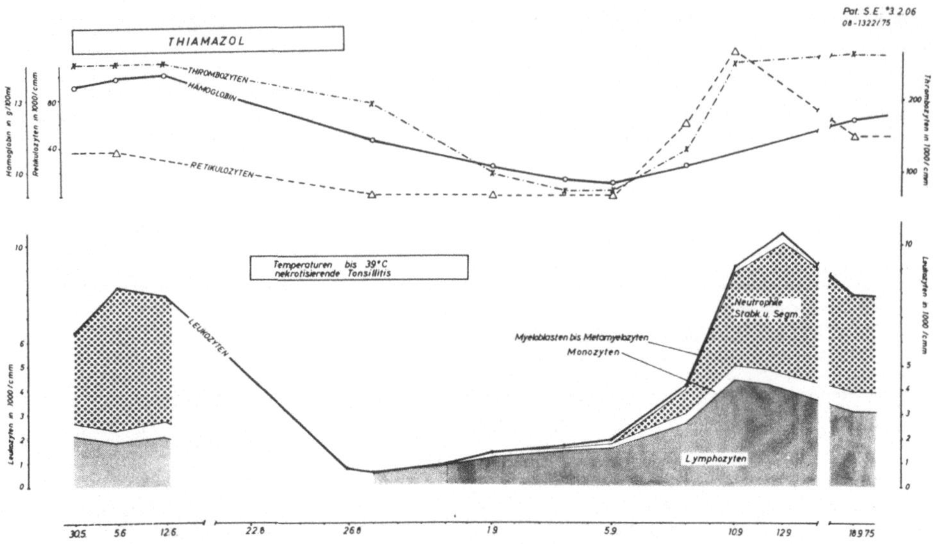

Abb. 2. Krankheitsverlauf einer Thiamazol-Agranulozytose: Auftreten erst nach mehrwöchiger Therapiedauer; zum Zeitpunkt der Diagnosestellung Fieber, nekrotisierende Tonsillitis, Leukozytopenie, Fehlen reifer Granulozyten, Lympho-, Monozytopenie, Verminderung der Hämoglobin-, Erythrozyten-, Retikulozyten- und Thrombozyten-Werte; nach Absetzen der Noxe prolongierter Anstieg der Leukozytenwerte mit Ausschwemmung unreifer Granulozyten in die Peripherie; Normalisierung der Blutwerte

Lymphozyten und Monozyten. Nach Absetzen der Noxe kommt es in der Regel innerhalb von zwei bis vier Wochen zu einer vollständigen hämatologischen Restitution, der eine überschießende Leukozytose mit starker Linksverschiebung („leukämoide Reaktion") vorausgehen kann (Abb. 2).

Als typischer Knochenmarkbefund der Agranulozytose galt früher das Promyelozytenmark, das als Ausdruck einer Reifungsstörung oder eines „Blocks" gedeutet wurde. Unsere heutigen Kenntnisse sprechen jedoch dafür, daß sämtliche Schweregrade einer Störung der Myelopoese von einem isolierten Defekt der Granulozytopoese bis zur totalen Knochenmarkaplasie vorkommen können [19, 21, 23]. Das Promyelozytenmark wird heute als Zeichen für eine Regeneration der Granulozytopoese und somit als Ausdruck der beginnenden Besserung gewertet [19, 21, 23, 24]. Die Dauer der Regeneration korreliert mit dem Ausmaß der Störung und dem Stadium, von dem die Regeneration ihren Ausgang nimmt.

Aufgrund der unterschiedlichen Pathogenese des Aminopyrin- und Phenothiazin-Typs kann die früher als auslösender Mechanismus postulierte allergische Genese der Agranulozytose heute nicht ausschließlich mehr aufrecht erhalten werden. Die Agranulozytose stellt wegen ihrer variablen Ätiologie und Pathogenese somit keine nosologische Entität, sondern einen multifaktoriell bedingten Symptomenkomplex dar.

Da die Phenothiazine in den DNS-Stoffwechsel eingreifen, somit myelotoxisch wirken und zu einer — passageren — Knochenmarkaplasie führen können, ist eine klare Trennung zwischen den Krankheitsbegriffen Agranulozytose und

Panmyelopathie nicht möglich. Die Grenzen sind fließend, Überschneidungen treten auf. Der Versuch einer Systematik wird auch dadurch kompliziert, daß sowohl die Phenothiazine als auch die Pyrazolon-Derivate Phenylbutazon und Oxyphenbutazon — nach neueren Statistiken gegenwärtig die häufigsten, irreversible Panmyelopathien auslösenden Medikamente mit einer Inzidenz von 1:33000 bis 1:99000 [5] — sowie die Thiourazile nicht nur Agranulozytosen, sondern auch irreversible Panmyelopathien auslösen können [1, 6, 16] und daß selbst Übergänge in unreifzellige Leukämien beschrieben sind [6, 8].

Eine Erklärung für diese Phänomene scheinen die in vitro-Untersuchungen granulozytopoetisch determinierter Stammzellpopulationen zu geben. Toxisch wirkende Medikamente können offenbar auf verschiedenen Stufen der Stammzell-Differenzierung eingreifen und hierdurch zu Krankheitsbildern unterschiedlichen Schweregrades und unterschiedlicher Prognose führen [15]. Nach dieser Auffassung sind Agranulozytose und Panmyelopathie Ausdruck einer Störung des determinierten oder des pluripotenten Stammzellspeichers und letztlich Bezeichnungen für unterschiedliche Stadien eines ätiologisch und pathogenetisch einheitlichen Krankheitsbildes [15].

Die Indikationen und Kontraindikationen der die Hämatopoese potentiell schädigenden Medikamente können grundsätzlich wie folgt zusammengefaßt werden:

Die Kenntnis potentieller Nebenwirkungen eines Medikamentes ist eine unabdingbare Voraussetzung jeder Arzneimittel-Applikation. Die Verabreichung eines die Hämatopoese schädigenden Medikaments ist zu unterlassen, wenn es durch andere Maßnahmen oder Arzneimittel vollwertig ersetzt werden kann.

Bewährte, jedoch potentiell myelotoxische Medikamente sind nicht kontraindiziert, wenn die therapeutische Effektivität und das einzugehende Risiko sorgfältig gegeneinander abgewogen werden und die Entscheidung zugunsten der Medikamenten-Applikation fällt. In diesem Falle ist eine konsequente Überwachung des Blutbildes erforderlich, um evtl. auftretende Schäden möglichst frühzeitig zu erfassen.

Literatur

1. Aksoy, M., Erdem, S.: Aplastic anaemia after propylthiouracil. Lancet **1968 I,** 1379
2. Andrien, J. M., Fillet, G., Bury, J., Baldelli, L., Croisiaux, C., Van Roy, J.: Thiamphenicol therapy for polycythemia vera. Abstr. Vol. B. 49. 8th. Int. Congr. Chemotherapy, Athens 1973
3. Arzneimittelkommission der Deutschen Ärzteschaft: Zur Therapie mit Chloramphenicol. Dtsch. Ärztebl. **66,** 185 (1969); **67,** 71 (1970)
4. Blackburn, M. J., Andrews, T. M., Watts, R. W. E.: Drug-induced neutropenia — Effects of drugs on granulocyte protein synthesis in vitro. Clin. Sci. Mol. Med. **45,** 16 (1973)
5. Böttiger, L. E., Westerholm, B.: Drug-induced blood dyscrasias in Sweden. Brit. med. J. **1973 III,** 339
6. Dougan, L., Woodliff, H. J.: Acute leukaemia associated with phenylbutazone treatment: a review of the literature and report of a further case. Med. J. Austr. **1,** 217 (1965)
7. Gross, R., Hellriegel, K. P.: Arzneimittelbedingte Agranulozytosen. Blut **32,** 409 (1976)
8. Hamer, J. W., Gunz, F. W.: Multiple aetiological factors in a case of acute leukaemia. N. Z. med. J. **71,** 141 (1970)

9. Hartl, P. W.: Drug induced agranulocytosis. In: Blood disorders due to drugs and other agents. (R. H. Girdwood, ed.), p. 147. Amsterdam: Excerpta Medica 1973
10. Hellriegel, K. P., Gross, R.: Follow-up studies in chloramphenicol-induced aplastic anaemia. Postgrad. Med. **50** (Suppl. 5) 136 (1974)
11. Hellriegel, K. P.: Diskussionsbemerkung. In: Erkrankungen der Myelopoese (A. Stacher, P. Höcker, Hrsg.), S. 482. München — Berlin — Wien: Urban & Schwarzenberg 1976
12. Keiser, G.: Erworbene Panmyelopathien. Schweiz. med. Wschr. **100,** 1938 (1970)
13. Keiser, G.: Erworbene aplastische Anämie. Dtsch. med. Wschr. **95,** 2032 (1970)
14. Keiser, G., Walder, H. R.: Thiamphenicol — Behandlungsmöglichkeit für Polyglobulie und Polycythaemia vera? In: Erkrankungen der Myelopoese (A. Stacher, P. Höcker, Hrsg.), S. 476. München — Berlin — Wien: Urban & Schwarzenberg 1976
15. Kern, P., Heit, W., Kubanek, B., Heimpel, H.: Granulocytic colony forming cells in aplastic anaemia. Blut **34,** 406 (1977)
16. McCarthy, D. D., Chalmers, T. M.: Hematological complications of phenylbutazone therapy: Review of the literature and report of two cases. Canad. med. Ass. J. **90,** 1061 (1964)
17. Moeschlin, S., Wagner, K.: Agranulocytosis due to the occurrence of leukocyte-agglutinins. Acta haemat. (Basel) **8,** 29 (1952)
18. Moeschlin, S., Novotný, Z., Koller, F., Rüefli, P.: Zytostatische Nebenwirkungen des Thiamphenikols: Alopezie, reversible Zytopenien. Schweiz. med. Wschr. **104,** 384 (1974)
19. Pisciotta, A. V., Santos, A. S., Keller, C.: Studies on agranulocytosis. V. Patterns of recovery from drug-induced bone marrow damage. J. Lab. clin. Med. **63,** 445 (1964)
20. Pisciotta, A. V.: Studies on agranulocytosis. VII. Limited proliferative potential of CPZ-sensitive patients. J. Lab. clin. Med. **65,** 240 (1965)
21. Pisciotta, A. V.: Agranulocytosis induced by certain phenothiazine derivatives. J. Amer. med. Ass. **208,** 1862 (1969)
22. Pisciotta, A. V.: Immune and toxic mechanisms in drug-induced agranulocytosis. Semin. Hematol. **10,** 279 (1973)
23. Ruvidić, R.: Study of granulocytopoiesis in drug-induced agranulocytosis using ^{3}HTdR autoradiography. Scand. J. Haemat. **13,** 135 (1974)
24. Schulten, H.: Über Agranulozytose. Münch. Med. Wschr. **99,** 1280 (1963)
25. Skrandies, G., Hausmann, K.: Knochenmarkschäden nach Chloramphenicolbehandlung in Hamburg und Umgebung. Med. Klin. **67,** 569 (1972)
26. Wallerstein, R. O., Condit, P. K., Kasper, C. K., Brown, J. W., Morrison, F. R.: Statewide study of chloramphenicol therapy and fatal aplastic anemia. J. Amer. med. Ass. **208,** 2045 (1969)
27. Yunis, A. A.: Chloramphenicol-induced bone marrow suppression. Sem. Hematol. **10,** 225 (1973)

Dysfunktion von B- und T-Lymphozyten bei primär nicht-hämatologischen Erkrankungen

H. Huber, C. Pathouli, M. Falkensamer, E. Ebner und G. Michlmayr

Krankenhaus der barmherzigen Schwestern, Linz und Medizinische Universitätsklinik Innsbruck

Einleitung

Die Differenzierung von T- und B-Lymphozyten — vor allem durch Membran-marker möglich — hat zum Verständnis der Immunpathologie hämatologischer Systemerkrankungen wesentlich beigetragen (Übersicht bei [7]). Abweichungen in Zusammensetzung und Funktion dieser beiden wichtigsten Anteile des lymphatischen Systems können jedoch auch beim klinischen Erscheinungsbild mancher primär nicht-hämatologischen Erkrankungen eine wichtige Rolle spielen.

Ziel unseres Beitrages ist es, über Abweichungen in der Zusammensetzung dieser beiden Subpopulationen lymphatischer Zellen bei einigen primär nicht-hämatologischen Erkrankungen zu berichten. Eigene Ergebnisse und Berichte anderer Arbeitsgruppen über Funktionsstörungen, insbesondere von T-Lymphozyten, sollen dem klinischen Erscheinungsbild chronischer Nierenerkrankungen, Kollagenosen und einer neoplastischen Erkrankung gegenübergestellt und schließlich die diagnostische Bedeutung dieser Nachweismethoden diskutiert werden.

Material und Methode

T-Lymphozyten wurden in Proben aus dem peripheren Blut durch ihre Fähigkeit zur Spontanrosettenbildung unter Verwendung mit Neuramidase-behandelter Schaferythrozyten nachgewiesen [9, 10]. Als Marker eines großen Anteiles von B-Lymphozyten dienten mit komplementbeladene Erythrozyten [9, 10]. Diese roten Blutkörperchen wurden durch Inkubation von Schaferythrozyten mit einem Anti-Forssman-Antiserum und anschließender Reaktion mit frischem Mäuseserum (1:10 verdünnt) als Komplementquelle gewonnen. Ausgezählt wurden jeweils mindestens 200 Lymphozyten aus dem peripheren Blut, die Abtrennung von übrigen weißen Zellen erfolgte durch Zentrifugation in einem Dichtegradienten. Die Normalwerte spontanrosettenbildender Lymphozyten („T-Lymphozyten") betragen in unserem Laboratorium $56,2\pm3,0\%$. Der Prozentsatz von Lymphozyten, die mit komplementbeladenen Erythrozyten Rosetten bilden („CRL") liegt unter unseren Bedingungen bei $21,7\pm4,0\%$. Absolutwerte wurden aus diesen Prozentsätzen und dem Differentialblutbild pro mm^3 Blut errechnet. Manche Einzelheiten hier mitgeteilter Befunde sind an anderer Stelle veröffentlicht worden [6, 10, 11].

Ergebnisse

1. Chronische Nierenerkrankungen

Unsere Ergebnisse über Prozentsatz und Anteil von B- und T-Lymphozyten bei einer Gruppe von Patienten mit chronischer Glomerulonephritis (im Stadium der kompensierten Retention) gehen aus Abb. 1 und 2 hervor. Diese Abbildungen zeigen auch die Befunde bei einer Gruppe von Patienten mit chronischer Niereninsuffizienz unter Hämodialyse.

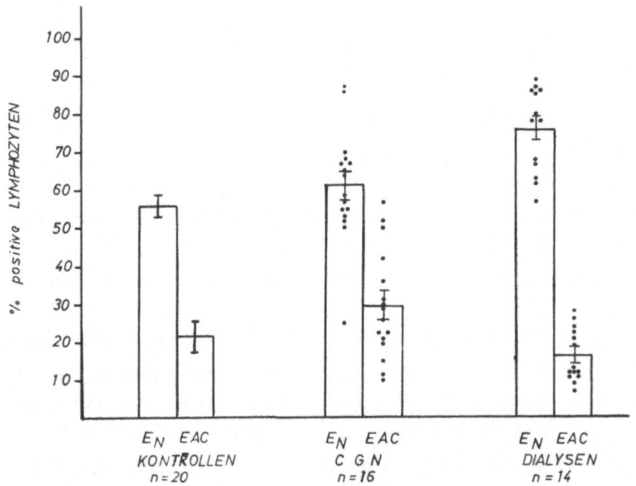

Abb. 1. Prozentzahlen von B- und T-Lymphozyten bei Patienten mit chronischer Glomerulonephritis im Stadium der kompensierten Retention (CGN) und bei Dialysepatienten. EN = Rosettenbildende Lymphozyten bei Inkubation mit Neuraminidase-behandelten Schaferythrozyten. EAC = Rosettenbildende Lymphozyten bei Inkubation mit komplementbeladenen Erythrozyten

Gegenüber den wenig deutlichen Abweichungen im Anteil von T- Lymphozyten im Blut waren Defekte ihrer Reaktionsfähigkeit in vitro häufig nachweisbar. Die Auswertung des Stimulationsindex unter Phytohämagglutinin ergaben häufig pathologische Werte [6], so daß ein Funktionsdefekt, insbesondere von T-Lymphozyten, naheliegt. Die Funktionsstörung war in etwa der Schwere der Nierenfunktionsstörung korreliert und dürfte durch Serumfaktoren zumindest mitbedingt sein [6].

Beim Nachweis der Allergie vom verzögerten Typ mittels Hautallergietestung gegenüber Tuberkulin, Streptokokkenantigenen (Streptokinase, -dornase) und Trichophytin waren Defekte häufig nachweisbar, die auf Störung der in vivo-Funktion in erster Linie von T-Lymphozyten hinweisen. Korrelationen zwischen in vitro-Reaktionsfähigkeit in Gegenwart von Phytohämagglutinin und der Allergie vom verzögerten Typ waren bei unseren urämischen Patienten nachweisbar (Abb. 3).

Auf Funktionsstörungen der B-Lymphozyten — Verminderungen ihrer Anzahl waren bei Dialysepatienten feststellbar — weisen die häufigen Verminderungen von zumindest einer Ig-Klasse als dem wichtigsten Sekretionsprodukt

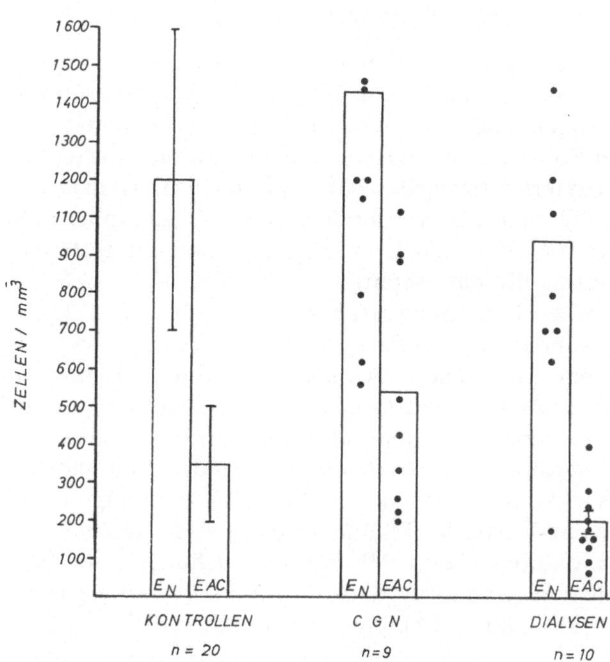

Abb. 2. Absolutzahlen von B- und T-Lymphozyten bei Patienten mit chronischer Glomerulonephritis im Stadium der kompensierten Retention (CGN) und bei Dialysepatienten (Abkürzungen s. Abb. 1)

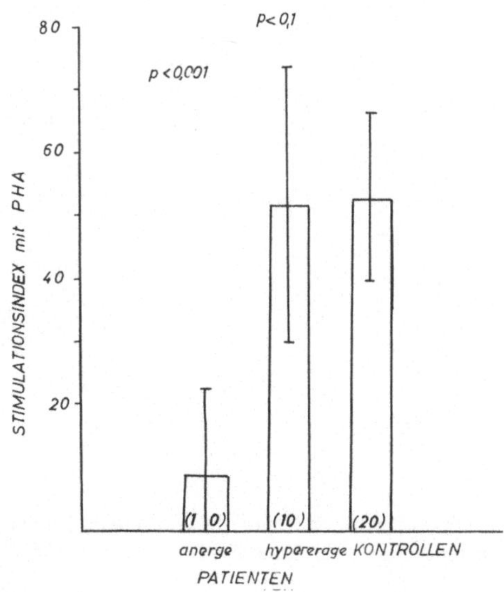

Abb. 3. Stimulationsfähigkeit von T-Lymphozyten mit Phytohämagglutinin (PHA) bei Dialysepatienten in Beziehung zur Allergie vom verzögerten Typ. Anerge Patienten: fehlende Reaktionsfähigkeit gegenüber den drei verwendeten Testantigenen (s. Text). Hypererge Patienten: Reaktionsfähigkeit gegen zumindest eines der drei Antigene

ihrer Endzellen, der Plasmazellen [3], hin. Verminderungen sind bei vielen dieser Patienten wohl nicht allein durch einen erhöhten Verlust erklärbar.

2. Lupus erythematodes und primär chronische Polyarthritis

Eine Zusammenstellung unserer Ergebnisse über Prozentsatz und Gesamtzahl von T-Lymphozyten und CRL bei diesen beiden Krankheitszuständen finden sich in den Abb. 4 und 5. Sie zeigen, daß bei systemischem Lupus erythematodes (SLE) und primär chronischer Polyarthritis eine deutliche, statistisch signifikante Verminderung von T-Lymphozyten nachweisbar war, während die CRL in ihrem Anteil erhöht waren. Bei PCP war die Verminderung der T-Lymphozyten weniger deutlich, die CRL waren jedoch zur Kontrollgruppe und den SLE-Patienten in ihren Absolutwerten signifikant erhöht.

Bei der Suche nach möglichen Ursachen dieser Verminderung von T-Lymphozyten ergaben sich insbesonders bei SLE interessante Befunde, nämlich lymphozytotoxische Antikörper [10]. Diese Antikörper waren bei unseren Patienten mit SLE bis auf seltene Ausnahmen vorhanden und ließen sich auch im Remissionsstadium noch feststellen. Das Temperaturoptimum der Antikörper lag bei 15 Grad, auf andere serologische Besonderheiten sind wir an anderer Stelle eingegangen [10]. Wir konnten sie bei anderen Erkrankungen des rheumatischen Formenkreises inklusive der PCP nicht feststellen. Versuche an gereinigten Lymphozytenpopulationen und Markeruntersuchungen im Anschluß an die Inkubation mit den lymphozytotoxischen Antikörpern ergaben, daß diese eine bevorzugte Wirkung auf T-Lymphozyten zeigen [10].

3. Neoplastische Erkrankungen

Operative Mammakarzinome, klinisch rezidiv- und metastasenfrei, wurden einer Patientengruppe im Metastasenstadium gegenübergestellt (Abb. 6 und 7). Im

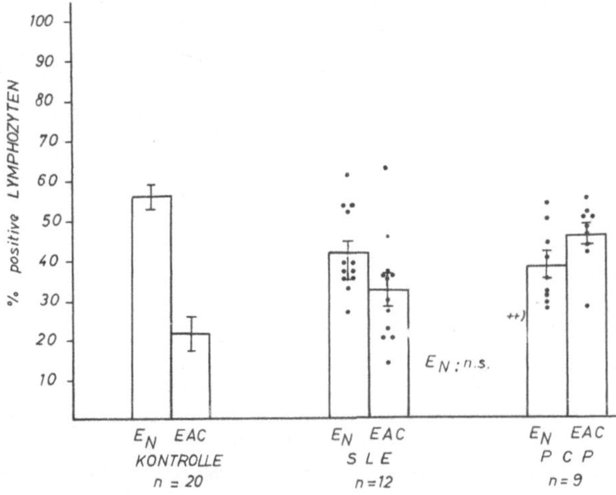

Abb. 4. Prozentzahlen von B- und T-Lymphozyten bei Patienten mit systemischem Lupus erythematodes (SLE) und bei Patienten mit primär chronischer Polyarthritis (PCP) (Abkürzungen s. Abb. 1)

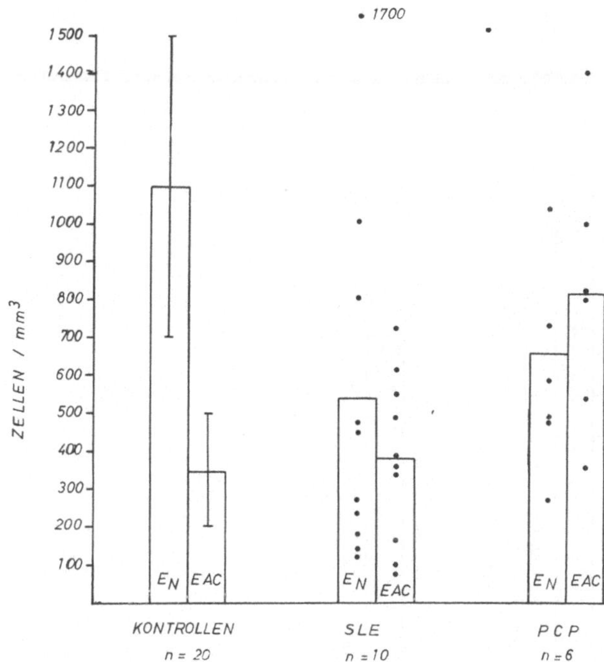

Abb. 5. Absolutzahlen von B- und T-Lymphozyten bei Patienten mit systemischem Lupus erythematodes (SLE) und bei Patienten mit primär chronischer Polyarthritis (PCP) (Abkürzungen s. Abb. 1)

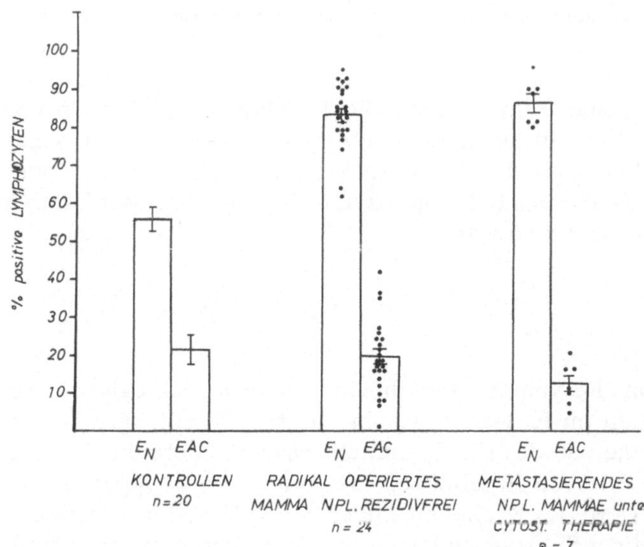

Abb. 6. Prozentzahlen bei Patientinnen mit rezidivfreiem, radikal operiertem Mammakarzinom und bei Patientinnen mit metastasierendem Mammakarzinom unter zytostatischer Therapie (Abkürzungen s. Abb. 1)

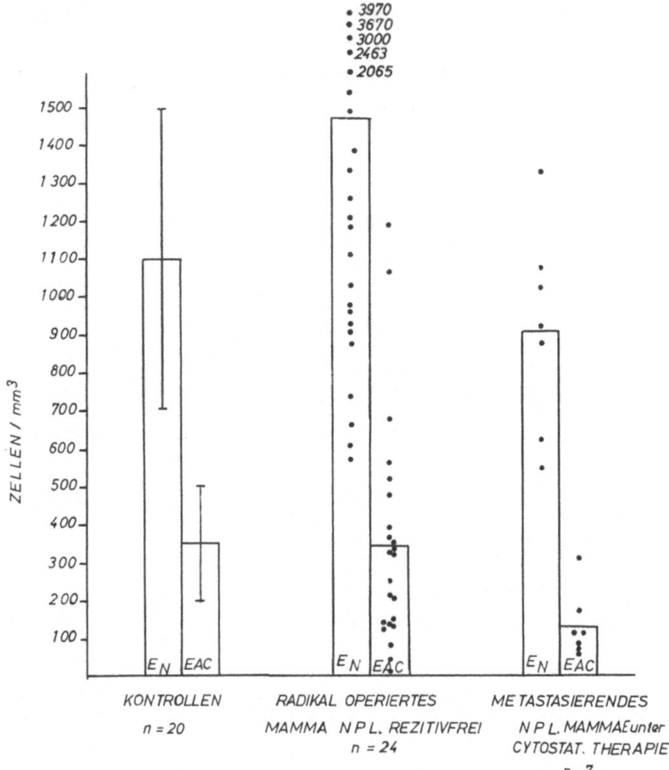

Abb. 7. Absolutzahlen bei Patientinnen mit rezidivfreiem, radikal operiertem Mammakarzinom und bei Patientinnen mit metastasierendem Mammakarzinom unter zytostatischer Therapie (Abkürzungen s. Abb. 1)

Stadium der klinischen Tumorfreiheit lagen die Ergebnisse im Bereich der Kontrollen, die absoluten Werte für beide Zellpopulationen erreichten z. T. sogar hohe Werte. Demgegenüber zeigte die Gruppe im Metastasenstadium niedrigere Absolutwerte sowohl für T- als auch B-Lymphozyten, die gegenüber der Gruppe ohne faßbare Metastasen signifikant war.

Diskussion

Ein Funktionsdefekt von T-Lymphozyten in vitro, manchmal begleitet von Verminderungen ihrer Zahl im Kreislauf, war in unserer Patientengruppe bei systemischem Lupus erythematodes (SLE) und chronischer Niereninsuffizienz nachweisbar. Zusammen mit den Ergebnissen anderer Arbeitsgruppen ist der Funktionsdefekt der Schwere des Krankheitsbildes bei SLE und dem Ausmaß der Retention harnpflichtiger Substanzen bei chronischer Niereninsuffizienz [6] in etwa korreliert. Den in vitro-Befunden stehen in vivo-Ergebnisse der Hautallergietestung gegenüber, die ebenfalls auf eine Funktionsstörung vor allem von T-Lymphozyten bei chronischer Niereninsuffizienz [6, 7] und SLE [14] hinweisen. Eine erhöhte Infektanfälligkeit ist bei Patienten mit SLE vielfach beobachtet worden [15]. Die Infektionsrate, bezogen auf die Zeit der Hospitalisierung, war deutlich höher als in Kontrollgruppen, die unter vergleichbarer Therapie standen aber ähnlich schwere Niereninsuffizienzerscheinungen zeigten. Bei Patienten mit chronischer Niereninsuffizienz sind tödliche Infektionen ebenfalls häufig, bei Patienten unter Dauerdialyse wird ihre Inzidenz mit 19% angegeben [2]. Wie eng diese Infektionen dem Funktionsdefekt von T-Lymphozyten korreliert sind, bleibt weiteren Untersuchungen vorbehalten. Bei chronischer Niereninsuffizienz dürfte die gehäufte Infektion mit Hepatitisvirus B und ihre Chronizität in erster Linie als Funktionsdefekt von T-Lymphozyten aufgefaßt werden können [4].

Eine Suppressionsfunktion im Hinblick auf die Bildung von Autoantikörpern wurde für T-Lymphozyten postuliert und unter verschiedenen experimentellen Bedingungen festgestellt [12]. Der weitgehend konstante Nachweis von T-Lymphozytendefekten bei SLE [14] läßt die Frage stellen, ob diese Störung nicht bei der multiplen Autoantikörperbildung eine kausale Rolle spielen könnte.

Bei Patienten mit verschiedenen metastasierenden Karzinomen wurden Störungen der Funktion von T-Lymphozyten, z. T. auch eine Verminderung ihrer Zahl im Kreislauf beobachtet [1, 8, 13]. In unserer eigenen Patientengruppe waren die Verminderungen wenig ausgeprägt und nur bei Gegenüberstellung der Absolutwerte von Patienten in klinischer Remission gegenüber solchen im Generalisationsstadium nachweisbar. Da die letztere Patientengruppe z. T. intensiv zytostatisch vorbehandelt war, könnte neben der Tumorerkrankung auch die Therapie für einen mäßiggradig und inkonstant nachweisbaren Lymphozytendefekt verantwortlich sein. Weitere Untersuchungen unter Einfluß von T-Zellfunktionstesten und weiteren Rosettenmethoden sind im Gange.

Kommt der Untersuchung lymphatischer Subpopulationen bei diesen Patientengruppen mit primär nicht-hämatologischen Erkrankungen auch praktische klinische Bedeutung zu? Bei SLE war uns der Nachweis lymphozytotoxischer Antikörper eine Hilfe in der Diagnose dieses Krankheitsbildes, da sie auch im Stadium der Remission nachweisbar und bei anderen Kollagenerkrankungen unter unseren Testbedingungen ungewöhnlich war [11]. Bei chronischer Niereninsuffizienz möchten wir den Untersuchungen zunächst keinen unmittelbaren klinischen Wert geben. Das komplexe Zusammenspiel von T-Lymphozyten, chronischen Virusinfekten, wie z. B. durch Hepatitisvirus B, und Ausmaß der Schädigung des Zielorganes, in diesem Fall der Leber, dürfte jedoch von der Funktion dieser lymphatischen Zellen bestimmt sein, woraus sich wichtige klinische Konsequenzen ergeben können [4]. Bei metastasierenden Tumorerkrankungen wurden Defekte von T-Lymphozyten insbesondere für das Mamma- und Bronchuskarzinom gesichert, weitere Erfahrungen sollten jedoch die Rolle dieser Teste in der klinischen Diagnostik und die Konsequenzen dieser Untersuchungen besser definieren. Bei Tumorerkrankungen sind T-Lymphozytendefekte nicht nur im Stadium der Generalisation, sondern auch durch therapeutische Eingriffe, wie z. B. eine Strahlenbehandlung beobachtet worden. Wieweit ihnen klinische Bedeutung, z. B. im Hinblick auf die Prognose zukommt, bleibt weiter abzuklären.

Zusammenfassung

Prozentsatz und Gesamtzahl von Blutlymphozyten mit Membraneigenschaften von T- und B-Lymphozyten wurden bei Patienten mit chronischer Niereninsuffizienz, bei primär-chronischer Polyarthritis, Lupus erythematodes und bei Mammakarzinom (in klinischer Remission sowie im Metastasenstadium) ausgewertet. Die Ergebnisse wurden Funktionstesten von Blutlymphozyten gegenübergestellt und die Beziehung dieser Befunde zum klinischen Bild der Erkrankung diskutiert.

Literatur

1. Dellon, A. L., Potvin, C., Chretien, P. B.: Thymus-dependent lymphocyte Levels in bronchogenic carcinoma: correlations with histology, clinical stage, and clinical course after surgical treatment. Cancer 35, 687 (1975)
2. Dobbelstein, H., Immunmechanismen bei Urämie. Klin. Wschr. 53, 461 (1975)
3. Fateh-Mogadam, A., Edel, H. H., Lamerz, R., Schneemilch, K.: Serumproteinveränderungen bei chronischer Azotämie und nach Nierentransplantation. Klin. Wschr. 51, 494 (1973)
4. Galbraith, R. M., Streikh, N., Portman, B., Eddleston, A. L. W. F., Williams, R., Parsons, U., Bewick, M., Ogg, C. S.: Immune Response to HBs Ag and their spectrum of liver lesions in HBs AG-positive patients with chronic renal disease. Brit. Med. J. 1976, 1494
5. Huber, H., Pathouli, Ch., Michlmayr, G., Huber, Ch.: Immunpathologie lymphatischer Systemerkrankungen. In: Lymphozyt und klin. Immunologie (H. Theml, H. Begemann, Hrsg.), S. 96. Berlin—Heidelberg—New York: Springer 1975
6. Huber, H., Pastner, D., Dittrich, P., Braunsteiner, H.: In vitro reactivity of human lymphocytes in uraemia — a comparison with the impairment of delayed hypersensivity. Clin. Exp. Immun. 5, 75 (1969)
7. Kirpatrick, Ch. H., Wilson, W. E. C., Talmage, D. W.: Immuncytologic Studies on human organ transplantation, J. exp. Med. 119, 727 (1964)
8. Lee Yen-Tsu, N., Sparks, F. C., Eilber, F. R., Morton, D. L.: Delayed cutaneous hypersensivity and peripherae lymphocyte counts in patients with advanced cancer. Cancer 35, 748 (1975)
9. Michlmayr, G., Pathouli, Ch., Falkensammer, M., Huber, Ch., Huber, H., Braunsteiner, H.: Rosettenteste bei lymphoproliferativen Erkrankungen. Schweiz. Med. Wschr. 106, Nr. 23, 794 (1976)
10. Michlmayr, G., Pathouli, Ch., Huber, C., Huber, H.: Antibodies for T-lymphocytes in systemic lupus erythematodes. Clin. exp. Immunol. 24, 18 (1976)
11. Michlmayr, G., Asamer, H., Huber, C., Huber, H.: Antikörper gegen autologe Lymphozyten bei Lupus erythematodes. Klin. Wschr. 50, 484 (1972)
12. Mohr, R.: Über Funktionen von B- und T-Zellen. In: Lymphozyt und klinische Immunologie (H. Theml, H. Begemann, Hrsg.), S. 27. Berlin—Heidelberg—New York: Springer 1976
13. Nemoto, T., Han, T., Minowoda, T. et al.: Cell mediated immune status of breast cancer patients: Evaluation by skin tests, lymphocyte stimulation and counts of rosette-forming cells. J. Nat. Cancer Just. 53, 3, 641 (1975)
14. Rosenthal, J. C., Franklin, E. C.: Depression of cellular mediated immunity in systemic lupus erythematodes. Arthritis and Rheumatism 18, Nr. 3, 207 (1975)
15. Staples, P. J., Gerding, D. N., Decker, J. L., Gordon, R. S.: Incidence of infections in systemic lupus erythematosus. Arthritis and Rheumatism 17, Nr. 1, 1 (1974)

Zur Erfassung arzneimittelbedingter Zytopenien unter besonderer Berücksichtigung der Migrationshemmung mononukleärer Zellen

N. Honetz, Th. A. Endler und J. Lackner

1. Medizinische Universitätsklinik Wien. Immunologisches Institut der Universität Wien und Ordinariat f. Chemotherapie der Universität Wien

Die ätiologische Abklärung einer aplastischen Anämie stößt nach wie vor auf große Schwierigkeiten. Dies zeigt sich deutlich in den unterschiedlichen Angaben größerer Übersichtsarbeiten. So konnte in einer jüngst erschienenen schwedischen Arbeit in 73% der insgesamt 53 Fälle die Ursache der aplastischen Anämie nicht angegeben werden [10], während in 86% der 101 Fälle einer amerikanischen Übersichtsarbeit [19] auf Grund anamnestischer Daten Drogen und Chemikalien als Ursachen angenommen wurden. Bei einer Schweizer Statistik wiederum liegen die Angaben über eine medikamentöse Ursache bei 62% [12]. Diese Differenzen lassen sich nicht allein mit regionalen Unterschieden oder einer unterschiedlichen Selektion des Krankengutes erklären, sondern zeigen die Unsicherheit bei der Erfassung eines ursächlichen Zusammenhanges zwischen Medikament und Blutzellschädigung auf. Es wird dies verständlich, wenn man bedenkt, daß bei der heute üblichen enormen Medikamentenexposition der Bevölkerung dieser Zusammenhang nur bei einem kleinen Bruchteil klinisch tatsächlich bewiesen werden kann. Auf der anderen Seite existiert heute kein Laboratoriumstest, der hier in größerem Umfang eine Aussage gestatten würde, sind ja auch die Mechanismen einer medikamentös bedingten Blutzellschädigung außerordentlich unterschiedlich.

So gibt es Substanzen, die infolge ihrer Beschaffenheit in den normalen Zellstoffwechsel eingreifen und so zu einer toxischen Schädigung der Blutzellen führen. Ihre Wirkung ist dosisabhängig, und die Schädigung tritt immer ein, wenn eine entsprechende Menge zugeführt wird. In diese Gruppe gehören vor allem die verschiedenen Arten der zytostatischen Präparate und das Benzol mit seinen Verbindungen. Selbstverständlich gelten auch für diese Gruppe individuelle Unterschiede, wie sie durch differente Markreserven, ein differentes Proliferationspotential und Unterschiede im Ausscheidungs- und Entgiftungsmechanismus gegeben sind.

Bestimmte Drogen und Chemikalien wiederum benötigen, um bluttoxisch zu wirken, einen spezifischen Stoffwechseldefekt der Blutzellen, wie er z. B. im Glukose-6-Phosphat-Dehydrogenase-Mangel oder auch beim Methämoglobinreduktase-Mangel gegeben ist. Ebenso können genetische Anomalien der Hämoglobinstruktur bei Einnahme bestimmter Medikamente zur Zerstörung der roten Blutzellen führen. Solche genetische Defekte im Kern- oder Zellstoffwechsel werden aber auch in zunehmendem Maße für die sporadisch auftretende Entwicklung einer Knochenmarkinsuffizienz nach Einnahme bestimmter Drogen angenommen, wenn auch die Natur des Defektes in den meisten Fällen heute noch unbekannt ist. So kann auf Grund der Arbeiten von Yunis [20] vermutet werden, daß bei der Chloramphenicolspätschädigung die durch Chloramphenicol hervorgerufene Störung der DNS-Synthese immer dann zu einer schweren Knochenmarkinsuffizienz führt, wenn bereits ein bestimmter, offenbar hereditärer Defekt in der DNS-Synthese präexistent war. Pisciotta et al. [14, 15, 16] fanden bei Chlorpromazin-empfindlichen Patienten eine Störung im letzten Schritt der DNS-Synthese und vermuteten, daß bei solchen Patienten das Proliferationspotential begrenzt sei und eine zusätzliche durch Chlorpromazin hervorgerufene Schädigung der Zellfunktion die mangelhafte Regeneration und Kompensation des Proliferationspools zur Folge habe.

Es gibt aber auch Beispiele für Substanzen, bei welchen neben einer toxischen Wirkung auch Immunmechanismen für das Zustandekommen einer Zytopenie verantwortlich sind, wie z. B. die Thiaziddiuretika, organische Arsenverbindungen, diverse Insektizide und wahrscheinlich auch die Thiouracile. Interessant sind in diesem Zusammenhang die Untersuchungen der Gruppen um McIntyre [1] und Pisciotta [14], die feststellen konnten, daß bei den durch Thiouracil und Methimazol hervorgerufenen schweren Agranulozytosen, bei welchen bisher nie ein Immunmechanismus nachgewiesen werden konnte, ein als IgM identifizierter Faktor isoliert werden konnte, der imstande war, den Stoffwechsel des Hexosemonophosphat-Shunts phagozytierender Granulozyten Gesunder und Kranker im Stadium der Remission zu hemmen. Damit konnte eine immunologisch bedingte Arzneimittelreaktion sehr wahrscheinlich gemacht werden.

Groß ist die Zahl derjenigen Präparate, bei welchen in erster Linie ein immunologisches Geschehen für den Krankheitsprozeß verantwortlich zu machen ist. Es sind dies Präparate, bei welchen auf Grund experimenteller Untersuchungen oder eines entsprechenden klinischen Verhaltens das Vorliegen eines immunologischen Vorganges als Ursache der Zellverminderung angenommen werden kann. Wie schon eingangs erwähnt, stößt aber der Nachweis eines ursächlichen Immunmechanismus auf große Schwierigkeiten, es sei denn, der seltene Fall tritt ein, daß schon rein klinisch der kausale Zusammenhang zwischen Medikamenteneinnahme und Leukozytensturz zu beweisen ist. Insbesondere aber dann, wenn die Zellverminderung nicht gleich nach der Drogeneinnahme, sondern nach einer bestimmten Latenzzeit auftritt, kann ein solcher Zusammenhang höchstens vermutet werden. Er würde zur Verifizierung die Zuhilfenahme von Laboratoriumtests erfordern, die in der Lage sind, das Zugrundeliegen eines immunologischen Geschehens aufzudecken.

Bislang wurden zu diesem Zweck vorwiegend auf humoralen Immunreaktionen basierende Untersuchungsmethoden herangezogen, wie z. B. der Agglutinin-Nachweis, der Antiglobulin-Konsumptionstest, der Komplementfixationstest, der Immunfluoreszenztest, der Coombs-Test usw. Leider gelang es damit aber nur in einem kleinen Prozentsatz, positive Resultate zu erzielen, sei es, daß die Antikörper auf diese Weise nicht faßbar sind oder wieder rasch aus dem Serum eliminiert werden und daher nur ganz kurzfristig nachgewiesen werden können. Demgegenüber sind die Berichte über den Nachweis einer zellulären Überempfindlichkeit im Rahmen von Arzneimittelallergien nur spärlich. An Hand von tierexperimentiellen Untersuchungen ließ sich zeigen, daß bei gegen diverse Drogen überempfindlich gemachten Tieren eine Überempfindlichkeit vom verzögerten Typ lange vor dem Auftreten zirkulierender Antikörper nachzuweisen war und auch lange isoliert bestehen blieb [4]. Es war daher naheliegend, entsprechende Tests auch in der angegebenen Fragestellung einzusetzen. Am geläufigsten sind noch die Hauttests, die jedoch nur in einem kleinen Prozentsatz positive Resultate liefern und zum Nachweis einer hämatologischen Arzneimittelreaktion meist nicht zuverlässig sind [4, 9]. Mit Hilfe des Lymphozytenstimulationstestes konnte Halpern [8] eine gute Übereinstimmung zwischen dem Ausfall des Testes und dermatologischen Überempfindlichkeitsreaktionen feststellen, was allerdings nicht ganz unwidersprochen blieb. Es hat sich gezeigt, daß dieser Test [13] nicht nur bei einer Überempfindlichkeit vom verzögerten Typ, sondern auch bei anderen Immunreaktionen positiv ausfiel [5]. Spärlich sind die Berichte damit allerdings bei den immunologischen Arzneimittelnebenwirkungen auf hämatologischem Gebiet. So wurde lediglich über positive Resultate bei einer Hydantoinagranulozytose [11] und bei einer durch Penizillin induzierten hämolytischen Anämie [18] berichtet. Wir selbst haben in dieser Fragestellung seit etwa 3 Jahren den Migrationshemmtest mononukleärer Zellen (MIT) eingesetzt.

Methode

Das Prinzip der Methode besteht darin, daß sensibilisierte Lymphozyten unter Antigeneinwirkung bestimmte Faktoren, sog. Lymphokine freisetzen. Einer dieser Faktoren ist der Makrophagen-Inhibitations-Faktor (MIF), der imstande ist, die Migration von Makrophagen und mononukleären Zellen zu hemmen. Die primär im Meerschweinchensystem angestellten Untersuchungen wurden durch Søborg und Bendixen [17] in das Humansystem übertragen. Später wurde der direkte MIT entwickelt, dessen wir uns bei unseren Untersuchungen bedienen. Dabei wurden von Eibl et al. [7] beide Phasen, nämlich die Antigenstimulation der Lymphozyten und die Migrationsinhibition mononukleärer Zellen in einem Vorgang zusammengefaßt. Das Lymphozyten-Makrophagen-Gemisch der zu testenden Person wird mit dem Antigen inkubiert. Der MIF wird durch Bestimmung des Migrationshofes des aus einer Glaskapillare ausgewanderten Makrophagen-Lymphozyten-Gemisches festgestellt. Aus der unterschiedlichen Größe des Migrationsareales mit und ohne Antigenzusatz kann der Prozentsatz der Migrationshemmung nach der Formel

$$\% \, \mathrm{MH} = \frac{\text{Migrationsareal unter Antigen}}{\text{Migrationsareal ohne Antigen}} \times 100$$

angegeben werden. Von jedem zu testenden Medikament wurden vorher Eichkurven mit Zellen von Normalpersonen angefertigt, um auf diese Weise die für die Inkubation erforderlichen Arzneimittelkonzentrationen und den toxischen Bereich des jeweiligen Präparates festzulegen. Die Inkubation erfolgte mit mindestens 2, meist jedoch 3 Drogenkonzentrationen. Ein Test wurde dann als positiv gewertet, wenn die Hemmung gegenüber den Kontrollen mehr als 20% betrug, und die Hemmung konzentrationsabhängig war.

Der Test wurde seit dem Jahre 1973 bei allen Patienten der hämatologischen Abteilung der Klinik eingesetzt, bei welchen der Verdacht einer medikamentös induzierten hämatologischen Störung bestand oder im Bereich der Möglichkeit war, wobei Zytostatika ausgenommen waren. Insgesamt wurden in diesem Zeitraum 35 Patienten untersucht, wobei, soweit dies möglich war, auch Nachuntersuchungen nach mindestens einem halben Jahr vorgenommen wurden. Über erste Ergebnisse wurde bereits 1974 zusammen mit Eibl [6] berichtet. Die Untersuchungen wurden in den meisten Fällen auch durch andere immunologische Parameter, wie Antiglobulin-Konsumptionstest, antinukleäre Faktoren, Coombs-Test und bei einigen Fällen auch durch Hauttests ergänzt. Bei 13 Fällen wurde zusätzlich auch die Leukozytenmigration in semisolidem Medium untersucht, wobei die vom Patienten erhaltene granulozytenreiche Zellsuspension vorher mit dem Antigen inkubiert worden war. Es ist dies eine Methode, wie sie von Clausen [2] angegeben wurde.

Ergebnisse

Bei den insgesamt 35 mit Hilfe des Migrationshemmtestes untersuchten Patienten konnte lediglich 7mal allein auf Grund des klinischen Verlaufes ein kausaler Zusammenhang zwischen Medikamenteneinnahme und aufgetretener Zytopenie als weitgehend gesichert angenommen werden. Wir haben diese Fälle aus dem Krankengut herausgehoben, da sie am ehesten eine Aussage über die Wertigkeit des Testes erlauben (Tabelle 1). In allen hier angeführten Fällen konnte eine gute Übereinstimmung der Testergebnisse mit der Klinik festgestellt werden. Faßt man nun alle Fälle zusammen, bei welchen gegen sämtliche getesteten Präparate ein negatives Ergebnis erhalten wurde, so war dies 8mal festzustellen (Tabelle 2). Bei drei dieser Fälle mußte im Nachhinein die Diagnose geändert werden, indem eine Eisenmangelanämie bzw. eine idiopathische Thrombozytopenie und eine idiopathische autoimmunhämolytische Anämie festgestellt wurden. Zweimal kam es nach Absetzen der Präparate zur Rückbildung der Erscheinungen, 3mal blieb nach Absetzen die Zytopenie weiter bestehen. Faßt man schließlich die restlichen 20 Fälle zusammen, so wiesen diese ein positives Testergebnis gegen ein oder mehrere Präparate auf (Tabelle 3). Bei 12 Testen war das Ergebnis nicht eindeutig und ließ sich nicht verwerten. Bei 6 der 20 Fälle konnte nach Absetzen des getesteten Präparates eine Besserung oder völlige Rückbildung der vorhandenen Zytopenie festgestellt werden, bei den übrigen Patienten blieb die Blutzellverminderung nach Absetzen weiter bestehen oder es trat frühzeitig der Exitus ein. Die Tabelle 4 zeigt eine Aufstellung jener Arzneimittel, mit welchen ein positives Testergebnis erhalten werden konnte. An der Spitze stehen die Analgetika, wie Phenacetin, und die Pyrazolonderivate Aminophenazon und Novalgin, stärker vertreten sind auch die Phenylbutazone, Barbiturate, Hydantoinderivate und Sulfonamide. Es fällt wahrscheinlich auf, daß das Chloramphenicol nicht vertreten ist. Nach unseren Erfahrungen ist es zur Testung im MIT nicht geeignet, da das Chloramphenicol infolge seiner vorwiegend toxischen Wirkung bereits in so niedriger Dosis eine Hemmung der Kontrollymphozyten hervorruft, daß eine Bewertung nicht möglich ist.

Tabelle 1. Fälle mit feststellbarem kausalen Zusammenhang zwischen Medikamenteneinnahme und Zytopenie

Name	Symptomatik	Medikamente	MIT I	MIT II	LIT	Haut	Verlauf
G. U.	Leukopenie	Bactrim	−	−	−	−	Nach Absetzen der angef. Präp. Nor-
		Nitrazepan	−	−	−	−	malisierung, 3 Mo später wieder Va-
		Diazepan	+	+	+	−	lium, neuerl. Leukop.
Sch. H.	Thrombopenie	Ampicillin	−			−	Leuko- und Thrombopenie erst nach
	Leukopenie	Novalgin	+			+	Absetzen von Novalgin rasch zurück-
		Cefaloridin	−			−	gebildet
		Chloramphenicol	?			−	
Sch. M.	Fieber	Epilunal	+				Rasche Rückbildung nach Absetzen
	Lymphadenitis						von Epilunal
F. L.	Leukopenie	Aminophenazon	+				Rasche Rückbildung nach Absetzen
	Thrombopenie	A. acet. salicyl.	−				der Präparate, ½ Jahr später we-
							gen Grippe wieder Aminophenzon.
							Neuerl. schwere Leuko- und Throm-
							bop. Exitus.
S. W.	Panzytopenie	Primidon	+				Panzytopenie nach Primidon, aber
		Carbamazetin	+				auch auf Tegretol und Maliasin. Nach
		Barbexacion	+				Absetzen und Gabe eines Brompräp.
							Rückbildung. Schwere Panzytop. auf
							neuerliche Maliasingabe.
K. E.	Panzytopenie	Phenylbutazon	+	+	KM	−	Durch lange Zeit wiederholte Ein-
		Oxyphenbutazon	(+)	−		−	nahme der Präp. Nach Absetzen der
		Aminophenazon	−	−		−	Präp. Besserung. Neuerl. akute Ver-
		Pyridoxin	−	−		−	schlechterung nach Einnahme von
		Pyridilcarbinol	−	−		−	Bumadizon.
St. A.	Leukopenie	Oxacillin	−	−			Seit längerem Einnahme von Chini-
	Fieber	Chinidin	?	−			din und wegen eines Infektes Sta-
		Polymyxin	+	+	+		penor. Umsetzen auf Polymyxin.
							Einige Tage danach Leukozytensturz
							und Fieber. Rasche Normalisierung
							nach Absetzen von Polymyxin.

LIT = Leukozytenmigrationshemmtest
MIT = Makrophagenmigrationshemmtest
KM = keine Migration

Bei einem Teil der Patienten wurde versucht, zusätzlich auch die Leukozyten-migration in Agarose zu prüfen. Es fand sich in einzelnen Fällen ebenfalls eine dosisabhängige Hemmung der Migration, die sehr häufig parallel mit dem Ergebnis des MIT verlief (s. Tabelle 3). Da die Granulozyten von Normalperso-nen diese Hemmung nicht zeigten, kann auch die Produktion eines Leukozyten-migrationhemmfaktors diskutiert werden, wie dies schon von Clausen [2] angenommen wurde. In einzelnen Fällen zeigten die Granulozyten bereits ohne Zugabe des Medikamentes eine fehlende Migrationsfähigkeit, ein Verhalten, welches reproduzierbar war. Wir können dafür derzeit keine Erklärung anbieten. Eine funktionelle Störung dieser Granulozyten kann sicherlich diskutiert werden.

Tabelle 2. Fälle mit negativem Testergebnis

Name	Symptomatik	Medikamente	MIT I	MIT II	Verlauf
V. M.	Anämie Leukopenie	D-Penicillamin	–	–	Rückbildung nach Absetzen
R. M.	Hämolyt. Anämie	Acid. acetylosal. Togal	–	– –	Rasche Rückbildung Coombs-Test 1:16
Sp. K.	Anämie	Acid. acetylosal.	–	–	Nachträglich Eisenmangel festgestellt. Rückbildung auf Fe-Therapie
P. M.	Anämie Leukopenie	Phenazetin Aminophenazon Saridon	– – –	– – –	Keine Rückbildung auf Absetzen der Präparate
M. R.	Panzytopenie Leberzirrhose	Acid. acetylosal.	–	–	Keine Rückbildung
K. S.	Erythrodermie Leukopenie Thrombozytop.	Bactrim	–	–	Rückbildung nach Absetzen des Präparates
R. A.	Anämie Leukopenie Thrombozytop.	Novalgin Chinin. hydrochl. Glybenclamid	– – –	– – –	Trotz Absetzen weiter Pancytopenie
H. F.	Thrombozytop.	Auro-Detoxin Resochin	– –	– –	Keine Besserung nach Absetzen, jedoch nach Milzexstirpation

Tabelle 3a und 3b. Zusammenstellung der restlichen 20 Fälle

Name	Symptomatik	Medikamente	MIT I	MIT II	LIT	Haut	andere Tests	Verlauf
Sch. G.	Leukopenie	Thioridazin Haloperidol Levopromazin	+ – +	– – –	– – –	– – –		Leukopenie nach Absetzen nicht gebessert
K. K.	Panzytopenie	Baktrim Adolorin Tetracyclin	+ – –					Rückbildung nach Absetzen der Präparate
P. M.	Panzytopenie	Novalgin Phenacetin	– +				neg neg	Nach 4 Wochen Beobachtungszeit keine Besserung
Sch. K.	Purpura fulminans	Acid. acet. salic. Sulfadimethoxin	– +					Rückbildung auf Therapie, vorher bereits einmal Erscheinungen auf Baktrim
M. R.	Thrombopenie	Irocophen Phenazetin Aminophenazon Acid. acet. salic.	+ + + –	+	+ +		ANF 1:40 KT Thymusk+	½ Jahr nach Absetzen noch keine Besserung
T. J.	Leukopenie	Olfano Fortral Phenazetin Aminophenazon	? ?	–	KM⁻		KT Leuko+	Auf Absetzen der Präparate Normalisierung der Leuko

Tabelle 3a und 3b (Fortsetzung)

Name	Symptomatik	Medikamente	MIT I	MIT II	LIT	Haut	andere Tests	Verlauf
D.E.	Panzytopenie	Duan Phenazetin Mophenytoin	− +	 − +	 −			Pancytopenie bereits vor Epilaneinnahme; Verschlechterung unter Epilan
Z.A.	Panzytopenie	Phenylbutazon Indometacin Aminophenazon	? + ?	− +	KM		ANF 1:40	Einnahme der Präp. durch lange Zeit. Keine eindeutige Besserung nach Absetzen.
G.F.	Thrombopenie	Phenylbutazon Chlormezanon Diazepan	− ?	− +	+ ?		KT Thrombo u. Thymusk+	Auf Absetzen der Präp. deutliche Besserung
Sch.K.	Panzytopenie	Venoruton Polaramin Venostasin	− − +	− +	−	neg neg neg	ANF 1:320 KT auf Thrombo, Leuko und Thymusk.+	Nach Absetzen nur geringe Besserung; keine klin. Symptome im Sinne eines LE.
F.H.	Thrombopenie	Oxyphenylbutazon Ampicillin	+ −	+ −			KT Thrombo+	Nach Absetzen Normalisierung
L.L.	Phenazetin Aminophenazon	Aminophenazon Phenazetin	? +					Keine Besserung nach Absetzen
N.J.	Panzytopenie	Mephenytoin Methylphenobarbital Barbexacion	? + +					an Sepsis gestorben
R.E.	Panzytopenie	Gewadal Gewadal+Coffein	+ +					Nach Absetzen keine Besserung; bald Exitus
N.K.	Leukopenie Thrombopenie	Comital Phenytoin Methylphenobarbital	+ + +	 ? +	KM	neg neg neg		Auf Absetzen allmählich Besserung
K.A.	Leukopenie Anämie	Baktrim Glipizid	+ −	? ?		neg neg		1 Monat nach Absetzen noch keine Besserung
M.E.	Leukopenie	A. acet. salic. Aminophenazon Phenazetin	− + +	− ? +	− − +	neg neg neg	ANF 1:80	Auf Absetzen Rückbildung
K.R.	Leukopenie chron. Alkoh.	Methaqualon Meprobamat	+ −			neg neg		Auf Absetzen Rückbildung
St.J.	Panzytopenie	Phenytoin A. phenylathelylbarbit.	+ −				ANF 1:64 Coombs-T 1:16 KT auf Thrombo Leuko & Thymus +	Bald nach Absetzen Exitus
P.J.	Panzytopenie	Phenazetin Aminophenazon Neokratin Irocophen	+ − + +					Jahrelanger Analgetikaabusus

Tabelle 4. Zahl der mit den einzelnen Arzneimitteln erhaltenen positiven Testergebnisse

Phenacetin	+++++	Methaqualon (Metodril)	+
Aminophenazon	++++	Diazepam (Valium)	+
Novalgin (Noramidopyrinium-	+	Indometacin (Indocid)	+
methansulfonat)		Chlormezanon (Trancopal)	+
Phenylbutazon (Butazolidin)	+	Venostasin	+
Oxyphenylbutazon (Tanderil)	++	Sulfadimethoxin (Madribon)	+
Methylphenorbital (Prominal)	++	Bactrim (Trimethoprim-+	+
Barbexacion (Maliasin)	++	Sulfamethoxazol)	
Mephenytoin (Epilan)	++	Polymyxin	+
Phenytoin (Epilan)	++	Epilunal (Mephenytoin +	+
Primidon (Mysoline)	+	Acid. phenylaethyl-	
Carbamazetin (Tegretol)	+	barb.)	
Thioridazin (Melleril)	+	Gewadal (Phenacetin+Amino-	+
Levopromazin (Nozinan)	+	phenazon+Coffein)	

Wenn die von uns erhaltenen Testergebnisse auch zahlreiche Unsicherheitsfaktoren in sich bergen, so besteht doch zur berechtigten Hoffnung Anlaß, daß der Test für den Hämatologen eine wertvolle Hilfe bei der Abklärung immunologisch bedingter Arzneimittelreaktionen sein könnte. Er ist relativ einfach durchzuführen, erfordert aber sorgfältige Untersuchungen auch an Normallymphozyten und einige Erfahrung bei der Interpretation der Resultate. Aus mehreren Gründen soll aber auch vor einer Überbewertung der Befunde gewarnt werden:

1. ist bei zahlreichen Präparaten wegen ihrer vorwiegend toxischen Wirkung eine Austestung in diesem System nicht möglich — es wurde von uns bereits das Chloramphenicol erwähnt —, auch wenn ein zusätzlicher Immunmechanismus für die Zytopenie verantwortlich zu machen wäre;
2. unterliegen die Arzneimittel nach ihrer Aufnahme in den Organismus einem Stoffwechsel, der durchaus die Möglichkeit offenläßt, daß eine Überempfindlichkeit nur gegen einen dieser Metaboliten besteht und ein positives Testergebnis gegenüber der Muttersubstanz gar nicht erwartet werden kann. Vielleicht wäre darin auch ein möglicher Ansatz zur Verbesserung des Testes gelegen;
3. schließlich bleibt die Frage noch offen, wieweit bei Feststellung einer zellulären Überempfindlichkeit auch tatsächlich ein kausaler Zusammenhang mit der hämatologischen Erkrankung angenommen werden kann.

Da bisher Ergebnisse mit der Migrationshemmung mononukleärer Zellen bei hämatologischen Erkrankungen nicht vorliegen, haben wir uns erlaubt, über unsere Erfahrungen zu berichten und auf die Möglichkeit hinzuweisen, die auch in der Hämatologie mit der Erfassung der zellulären Überempfindlichkeit zur Abklärung immunologisch bedingter Arzneimittelreaktionen gegeben ist.

Literatur

1. Bilezikian, S. B., Laleli, Y., Tsan, M., Hodkinson, B. A., Ice, S., McIntyre, P. A.: Immunological reactiions involving leukocytes: Agranulocytosis induced by antithyroid drugs. John Hopk. Med. J. **138**, 124 (1976)
2. Clausen, J. E.: The agarose migration inhibition technique for in vitro demonstration of cell mediated immunity in man. Dan. Med. Bull. **22**, 181 (1975)
3. De Weck, A. L.: Neue Aspekte der Arzneimittelallergie. Arzneimittelallergie **1**, 37 (1974)
4. De Weck, A. L.: Critical evaluation of diagnostic methods in drug allergy
5. Dumonde, D. C., Maini, R. N.: The clinical significance of mediators of cellular immunity. Clin. Allergy **1**, 139 (1971)
6. Eibl, M., Honetz, N.: Zur Erfassung der zellulären Überempfindlichkeit bei medikamentöser Knochenmarkschädigung. Blut **28**, 222 (1974)
7. Eibl, M., Sitko, Ch.: MIF production of lymphocytes from patients with rheumatoid arthritis with antigen-antibody complexes. Ann. rheum. Dis. **34**, 117 (1975)
8. Halpern, B., Ky, N. T., Amache, N.: Diagnosis of drug allergy with the lymphocyte transformation test. J. Allergy **40**, 168 (1967)
9. Hartl, P. W.: Drug induced agranulocytosis. In: Blood disorders due to drugs and other agents. Excerpta med. (Amst.) **1974, 147**
10. Hast, R., Skarberg, K. O., Engstedt, L., Jameson, S., Killander, A., Lundh, B., Reizenstein, P., Uden, A. M., Wadman, B.: Oxymetholone treatment in aregenerative Anaemia. Scand. J. Haematol. **16**, 90 (1976)
11. Holland, P., Mauer, A. M.: Diphenylhydantoin induced hypersensitivity reaction. J. Pediat. **66**, 322 (1965)
12. Keiser, G., Walder, H. R.: Die idiopathische und die medikamentös bedingte erworbene aplastische Anämie. Schweiz. Med. Wschr. **100**, 697 (1970)
13. Nieweg, H. O.: Aplastic Anemia. In: Blood disorders due to drugs and other agents. Excerpta med. (Amst.) **1974**, 83
14. Pisciotta, A. V.: Immune and toxic mechanisms in drug induced agranulocytosis. Sem. Hematol. **10**, 279 (1973)
15. Pisciotta, A. V.: Studies in agranulocytosis IX. A biochemical defect in chlorpromazin sensitive marrow cells. J. Lab. Clin. Med. **78**, 435 (1971)
16. Pisciotta, A. V., Hinz, J. E.: Inhibition of dTR and dTMP kinases and DNA polymerase by chlorpromazine. Fed. Proc. **25**, 195 (1966)
17. Søborg, M., Bendixen, G.: Human lmphocyte migration as a parameter of hypersensitivity. Acta med. scand. **181**, 247 (1967)
18. Vischer, T. L.: Lymphocyte cultures in drug hypersensitivity. Lancet **1966 II**, 467
19. Williams, D. M., Lynch, R. E., Cartwright, G. E.: Drug induced aplastic anemia. Sem. Hematol. **10**, 195 (1973)
20. Yunis, A. A.: Chloramphenicol induced bone marrow suppression. Sem. Hematol. **10**, 225 (1973)

Supportive Therapie bei ausgeprägter Knochenmarksinsuffizienz unter besonderer Berücksichtigung der Granulozytopenie [1, 2]

A. Stacher, P. Höcker und G. Baumgartner

3. Medizinische Abteilung und Ludwig Boltzmann-Institut für Leukämieforschung und Hämatologie des Hanusch-Krankenhauses, Wien

Unter supportiver Therapie verstehen wir alle symptomatischen Maßnahmen, die geeignet sind, die Auswirkungen einer bestehenden Knochenmarksinsuffizienz, also der hyporegeneratiorischen Anämie, der Granulo- und Thrombozytopenie zu beherrschen. Da eine Vielfalt von Krankheitsbildern zu einer Knochenmarksinsuffizienz führen kann, sind die Ergebnisse der supportiven Therapie nie isoliert zu betrachten, sondern müssen im Zusammenhang mit der kausalen Behandlung bzw. der Therapie der Grundkrankheit beurteilt werden. Am wirkungsvollsten sind supportive Maßnahmen bei passagerer Knochenmarksinsuffizienz, wie sie beispielsweise nach massiver zytostatischer Therapie von Leukämien, malignen Lymphomen und anderen malignen Erkrankungen auftritt. Bei Panmyelopathien oder Osteomyelosklerose wird man alle diese Maßnahmen nur begrenzt, beispielsweise im Rahmen infektiöser Komplikationen, einsetzen, weil sie bei dauerndem Einsatz entweder zu kostspielig sind oder selbst wieder zu Nebenerscheinungen bzw. Komplikationen führen.

Am einfachsten und auch langfristig durchführbar ist der Ersatz der Erythrozyten bei *hyporegeneratorischer Anämie*. Aber auch hier sind wichtige Regeln zu beachten: Es soll erst dann transfundiert werden, wenn die Hämoglobinkonzentration die Grenze von 8 g% oder den Hämatokrit von etwa 30% unterschreitet, denn bis zu dieser Grenze kann der Sauerstofftransport durch Erniedrigung der O_2-Affinität des Hämoglobins und Erhöhung des Herzminutenvolumens gewährleistet werden. Die untere Grenze des Hämoglobingehaltes, bei der eine Substitution absolut indiziert ist, liegt bei 5 g% [3, 18]. Abgesehen von akuten Blutungen ist die Substitution mit Erythrozytenkonzentraten bei hypo- oder aregeneratorischer Anämie die Methode der Wahl, um die Bildung von Alloantigenen hintanzuhalten. Bei Langzeitsubstitution kommt es nämlich durch die Zufuhr der plasmatischen und zellulären Bestandteile des Blutes zur Ausbildung von Antikörpern, die zu nicht-hämolytischen Bluttransfusionsreaktionen führen [16]. Bei den in üblicher Weise hergestellten, d. h. durch Sedimentation, Waschung in Kochsalzlösung oder Filtrieren hergestellten Erythrozytenkonzentraten besteht diese Gefahr zwar auch, doch in wesentlich geringerem Ausmaß. Nur durch ein Baumwollfilter mit Überdruck filtrierte oder filtrierte und dextransedimentierte bzw. filtrierte und gewaschene Erythrozytensedimente scheinen dieser Alloimmunisierung vorzubeugen (Literatur bei [16]).

---

[1] Mit Unterstützung aus der Leukämie-Forschungsspende des Herrn Bundespräsidenten Dr. h. c. Franz Jonas

[2] Im Auftrag des Bundesministers für Wissenschaft und Forschung

Mehr Schwierigkeiten als die Therapie der aregeneratorischen Anämie macht die der *Thrombozytopenie* bei Knochenmarksinsuffizienz. Hierzu stehen uns neben symptomatischen Maßnahmen, die im wesentlichen darauf ausgerichtet sind, das Gefäßsystem gut abzudichten, praktisch nur die Verabreichung von Thrombozytenkonzentraten zur Verfügung. Während man früher nur die Möglichkeit hatte, gepoolte Thrombozytenkonzentrate von einem oder mehreren Spendern herzustellen, ist es heute mit Hilfe von Zellseparatoren möglich, Konzentrate mit großen Thrombozytenzahlen von einem Spender zu gewinnen.

Ein wesentliches Problem der Thrombozytensubstitution ist aber die regelmäßig auftretende Alloimmunisierung nach multiplen Thrombozytentransfusionen, da die Patienten gegen Spenderantigene innerhalb weniger Wochen nachweisbare Antikörper bilden, die die Wirksamkeit weiterer Thrombozytenkonserven wesentlich einschränken [11, 14, 22, 16]. Das ist der Grund, warum von mehreren Spendern gepoolte Thrombozytenkonserven nur kurzzeitig verabreicht werden sollen. Bei richtiger Indikation, z. B. zur Stillung schwerer thrombopenischer Blutungen ist ihre Wirkung gut [13].

Obwohl die Wirkung ABO-kompatibler gegenüber ABO-inkompatiblen Plättchentransfusionen in letzter Zeit wieder in Frage gestellt wurde, ist doch zu fordern, daß alle Spenderthrombozyten ABO- und Rhesus-kompatibel sind. Stellt man Thrombozytenkonzentrate mit dem Zellseparator her, sollen diese auch möglichst HL-A-kompatibel sein, da hier viel größere Mengen übertragen werden.

So lag in unserem eigenen Material, in Übereinstimmung mit der Literatur, die mittlere Ausbeute pro Thrombopherese im Durchschnitt von 37 Fällen bei $5,1 \times 10^{11}$ Thrombozyten (minimal $2,55 \times 10^{11}$, maximal $10,25 \times 10^{11}$). Wie Abb. 1 zeigt, kam es nach der Verabreichung dieser Thrombozytenkonzentrate ausnahmslos zu einem starken Anstieg der peripheren Thrombozytenzahlen, wobei diese relativ langsam zurückgingen und im Durchschnitt 1 Woche später noch höher waren als vor der Transfusion. In Übereinstimmung damit und mit anderen Autoren [7] war auch klinisch die hämorrhagische Diathese in diesem Zeitraum gebessert. Nur diese Methode erlaubt es auch, wie Abb. 2 zeigt, Panmyelopathien auf lange Sicht erfolgreich zu behandeln. Zusammenfassend kann man also sagen, daß gepoolte Thrombozytenkonzentrate mehrerer Spender nur bei akuten thrombopenischen Blutungen indiziert sind, während möglichst HL-A-kompatible, mit Zellseparatoren gewonnene Thrombozytentransfusionen mit hohen Thrombozytenzahlen schon bei frischen Blutungszeichen bei Thrombopenien unbestimmter Höhe oder bei Thrombopenien unter $10\,000/mm^3$ auch ohne bestehende Blutungen, vor allem vor zytostatischer Therapie, indiziert sind.

Das Hauptproblem der Behandlung der Knochenmarksinsuffizienz besteht aber in der Therapie der Granulozytopenie bzw. der durch sie ermöglichten infektiösen Prozesse. Grundsätzlich kann man in der Prophylaxe und Therapie von Infektionen bei Granulozytopenien 3 Wege gehen:
1. Zellersatz durch Leukozytentransfusionen.
2. Unterbringung der Patienten in keimfreien oder keimarmen Räumen.
3. Antibiotika- bzw. Antimykotikaverabreichung.
Über den letzten Punkt ist nur zu sagen, daß sich bei schweren Granulozyto-

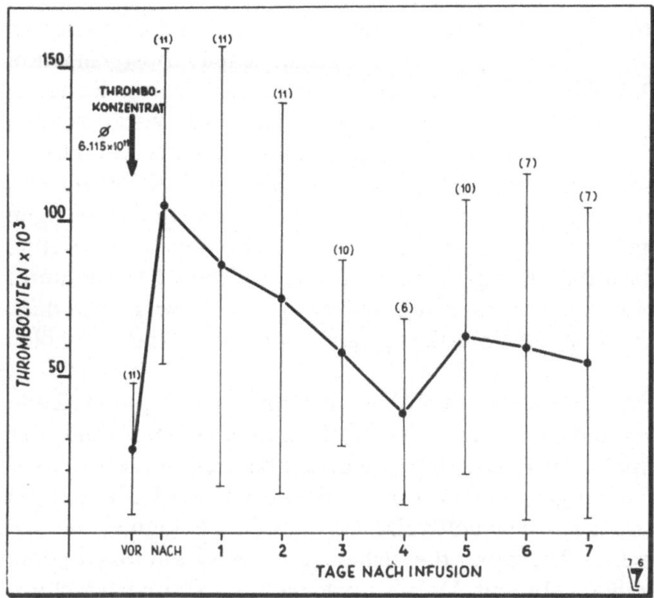

Abb. 1. Mittelwerte und Streuung von peripheren Thrombozytenzahlen thrombopenischer Patienten nach Gabe eines einzigen Thrombozytenkonzentrates, das mittels eines kontinuierlichen Durchflußzellseparators hergestellt wurde (Zahlen in Klammern = Anzahl der untersuchten Werte)

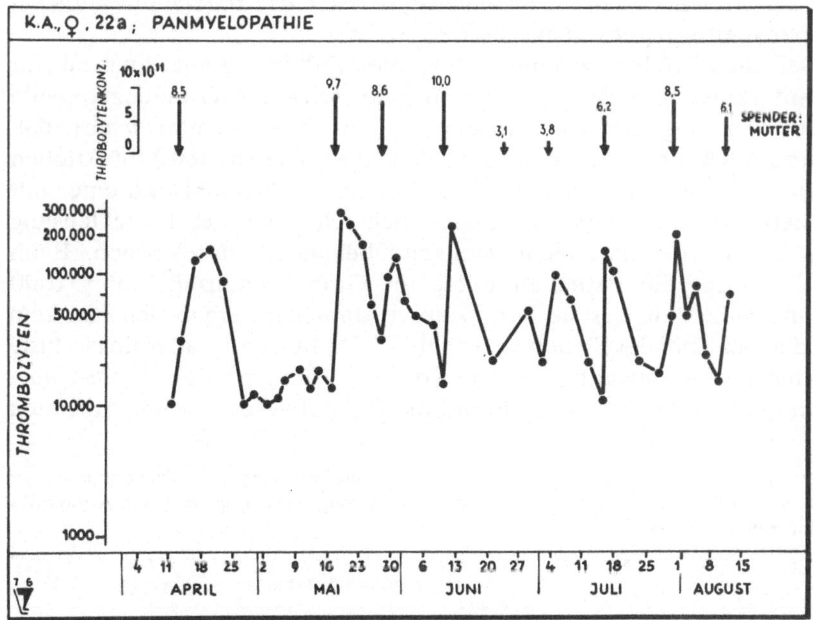

Abb. 2. Wirkung von Thrombozytenkonzentraten der Mutter auf die Thrombozytenzahl einer 22jährigen Patientin mit Panmyelopathie und beträchtlichen Blutungen

penien als Prophylaxe am besten die Kombination von täglich 8 g Cephalothin und 80 mg Gentamycin bewährt hat [1], wobei eine zusätzliche Darmsterilisation zur Verminderung der Darmkeime mit peroral verabreichten, schwer löslichen Antibiotika und Antimykotika (Neomycin, Colistin, Nystatin) die Wirkung noch verbessert. Diese Therapie ist insbesondere bei akuten Leukämien, wenn keine anderen Möglichkeiten zur Verfügung stehen, absolut zu empfehlen, auch wenn wir in letzter Zeit feststellen müssen, daß nach mehreren Jahren einer derartigen prophylaktischen Therapie fast erwartungsgemäß vermehrt resistente Keime auftreten. Ist eine Infektion manifest geworden, ist die übliche Therapie unter Heranziehung des Antibiogramms notwendig, wobei man nicht vergessen darf, daß nur die sog. bakteriziden Antibiotika einen optimalen Effekt erzielen können.

Der Nutzen steriler Räume, gleichgültig ob es sich um sterile Zimmer, Zelte oder Laminar-Air-Flowsysteme handelt, ist noch immer Gegenstand der Diskussion. Die hochgespannten Erwartungen wurden bei den akuten Leukämien, jedenfalls bis jetzt, nicht ganz erfüllt. Im Prinzip werden die Patienten mit einer Granulozytopenie oder — beispielsweise bei akuten Leukämien — vor einer massiven zytostatischen Therapie, die sicher zu einer Granulozytopenie führt, in ein keimfreies Milieu gebracht. Dazu sind vorher Ganzkörperwaschungen mit Desinfektionsmitteln zur Abtötung der Hautkeime, die Sanierung erkennbarer Eiterherde, vor allem im Zahn- und Rachenbereich, die Verabreichung schwer löslicher Antibiotika zur Verminderung der Darmkeime und die Zufuhr sterilisierter Nahrung notwendig. Dem nach dieser Vorbereitung in den sterilen Raum gebrachten Patienten werden dann alle Gegenstände sowie die Nahrung in keimfreien Zustand eingeschleust, so daß eine exogene Infektion bei exakter Arbeitsweise so gut wie ausgeschlossen ist.

Unsere eigenen Erfahrungen mit zwei sterilen Zelten, die allerdings nur für Patienten mit akuten Leukämien während einer schweren Granulozytopenie verwendet wurden, zeigten in Übereinstimmung mit anderen Untersuchern, daß es trotzdem zu Infektionen kommen kann. Von 15 Kranken hatten 2 Infektionen mit Staphylococcus aureus, einer mit Pseudomonas aeruginosa und einer mit Klebsiella aerogenes. Als Ursache fanden sich schon bei der Einschleusung bestehende Zahnherde bzw. nicht genügend behandelte Infektionen. Beim Vergleich der Tage, die Patienten mit einer Granulozytenzahl unter 1000 innerhalb und außerhalb des sterilen Zeltes verbrachten, ergab sich fast kein Unterschied in der Zahl der Fiebertage (über 38° C) (Tabelle 1), allerdings wurde die Kontrollgruppe prophylaktisch mit der vorher erwähnten Cephalothin-Gentamycin-Kombination behandelt, während die Zeltpatienten nur bei Auftreten

Tabelle 1. Vergleich der Fiebertage von Patienten mit akuten Leukosen in granulozytopenischen Phasen in und außerhalb des sterilen Zeltes, wobei die Kontrollgruppe prophylaktisch Antibiotika erhielt (Granulozyten < 1000)

	Aufenthaltstage	Fiebertage	%
Untersuchungsgruppe im sterilen Zelt	329	82	25%
Kontrollgruppe außerhalb des sterilen Zeltes	398	96	27%

von Temperaturen Antibiotika erhielten. Da wir in einem Fall nach massiver zytostatischer Therapie im Rahmen der Darmsterilisation mit Polymyxin B, offensichtlich durch die Schädigung der Darmwand und eine dadurch möglich gewordene Resorption des schwer löslichen Antibiotikums, schwere neurologische Nebenerscheinungen beobachteten, wurde bei den letzten 10 Patienten die Darmsterilisation mit Humatin und Mykostatin vorgenommen.

Diese Ergebnisse, die vergleichsweise mit der Literatur z. T. etwas besser, z. T. etwas schlechter sind, wobei manche Voraussetzungen nicht völlig identisch waren, engen die Indikation zur Verwendung steriler Einheiten ein, so daß wir heute — übereinstimmend mit Nagel et al. [19] — auch im Rahmen der Leukämiebehandlung folgende Voraussetzungen zum Einschleusen in ein Zelt für notwendig halten:

1. Granulozytenzahl unter 500/cmm mit sinkender Tendenz.
2. Fehlen schwerer Infekte oder anderer schwerer Komplikationen.
3. Kooperationsbereitschaft des Patienten.

Erst der Vergleich einer außerhalb und innerhalb des sterilen Zeltes antibiotisch gleich behandelten Gruppe sowie die Ergebnisse von weltweit laufenden prospektiven Studien werden eine endgültige Beurteilung zulassen [6].

Die internationale Entwicklung in den letzten 5—10 Jahren zur Beherrschung von Infektionen bei schweren Granulozytopenien spricht für die Therapie mit Leukozytenkonzentraten. Zum besseren Verständnis muß jedoch zuerst in Erinnerung gebracht werden, daß die Granulozytenreserve eines etwa 70 kg schweren Menschen $1,2 \times 10^{12}$ Zellen und infolge der kurzen mittleren Verweildauer der Granulozyten im Blut der tägliche Granulozytenumsatz etwa 1×10^{11} Zellen beträgt. Deshalb muß zur Durchführung eines wirksamen Leukozytenersatzes gefordert werden, daß etwa $0,5—1 \times 10^{11}$ Granulozyten jeden oder zumindest jeden zweiten Tag transfundiert werden, wobei diese Zellen noch normal funktionsfähig sein müssen [21]. Daraus allein ergibt sich schon, daß alle Versuche mit gepoolten Leukozyten aus Blutkonserven fehlschlagen mußten bzw., auf lange Sicht gesehen, nur zur Bildung allogener Antikörper geführt haben.

Die einzige Möglichkeit, mit Hilfe einfacher Blutabnahme und Heranziehung des „buffy coats" von etwa 1 l Blut eine genügend große Granulozytenmenge zu erzielen, ergab sich bei Patienten mit chronischer myeloischer Leukämie, die hohe Zahlen von zirkulierenden Granulozyten hatten. Die wesentlichsten Nachteile dieser Methode, die aber auch heute bei eingeschränkter Indikation noch eine gewisse Berechtigung hat, sind, daß die CML-Granulozyten funktionell nicht absolut vollwertig sind, daß es bei bestehender Immunsuppression des Empfängers zu einer Transplantation der Leukämie [4] kommen kann und daß man zum richtigen Zeitpunkt über einen passenden CML-Patienten verfügen muß.

Sieht man von der Verwendung von CML-Granulozyten ab, so geben die neuen Methoden der Zelltrennung mittels Zellseparatoren (Aminco, IBM, Haemonetics) sowie die Filtrationsleukopherese nun die Möglichkeit, von gesunden Spendern zwischen 2,4 und $6,5 \times 10^{10}$ Zellen zu gewinnen, wobei die Kombination von „continous flow"- und Filtrationsleukopheresen sogar bis 8×10^{10} Granulozyten sammeln läßt [2, 8, 20, 21]. Wir selbst konnten in einer

4stündigen Sitzung mit dem Aminco-Zellseparator durchschnittlich $2{,}4 \times 10^{10}$ Zellen für Leukozytentransfusionen gewinnen.

Bei der Leukozytentransfusion ist aber besonders auf die Histokompatibilität zu achten. HL-A-identische und auch HL-A-kompatible Leukozyten überleben beim Empfänger länger und dürften daher bei der Infektbekämpfung auch wirksamer sein. Aus diesem Grund sollte man zumindest versuchen, die Typisierung vorzunehmen. Da aber auch agglutinierende Antikörper eine große Rolle spielen, ist eine „Leukozytenkreuzprobe" zwischen Empfängerserum und Spenderleukozyten sowie ein Lymphozytentoxizitätstest anstelle der HL-A-Typisierung unbedingt erforderlich. Da die Chancen einer HL-A-Identität nicht blutsverwandter Personen nur 1:30000, die einer HL-A-Kompatibilität bei 1:3000 liegen, geht man am besten so vor, daß man möglichst Blutsverwandte, und zwar nach der Reihenfolge Zwillingsgeschwister, Geschwister, Eltern, Kinder und zuletzt andere Verwandte als Leukozytenspender sucht. Erst dann wird man auf nicht verwandte Spender oder bei malignen Erkrankungen auf CML-Leukozyten zurückgreifen.

Klinisch lassen sich durch den massiven Einsatz derartiger Konzentrate schwerste Infektionen bei Granulozytopenien beherrschen [9, 10, 12, 17]. Dies sei auch anhand zweier Beispiele demonstriert:

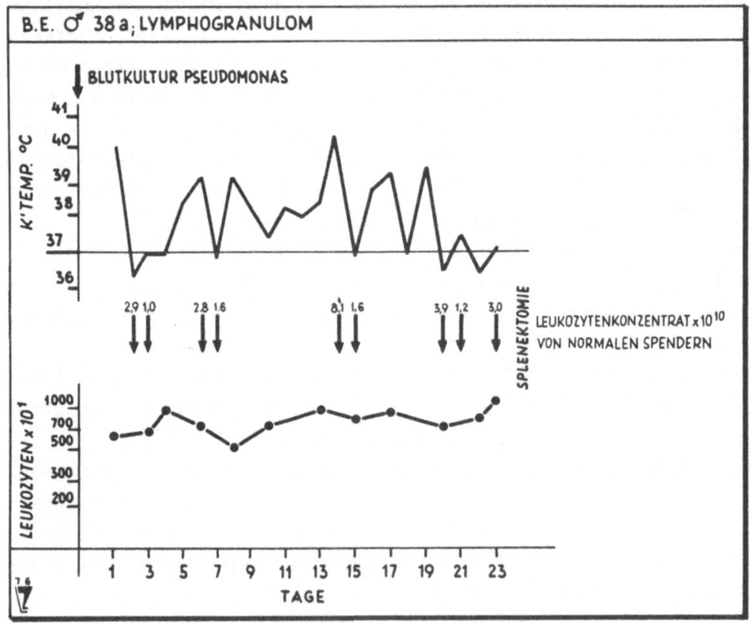

Abb. 3. Wirkung von mittels Zellseparator hergestellten Leukozytenkonzentraten normaler Spender auf die Temperatur eines granulozytopenischen Patienten mit Pseudomonas aeruginosa-Sepsis

Abb. 3 zeigt die Wirkung von Leukozytenkonzentraten auf die Temperatur eines granulozytopenischen Patienten mit einer Pseudomonas-Sepsis, die beherrscht werden konnte und Abb. 4 die Wirkung einer einzigen Transfusion von CML-Leukozyten auf das periphere Blutbild und die Temperatur einer CML-Patientin in Blastenkrise mit Sepsis. Besonders dieser Fall zeigt, daß sich die ungewöhnlich hohe Zahl der transfundierten Leukozyten und die längere Überlebensdauer der CML-Granulozyten auch im peripheren Blutbild widerspiegelt.

Abschließend kann man feststellen, daß die Fortentwicklung der supportiven Therapie in den letzten Jahren die Überlebenschancen von Patienten mit schwerer Knochenmarksinsuffizienz bedeutend gesteigert hat, daß aber trotz allem bis zu einem wirklich optimalen Resultat noch zahlreiche Fragen zu lösen sein werden.

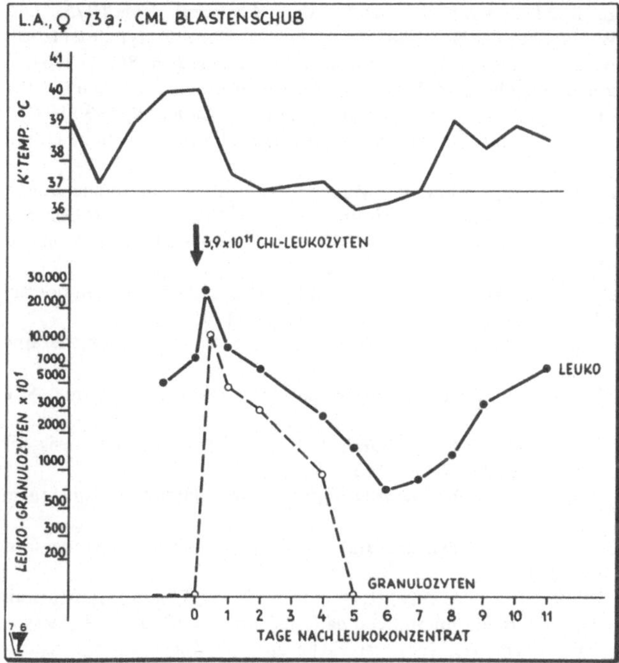

Abb. 4. Wirkung einer einzigen Transfusion einer extrem hohen Zahl $(3,9 \times 10^{11})$ mit dem Zellseparator gewonnener CML-Leukozyten auf Temperatur und Blutbild einer Patientin mit einer CML in Blastenkrise

Zusammenfassung

Die supportive Therapie bei Knochenmarksinsuffizienz stützt sich in erster Linie auf den Zellersatz mittels Erythrozyten-, Thrombozyten- und Leukozytentransfusionen. Dabei spielen immunologische Fragen, wie Antikörperbildung und Gewebshistokompatibilität, eine große Rolle. Erst die neuen Methoden der Zellseparation haben es aber ermöglicht, genügende Zahlen von Thrombozyten und besonders von Leukozyten für eine wirkungsvolle Transfusionstherapie zu gewinnen. Zur Prophylaxe und Therapie von Infektionen bei Granulozytopenie wird neben der üblichen antibiotischen Therapie noch auf die gnotobiotische Behandlung in sterilen Räumen hingewiesen, die eine weitere Hilfe darstellt, obwohl die Resultate nicht ganz den ursprünglichen Erwartungen entsprechen.

Literatur

1. Biskamp, K., Stille, W., Schubert, J. C. F., Martin, H.: Aktuelle Therapie akuter Leukosen, ein Beitrag zur Infektionsprophylaxe. In: Leukämien und maligne Lymphome (A. Stacher, Hrsg.). München: Urban & Schwarzenberg 1973
2. Borberg, H.: Präparative und klinische Aspekte der Thrombozyten- und Leukozytentransfusion mit Blutzellseparatoren. Vortrag Dtsch. Ges. f. Bluttransfusion und Immunhämatologie, Frankfurt/Main, April 1976
3. F. W. Bube: Die Substitution von zellulären Blutelementen. Internist **15**, 454 (1974)
4. Coltman, C. A., Uhl, G. S., Bearden, J. D., Ratkin, G. A.: Marrow engraftment with extreme leukocytosis in a patient with Non-Hodgkin's lymphoma. In: Leukocytes: Separation, collection and transfusion (J. M. Goldman, R. M. Lowenthal, eds.). London: Academic Press 1975
5. Cornu, P., Groff, P., Weber, W., Nissen, C., Borri, H. P., Speck, B.: Thrombozytenersatz mit H-LA-typisierten nicht-verwandten Einzelspendern. Schweiz. med. Wschr. **106**, 889 (1976)
6. Dietrich, M., Rasche, H., Rommel, K., Hochapfel, G.: Antimicrobial therapy as a part of the decontamination procedures for patients with acute leukemia. Europ. J. Cancer **9**, 443 (1973)
7. Evenkamp, G.: In: Leukämien und maligne Lymphome (A. Stacher, Hrsg.). München: Urban & Schwarzenberg 1973
8. Graubner, M., Waldschmidt, R., Gail, G., Löffler, H., Mueller-Eckhardt, C.: Untersuchungen zur Gewinnung von Leukozyten und Thrombozyten mit diskontinuierlicher Zellseparation und ihre Auswirkungen auf den Spender. Vortrag Dtsch. Ges. f. Bluttransfusion und Immunhämatologie, Frankfurt/Main, April 1976
9. Graw, R. G., Herzig, G., Eisel, R. J., Perry, S.: Leukocyte and platelet collection from normal donors with the continous flow blood cell separator. Transfusion **11**, 94 (1971)
10. Graw, R. G., Herzig, G., Perry, S., Henderson, E. S.: Normal granulocyte transfusion therapy. New Engl. J. Med. **287**, 367 (1972)
11. Grumet, F. C., Yankee, R. A.: Long-term platelet support of patients with aplastic anemia. Am. intern. Med. **73**, 1 (1970)
12. Higby, D. J., Yates, J. W., Henderson, E. S., Holland, J. F.: Filtration leukapheresis for granulocyte transfusion therapy. J. Med. **292**, 761 (1975)
13. Höcker, P., Reizenstein, P.: Effect on platelets counts and fewer of platelet transfusion in leukemia. Blut **31**, 143 (1975)
14. Ihle, R., Stobbe, H., Leverenz, S.: Bedingungen und Indikationen zum Thrombozytenersatz. Dtsch Gesundh.-Wes. **29**, 1589 (1974)
15. Lohrmann, H. P., Bull, M. I., Decter, J. A., Yankee, R. A., Graw, R. G.: Platelet transfusions from HLA compatible unrelated donors to alloimmuniced patients. Am. int. Med. **80**, 9 (1974)
16. Lohrmann, H. P., Goldmann, S. F., Adam, W.: Supportive Therapie der Knochenmarksinsuffizienz. Klin. Wschr. **53**, 595 (1975)
17. Lowenthal, R. M., Goldman, J. M., Buscard, N. A., Murphy, B. C., Grossman, L., Storring, R. A., Park, D. S., Soiers, A. S., Galton, D. A.: Granulocyte transfusions in treatment of infections in patients with acute leukemia and aplastic anemia. Lancet **1975**, 7903
18. Marti, H. R.: Haemotherapie bei malignen Blutkrankheiten. Schweiz. med. Wschr. **105**, 778 (1975)
19. Nagel, G. A., Stöcklin, E. J., Müller, A.: Tumor- und Granulozytentherapie in keimfreien Räumen.
20. Pflieger, H., Dietrich, M., Arnold, R., Goldmann, S. F., Spiess, H.: Leukopherese zur Granulozytensubstitution: hohe Ausbeute und hohe Recovery durch Vorbehandlung der Spender. Vortrag Dtsch. Ges. f. Bluttransfusion und Immunhämatologie, Frankfurt/Main, April 1976
21. Senn, H. J.: Die methodische und klinische Problematik der Leukozytentransfusion. Dtsch. med. Wschr. **100**, 839 (1975)
22. Yankee, R. A.: In: Platelets production, function, transfusion and storage (M. G. Baldini, S. Elbe, eds.) New York: Grune & Stratton 1974

Abwehrdefekte beim multiplen Myelom

P. Spath, F. Schmalzl, L. E. Spitler, L. Petz, N. Cooper und H. H. Fudenberg

2. Medizinische Abteilung, Landeskrankenhaus Graz, Medizinische Universitätsklinik Innsbruck und University of California, San Francisco und La Jolla, USA

Infekte stellen häufige Komplikationen beim Krankheitsbild des multiplen Myeloms dar und sind oft für den tödlichen Ausgang dieses Leidens verantwortlich. Da durch die Paraproteine die γ-Globulinkonzentration im Serum zwar vermehrt, die normalen heterogenen Immunglobulinklassen jedoch oft vermindert sind, könnte die Infektanfälligkeit bei diesem Krankheitsbild mit der Störung der Immunglobulinproduktion in Zusammenhang gebracht werden. Allerdings hat eine kontrollierte prospektive Studie von Salmon et al. [1] gezeigt, daß eine prophylaktische Substitutionstherapie mit γ-Globulin keinen Einfluß auf die Häufigkeit und Schwere von Infektionen bei Myelomkranken ausübt. Daher müssen auch andere Ursachen für die Infektanfälligkeit solcher Patienten in Betracht gezogen werden. So haben Penny und Galton [2] eine gestörte Adhärenz von Neutrophilen an Glas bei 8 Patienten mit IgG-Myelomen beschrieben. Dieser Neutrophilendefekt wurde in der vorliegenden Studie [3] im Zusammenhang mit den Paraproteinen und Komplement studiert und durch eingehende Hautfensteruntersuchungen ergänzt.

Krankengut und Methoden

Insgesamt wurden 28 Patienten mit Paraproteinen untersucht. Neben der immunchemischen Charakterisierung der M-Gradienten wurden die Granulozytenadhäsivität an Nylonfasern, die Aktivität der 4. Komplementkomponente C 4 im Serum und die Granulozytenauswanderung im Rebuckschen Hautfenster studiert. Bei einzelnen Patienten wurden auch weitere Granulozytenfunktionstests wie Bakterizidie, Chemotaxis, Phagozytose und Nitroblautetrazoliumtests geprüft. Ferner wurden in vitro-Experimente durchgeführt, in welchen mit Hilfe von gereinigten Paraproteinen und C 4, welches zum Teil radioaktiv markiert wurde, in der Immunelektrophorese, im Sukrosegradienten und im C-1-Aktivierungstest eine direkte Beziehung zwischen dem Paraprotein und C 4 nachzuweisen versucht wurde.

Ergebnisse

Die Beziehungen zwischen dem Verhalten der C-4-Aktivität im Serum, den Paraproteinen und dem Granulozytendefekt bei 26 Patienten gehen aus Tabelle 1 hervor.

Tabelle 1. Beziehungen zwischen Verhalten der C-4-Aktivität im Serum, dem Paraproteintyp und dem Granulozytendefekt bei 26 Patienten

	Zahl (n=26)	IgG	Paraprotein IgA	IgM	Bence Jones
Normale C-4-Aktivität	12	6	3	1	2
Erniedrigte C-4-Aktivität	14	13	1		
Granulozytendefekt	16	15	1		
Granulozytendefekt + Verminderung der C-4-Aktivität	12	12			
Granulozytendefekt ohne Verminderung der C-4-Aktivität	4	3	1		
Verminderung der C-4-Aktivität ohne Granulozytendefekt	2	1	1		

Hautfensteruntersuchungen: Bei den Hautfensteruntersuchungen zeigte sich als auffälligster Befund, daß die frühe Auswanderung der Granulozyten gestört war. Dies betrifft einerseits eine deutliche Verzögerung des Erscheinens dieser Zellen, andererseits auch eine signifikante Verminderung der Granulozytenzahl im Vergleich zu Kontrollen. Nach 7 Stunden erscheinen zwar Granulozyten, ihre Zahl bleibt aber vermindert.

Bei einzelnen Patienten wurde auch eine gestörte Chemotaxis gefunden, die übrigen Granulozytenfunktionstest fielen normal aus.

Die in vitro-Experimente ließen in den verschiedenen Systemen keinen gesicherten Zusammenhang zwischen C 4 und den Paraproteinen erkennen.

Diskussion

Die durchgeführten Untersuchungen können die Zusammenhänge zwischen gestörter Granulozytenadhäsivität, verminderter C-4-Serumaktivität, Paraproteinämie und Infektanfälligkeit nicht erklären. Obwohl eine enge Beziehung zwischen dem Granulozytendefekt und der C-4-Verminderung bei IgG-Myelomen zu existieren scheint, bleiben die ursächlichen Mechanismen unklar. Der Granulozytendeffekt äußert sich neben einer verminderten Adhäsivität an Nylonfasern auch in einer gestörten Chemotaxis und einer beeinträchtigten Auswanderung im Hautfenster und entspricht wohl einer gestörten Beweglichkeit dieser Zellen zum Infektionsort. Die pathogenetische Beteiligung des C-4-Mangels erscheint nicht geklärt, einerseits kommt ein Komplementverbrauch im Rahmen eines Immunkomplexgeschehens in Frage, andererseits könnte eine Synthesestörung im Zusammenhang mit dem myelomatösen Prozeß angenommen werden. Die Untersuchungen zeigen, daß nicht nur Störungen der Immunglobuline bei Paraproteinämien vorkommen, sondern auch noch andere Defekte der humoralen und zellulären Immunität. Dadurch mag die wenig erfolgreiche Substitutionstherapie mit Immunglobulinen zur Verhinderung der Infektanfälligkeit beim multiplen Myelom erklärbar sein.

Literatur

1. Salmon, S. E., Samal, B. A., Hayes, D. M., Hosley, H., Miller, S. P., Schilling, A.: New Engl. J. Med. **277,** 1336 (1967)
2. Penny, R., Galton, D. A. G.: Brit. J. Haemat. **12,** 633 (1966)
3. Spitler, L. E., Spath, P., Petz, L., Cooper, N., Fudenberg, H. H.: Brit. J. Haemat. **29,** 279 (1975)

Migration und Phagozytose als Leukozytenfunktion bei Hämoblastosen

H. Pietschmann, F. Braun und M. Sabeti

2. Medizinische Klinik und Abteilung für Pathohistologie des Institutes für allgemeine und experimentelle Pathologie der Universität Wien

Einleitung

Migration und Phagozytose der Makro- und Mikrophagen sind Bestandteile der unspezifischen zellulären Immunabwehr und bilden damit eine wesentliche, sofort wirksame Barriere gegen eindringende Keime. In Experimenten wurde jedoch auch die Möglichkeit aufgezeigt, daß die Inkorporation eines Antigens im Makrophagen erst eine spezifische Immunantwort ermöglicht, oder daß die spezifische Anti-Körperproduktion beschleunigt wird. Diese primären Abwehrmechanismen stehen seitdem Metschnikow 1905 die Bedeutung von Migrations- und Phagozytosefähigkeit der Phagen erkannte, bis heute in reger Diskussion.

Das Verhalten des Immunsystems bei Patienten mit Leukosen — vor allem die spezifische humorale und zelluläre Immunantwort — wurde gerade in letzter Zeit von zahlreichen Autoren untersucht. Uns erschien es jedoch von Interesse, das Verhalten des ersten Schrittes des Abwehrmechanismus, dann, wenn das Eindringen des Keimes eine Migration der Phagen bewirkt, bei Patienten mit Leukosen zu untersuchen.

Material und Methodik

Zur Untersuchung gelangten 6 Patienten mit einer unbehandelten akut myeloischen, 7 Patienten mit einer chronisch lymphatischen Leukämie und 4 Patienten mit einem Plasmozytom. Als Kontrolle dienten 29 hämatologisch gesunde Personen.

Sämtliche hämatologischen Fälle waren stationär, die zur Kontrolle dienenden Patienten ambulant in Behandlung.

Bei dem Kontrollkollektiv wurde neben dem klinisch-physikalischen Status die Blutkörperchen-Senkung, das Blutbild und das Differential-Blutbild untersucht. Beim hämatologischen Krankengut erfolgte die klinische Untersuchung, ferner wurden die blut- und harnchemischen Funktionsparameter, ein kompletter hämatologischer Status, einschließlich eines Sternalpunktats, sowie die Immunglobuline erfaßt.

Bei sämtlichen Patienten wurde ein Migrations- und Phagozytosetest vorgenommen.

Für den Migrationstest verwendeten wir folgende Methodik

Jedem Patienten wurden 15 ml Vollblut abgenommen, und zwar in Einmalspritzen, in die vorher 6 ml eines Gemisches von Heparin, 3%iger Gelatine und Tris-Hengst-Pufferlösung gegeben wurde. Die Zellseparation erfolgte durch den Ficoll-Urovison-Gradienten. Nach zweimaligem Waschen wurde die so gewonnene Zellsuspension in Glaskapillaren gefüllt und bei 1000 Umdrehungen/min. 10 min. lang zentrifugiert. Dadurch setzten sich die zellulären Elemente vom Lösungsmittel ab. Die Kapillare wurde an der Berührungszone von Lösungsmittel und Zellen abgeschnitten und der die Zellen beinhaltende Teil in eine Meßkammer einer Migrationshemmplatte, die vorher mit einer RPMI-Lösung gefüllt wurde, gebracht. Danach wurde die Meßkammer luftdicht verschlossen und die Platte bei 37° C in einer feuchten Kammer inkubiert, danach über einer Flamme getrocknet und die so gewonnenen Präparate nach Gram gefärbt. Von jedem Präparat wurden 100 Makrophagen ausgezählt und jene Anzahl, die Bakterien phagozytiert hat, in Prozent festgehalten.

Ergebnisse

Die Zellsuspension enthielt zu 50% Blutmakrophagen (=Monozyten) und zu 50% Lymphozyten und nur zu geringem Teil Granulozyten.

Bei dem Kontrollkollektiv wanderten die Makrophagen nach 3 Std. im Durchschnitt 0,5 cm, wobei die Einzelwerte zwischen 0,4 bis 0,6 cm schwankten — somit bestand nur eine ganz geringe Streuungsbreite. Nach 16 Std. betrug der Durchmesser des Wanderungsareals im Durchschnitt 0,89 cm, wobei Einzelwerte von 0,6 bis 1,3 cm zu verzeichnen waren (Tabelle 1).

Bei dem hämatologischen Krankengut betrug der Durchmesser des Wanderungsareals bei den Patienten mit akuter myeloischer Leukämie nach 3 Std. 0,2 cm, bei den Patienten mit chronisch lymphatischer Leukämie 0,31 cm und ist somit gegenüber der Kontrollgruppe deutlich vermindert. Bei den Patienten mit Plasmozytom war gegenüber dem Kontrollkollektiv kein Unterschied festzustellen. Nach 16 Std. zeigte dagegen bei allen 3 hämatologischen Patientengruppen der Durchmesser des Wanderungsareals gegenüber der Kontrollgruppe keinen Unterschied (Tabelle 2).

Makrophagen, die Bakterien phagozytiert hatten, waren bei den Patienten mit myeloischer Leukämie gegenüber der Kontrollgruppe um 40%, bei den Patienten mit chronisch lymphatischer Leukämie um 30% vermindert. Bei den Patienten mit Plasmozytom war bezüglich der Phagozytose kein Unterschied zur Kontrollgruppe festzustellen.

Diskussion

Wie die Ergebnisse zeigen, ist bei den Patienten mit akuter myeloischer und chronisch lymphatischer Leukämie die Migration- und Phagozytosefähigkeit der Blutmakrophagen innerhalb der ersten 3 Std. verzögert. Sie war verzögert, aber

Tabelle 1. Kontrollgruppe

Pat. Nr.	Migrationsdurchmesser in cm	
	n. 3^h	n. 16^h
1	0,6	1,2
2	0,4	0,9
3	0,5	0,9
5	0,6	0,8
6	0,4	,9
7	0,5	0,9
8	0,6	0,9
10	0,4	1,0
11	0,5	0,6
12	0,6	0,7
13	0,5	0,6
14	0,4	0,8
15	0,6	0,8
20	0,5	1,0
21	0,5	0,9
22	0,6	1,2
23	0,4	0,8
24	0,5	0,8
25	0,6	1,3
26	0,5	1,0
28	0,6	0,9
30	0,6	1,0
31	0,6	0,9
32	0,4	1,1
50	0,4	0,9
52	0,4	0,8
54	0,5	0,9
57	0,4	1,1
58	0,4	1,1

Kontrollgruppe n = 29

Migrationsdurchmesser

	n. 3^h	n. 16^h
S	14,4	25,8
M	0,50	0,89

nicht vermindert, wie dies durch Migrationshemmkörper geschieht. Diese Verzögerung kann im wesentlichen durch zwei Mechanismen ursächlich erklärt werden:

1. durch einen gestörten Makrophagenstoffwechsel, der eine verminderte Aktivität der Makrophagen und dadurch eine verlangsamte Fortbewegung mittels der Pseudopodien bewirkt, oder
2. durch medikamentös exogene Faktoren, die membranstabilisierend wirken (wie z. B. durch die Applikation von Kortikosteroiden).

Tabelle 2. Hämatologisches Krankengut

Erkrankung	Pat. Nr.	Migrationsdurchmesser in cm	
		n. 3^h	n. 16^h
akute	4	0,2	1,1
myeloische	16	0,3	1,0
Leukämie	51	0,2	0,9
	55	0,1	0,8
	56	0,3	1,0
	59	0,1	0,8
chronisch	18	0,2	1,1
lymphatische	19	0,4	0,8
Leukämie	34	0,4	0,9
	53	0,3	0,9
	60	0,3	1,0
	61	0,2	1,1
	62	0,4	1,0
Plasmozytom	17	0,6	0,9
	33	0,3	1,0
	35	0,5	1,1
	63	0,4	0,8

Migrationsdurchmesser in cm

		n. 3^h	n. 16^h
ak. m. Leukämie	S	5.6	
n=6	M	0,2	0,93
c.l.L.	S	2,2	6,8
n=7	M	0,31	0,97
Plasmo- zytom	S	1,8	3,8
n=4	M	0,45	0,95

Immer aber ist bei diesen Patienten die unspezifische zelluläre Immunabwehr in einer ungünstigen Ausgangssituation. Es sollte daran gedacht werden, durch Therapie, wie sie uns heute in Form der Opsonine zur Verfügung stehen, oder durch Applikation von BCG-Vakzine diese zu verbessern. Diesbezüglich wollen auch wir weitere Untersuchungen vornehmen.

Zur Funktion der T-Lymphozyten bei der CLL

G. Michlmayr, Ch. Pathouli, Ch. Huber und H. Braunsteiner

Medizinische Universitätsklinik Innsbruck

Bereits 1967 wurde die chronische Lymphadenose (CLL) von Dameshek als eine Erkrankung charakterisiert, bei der es zur Akkumulation abnormer, immunologisch nicht-kompetenter Lymphozyten kommt [2]. Durch den Nachweis verschiedener Oberflächenmarker an lymphatischen Zellen und deren Differenzierung in T- und B-Lymphozyten konnte gezeigt werden, daß in den meisten Fällen von CLL die leukämisch proliferierende Population Cahrakteristika der B-Lymphozyten trägt (Übersicht s. [7, 14].). Obwohl an diesen Zellen Oberflächenmarker normaler B-Lymphozyten nachgewiesen wurden, sprechen verschiedene andere Befunde dafür, daß diese leukämischen B-Zellen zumindest in einigen Funktionen gestört sind. So weist das bei dieser Erkrankung häufig auftretende Antikörpermangelsyndrom auf eine Reifungsstörung der B-Lymphozyten in Plasmazellen hin, die gehäufte Inzidenz von Autoantikörpern könnte auf eine Regulationsstörung der B-Lymphozyten hindeuten [6]. In vitro konnte eine verminderte Fc-Rezeptordichte gezeigt werden, auch die Dichte der Oberflächenimmunglobuline ist vermindert [5]. Auch der Komplementrezeptor leukämischer B-Lymphozyten ist nicht identisch mit dem normaler Zellen [11].

Durch die leukämische Proliferation der B-Lymphozyten kommt es im peripheren Blut der Patienten mit CLL zu einer relativen Verminderung an T-Lymphozyten. Die verzögerte und verminderte Stimulierbarkeit mit dem T-Zell-Mitogen PHA [3], die reduzierte in vitro-Zytotoxizität gegen allogenetische Zellen [4] sowie die verminderte Reaktion in der Lymphozytenmischkultur [15] wurden durch diese relative Verminderung der T-Lymphozyten erklärt. Werden allerdings die absoluten T-Lymphozyten-Werte im peripheren Blut dieser Patienten errechnet, so zeigt sich, daß diese in vielen Fällen deutlich erhöht sind [10]. Da bei Patienten mit CLL gehäuft Malignome auftreten [1], außerdem die bisher veröffentlichten Ergebnisse zur Funktion der T-Lymphozyten bei der CLL sehr unterschiedlich sind [12, 16, 17], erschienen uns Funktionsuntersuchungen an angereicherten T-Zell-Fraktionen von Interesse.

Bei 10 Patienten mit CLL sowie bei 8 Kontrollpersonen wurde aus dem peripheren Blut mittels Ficoll-Zentrifugation eine Lymphozytensuspension gewonnen. T-Lymphozyten wurden auf Grund der Fähigkeit, mit Neuraminidase-behandelten Schaferythrozyten Rosetten zu bilden ($=E_N$), nachgewiesen, B-Lymphozyten auf Grund ihrer Fähigkeit zur Bindung von Immun-Komplement-Komplexen ($=EAC$) [10]. Zur Anreicherung der B- bzw. T-Lymphozyten wurde die Zellsuspension nach Rosettierung mit den Schaferythrozyten neuerlich auf einem Ficoll-Gradienten zentrifugiert. In der Ringfraktion kam es zu einer Anreicherung von B-Lymphozyten, die rosettierenden T-Lymphozyten waren in der Pellet-Fraktion angereichert. Sowohl die Ausgangsfraktionen als auch die angereicherten Fraktionen wurden auf ihre Stimulierbarkeit mit PHA und Con A sowie als »responder«- und »stimulator«-Zellen in der Lymphozyten-mischkultur getestet. Der Ansatz der Kulturen erfolgte in einem Mikroassay mit 1×10^6 Lymphozyten/ml unter Standardbedingungen. Die Kulturdauer mit PHA und Con A betrug bei Patienten mit CLL 3 und 5 Tage, bei den Kontrollpersonen 3 Tage, die Kulturdauer der Lymphozytenmischkultur war sowohl bei Patienten als auch bei den Kontrollen 6 Tage. 12 Std. vor Ende der Kulturen wurden diese mit ^{3}H-Thymidin markiert und die Stimulationsindizes aus

$$\frac{\text{Impulse} + \text{Mitogen}}{\text{Impulse ohne Mitogen}} \quad \text{errechnet}$$

Bei 8 Kontrollpersonen war in der Ausgangsfraktion der Anteil an T-Lymphozyten im Mittel 66%, der Anteil an B-Lymphozyten 22%. In der Ringfraktion konnten die B-Zellen auf 67% angereichert werden, der Anteil der T-Lymphozyten war unter 10%. In der Pellet-Fraktion waren die T-Lymphozyten auf 82% angereichert, der Anteil an B-Lymphozyten war hier ebenfalls unter 10%.

Der Stimulationsindex mit PHA war in der Ausgangsfraktion im Mittel 62, in der Ringfraktion unter 10, durch Anreicherung der T-Lymphozyten kam es zu einem Anstieg des Stimulationsindex von 62 auf 130. Ähnliche Ergebnisse erhielten wir bei Stimulation mit Con A: hier war der Stimulationsindex der Ausgangsfraktion im Mittel 84, durch T-Zell-Anreicherung konnte der Stimulationsindex auf 100 erhöht werden. Auch bei Patienten mit CLL war durch Anreicherung der T-Lymphozyten eine Erhöhung des Stimulationsindex sowohl bei PHA- als auch bei Con A-Stimulation zu erzielen. Die B-Zell-Fraktionen waren bei Patienten und Kontrollen signifikant schlechter stimulierbar als die T-Zell-Fraktionen (Tabelle 1).

Da bei der Mitogenstimulation Monozyten einen entscheidenden Faktor darstellen, wurde bei den Kontrollen — bei Patienten mit CLL waren schon in der Ausgangsfraktion kaum Monozyten vorhanden — der Anteil dieser Zellen in

Tabelle 1. Mitogenstimulation von T- und B-Lymphozyten bei CLL

	Zell-fraktion	Anteil an			Stimulationsindex mit	
		T-Ly.	B-Ly.	Monoz.	PHA	Con A
	ungetrennt	12,2±3,2	61,4±6,4	n.t.	45,6±22,3	35,2±10,9
					n.s.	n.s.
CLL	T-Zellen	55,7±5,7	15,9±4,1	n.t.	87,1±26,6	56,1±18,1
(n=10)					p<0,02	p<0,01
	B-Zellen	0,5±0,3	75,3±3,6	n.t.	16,0±11,8	10,1± 3,4
	ungetrennt	66,4±4,0	22,2±2,2	9,9±2,9	62,0±11,0	84,5±20,6
					p<0,05	n.s.
Kontrollen	T-Zellen	82,7±4,9	8,2±1,7	3,6±2,1	130,6±32,2	99,9±28,1
(n=8)					p<0,005	p<0,01
	B-Zellen	6,1±1,9	67,5±7,5	13,6±2,0	9,9±2,2	14,3± 5,4

Kulturdauer bei CLL: 5 Tage; n.s.: nicht signifikant
bei Kontrollen: 3 Tage; n.t.: nicht getestet

den einzelnen Fraktionen bestimmt. Er betrug in der Ausgangsfraktion im Mittel 10%, in der B-Zell-Fraktion 13,5%, in der T-Zell-Fraktion 3,6% (Tabelle 1). Dadurch kann ausgeschlossen werden, daß die Steigerung der Stimulation in der T-Zell-Fraktion durch eine Anreicherung von Monozyten hervorgerufen wird.

Neben der eingeschränkten Mitogenstimulierbarkeit wurde auch die verzögerte Reaktion bei Patienten mit CLL durch eine „Verdünnung" der reagierenden Zellen erklärt. In einigen Versuchen wurde deshalb die Ausgangsfraktion und die T-Zell-Fraktion mit PHA und Con A für 3 und 5 Tage kultiviert. Nach 3 Tagen war durch Anreicherung der T-Lymphozyten weder bei PHA- noch bei Con A-Stimulation eine Erhöhung des Stimulationsindex zu erzielen. Diese war nur — wie beschrieben — nach 5 Tagen Kulturdauer nachweisbar (Tabelle 2).

Tabelle 2. Einfluß der Kulturdauer auf die Mitogenstimulation bei CLL (n=4)

| Zellfraktion | PHA | | Con A | |
	3 Tage	5 Tage	3 Tage	5 Tage
ungetrennt	36,9±28,4	64,6±15,5	25,5±14,9	50,4±15,6
T-Zellen	36,9±23,4	78,7±42,0	25,7±16,7	66,3±18,3

Die Tatsache, daß auch durch Anreicherung der T-Lymphozyten bei CLL erst nach 5 Tagen das Maximum der Stimulation zu erreichen war, spricht dafür, daß es sich bei den T-Lymphozyten der CLL nicht um normale T-Lymphozyten handelt. Eine Erklärung für diesen Befund wäre eine verminderte Rezeptordichte für die verwendeten Mitogene, ein Befund, der bereits 1969 von Kornfeld — allerdings an ungetrennten Fraktionen — für PHA beschrieben wurde [9]. Die Möglichkeit eines Hemmfaktors im Serum von CLL-Patienten scheidet im unseren Versuchen aus, da wir gepooltes AB-Serum verwendeten.

Schließlich wurden die angereicherten Fraktionen auch in der Lymphozyten-mischkultur als „responder"- und „stimulator"-Zellen getestet. Ungetrennte Lymphozyten von Patienten mit CLL waren sowohl als „stimulator"- als auch als „responder"-Zellen signifikant schlechter als normale Lymphozyten. Die als T-Zell-Funktion angesehene „responder"-Funktion war zusätzlich signifikant

Tabelle 3. Ergebnisse in der MLC bei CLL

	Zellfraktion	»responder«-Funktion	»stimulator«-Funktion
CLL (n=10)	ungetrennt	11,06±2,47	13,14±3,46
		p<0,005	n.s.
	T-Zellen	19,21±5,09	13,06±4,32
Kontrollen (n=8)	ungetrennt	19,56±2,21	16,39±2,06
		p<0,001	
	T-Zellen	76,30±27,16	n.t.

n.s.: nicht signifikant, n.t.: nicht getestet
Signifikanzen: ungetrennt CLL – ungetrennt Kontrollen: »responder«-Funktion p 0,001; »stimulator«-Funktion p 0,01

schlechter als die „stimulator"-Funktion, ein Befund, der im Gegensatz zu bisher veröffentlichten Ergebnissen steht [8]. Bei Patienten mit CLL ließ sich die „responder"-Funktion durch Anreicherung der T-Lymphozyten signifikant steigern, die „stimulator"-Funktion blieb unverändert. Die Tatsache, daß auch die „stimulator"-Funktion von CLL-Lymphozyten gegenüber normalen Lymphozyten signifikant vermindert ist, könnte auf eine veränderte Expression von LD-Determinanten an leukämischen B-Lymphozyten hinweisen (Tabelle 3).

Zusammenfassung

Bei 10 Patienten mit CLL und 8 Kontrollpersonen wurden angereicherte B- und T-Lymphozyten hinsichtlich ihrer Mitogenstimulierbarkeit sowie in der Lymphozytenmischkultur untersucht und die Ergebnisse mit denen verglichen, die bei Verwendung ungetrennter Fraktionen erhalten worden waren. Die Stimulation mit PHA und Con A war — wie bei den Kontrollen — durch Anreicherung der T-Lymphozyten deutlich zu steigern, allerdings nur nach 5 Tagen Kulturdauer. In der Lymphozytenmischkultur waren CLL-Lymphozyten sowohl als „responder"- als auch als „stimulator"-Zellen normalen Zellen deutlich unterlegen, durch T-Zell-Anreicherung war die „responder"-Funktion zu steigern, allerdings nicht in dem Maß, wie dies bei den Kontrollen der Fall war.

Die erhobenen Befunde sprechen dafür, daß bei Patienten mit CLL T-Lymphozyten auf PHA, Con A sowie als „responder"-Zellen in der Lymphozytenmischkultur gegenüber normalen T-Lymphozyten vermindert reagieren. Dies wäre als eine T-Zell-Funktionsstörung bei der CLL zu interpretieren.

Frl. F. Oberwasserlechner danken wir für die hervorragende Mitarbeit.

Diese Arbeit wurde aus Mitteln des Fonds „Zur Förderung der wissenschaftlichen Forschung" (Nr. 1769) unterstützt

Literatur

1. Beresford, O. D.: Chronic lymphatic leukemia associated with malignant disease. Brit. J. Cancer **6,** 339 (1952)
2. Dameshek, W.: Chronic lymphocytic leukemia — an accumulative disease of immunologically incompetent lymphocytes. Blood **29,** 566 (1967)
3. Havemann, K., Rubin, A. D.: The delayed response of chronic lymphocytic leukemia lymphocytes to phytohemagglutinin in vitro. Proc. Soc. exp. Biol. **117,** 668 (1968)
4. Holm, G., Perlmann, P., Johansson, B.: Impaired phytohemagglutinin-induced cytotxicity in vitro of lymphocytes from patients with Hodgkin's disease or chronic lymphatic leukaemia. Clin. exp. Immunol. **2,** 351 (1967)
5. Huber, Ch., Dworzak, E., Fink, U., Michlmayr, G., Braunsteiner, H., Huber, H.: Receptor sites for aggregated gammaglobulin (AGG) on lymphocytes in lymphoproliferative diseases. Brit. J. Haemat. **27,** 643 (1974)
6. Huber, H., Braunsteiner, H.: Pathophysiologie und Differentialdiagnose der chronischen

lymphatischen Leukämie. In: Leukämie (R. Gross, J. van de Loo, Hrsg.), S. 415. Berlin—Heidelberg—New York: Springer 1972

7. Huber, H., Pathouli, Ch., Huber, Ch., Michlmayr, G.: Immunpathologie lymphatischer Systemerkrankungen. In: Lymphozyt und klinische Immunologie (H. Theml, H. Begemann, Hrsg.) S. 96. Berlin—Heidelberg—New York: Springer 1975

8. Kasakura, S.: MLC stimulatory capacity and production of blastogenic factor in patients with chronic lymphatic leukemia and Hodgin's disease. Blood **45,** 823 (1975)

9. Kornfeld, S.: Decreased phytohemagglutinin receptor sites in chronic lymphocytic leukemia Biochem. Biophys. Acta **192,** 542 (1969)

10. Michlmayr, G., Huber, Ch., Fink, U., Falkensammer, M., Huber, H.: T-Lymphozyten in peripherem Blut und Lymphknoten bei lymphatischen Systemerkrankungen. Schweiz. med. Wschr. **104,** 815 (1974)

11. Ross, G. D., Rabellino, E. M., Polley, M. J., Grey, H. M.: Combined studies of complement receptor and surface immunoglobulin-bearing cells and sheep erythrocyte rosette-forming cells in normal and leukemic human lymphocytes. J. clin. Invest. **52,** 377 (1973)

12. Rühl, H., Scholz, H., Borchert, G., Jenckel, E., Vogt, W.: Functional activities of isolated T-cells in chronic lymphocytic leukaemia (CLL). Vortrag, 7. Arbeitstagung über Leukozytenkulturen, Ulm 1976

13. Schultz, E. F., Davis, S., Rubin, A. D.: Further characterization of the circulating cell in chronic lymphocytic leukemia. Blood **48,** 223 (1976)

14. Seligmann, M., Preud'Homme, J. L., Brouet, J. C.: B and T cell markers in human proliferative blood diseases and primary immunodeficiencies, with special references to membrane bound immunoglobulins. Transplant. Rev. **16,** 85 (1973)

15. Smith, M. J., Browne, E., Slungaard, A.: The impaired responsiveness of chronic lymphatic leukemic lymphocytes to allogeneic lymphocytes. Blood **41,** 505 (1973)

16. Utsinger, P. D.: Impaired T-cell transformation in chronic lymphocytic leukemia (CLL): Demonstration of a blastogenesis inhibitory factor. Blood **46,** 883 (1975)

17. Wybran, J., Chantler, S., Fudenberg, H. H.: Isolation of normal T-cells in chronic lymphatic leukemia. Lancet **1973 I,** 126

Mitarbeiterverzeichnis

Abbrederis, K., Dr., Medizinische Universitätsklinik, Anichstraße 35, A-6020 Innsbruck

Boulard, M. R., Dr., Centre de Transfusion Sanguine, F-86021 Poitiers Frankreich

Bültmann, B., Prof. Dr., Abteilung für Pathologie der Universität Ulm, Oberer Eselsberg, Steinhövelstraße 9, D-7900 Ulm

Burkhardt, R., Prof. Dr., Institut für Hämatologie, Abteilung Hämatomorphologie der Gesellschaft für Strahlen- und Umweltforschung mbH, Ziemssenstraße 1a, D-8000 München 2

Dörmer, P., Priv.-Doz. Dr., Institut für Hämatologie der Gesellschaft für Strahlen- und Umweltforschung mbH, Landwehrstr. 61, D-8000 München 2

Fereberger, W., Dr., Medizinische Universitätsklinik Graz, Auenbruggerplatz 15, A-8036 Graz

Fleischhacker, H., Prof. Dr., Lange Gasse 63, A-1080 Wien VIII

Forth, W., Prof. Dr., Ruhr-Universität Bochum, Institut für Pharmakologie und Toxikologie, Im Lottental, D-4630 Bochum 1

Gallmeier, W. M., Prof. Dr., 5. Medizinische Klinik, Klinikum der Stadt Nürnberg, Flurstraße 17, D-8500 Nürnberg

Ganzoni, A. M., Prof. Dr., Abteilung für Transfusionsmedizin der Universität und DRK-Blutspendezentrale, Oberer Eselsberg 10, D-7900 Ulm

Graf, F., Prof. Dr., III. Medizinische Klinik der Semmelweis-Universität, Budapest/Ungarn

Hausmann, K., Prof. Dr., Leiter der Hämatologischen Abteilung des Allgemeinen Krankenhauses St. Georg, Lohmühlenstraße 5, D-2000 Hamburg 1

Heinrich, H. C., Prof. Dr., Physiologisch-Chemisches Institut, Universitäts-Krankenhaus Eppendorf, D-2000 Hamburg 20

Heinz, R., Dr., Ludwig-Boltzmann-Institut für Hämatologie und Leukämieforschung, Hanusch-Krankenhaus, Heinrich-Collin-Straße 30, A-1140 Wien

Heite, H.-J., Prof. Dr., Ärztlicher Direktor der Abteilung Andrologie der Universitäts-Hautklinik, Hauptstraße 7, D-7800 Freiburg

Hellriegel, K.-P., Priv.-Doz. Dr., Medizinische Universitätsklinik, Joseph-Stelzmann-Straße 9, D-5000 Köln 41

Honetz, N., Prof. Dr., I. Medizinische Universitätsklinik Wien, Lazarettgasse 14, A-1090 Wien

Hornstein, O. P., Prof. Dr., Dermatologische Universitätsklinik und Poliklinik, D-8520 Erlangen

Huber, H., Prof. Dr., Vorstand der 1. Internen Abteilung am Krankenhaus der Barmherzigen Schwestern, Langgasse 16, A-4010 Linz

Kamke, W., Dr., 3. Medizinische Klinik, Krankenhauszweckverband Augsburg, Langemarckstr. 11, D-8900 Augsburg

Keiser, G., Prof. Dr., Chefarzt der Medizinischen Abteilung, Bürgerspital, CH-6300 Zug

Kleihauer, E., Prof. Dr., Universitäts-Kinderklinik, Abteilung Hämatologie II der Universität Ulm, Prittwitzstraße 43, D-7900 Ulm

Kühböck, J., Doz. Dr., II. Medizinische Universitätsklinik Wien, Garnisongasse 13, A-1090 Wien

Löhr, G. W., Prof. Dr., Direktor der Medizinischen Universitätsklinik, D-7800 Freiburg

Macher, E., Prof. Dr., Direktor der Universitäts-Hautklinik, Von-Esmarch-Straße 56, D-4400 Münster

Meuret, G., Priv.-Doz. Dr., Chefarzt der Medizinischen Klinik, St. Elisabethen-Krankenhaus, D-7980 Ravensburg

Michlmayr, G., Dr., Medizinische Universitätsklinik Innsbruck, Anichstraße 35, A-6020 Innsbruck

Moeschlin, S., Prof. Dr., Medizinische Abteilung des Bürgerspitals, CH-4500 Solothurn

Nieweg, H. O., Prof. Dr., Division of Haematology, University Hospital, Oostersingel 59, Groningen/Holland

Pietschmann, H., Prof. Dr., II. Medizinische Universitätsklinik Wien, A-1097 Wien

Queißer, W., Prof. Dr., Klinischer Leiter des Onkologischen Zentrums, Städtische Krankenanstalten, Fakultät für Klinische Medizin, Postfach 23, D-6800 Mannheim 1

Rindler-Ludwig, R., Dr., Medizinische Klinik der Universität Innsbruck, Anichstraße 35, A-6020 Innsbruck

Scherer, E., Prof. Dr., Direktor der Strahlenklinik, Radiologisches Zentrum, Universitäts-Klinikum der GH, Hufelandstraße 55, D-4300 Essen 1

Schmalzl, F., Doz. Dr., Medizinische Universitätsklinik, Anichstraße 35, A-6020 Innsbruck

Schubothe, H., Prof. Dr., Abteilung für Klinische Immunpathologie der Medizinischen Universitätsklinik, D-7800 Freiburg

Senn, H. J., Prof. Dr., Medizinische Klinik C, Abteilung für Onkologie und Hämatologie, Kantonsspital, Ch-9006 St. Gallen

Spath, P., Doz. Dr., II. Medizinische Abteilung des Landeskrankenhauses Graz, A-8036 Graz

Stacher, A., Prof. Dr., Ludwig-Boltzmann-Institut für Hämatologie und Leukämieforschung, Hanusch-Krankenhaus, Heinrich-Collin-Straße 30, A-1140 Wien

Strohmeyer, G., Prof. Dr., II. Medizinische Universitätsklinik, D-4000 Düsseldorf

Wehinger, H., Priv.-Doz. Dr., Chefarzt der Städtischen Kinderklinik, Mönchebergstraße 41, D-3500 Kassel

Westerhausen, M., Dr., Abteilung für Onkologie und Hämatologie, Medizinische Klinik C, Kantonsspital, CH-9006 St. Gallen

Wilmanns, W., Prof. Dr., Direktor der Medizinischen Klinik II, Klinikum Großhadern, Marchioninistraße 15, D-8000 München 70